马王堆

医书

主编　葛金文

人民卫生出版社

·北 京·

图书在版编目（CIP）数据

马王堆医书译注 / 葛金文主编 . -- 北京 ： 人民卫
生出版社，2024. 7（2025. 2重印）. -- ISBN
978-7-117-36644-1

I. R2

中国国家版本馆 CIP 数据核字第 20247Z4D01 号

马王堆医书译注
Mawangdui Yishu Yizhu

主　　编	葛金文	
出版发行	人民卫生出版社（中继线 010-59780011）	
地　　址	北京市朝阳区潘家园南里 19 号	
邮　　编	100021	
E - mail	pmph @ pmph.com	
购书热线	010-59787592　　010-59787584　　010-65264830	
印　　刷	河北宝昌佳彩印刷有限公司	
经　　销	新华书店	
开　　本	710×1000　1/16　　印张:26　　插页:2	
字　　数	439 千字	
版　　次	2024 年 7 月第 1 版	
印　　次	2025 年 2 月第 3 次印刷	
标准书号	ISBN 978-7-117-36644-1	
定　　价	99.00 元	

打击盗版举报电话　010-59787491　　E-mail　WQ @ pmph.com
质量问题联系电话　010-59787234　　E-mail　zhiliang @ pmph.com
数字融合服务电话　4001118166　　　　E-mail　zengzhi @ pmph.com

《马王堆医书译注》编委会

主　　编：葛金文

执行副主编：张尚华　罗　健　周德生

副　主　编：喻燕姣　刘平安　王诚喜

　　　　　　陈小平　张件云　刘建和

编　　委（以姓氏笔画为序）

王　茜　王红梅　尹　萍

邓湘琴　龙　旺　卢圣花

田　毅　兰　蓝　匡浩铭

刘鹤群　许　盈　李玉丽

杨　丽　杨　届　杨　虹

杨张琪　杨缕酌　肖　云

陈　橙　陈凌波　周融融

赵　达　胡宗仁　凌　佳

康　臻　葛安琪　谢意桃

谭可欣

主编简介

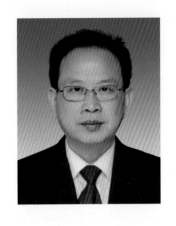

葛金文,二级教授,湖南省中医药研究院党委书记、院长,南京中医药大学博士研究生毕业,湖南中医药大学博士后出站,享受国务院政府特殊津贴,国家中医药管理局"十一五"重点学科中西医结合临床(心脑血管病)学科带头人,国家中医药管理局"十四五"高水平中医药重点学科中医老年病学学科带头人,湖南省首批自然科学创新研究群体带头人,湖南省"121"创新人才工程第一层次人选,湖南省卫生健康高层次人才医学学科领军人才。先后担任国际动脉粥样硬化学会中国分会理事,国家中医脑健康与认知障碍防治专家委员会专家,全国中医药学名词审定委员会委员,国家中医药管理局中医药标准咨询专家库专家,国家基层高血压管理专家委员会常务委员,中华中医药学会理事、内科分会常务委员,世界中医药学会联合会李时珍医药研究与应用专业委员会副会长,中国生理学会理事、中医生理专业委员会主任委员,湖南省生理科学会副理事长、临床生理学专业委员会主任委员,湖南省医学会、湖南省医师协会常务理事,湖南省医学教育科技学会副会长、中西医结合专业委员会主任委员,湖南省中医药和中西医结合学会马王堆医学专业委员会主任委员,兼任《世界科学技术 - 中医药现代化》《世界中医药》等中文核心期刊副主编、《湖南中医杂志》主编。长期致力于中西医结合防治心脑血管疾病研究,先后主持国家重点研发计划、国家863计划、国家自然科学基金、湖南省重点研发计划、湖南省自然科学基金、教育部高等学校博士学科点专项科研基金等项目40余项,发表学术论文500余篇,主编、参编著作7部,获国家授权发明专利4件,获湖南省科学技术进步奖一等奖和湖南省高等教育教学成果奖一等奖各1项、湖南省自然科学奖二等奖2项、湖南省中医药科技奖特等奖1项,指导博士、硕士研究生及合作博士后70余人。

前　言

　　湖南为古代荆楚之地,历代医学兴旺,惟楚有才,医其一也。湖湘医学,源远流长。"西南云气来衡岳,日夜江声下洞庭"。西望层峦耸翠的岳麓山,湘江水滚滚北去,东岸则是一座历史底蕴深厚的古城长沙。长沙的名胜古迹众多,出土文物尤多,其中马王堆西汉古墓最为人们所熟知。从1972年1月至1974年初,湖南长沙马王堆相继发掘了三座西汉古墓,出土了一大批珍贵的文物,尤为难能可贵的是,三号汉墓出土了许多帛书和竹木简,其中包括了相当多的一批已佚的医书。

　　迄今为止,马王堆汉墓出土医书研究已有近50年的历史,前贤们筚路蓝缕,功不可没。虽然已有许多学者对马王堆医书开展了大量的残卷修复、整理、鉴定、研究等工作,但"马王堆热"热度持续不减。马王堆出土医书文辞古奥,没有注释和译文的版本难以读懂,不便于使用,许多读者期望能有一本关于马王堆医书的通俗读物。为了能使读者充分地了解马王堆医书的全部内容,《马王堆医书译注》依托考古发掘资料及前辈学者们的研究成果,对马王堆医书进行了系统全面的注释和语译,将马王堆医书各条文力求完整准确地译成现代语言,便于读者查阅和治学,也有利于后人的学习和探索,这是此次编写的初衷。《马王堆医书译注》吸取了马王堆各家注解的长处,亦在此基础上对马王堆医书的校勘更为精密,对已经校录过的文献中所存在的误解、失校等予以了纠正,全书语言通俗易懂,简洁精辟,使广大读者朋友能对马王堆医书有全新的了解,并希冀大家通过这本书能够更真切地感悟两千多年前古人医疗实践活动的原貌。

　　在本书编写过程中,我们查阅了大量医书,克服了各种困难,经过反复多次的讨论修改,始行定稿。本书的编写工作也得到了湖南博物院、人民卫生出版社的大力支持,特此感谢!本编写组学识水平和条件有限,仍恐有不少疏漏,错误在所难免,敬请读者批评指正。

葛金文

2024年5月17日

凡　例

　　本书收入 1973 年长沙马王堆三号汉墓东边箱出土的一个长方形黑色漆盒中叠放的十六种竹木简牍和帛书，包括《足臂十一脉灸经》《阴阳十一脉灸经》甲乙本、《脉法》《阴阳脉死候》《五十二病方》《养生方》《胎产书》《去谷食气》《导引图》《房内记》《疗射工毒方》《十问》《合阴阳》《杂禁方》《天下至道谈》。十六种书原来均无书名，经由马王堆汉墓帛书整理小组根据其内容所试加书名，现均已成通用名。马王堆《阴阳十一脉灸经》甲本共 37 行，以及《足臂十一脉灸经》《脉法》《阴阳脉死候》《五十二病方》共五种医书在同一幅长帛上；乙本与《去谷食气》《导引图》在同一幅帛书上，但缺文较多，共 18 行，由于甲乙本内容基本相同，本书编写时故合并为一篇。

　　本书以裘锡圭主编，湖南省博物馆、复旦大学出土文献与古文字研究中心编纂，并于 2014 年由中华书局出版的《长沙马王堆汉墓简帛集成》（以下称"《集成》"）为底本进行校对、注释，善者从之，缺者补之，原书为繁体、竖排，本书为简体、横排。凡有关中华传统医学之医经、方论、治疗、药物等均进行了注释。为方便读者对照原文、注释、解析、译文来阅读古奥的简帛医书，本书均已省去一般文字的音韵、训诂等内容，不详细征引考辨。

　　全书使用汉字，以《通用规范汉字表》为标准；古体字、繁体字、异体字、俗字均改为现代规范汉字；对于不属于《通用规范汉字表》的文字，保留原文，并进行标注解释。

　　本书古体字、异体字、通假字等，原在《集成》中是通过外加"（ ）"以注明的，本书在编排时，为保持原文的通读连贯性，原文段略去部分古体字、异体字、通假字等后的"（ ）"中所对应的内容，统一为规范汉字。古体字、异体字、通假字随注释中统一解释，注出其通用字形；错字随文注出正字，外加"〈 〉"；衍文保留，外加"{ }"，并于注释中说明；可以根据残字、文义或参照其他古书确定的脱文随文补出，外加"【 】"；无法补出的残缺文字，用"□"表示，缺字数目根据旁边行的文字位置进行推定，不一定完全符合原貌，但亦严格按照古籍校勘准则确定缺字数量。残缺严重，无法辨认识别，且残缺字数根据旁边行文字无法推定的，用"☑"表示；书写错误涂去或加钩、圈、点等表示作废之字以及未写全的废字，直接略去，并在注释中说明。《集成》中，句首的黑圆点

"•",重文符号和合文符号"﹦",本书中均予以保留。

本书的体例分为原文、注释、解析、译文四个部分。

1. 原文　参照《集成》为底本进行校对,考虑到本书为普通大众译注本,为保持原文的通读连贯性,原文段略去部分古体字、异体字、通假字等后"( )"中的内容,统一为规范汉字;部分古体字、异体字、通假字等无法用规范汉字表示的,则予以保留。

2. 注释　根据原文顺序,对古体字、异体字、通假字以及僻难字、词、句,逐条加注,用中括号[1][2][3][4][5]等顺序符号标记于每项注释内容的句末字右上角,在每段原文后逐条加注作释。注释内容遵循字词、章句之义,症状、证候之义,治则、方药之义三者相一致的原则加以考证加注,结合现存的医经、历代本草、方论参照阐述,力求贯通文意,如诸家见解不一,出现分歧,则择其善者而从之,或并列众说,并表明倾向性意见。原文残缺可补的字根据上述原则标识,亦在注释中明确加以说明。如《足臂十一脉灸经》第一条原文中"足泰阳温:出踝窶中,上贯肶,出于郤",在注释中随文注出"泰"通"太","温"同"脉","肶"同"腨"。

3. 解析　重点对释文内容进行分析,指出其成就、价值、意义及局限性,更便于读者对应前面的原文、注释内容进行阅读与理解,可以帮助读者更全面,更准确地理解出土医书的内容。例如《十问》第二十三简至四十一简合为一大段,注释完毕后,在解析中阐明本篇("四问")以黄帝与容成相互问答方式讨论养生长寿的一些具体方法。主要论述治气要顺应自然界的阴阳变化,据天地间朝暮昼夜、春夏秋冬进行呼吸吐纳,导引养气。此外,在治气与抟精的同时,应辅以良好饮食并适时泄精,且泄精之后需补益等。这样,才能达到延年益寿的效果。古人常常运用吐纳法进行养生。所谓吐纳法,又称"服气法""调气法""治气法",是指通过呼出肺内陈旧的浊气,吸入空气中新鲜的氧气进行养生的方法。现代医学也认为,人体肺内有大量的肺泡……依此可知,古人修炼时通过意念将吸入之气输送至五脏六腑、四肢百骸,也不是毫无道理的。

4. 译文　即随原文解释的内容,即将原文翻译为通俗易懂的白话文。有不同意见及看法的表述,在译文中予以说明。

本书引用文献较全面,以原马王堆汉墓帛书整理小组的内容为多,其他引用文献亦在每篇章后统一附上参考文献目录,一一明确出处,在此再次向原作者致谢。

目 录

足臂十一脉灸经

《足臂十一脉灸经》是迄今为止我国发现最古的一部经脉学著作。书中简要而完整地论述人身十一条脉的名称、循行径路,生理病理和灸法治疗,首次提出了先"足三阳三阴脉"后"臂二阴三阳脉"十一脉,共分两篇:首为"足(脉)"篇,依次为足太阳脉、足少阳脉、足阳明脉、足少阴脉、足太阴脉、足厥阴脉六节及死与不死候一节;次为"臂(脉)"篇,依次为臂太阴脉、臂少阴脉、臂太阳脉、臂少阳脉、臂阳明脉五节。本书原缺书名标题。马王堆帛书小组根据其内容特点命名为《足臂十一脉灸经》。

一、足泰阳温[1]

【原文】

·足泰[2]阳温:出踝窦[3]中,上贯腨[4],出于郄[5];枝[6]之下肘[7];其直者[8]贯【□】[9],夹脊,【□□】[10],上于豆[11];枝颜下,之耳;其直者贯目内渍[12],之鼻。其病₌足小指废,腨痛,郄挛[13],胜[14]痛,产寺[15],要[16]痛,夹脊痛,【头】[17]痛,项痛,手痛[18],颜寒[19],产聋,目痛,尥沏[20],数痼疾。·诸病此物[21]者,皆久[22]泰阳温。

【注释】

[1]温:"温"同"脉"。下同。[2]泰:"泰"通"太"。下同。[3]窦:空穴。[4]腨:同"腨",小腿肚。[5]郄:膝腘窝。[6]枝:"枝"通"支"。本脉的分支,即支脉。[7]肘:马继兴认为"肘"字形讹。"肘"与"胂"上古音均真部韵。肘为日母,胂为书母,均舌音纽,故"肘"假为"胂"。据《说文·肉部》:"胂,夹脊肉也。""胂"在脊部中行,为椎骨棘突两侧的肌肉群。"下胂"则指背部下方。也有人疑为"脾"字,但其形、音均不能通。又有人以"脾"字字形从"丌",如凳子状,从而因形生义,疑其为"臀"字异体,不过这个观点也是缺乏文字学根据的。[8]直者:直行的主干脉。[9]□:原字缺,据《灵枢·经脉》"其支者,从髆内左右别下贯胛,挟脊内,过髀枢,循髀外,从后廉下合腘中,以下贯踹内,出外踝之后,循京骨,至

小趾外侧”,□疑为“臀”。[10]□□:此处残缺二字。今据《阴阳十一脉灸经》足太阳脉在“挟脊”二字后有“出于项”文补。[11]豆:“豆”通“头”,头部。[12]内渍:内眦。[13]䜌:同“挛”,痉挛。[14]脽:臀部。[15]寺:痔。[16]要:腰。[17]头:“头”字原残缺,据帛书《阴阳十一脉灸经》甲、乙本及张家山简本《脉书》补。[18]手痛:马继兴认为“手”通“首”,“手痛”即“首痛”。[19]颜寒:面部发凉。[20]𤇾汭:即“鼽衄”。[21]物:义为类。[22]久:灸。

【解析】

足太阳脉是《足臂十一脉灸经》开篇论述的第一条经脉,其论述也奠定了后续经脉的表述规则,先介绍循行路径,再介绍主病。足太阳脉的循行路径主要在躯干部及头部,走行呈向心性。《足臂本》分支少,而足太阳脉则是其中为数不多有分支的经脉,但其分支未与脏腑联系,是比较原始的经络表现形式。而《黄帝内经》在其基础上,发展至循行路径长,分支多,与脏腑紧密联系,为后续经络学说的发展奠定了基础,是经络学说的起源。

【译文】

足太阳脉的循行径路为:从足外踝后方凹陷处起始,向上方贯穿小腿肚,再向上到达膝腘窝。在膝腘窝出现一条支脉,向上至脊背部下方两侧的肌肉处。在膝腘窝部的主脉,继续向上直行穿通臀部(原文部位缺损),再沿着脊背部循行,经过后颈部(原文部位缺),上行至头部。在头部出现另一条支脉,分布到两眉之间颜部的下方,再到达耳部。在头部的主脉,仍继续从头项部向前直行,通过内眼角(内眦)处,到达鼻部。

足太阳脉的主病为:足小趾麻痹。小腿肚痛,膝后两旁的大筋抽搦,臀部疼痛,痔疮,腰痛,脊柱两侧痛,头痛,项颈痛,面部发凉,耳聋,眼睛痛,流鼻涕和鼻出血,癫痫频繁地发作。凡有以上各病时,都要灸足太阳脉治疗。

二、足少阳温

【原文】

•足少阳温[1]:出于踝[2]前,枝于骨间[3],上贯膝[4]外兼[5],出于股[6]外兼,出胁[7];枝之肩薄[8];其直者贯腋,出于项、耳,出脻[9],出目外渍[10]。其病₌病足小指次【指】[11]废[12],胻[13]外兼痛,胻寒[14],膝外兼痛,股外兼痛,脾[15]外兼痛,胁痛,【□】痛[16],产马[17],缺盆[18]痛[19],瘻[20],聋,脻痛,耳前痛,目外渍痛,胁外穜[21]。·诸【病】此物者,皆久少阳温。

【注释】

[1]足少阳温:与《阴阳十一脉灸经》少阳脉,《灵枢·经脉》胆足少阳脉相对应。[2]踝:"踝"上原脱"外"字,外踝部。[3]骨间:踝骨(即胫骨下端的外踝)的内部而言。[4]膝:帛书"膝"字,原均作"郄"。即胫头,也称为筋之府。[5]兼:同"廉",边缘、侧。下同。[6]股:大腿部。[7]胁:侧胸部。[8]薄:通"髆",即肩胛骨部。[9]膔:通"枕",即枕骨部。[10]目外渍:"渍"通"眦",即外眼角。[11]足小指次【指】:应指足部的第四趾。[12]废:不用。[13]胻:泛指小腿部。[14]胻寒:小腿恶寒之症。[15]脾:通"髀",膝上之大骨也。[16]【□】痛:作"头颈痛",今据《阴阳十一脉灸经》乙本足少阳脉病候"头颈痛,胁痛"文补。[17]产马:"马刀,谓痈而无者是也",即指瘰疬,为淋巴结结核类疾病。[18]缺盆:肩部前方锁骨上窝处。[19]缺盆痛:少阳脉循经缺盆,故主病痛者。[20]瘻:通"瘘",马继兴认为瘘字古义有三:①指慢性疮疡。②颈肿之病。③躯倦伛偻。本条的"瘘"字系①义。[21]胁外穜:"穜"通"肿",下同。此处指侧胸部肿胀。

【解析】

足少阳经的起止运行与《阴阳本》的少阳脉相似,特别是在头部的运行及相关的主治病症,影响着《黄帝内经》足少阳胆经对经络学说的认识,本经脉的分布更加复杂,所治疾病繁多,其运用灸法主治的疾病,是灸法选穴中近治法的体现,其所治病症基本与经络运行部位相符,体现了古人对人体疾病认识的智慧。

【译文】

足少阳脉的循行径路为:在足外踝的前方起始,在外踝部分出一条支脉,并分布在踝骨的里面。其主脉则从外踝部向上循行,穿过膝部外侧及大腿外侧,到达侧胸部。在侧胸部又分出另一条支脉,向后上方循行分布于肩胛部。在侧胸部的主干脉则继续向上直行,穿过腋窝,再向上抵达项(后颈)部,又经过耳部、后头部,出至外眼角。

足少阳脉的主病为:足第四趾麻痹,小腿外侧部疼痛,小腿怕冷,膝外侧痛,大腿外侧痛,髋部外侧痛,侧胸痛,头颈部痛(部位名,原文缺),瘰疬,缺盆部痛,久疮,耳聋,后头部痛,耳前痛,眼外角痛,侧胸部肿胀。凡有以上各病时,都要灸足少阳脉治疗。

三、足阳明温

【原文】

· 足阳明温[1]：循[2]骴中,上贯膝中,出股,夹少腹[3],上出乳内[4]兼,出
脀[5],夹口[6]以上,之鼻。其病=足中指废[7],骴痛[8],膝中種[9],腹種,乳内兼
痛[10],【口】[11]外種,頯[12]痛,牀沩,数热汗出[13],䏶瘦[14],颜寒。· 诸病此物
者,皆久阳明温。

【注释】

[1]足阳明温:《阴阳十一脉灸经》作阳明脉,《灵枢·经脉》作胃足阳明
之脉。[2]循:沿着。[3]少腹:小腹。[4]内:内侧。[5]脀:"脀"通"嗌",
咽喉。[6]夹口:"夹"通"挟",在口部的两旁。[7]足中指废:足中趾不
用。[8]骴痛:小腿痛。[9]膝中種:膝关节部肿大。[10]乳内兼痛:胸前
区疼痛。[11]【口】:此处一字,缺文不详。有人拟补以"脀"字,但所据不
足,有待进一步研究。[12]頯:颧骨。[13]热汗出:发热兼汗出。[14]䏶
瘦:"䏶"应系"胜"字之误。《医心方》卷十七引《病源论》:"胸胜腨皆悉搔
痒。""胜"字日文训释为股,即大腿上部与腰相连的部分。熊继柏认为"䏶"
为前阴,"䏶瘦"即为前阴消瘦,也就是阴萎(亦称阳萎)病证。今人辽宁赵有
臣氏提出"䏶是朘是音近通假字",并引《说文》"朘,赤子阴也"为据,认定
"䏶瘦,即是阴萎"。马继兴《中国出土古医书考释与研究》原作"䏶瘦"。"䏶
搔"即股部瘙痒,《说文》:"朘,赤子阴也。"以为"䏶"即"朘"字之通假,而䏶
瘦即是阴痿。

【解析】

足阳明经主治疾病"䏶瘦",后世医家对其理解有较大的分歧,主流观点
主要分为两个方面,部分专家认为"䏶瘦"在古文中为通假字,"䏶"通假字
为"搔","瘦"为"痿"之假字,理解为大腿部瘙痒。部分专家认为"䏶"为前
阴,"䏶瘦"即为前阴消瘦,理解为男性阳痿病。后世医家对其理解大相径庭,
呈现百家争鸣的学术景象,也表明对马王堆经络医学需要更加深入的探索和
研究。

【译文】

足阳明脉的循行经路为:在小腿外侧正中开始循行,向上贯穿膝部正中,
直达大腿部,再沿着小腹部两侧向上,向上经过乳房内侧,到达咽喉,再绕行过

口的两侧,达到鼻部。

足阳明脉的主病为:足中趾麻痹,小腿痛,膝部肿胀,腹部肿胀,乳房内侧痛,(此处缺一字,系部位名)外侧肿,颧部痛,流鼻涕和鼻出血,发热汗出,大腿部的皮肤瘙痒,脸上发凉。凡有以上各病时,都要灸足阳明脉治疗。

四、足少阴温

【原文】

· 足少阴温[1]:出内踝窭[2]中,上贯䏄,入郄,出股,入腹[3],循脊内口兼[4],出肝,入胠[5],系[6]舌【本】[7]。其病＝足热[8],䏄内痛[9],股内痛[10],腹街[11],脊内兼[12]痛,肝痛,心痛,烦心,㳠[13]【□,□□□】,舌辂[14],□,旦[15]尚气[16],【□□】数膈[17],牧牧[18],耆[19]卧[20]以咳。·【诸】[21]病此物【者,皆灸】足少阴【脉】。

【注释】

[1]足少阴温:《阴阳十一脉灸经》作少阴脉,《灵枢·经脉》作肾足少阴之脉。[2]窭:空穴。[3]腹:脐上为腹,也有认为脐部上下均为腹。[4]循脊内口兼:"内"与"兼"间缺一字,周一谋、萧佐桃认为根据循经可补"上"字,张家山简本作"上穿脊之内廉"。马继兴认为补"上"字,不必。"脊内"二字因所在帛局部皱缩而变形,原整理本图版"内"下部所叠压存有残字笔画的碎片当属误裱,宜移去。"内""兼"之间当无缺文。张家山简本《脉书》简39作"上穿脊之内廉"。[5]胠:腋下部,侧胸部上方。[6]系:联系,联接。[7]舌【本】:"本"原残缺,据《灵枢·经脉》足少阴脉循行终了时作"挟舌本"补,指舌根部位。[8]足热:指下肢部发热。[9]䏄内痛:小腿肚内侧痛。[10]股内痛:大腿部内侧痛。[11]腹街:即腹股沟部。[12]脊内兼:脊柱内侧,相当邻近背部正中行的左右两侧区域。[13]㳠:"㳠"通"咽",指咽部。[14]舌辂:"辂"通"坼",舌坼病即舌面燥裂。[15]旦:"旦"通"瘅"。[16]尚气:据《阴阳十一脉灸经》《灵枢·经脉》补"气"字,读"尚气"为"上气"。[17]膈:"膈"通"喝",即声音嘶哑。[18]牧牧:李丽认为即指默默。[19]耆:"耆"古同"嗜",为喜好之义。[20]耆卧:耆卧者,多阴少阳,精神匮也。嗜卧,指喜睡,精神不振。[21]【诸】:"诸"字原脱,"诸"字及以下的"者皆灸""脉"四字原缺,今据《足臂十一脉灸经》体例补。

【解析】

足少阴脉主治痛症较多,包括"胫内痛,股内痛,腹街、脊内兼痛,肝痛,心痛"六个部位的疼痛,结合后世对灸法治疗的认识看,灸法可温通经脉以止痛。足阳明脉主治虚证,包括"□、旦、尚气,【□□】数朒,牧牧,耆卧",这与灸法可升阳举陷、回阳救逆的作用相关,古人在医疗实践中运用单一的灸法,以起到治疗的效果,看似简单,实则符合中医学辨证论治的思维。

【译文】

足少阴脉的循行径路为:从足内踝后的凹陷处起始,向上贯穿小腿肚,进入膝腘窝,向上进入大腿部,再进入腹部,沿着脊柱的内侧向上,出肝脏,经过腋下部,连接舌根。

足少阴脉的主病为:足部发热,小腿肚内侧痛,大腿内侧痛,腹股沟和脊柱内侧痛,肝痛,心痛,烦心,咽部(此后有缺文),舌面干燥(此后有缺文),声音嘶哑,全身倦怠,沉默寡言,爱睡觉,咳嗽。凡有以上各病时,都要灸足少阴脉治疗。

五、足泰阴温

【原文】

•足泰阴温[1]:出大指[2]内兼骨蔡[3],出内踝上兼,揗[4]胻内【廉[5],上[6]】膝内兼,出股内兼。其病₌足大指废,胻内兼痛,股内痛,腹痛,腹张[7],复【□】[8],不耆食,善意[9],心【烦】[10],善肘[11]。•诸病此物者,皆久足泰阴温。

【注释】

[1]足泰阴温:《阴阳十一脉灸经》作大阴脉,又作巨阴脉,《灵枢•经脉》作脾足太阴之脉。[2]指:为足大趾。[3]蔡:"蔡"通"际",为会合,连接。[4]揗:裘锡圭认为据图版当释为"揗"而读为"循"。[5]胻内【廉:"廉"字原缺。[6]上:帛书残缺,据《灵枢•经脉》"上膝股内前廉"补"上"字。[7]腹张:"张"通"胀"。腹大也。[8]复【□】:症状名,不详,根据考《阴阳十一脉灸经》是动病有"食欲呕",《经脉》是动病有"食则呕",缺文拟补"呕"字。魏启鹏、胡翔骅认为"复"借为"腹"。[9]意:即噫气。[10]心【烦】:"烦"字帛书残缺,原释文缺如。根据帛书《阴阳十一脉灸经》《灵枢•经脉》补"烦"。[11]肘:疑读为"疛"。"疛"即心动过速,心悸之类的病。

【解析】

足太阴经循行路径短,仅限于下肢,其主治疾病却涉及腹部、胸部、情志等多方面,其治疗是经络学远治法思维的雏形,用灸下肢经络的方法,来治疗胸腹部疾病,可见古代医家对疾病的认识较深,不仅看到局部,更是窥见全身,也是中医学整体观思维的表现。

【译文】

足太阴脉的循行径路为:从足大趾内侧的骨缝处起始,经过内踝上侧,再向上沿着小腿内侧,循行膝内侧,抵于大腿内侧。

足太阴脉的主病为:足大趾麻痹,小腿内侧痛,大腿内侧痛,腹痛,腹胀(此后有缺文),食欲差,经常噫气,心烦,容易心悸。凡有以上各病时,都要灸足太阴脉治疗。

六、足卷阴温

【原文】

·足卷[1]阴温[2]:循大指间[3],以上出胻内兼,上八寸[4],交泰阴温[5],【□】股内[6],上入脽间[7]。其病=病胻瘦[8],多弱[9],耆饮,足柎種[10],疾畀[11]。·诸病此物者,【皆灸】[12]卷阴温。扁[13]有此五病[14]者,有烦心,死。三阴[15]之病乱[16],【不】[17]过十日死。痛温[18]如三人参舂[19],不过三日死。温绝[20]如食顷[21],不过三日死。烦心,有[22]腹张,死。不得卧[23],有烦心,死。唐叚[24]恒[25]出,死。三阴病杂以阳病[26],可治。阳病北如流汤[27],死。阳病折骨[28]绝筋[29]而无阴病,不死。

【注释】

[1]卷:以音近读为“厥”。帛书《阴阳十一脉灸经》甲、乙本作“厥阴脉”,张家山简本《脉书》简36作“厥阴之脉”。[2]足卷阴温:《阴阳十一脉灸经》作厥阴脉,《灵枢·经脉》作肝足厥阴之脉。[3]大指间:大趾间,指足趾外侧与次趾内侧之中间。[4]上八寸:缺此句主语,今据《灵枢·经脉》足厥阴脉“上踝八寸”,认为是内踝上八寸。[5]交泰阴温:和足太阴脉前后交叉。马继兴认为据《灵枢·经脉》足厥阴脉在小腿部前行的内踝上八寸处与小腿部中行的足太阴脉相互交叉,故称之为“交出太阴之后”。欧阳八四认为与太阴脉相交,但不足以表明二者的前后关系。[6]【□】股内:据《灵枢·经脉》“循股阴入毛中”补“循”字。[7]脽间:大腿的内部。[8]胻瘦:马继兴认为指

大腿部瘙痒。熊继柏认为“脞”为前阴,“脞瘦”即为前阴消瘦,也就是阴萎(亦称阳痿)病症。[9]多弱:“弱”通“溺”,即尿。“多溺”指小便频数。[10]足柎種:足背部肿。[11]疾畀:“畀”通“痹”,指痹痛之病。[12]【皆灸】:帛书残缺。原释文补“皆灸”字。[13]扁:“扁”,原释文作“皆”,周一谋、萧佐桃、魏启鹏、胡翔骅、马继兴等均从此释。裘锡圭认为原释“皆”,有误。“扁”读为“偏”。帛书《阴阳十一脉灸经》乙本、张家山简本《脉书》厥阴脉所生病“偏疝”之“偏”均作“扁”。[14]五病:指“脞瘦”“多弱”“耆饮”“足柎種”“疾畀”五种病。[15]三阴:此处指以上三条阴脉,即足三阴脉。[16]乱:紊乱。[17]【不】:“不”字原缺,今据下文“不过三日死”文例补。[18]揗温:即切脉。[19]三人参春:金道鹏认为形容脉搏好像几个人同时捣臼,有力而杂乱无章。[20]温绝:“温”为“温”的讹字,指“脉”。马继兴认为“绝”指断绝。“脉绝”即切脉时已无脉搏。[21]食顷:吃一顿饭的时间。[22]有:“有”通“又”。[23]不得卧:失眠。[24]唐叚:“唐”通“溏”,“叚”通“瘕”。指大便稀薄。[25]恒:《说文·二部》:“恒,常也。”经常。[26]阳病:指足三阳经病。[27]北如流汤:“北”通“背”。形容背部大汗淋漓。[28]折骨:指骨折。[29]绝筋:筋断。

【解析】

足厥阴脉是《足臂本》中循行相交的脉,其他经脉均是单独循行而无相交。足厥阴脉与足太阴脉相交于内踝上八寸,此相交的循行规律一直延续到后世十二经脉学说,是经络相交的开端,体现了古代医家认为经络循行具有复杂性的观点,不同经络间可能存在交集的思考,为经络学说的丰富性奠定了基础。足三阴经病症的死亡征象,主要包括三阴病同时出现、脉搏急促杂乱、脉搏停歇时间长、心烦腹胀、心烦难入睡、严重腹泻、大汗不止等七种表现,这是古人对于病情转归、疾病预后等相关预判。其中,也提到若是足三阳病,即便出现了骨折、筋断等外在表征,但是没有三阴表现时,仍然可活。关于足三阴病的死亡预测时间,如“【不】过十日死”“不过三日死”等说法,现实中运用需要结合实际情况进行分析,这主要表明疾病的严重性与危重度,并不是准确的时间。随着医学的发展,其所描述的死亡征象不一定会转归到危重症。

【译文】

足厥阴脉的循行径路为:在足趾外侧与次趾内侧之中间起始,向上出小腿内侧,在内踝上八寸处和足太阴脉相交,再沿着大腿内侧(原文缺一字)进入大腿内部。

足厥阴脉的主病为：大腿部瘙痒(或阳痿)，小便频数，多饮，足部肿胀，痹病。凡出现以上各病时，都要灸足厥阴治疗。有以上五种病证，出现心烦者就要死亡。足三阴经(即足少阴、足太阴、足厥阴)的病症杂乱并同时出现，则病人活不过十天。如果病人脉搏的跳动非常急促而杂乱无序，就像三个人共同捣臼，不出三天就要死亡。如果病人脉搏停止跳动长达约一顿饭的时间，不出三天就要死亡。病人心烦又腹胀，象征着死亡。如果病人难以入睡，而又心烦意乱，是死亡的征象。如果病人经常溏泻，预示着死亡。足三阴脉的病状虽然混杂出现，但有阳病症状的，可以治好。足三阳脉的症状相兼出现，并有背部大汗不止，也是死亡的征象。足三阳脉的病症相兼出现，并有骨折、筋断等症状，但没有三阴病的表现时，则不是死亡的征象。

七、臂泰阴温

【原文】

臂[1]泰阴温[2]：循筋上兼[3]，以奏[4]臑[5]内，出夜内兼[6]，之心[7]。•其病：心痛，心烦而意[8]。•诸病此物者，皆久臂泰阴温。

【注释】

[1]臂：泛指上肢部。[2]臂泰阴温：《阴阳十一脉灸经》作肺手太阴之脉。[3]上兼：前臂的桡骨侧缘。[4]奏：原释文读为"凑"，指走向。[5]臑：肱部。[6]夜内廉："夜"通"腋"。腋窝内侧。[7]之心：进入心中。[8]意："意"通"噫"，指嗳气。

【解析】

臂太阴脉的循行路径短，最终止于心，但其主治疾病以心为主，与后世藏象学说"心主神明"的认识一致，心的疾病不仅可以表现为本脏的不适，还可以是情志不适，如心烦、喜叹气，可见《足臂本》虽然没有与脏腑产生紧密连接，但也是有与脏腑相关的迹象，为后世经络学的发展提供了借鉴和参考。

【译文】

臂太阴脉的循行径路为：在臂部屈侧肌肉的拇指侧缘起始，循行到肱部内侧，再向上经腋窝内侧，进入心脏而止。

臂太阴脉的主病为：心痛，心烦和嗳气。凡有以上各病时，都要灸臂太阴脉治疗。

八、臂少阴温

【原文】

·臂少阴【脉】[1]：循筋下兼[2]，出臑内[3]下兼，出夜，奏胁。·其病：胁痛[4]。·诸病【此】[5]物者，皆【灸】臂少阴【脉】。

【注释】

[1]臂少阴【脉】：《阴阳十一脉灸经》脉名相同，《灵枢·经脉》作心少阴之脉。"脉"字原缺，今据《足臂十一脉灸经》体例补。[2]下兼：尺骨一侧（小指侧缘）。[3]臑内：即肱部屈侧。[4]胁痛：《灵枢·经脉》"胁痛"为足少阳病候。[5]【此】："此"字原脱。"此"字及下句的"灸""脉"均原缺，今依本书体例补。

【解析】

臂少阴脉是《足臂本》中循行路线最短的经脉，其主治疾病也是最少。不难看出所治疾病与经脉循行相关，臂少阴经最终止于侧胸部，故其主治侧胸部的疾病，但也有其他经脉均能主治侧胸部疼痛，如足少阳脉。在运用灸法治疗同一疾病时，也要根据相应的经络辨证，找出循行路径，从而准确辨别。

【译文】

臂少阴脉的循行径路为：在臂部屈侧肌肉的小指侧缘开始循行，到达肱部内侧的小指侧缘，再向上到腋下，止于侧胸部。

臂少阴脉的主病为：侧胸痛。凡有以上病症时，都要灸臂少阴脉治疗。

九、臂泰阳温

【原文】

·臂泰阳温[1]：出小指，循骨下兼，出臑下兼，出肩外兼，出项，【□】目[2]。·其【病】[3]：外溃痛，【□】臂外兼痛[4]。·诸病此物者，皆久臂泰阳温。

【注释】

[1]臂泰阳温：《阴阳十一脉灸经》作肩脉，《灵枢·经脉》作小肠手太阳之脉。[2]【□】目："目"上残缺之字，据上下文例，疑"奏""之"一类。[3]【病】："病"

字原缺,今据《足臂十一脉灸经》体例补。[4]痛:帛书残存所从"疒"旁上部笔画。

【解析】

臂太阳脉的主治疾病与其他经脉有所区别,其他经脉大部分对起止点部位的疾病有着重要作用,而臂太阳脉主治疾病表现为止点和中间路径的疾病,仍然是用灸法以治疗疾病痛证,而外眼角部位的灸法更加需要注意,保持距离和温度,避免烫伤。

【译文】

臂太阳脉的循行径路为:起于手小指,在臂部伸侧沿着小指侧缘走行于肱部的小指侧缘,上达肩部外侧,至项部,止于外眼角。

臂太阳脉的主病为:外眼角部位痛,臂部外侧疼痛。凡有以上病症时都要灸臂太阳脉治疗。

十、臂少阳温

【原文】

·臂少阳温[1]:出中指,循臂上骨[2]下兼,奏耳。其病:产聋[3],【颊】[4]痛。·诸病【此物者,皆】[5]久臂少阳之温。

【注释】

[1]臂少阳温:帛书《阴阳十一脉灸经》甲、乙本及张家山简本《脉书》作"耳脉",《灵枢·经脉》作"三焦手少阳之脉"。[2]上骨:指桡骨。[3]产聋:患耳聋。[4]【颊】:"颊"字原缺。据帛书《阴阳十一脉灸经》甲、乙本及《灵枢·经脉》补"颊"。[5]【此物者,皆】:"此物者,皆"四字原缺,今据《足臂十一脉灸经》体例补。

【解析】

臂少阳脉虽然循行路径短,与《黄帝内经》手少阳三焦经均起于手,上达耳部,两者间的延续与发展有相似之处。其主治疾病也以头面部疾病为主,用灸法治疗虚证、痛证,也是中医学辨证论治思维的表现。

【译文】

臂少阳脉的循行径路为:从手中指起始,沿着臂部延伸至桡骨的小指侧缘,直达耳部而止。

臂少阳脉的主病为:耳聋,面颊痛。凡有以上病症时,都要灸臂少阳脉治疗。

十一、臂阳明温

【原文】

·臂阳明温[1]：出中指间，循骨上兼[2]，出臑【□□】[3]上，奏腌，之口。【其】病₌病齿【痛】，□□□□[4]。【·诸】[5]病此物者，皆久臂阳明温。

【注释】

[1]臂阳明温：帛书《阴阳十一脉灸经》甲、乙本及张家山简本《脉书》作"齿脉"，《灵枢·经脉》作"大肠手阳明之脉"。[2]骨上兼：指前臂的拇指侧。[3]出臑【□□】："出臑"后面二字原缺，今据《灵枢·经脉》手阳明脉"上臑外前廉"，疑为"外廉"。[4]齿【痛】：帛书《阴阳十一脉灸经》甲、乙本及张家山简本《脉书》齿脉是动病有"齿痛，颐肿"两种，所产病为"齿痛，颐肿，目黄，口干，臑痛"五病。"痛"后有四字缺文，不详。据《阴阳十一脉灸经》齿脉（臂阳明脉）病候除有齿痛一病外，尚有颐肿、目黄、口干、臑痛四病，此处脱文疑属其中二病。[5]【·诸】："诸"字原缺，今据《足臂十一脉灸经》体例补。

【解析】

臂阳明脉的主治疾病原文有缺失，考虑为头面部疾病的可能性大。根据前面阳经的经脉特征，笔者认为三阳经主治头面部疾病较多，并得到了后世中医理论中"头为诸阳之会"的验证，足可见古代医家对经络、阴阳等理论有了初步理解。

【译文】

臂阳明脉的循行径路为：起于手中指中部，沿着臂部伸侧走行在前臂的拇指侧，经过肘部的外方（原文缺两字），向上到后头部，绕行头部止于口部。

臂阳明脉的主病为：牙痛（此处缺四字，疑为症状名称）。凡有以上病症时，都要灸臂阳明脉治疗。

【原文】

上足温六、手【温五】[1]。

【注释】

[1]上足温六、手【温五】：《黄帝内经》（下文简称《内经》）中上肢的脉多冠以手字，帛书本篇则多用臂，但《内经》一些地方也还保留有臂的字样，如《灵枢·寒热病》有"臂太阴""臂阳明"等名。今按："上足温六、手【温五】"

是对上文所列举足脉、手脉(臂脉)二类经脉数的总结。马继兴认为"温五"二字原缺,今据《足臂十一脉灸经》手(臂)脉数补。

【解析】

《足臂十一脉灸经》首次提出了先"足三阳三阴脉"后"臂二阴三阳脉"十一脉,经络走向均由四肢末端流向躯体中心或头面方向,全部为向心性的循行规律。主治疾病78种,治病均用灸法,反映了早期经络学说之面貌。

【译文】

以上共计有足脉六条、手脉五条。

参考文献

[1] 裘锡圭.长沙马王堆汉墓简帛集成(伍)[M].北京:中华书局,2014.

[2] 马王堆汉墓帛书整理小组.马王堆汉墓帛书(肆)[M].北京:文物出版社,1985.

[3] 马继兴.马王堆古医书考释[M].长沙:湖南科学技术出版社,1992.

[4] 张家山二四七号汉墓竹简整理小组.张家山汉墓竹简(二四七号墓)[M].北京:文物出版社,2001.

[5] 裘锡圭.古文字论集[M].北京:中华书局,1992.

[6] 周一谋,萧佐桃.马王堆医书考注[M].天津:天津科学技术出版社,1988.

[7] 魏启鹏,胡翔骅.马王堆汉墓医书校释(壹)[M].成都:成都出版社,1992.

[8] 李学勤.简帛佚籍与学术史[M].南昌:江西教育出版社,2001.

[9] 熊继柏.试析《足臂十一脉灸经》中几个病候[J].湖南中医学院学报,1991(3):55-57.

[10] 欧阳八四.《足臂十一脉灸经》与《阴阳十一脉灸经》经脉循行比较研究[J].中医药信息,2016,33(5):98-101.

[11] 王丽,赵京生.《足臂十一脉灸经》"灸某脉"探赜[J].中国针灸,2020,40(11):1251-1254.

[12] 李丽,王育林.《足臂十一脉灸经》"牧牧"考[J].吉林中医药,2016,36(4):421-425.

[13] 金道鹏,王倩蕾,陈晓.《足臂十一脉灸经》之"参春脉"浅析[J].中医药文化,2014,9(5):29-32.

阴阳十一脉灸经

　　《阴阳十一脉灸经》以"先六阳脉后五阴脉"的原则,来确定各脉的排列次序。其内容系根据先阳脉后阴脉的顺序依次是:足巨(太)阳脉、足少阳脉、足阳明脉、肩脉(相当臂太阳脉)、耳脉(相当臂少阳脉)、齿脉(相当臂阳明脉)、足巨(太)阴脉、足少阴脉、足厥阴脉、臂巨(太)阴脉、臂少阴脉等十一脉循行路线及各脉之是动病、所生病。因《阴阳十一脉灸经》甲本内容最全,故后世研究以甲本为多,本译注以甲本为主,以乙本、丙本作为增补。

一、钜阳脉

【原文】

　　【钜阳脉[1]:系[2]于潼[3]外踝娄中[4],出郄中[5],上穿[6]振[7],出厌中[8],夹脊,出于项,上[9]头角[10],下颜[11],夹骶[12],系目内廉[13]。是动则病[14]:冲头,目以[15]脱,项以伐,胸痛,腰以折,脾[16]不可以运,郄如结[17]】,腨如【裂,此】为踵蹶[18],是钜阳脉【主治[19]。其所产病[20]:头痛,耳聋,项痛[21],耳】强[22],疟,北痛[23],要痛,尻痛[24],痔[25],郄痛,腨痛,【足小】指踝[26],【为十】二病。

【注释】

　　[1]钜阳脉:钜,同"巨",大也。《足臂十一脉灸经》作"足泰阳脉",《灵枢·经脉》作"膀胱足太阳之脉"。[2]系:此处可解释为脉之起始。[3]潼:疑读为"踵"。周一谋、萧佐桃认为"踵"指脚后跟。"潼外踝娄中"即足后跟和外踝之间的凹陷中,相当于后世的昆仑穴部位。马继兴指出"潼"通"踵",《释名·释形体》:"足后曰跟,又谓之踵。"[4]娄中:即空隙中。[5]郄中:指膝腘窝部的委中穴部位。[6]穿:穿通,贯通。[7]振:"振"通"臀",指臀部。[8]厌中:《素问·气穴论》:"两髀厌分中二穴。"王冰注:"谓环铫穴也,在髀枢后,足少阳、太阳二脉之会。""厌中"即髀厌,相当于股骨之大转子部。[9]上:释文缺如。周一谋、萧佐桃认为简17作"上头角",帛书《足臂十一脉灸经》作"上于豆(头)",应补"上"字。[10]头角:额部前发际边向

左右侧下方曲折的部位。[11]颜：额部。[12]鶻：鼻梁。[13]目内廉：目内侧，即内眦部。[14]是动则病：本篇"动"字，帛书均作"勤"。马继兴认为"动"，乙本作"僮"，丙本作"勤"，"勤"与"僮"均上古音定母，东部韵，同音通假。"是动则病"和下面的"其所产病"是两类疾病。在《内经》和《难经》均称为"是动病"和"所生病"，对于这两类病的区别有多种解释。①《难经·二十二难》以"是动"为气病，"所生"为血病。②张志聪《黄帝内经灵枢集注》卷二第十以"是动"为"病因于外"，"所生"为"病因于内"。③徐大椿《难经经释·二十二难》注以"是动"为"本经之病"，"所生"为旁及他经的病。④马莳《黄帝内经素问注证发微》注认为"是动"是"验该经经穴之动而知其病者"。其说云："今详本篇前后辞义分明，不以所动属气，所生属血明矣。又按《至真要大论》云：'所谓动者，知其病也。'盖言凡知太冲、冲阳、尺泽等穴气绝，为死不治、正以其动可以验病，不动则气绝。此篇'是动'之义正言各经之穴动则知其病耳"。⑤张介宾《类经》注认为"是动病"即"动言变也，变则变常而为病也。如《阴阳应象大论》曰：'在变动为握，为哕之类，即此之谓。'"除以上五说外，近人有将"是动病"列为"原发性的病状"。而将"所生病"列为"继发性的症状"者，但与原文文义不合。赵京生指出《阴阳十一脉灸经》与《足臂十一脉灸经》存在着内在联系。《阴阳》的"是动"部分有三条经脉手少阴、足厥阴、足阳明的病候完全不同于《足臂》，其余各脉同于《足臂》病候的也为数很少。《阴阳》的"所产"部分手脉除太阴外，均全部包括了《足臂》病候，其中的手少阴脉甚至未增加一个病候，而保留《足臂》的原貌。吴永贵指出《灵枢·经脉》是对《阴阳十一灸脉》的继承和发展，在经脉循行，相互流注，脏腑络属，病候特点与治疗方法各方面均有了较为深入和全面的认识。两书之"是动则病"均是患者受病后感到痛苦的症候。[15]以：即"似"。[16]脾："脾"通"髀"，"髀枢"之义，指股部上方的髋关节部。[17]结：收敛、结聚义。[18]蹶：指为逆气上冲。[19]【主治：甲本缺"主治"二字，根据乙本增补。[20]其所产病：甲本自"其所"以下至"耳强"均缺。"所产病"，《灵枢·经脉》称为"所生病"。[21]头痛，耳聋，项痛：甲本全缺，根据乙本内容增补。[22]耳】强：原释文补作"彊"。耳彊，病名，未详。周一谋、萧佐桃认为"耳彊"二字未知何义，或即指耳部强硬肿胀，有待考证。马继兴指出此处甲本缺，乙本作"耳彊"，丙本作"灂彊"。"彊"可假为"强"，"灂"应通假为"枕"。枕强，即后头颈部肌肉痉挛而引起的强直感觉，与"项强"所指项背强直等症状类似。裘锡圭认为"强"字帛书尚存，与下文"强吹"之"强"写法相同。[23]北痛:"北"通"背",指背部疼痛。[24]尻痛:尻多指臀部、髋部、尾骶骨等部位。[25]胯:"胯"通"痔",即痔疮,痔漏。[26]【足小】指踝:甲本全缺,"指"通"趾","踝"与"痹",字形讹,"痹"通"废"。"痹"及《足臂十一脉灸经》足太阳脉"足小趾废"的"废"(又假为"疲")字均兼有不仁(感觉迟顿和丧失)与不用(运动障碍与丧失)两种古义。是"痹"与"废"既为通假,又为同义之字。

【解析】

足巨阳脉是《阴阳十一脉灸经》开篇论述的第一条经脉,其论述也奠定了其他经脉的描述方式,先介绍循行路径,再介绍"是动则病"及"所生病"。足巨阳脉踝厥病是指经气逆乱而导致的全身症状,其中以小腿部的疼痛、麻木等为主。结合足巨阳脉的"是动则病"及"所生病"来看,笔者认为这里的踝不单指脚踝部,而是泛指下肢部位,包括髋关节、膝腘部、小腿部、足小趾等。《灵枢·经脉》:"膀胱,足太阳之脉……是动则病冲头痛,目似脱,项如拔,脊痛,腰似折,髀不可以曲,腘如结,踹如裂,是为踝厥。"踝厥的描述也表明《灵枢·经脉》是在《阴阳本》的基础上进一步发展而来。

从内容上看,相较于《足臂本》,《阴阳本》增加了具体的症状,这更加容易辨别经脉病,以症状来定义踝厥病,症状包括全身症状及局部症状,这也是诊断学思想的雏形。足巨阳脉是该篇里所涵盖疾病最多的经脉,其经脉循行路径长,涉及部位多,相应主治疾病也是涉及头部、颈胸腰腹、下肢等。

【译文】

足巨阳脉的循行径路为:起于足外踝后与足后跟之间的凹陷中,行至膝腘窝经股部后方向上穿过臀部,再由髀厌处(即大转子处)出来,走行在脊柱正中的两侧,直达后颈部,再向上行至前发际两侧的额角,然后向下到额部,走行于鼻柱的左右两侧,又向内上方联系到内眼角而终止。

足巨阳脉的"是动病"症状为:逆气上冲而致头痛,眼睛好像要脱出了,颈部好像被拔断了,胸部疼痛,腰痛好像被折断的感觉,髋关节不能自如的活动,膝腘部好像被打结般固定,小腿部痉挛好像要裂开,这就是踝厥病。以上各种症状均由足巨阳脉主治。

足巨阳脉的"所生病"症状为:头痛,耳聋,后颈痛,后头颈部肌肉强直,疟病,脊背痛,腰痛,臀部痛,痔病,膝腘窝疼痛,小腿肚痛,足小趾麻痹,共十二种病。

二、少阳脉

【原文】

少阳脉[1]:系于外踝之前廉,上出鱼股[2]之【外,出胁】上,【出耳前[3]】。是动则病:【心与胁痛[4]】,不可以反稷[5],甚则无膏[6],足外反[7],此为阳【厥】,是少阳脉【主】治[8]。其所产【病[9]】:口痛,项痛[10],头【颈痛[11]】,胁痛,疟,汗出,节尽痛[12],脾【外】廉【痛】[13],鱼股痛[14],膝【外廉】痛,振寒[15],【足中指】踝,为十二病[16]。

【注释】

[1]少阳脉:《足臂十一脉灸经》作"足少阳脉",《灵枢·经脉》作"胆足少阳之脉"。[2]鱼股:指股部前面的股四头肌,屈膝时状如鱼形。[3]【出耳前】:甲本全缺,乙本同,丙本作"出耳前"。目前,指眼的下方。耳前指耳的前方。又据《足臂十一脉灸经》足少阳脉止于目外眦,《灵枢·经脉》足少阳脉起于目锐(外)眦,其说不同,录以备考。[4]【心与胁痛】:甲本全缺。《素问·脉解》:"少阳所谓心胁痛者,言少阳盛也。盛者,心之所表也。九月阳气尽而阴气盛,故心胁痛也。"[5]不可以反稷:甲本"稷"通"侧","侧"字义为倾斜、旁侧。乙本作"则",丙本作"瘦"。《素问·脉解》中有"不可反侧"的古注。即:"所谓不可反侧者,阴气藏物也。物藏则不动,故不可反侧也。"[6]甚则无膏:《灵枢·经脉》作"体无膏泽",指全身皮肤失去润泽。[7]足外反:《灵枢·经脉》作"足外反热","热"字应为衍文。外反,即外翻。[8]是少阳脉【主】治:与下文"膝(郄)"见于原整理本未发表残片("7196帛书残字"之二),原释文作为缺文处理。甲本缺"脉主"二字。丙本缺"是"及"主治"三字。[9]【病:帛书已经残缺,原释文有此字,乙本缺"所产病"三字。[10]口痛,项痛:帛书乙本亦残缺,原释文此处补作"□□□",不确。[11]头【颈痛:"颈",帛书尚存下半部分笔画,原释文作为残缺字处理。乙本同,甲本缺"头颈"二字,丙本作"项痛"。项为后颈部,而足少阳脉循行于侧颈部,故此处当据乙本作"颈"。[12]节尽痛:即全身关节疼痛。[13]脾【外】廉【痛】:"外"字原脱,据《灵枢·经脉》补。"脾"通"髀"。[14]鱼股痛:"鱼股痛"上原释文补"□痛"二字。原注:□痛两字原脱,据乙本补。今按:细核帛书行款,"鱼股痛"与"脾(髀)【外】廉【痛】"之间无法容纳二字,当无缺文,乙本亦

同,原释文所补实无据。张家山简本《脉书》简 21 作"脾(髀)廉痛,鱼股痛",可证。[15]振寒:形容恶寒战栗之状。[16]为十二病:张家山简本《脉书》简 22"为十二病"下有"及温"二字。马继兴认为甲、乙、丙各本现均存有以上十种病名,其余尚有二病均存"痛"字,但其部位待考。

【解析】

阳厥病的病因往往由热厥、气厥、情绪过度刺激等导致,而足少阳脉所表现的阳厥,为气厥所导致,患者因为气机逆乱、气血运行失常导致心痛,身体不能自如转动,足肌痉挛而外翻。其所生病对足少阳脉的病症进行了补充,更为完整地描述了疼痛部位、恶寒、汗出等阳厥病的表现,也表明"是动病"与"所生病"之间并不是孤立存在的,而是相互联系的。《灵枢·经脉》:"胆足少阳之脉……是动则病口苦,善太息,心胁痛,不能转侧,甚则面微有尘,体无膏泽,足外反热,是为阳厥。"足少阳胆经对阳厥病症状的描述与《阴阳本》大体一致,也表明两者间的紧密联系。

【译文】

足少阳脉的循行径路为:起始于外踝的前侧,向上到达大腿前面的外侧,出侧胸部,再向上直达耳的前下方。

足少阳脉的"是动病"症状为:心痛,侧胸痛,躺着的时候身体不能转动,病重时身体皮肤粗糙失去润泽,足肌痉挛使足部向外翻转,这就是阳厥病。以上各种症状均由足少阳脉主治。

足少阳脉的"所生病"症状为:口痛,项痛,头颈痛,侧胸痛,疟病,出汗,全身关节疼痛,大腿外侧痛,大腿前面痛,膝外侧痛,恶寒战栗,足中趾麻痹,共十二种病。

三、阳明脉

【原文】

阳明脉[1]:系于骭骨[2]外廉,循骭而上,穿膑[3],出鱼股之廉,上穿【乳】,穿颊[4],【出目外】廉[5],环【颜】[6]。是动则病:洒﹦病寒[7],喜龙[8],娄吹[9],颜【黑[10],病穜】,病【至则恶人与火[11],闻】木音则惕然惊,心肠[12],欲独闭户牖而处[13],病甚则欲【乘高而歌[14],弃】衣【而走,此为】骭蹶,是阳明脉主治。其所产病:颜痛,鼻肌[15],领【颈痛[16],乳痛】,心与胠痛[17],腹外穜[18],阳痛[19],膝跳[20],付【上踝】[21],【为】十【病】[22]。

【注释】

[1]阳明脉:《足臂十一脉灸经》作"足阳明脉"。《灵枢·经脉》作"胃足阳明之脉"。[2]骭骨:即胫骨。《医宗金鉴》卷八十"骱骨"条:"在前者名成骨,又名骭骨,形粗,膝外突出之骨也。"[3]穿膑:膑,即髌。《说文·骨部》:"髌,膝端也。"义为膝盖。[4]穿颊:颊字据对印文补,帛书尚存"颊"右半"页"上端一横画。"颊"为脸的两侧,从眼到下颌部。《说文·页部》:"颊,面旁也。"段注:"面者,颜前也。颜前者,两眉间、两目间以下至颊间也。其旁曰颊。"[5]【出目外】廉:甲本缺"出目外"三字。目外廉即眼外侧外眦部。[6]环【颜】:"环颜"下原释文补有一缺字"□",帛书已经变形,参照左右行文字,"环""是"之间所残实仅一字,原释文"颜"下之"□"当删。乙本、丙本均同。甲本缺"颜"字。环字义为围绕。[7]洒=病寒:《素问·诊要经终论》:"令人洒洒时寒。"王冰注:"洒洒,寒貌。"[8]喜龙:此处原作疑"喜申(伸)","申"字形误为"曳",又假借为"龙"字。乙本作"喜信(伸)"。甲、乙、丙各本"善"通"喜","喜"字义为欢乐,而"善"字义为数,经常,多次。马继兴认为甲本"伸"讹作"龙"。乙本及丙本"伸"通假"信"。"伸"字义为舒,展。此处指舒展身躯。"善伸"与下句的"数欠"均系外感风寒引起身体倦怠的症候。[9]娄吹:"娄"通"数","吹"痛"欠"。《说文·欠部》:"欠,张口气悟也。"段注:"悟,觉也,引伸为解散之意。……今俗曰呵欠。又欠者,气不足也。"《类经》张介宾注:"善呻数欠,胃之郁也。按《至真要大论》列此于'厥阴在泉'条。其为木胜可知。"[10]颜【黑】:《灵枢·经脉》同,张家山简本《脉书》简24作"(颜)墨"。甲本缺"黑"字,丙本"黑"作"墨"。"黑"通"墨"。《太素》杨上善注:"颜额,阳也。黑,阴也。阴气见额,阳病也。"《类经》张介宾注:"黑,水色也。土病则水无所畏,故黑色反见于颜面。"[11]病【至则恶人与火:甲本全缺,乙本"恶"作"亚",丙本缺"病"字。"病至"即疾病发作。《素问·脉解》:"阳明主肉,其脉血气盛,邪客之则热,热甚则恶火。"又"阳明厥则喘而惋,惋则恶人"。[12]闻】木音则惕然惊,心肠:原注《灵枢·经脉》作"闻木音则惕然而惊,心欲动",指病人听到木器的声音即惊恐不安。裘锡圭认为《灵枢》此处上下文与上引帛书大体相同,"心欲动"下尚有"独闭户塞牖而处,甚则欲上高而歌,弃衣而走"等语。据帛书可知《灵枢》之文本当作"闻木音则惕然而惊,心动,欲独闭户塞牖而处……",今本"动""欲"二字误倒。帛书"心肠"与《灵枢》"心动"相当,"肠"似应读为可训为"荡"。《左传·庄公四年》记楚武王伐随国

前"将齐(斋),入告夫人邓曼曰:余心荡",杜注:"荡,动散也。"帛书把"然"看作"惕"的误字是对的(此字《阴阳十一脉灸经》乙本作"易"),把"肠"也当作"惕"的误字恐怕有问题。紧接着"惕然惊"又说"心惕",文义犯复,恐无是理。今按:裘说可从。原所引《灵枢·经脉》"木音",原本作"木声","声"乃"音"之误。《素问·脉解》《太素》卷八、《脉经》卷六、《铜人针灸腧穴图经》卷二等均作"木音",与帛书甲、乙本及张家山简本《脉书》同。乙本作"闻木音则易然惊",张家山简本《脉书》简24作"闻木音则狄然惊,心惕然","易""狄"均"惕"之借字。《灵枢·经脉》"心欲动",《脉经》卷六、《铜人针灸腧穴图经》卷二均作"心动欲","欲"属下读,今本《灵枢》"动""欲"二字确实误倒。帛书"心肠"当从简本读为"心惕",亦作"心荡",与"心动"同义,亦见于殷墟甲骨文,作"心",《说文》口部从口、庚声的"唐",古文作"喝";《缁衣》引《尹诰》"惟尹躬及汤"之"汤"(郭店楚墓竹简本《缁衣》简5同),例同。[13]欲独闭户牖而处:《灵枢·经脉》作"独闭户塞牖而处",衍一"塞"字。牖即窗。《素问·脉解》:"所谓欲独闭户牖而处者,阴阳相薄也。阳尽而阴盛,故欲独闭户牖而居。"[14]病甚则欲【乘高而歌:"甚",原释文作为残缺字处理,此字帛书尚残存下半部分笔画。"其"通假"至","乘"通假"登",丙本同。甲本缺"病甚"及"乘高而歌"六字,乙本缺"则欲登高"四字。[15]鼻肌:"肌"通"衄"。[16]领【颈痛:"领"原左旁磨灭,右半清晰。"领颈痛",张家山简本《脉书》简25作"领疢","领"系"颔(颐)"之误字。颔即颐部。《方言》卷十:"颔、颐,领也。南楚谓之颔,颐其通语也。"[17]心与肤痛:甲、乙、丙各本同。"肤"通"腨","腨"字古义为小腿后部,即腨,或称腓肠。《说文·肉部》:"腨,腓肠也。""心与肤痛"亦即心痛、肤痛,共二病。[18]腹外穜:"腹外肿"即为腹肿。《灵枢》及《甲乙经》均作"大腹水肿"。《史记·扁鹊仓公列传》:"病见寒气则遗溺,使人腹肿。"[19]阳痛:"阳"通假"肠"。马继兴认为肠痛一称不见《内经》以后医籍,应与腹痛同义。[20]膝跳:跳,《说文》:"蹶也。"即僵直。"膝跳"应指膝关节强直。马继兴认为"跳"又可通"痛"字。《针灸甲乙经》卷九记有"阴跳"病名,膝跳也可指膝关节疼痛。[21]付【上踝】:甲本作"付××"。乙本作"膝足箵浂","箵"通"痿"。丙本"付"作"柎","踝"作"踔"。"付""柎"通"跗","跗"指脚背。"浂"假为"痹","踔"为"痹"之讹字。"跗上痹"即在足背以上患痹。乙本中的"箵"字,与"痿"为同源字,"箵"通"痿"字。乙本此句应是"膝足痿痹"。[22]【为】十【病】:"病",帛书尚残存右上部分笔画,原释文作为残缺字处理。"为十病",与上文所举"其所产病"数正相合。

张家山简本《脉书》简 26 作"为十二病",与帛书甲、乙本相较,所举"所产病"多出"膊痛"一种。足阳明脉所生病的实际病数只有十种(包括心痛与肱痛二病在内)。

【解析】

骭厥病为足阳明经经气逆乱所致的病症,又可称为"阳明厥证"。其症状不仅表现为身体不适,更有明显的精神症状,如惊恐、弃衣而走、乘高而歌等,也表明古人对情志病有了一定的认识。《灵枢·经脉》:"胃足阳明之脉……病至则恶人与火,闻木声则惕然而惊,心欲动,独闭户塞牖而处,甚则欲上高而歌,弃衣而走,贲响腹胀,是为骭厥。"足阳明经对骭厥病症状的描述与《阴阳本》大体一致,并进行了相应补充,也表明两者之间的先后关系。

【译文】

足阳明脉的循行径路为:起始于小腿部胫骨的外侧,沿着胫骨向上,穿过膝盖部,出于大腿部的外侧,再向上经过乳头,上至面颊部,抵达外眼角,而环绕于额部正中。

足阳明脉的"是动病"症状为:全身怕冷,常常伸懒腰,呵欠频频,额部色黑暗淡,体肤浮肿,疾病发作时喜静,害怕见到人和火光,敲击木头的声音,容易让其惊恐,心跳不安,喜欢独自一人关闭门窗留在屋里。疾病加重时,想要上到高处去呼喊唱歌,或脱掉衣服乱跑,这就是骭厥病。以上各种症状均由足阳明脉主治。

足阳明脉的"所生病"症状为:额部痛,流鼻涕,下巴和颈部疼痛,乳房疼痛,心痛和小腿后部疼痛,腹部肿胀,肚肠痛,膝关节强直,足背部以上麻木,共十种病。

四、肩脉

【原文】

肩脉[1]:起于耳后,下肩,出臑外【廉】,出【臂外】□宦【上】[2],乘手北[3]。是【动则病】[4]:领肿[5]痛】,不可以顾[6],肩以脱[7],臑以折[8],是肩脉主治。【其所产病】[9]:领痛,【喉踝[10],臂痛,肘外】痛[11],为四病。

【注释】

[1]肩脉:《足臂十一脉灸经》作"臂太阳脉",《灵枢·经脉》作"小肠手太阳之脉"。[2]出【臂外】□宦【上】:甲本缺,此句乙本作"出指上廉"。张家

山简本《脉书》简 27 作"出臂外馆(腕)上,乘手北(背)"。馆,与帛书同出竹简《合阴阳》简 1/102 用作"腕"的字作"指",当是"馆"或"指"字之残(从用字习惯看,原为"指"字之残的可能性更大)。[3]乘手北:"北"通假"背",下同。乘"字原义为上升,向上。乘手北,指脉循行手背之上。[4]是【动则病:乙本全缺。甲本缺"动则病"三字。[5]颔肿:本全缺,乙本缺"颔"字,甲本、丙本"肿"作"穜"。[6]不可以顾:《说文·页部》:"顾,还视也。"顾"字义为向后看。马继兴认为"不可以顾"指颈肌强直,使头部无法回旋。[7]肩以脱:"以"通"似","脱"通"拔"。"脱"字原义为肉离骨,引申为脱离、去掉,"拔"字义为拉出、抽出。[8]臑以折:"折"字义为折断。《类经》张介宾注:"手太阳脉循外后廉,绕肩胛,交肩上,故肩腰如拔,如折。"[9]【其所产病】:乙本、丙本同。甲本全缺。[10]【喉踝:即喉痹。甲本全缺。乙本"喉"作"侯",丙本作"睺"。"侯""睺"通"喉"。帛书乙本作"侯(喉)湶(痹)",《灵枢·经脉》小肠手太阳之脉下"是动病"及"所生病"均未及,与本篇"耳脉"相当的三焦手少阳之脉"是动病"、与"齿脉"相当的大肠手阳明之脉及与"阳明脉"相当的胃足阳明之脉"所生病"则均有"喉痹"。[11]肘外】痛:帛书乙本无"外"字,原释文据以补缺亦未补"外"。张家山简本《脉书》简 28 作"肘外痛"。《灵枢·经脉》所生病有"颈颔肩臑肘臂外后廉痛",亦有"外"字,今据补。

【解析】

根据肩脉的循行路径及疾病特征,其对应《足臂本》的臂泰(太)阳脉及《灵枢·经脉》手太阳小肠经。肩脉的循行"下肩",主要在上肢,病"肩以脱",主治"肩痛",其"是动病"与"所生病"均与"肩"密切相关。但其主治疾病并不局限于"肩",甚至上到咽喉部、颔部、颈部,是经络学远治法的早期体现。

【译文】

肩脉的循行径路为:起于耳的后面,由此向下至肩部,经过肱部外侧,经过前臂部外侧,手腕部外侧,到达手背部。

肩脉的"是动病"症状为:咽部疼痛(原文缺字);颔部肿胀而疼痛,转颈受限不能顾及身后,肩膀剧烈疼痛如脱掉的感觉,肱部的剧痛也像要折断一样。以上各种症状均由肩脉主治。

肩脉的"所生病"症状为:颔部疼痛,喉痹,前臂痛,肘部(此处缺一字,未详)痛,共四种病。

五、耳脉

【原文】

耳脉[1]:起于手北,出臂外两骨之间[2],【上骨】下廉[3],【出肘中】[4],入耳中。是动则病:耳聋煇=脖=[5],嗌穜,是耳脉主治。其所产病:目外渍痛,颊痛[6],耳聋,为三病。

【注释】

[1]耳脉:《足臂十一脉灸经》作"臂少阳脉",《灵枢·经脉》作"三焦手少阳之脉"。[2]出臂外两骨之间:甲本缺"廉"字。乙本缺"出臂外廉两骨"六字。臂外,指上肢伸侧。两骨,指前臂部的桡骨与尺骨。[3]【上骨】下廉:甲本缺"上骨"二字。"上骨"即桡骨,"下廉"即尺侧缘。[4]【出肘中】:甲本全缺。[5]耳聋煇=脖=:乙本作"煇煇諄諄"。张家山简本《脉书》简29作"煇煇焞焞"。《灵枢·经脉》作"浑浑焞焞"。《太素》卷八作"浑浑淳淳"。《太素》杨上善注:"耳聋声也。"形容听觉混沌不清,听力严重减退,与外界音响相隔绝的耳聋症状。[6]颊痛:甲本缺"痛"字。《十四经发挥》滑注:"耳以下曲处为颊。"

【解析】

根据耳脉的循行路径及疾病特征,其对应《足臂本》的臂少阳脉及《灵枢·经脉》手少阳三焦经。耳脉的循行"入耳",病"耳聋",主治"耳聋",其"是动病"与"所生病"均与"耳"密切相关。但其主治疾病并不局限于"耳",与眼部、面部其他疾病相关,这也与手少阳三焦经的主治疾病相一致。

【译文】

耳脉的循行径路为:在手背部起始,走行在前臂部伸侧的桡骨和尺骨间,紧贴着桡骨的小指侧缘,向上经过肘部正中,进入耳内。

耳脉的"是动病"症状为:耳聋听力减退,咽喉肿胀。以上各种症状由耳脉主治。

耳脉的"所生病"症状为:外眼角痛,颊痛,耳聋,共三种病。

六、齿脉

【原文】

齿脉[1]:起于次指与大指上,出臂上廉,入肘中,乘臑[2],【穿】[3]颊,入齿中,夹鼻。是【动】则病[4]:齿痛[5],朋[6]穜,是齿脉主治。其所产病:齿痛,朋穜,目黄,口干,臑痛,为五【病】。

【注释】

[1]齿脉:《足臂十一脉灸经》作"臂阳明脉",《灵枢·经脉》作"大肠手阳明之脉"。[2]乘臑:"乘"字义为登,升。臑即上臂(或肱)部。乘臑即上行至肱部。[3]【穿】:甲本缺"穿"字。[4]是【动】则病:甲本缺"动"字。[5]齿痛:《太素》卷八杨上善注"齿痛,谓下齿痛也",马继兴认为是指下齿痛。[6]朋:朋,指眼眶下部。

【解析】

根据齿脉的循行路径及疾病特征,其对应《足臂本》的臂阳明脉及《灵枢·经脉》手阳明大肠经。齿脉的循行"入齿",病"齿痛",主治"齿痛",其"是动病"与"所生病"均与"齿"密切相关。与手阳明大肠经"入下齿"及其主治疾病相符。齿痛不局限于口腔,古人认识到与大肠经循行相关,是中医整体观念和智慧的重要体现。

【译文】

齿脉的循行径路为:在手食指和拇指开始,向上到达前臂伸侧的拇指侧缘,经过肘部、肱部,穿过颊部,进入牙齿,止于鼻部。

齿脉的"是动病"症状为:牙痛,眼眶下肿。以上各种症状均由齿脉主治。

齿脉的"所生病"症状为:牙痛,眼眶下肿,眼珠呈黄色,口干,肱部疼痛,共五种病。

七、钜阴脉

【原文】

钜阴脉[1]:是胃脉殹[2]。彼胃[3],下出鱼股阴下廉[4],腨上廉,出内踝之上廉。是动则病:上【当】走心[5],使复张[6],善噫[7],食【则】欲欧[8],得后与气则怢然衰[9],是钜阴脉主治。其所【产病】[10]:独心烦[11],死;心痛与复张,死;不能食[12],不卧[13],强吹[14],三者同则死;唐泄[15],死;【水与】闭同则死[16],为十病[17]。

【注释】

[1]钜阴脉:原释文录作"大(太)"。《足臂十一脉灸经》作"足太阴脉"。

《灵枢·经脉》作"脾足太阴之脉"。[2]殹:助词,也。下同。[3]彼胃:"彼"通假"被",覆盖。马继兴认为《内经》足太阴为脾脉,而此书记为胃脉,其说不同。[4]下出鱼股阴下廉:足太阴脉循行在下肢内侧,此句所说的"下廉"系指下肢后侧,"鱼股阴下廉"即股部内侧的后缘。以下两句所说的腨及踝部的"上廉"均指下肢前侧。[5]上【当】走心:疑指逆气冲心。[6]使复张:"复"通"腹","张"通"胀",指腹胀病。《素问·脉解》:"太阴所谓疲胀者,太阴子也。十一月万物皆藏于中,故曰病胀。"[7]善噫:"噫"即噫气,系人因胸膈气闷壅塞而忽然疏通所出之气。[8]食【则】欲欧:"则"字原脱。帛书乙本作"食则欲欧(呕)",《灵枢·经脉》作"食则呕",今据补。《说文》欠部:"欧,吐也。从欠,区声。"为"呕吐"之本字,今作"呕"。[9]得后与气则怏然衰:原注"后与气"指大便与虚恭。魏启鹏、胡翔骅认为"怏"通"佚""逸",安逸、舒服。[10]其所【产病】:"产病"二字帛书残缺。[11]独心烦:《灵枢·经脉》《太素》卷八均作"烦心"。杨上善注:"脾脉注心中,故脾生病烦心。"张介宾注:"太阴脉支者上膈,注心中,故为烦心。"[12]不能食:指食不下。[13]不卧:帛书"不"下一字已涂去,原释文录作"不能卧",失之。乙本作"不卧",《灵枢·经脉》作"不能卧"。[14]强吹:原注作"强欠",《太素》卷八杨上善注:"将欠不得欠,名曰强欠。"《灵枢·经脉》作"强立"。帛书乙本、张家山简本《脉书》简35均同此,"强立"乃"强欠"之讹。《说文·欠部》:"欠,张口气悟也。气从人上出之形。"段注:"今俗曰呵欠。"本条所说的强欠,应指不由自主地喘气,或呃逆之症。[15]唐泄:指"溏泄"。杨上善注:"溏,食消利也;瘕,食不消而为积病也;泄,食不消,食泄也。"[16]【水与】闭同则死:马继兴认为甲本缺"水与"二字。"水"指水病,即全身性浮肿。"闭"指癃闭。即小便不通。张介宾注:"脾病不能制水,则为泄,为水闭。"[17]为十病:指上文的 × 独、心烦、心痛、腹胀、不能食、不能卧、强欠、溏泄、水、闭十病。

【解析】

足太阴脉在本条原文中明确指出为胃脉,这是经脉与脏腑相互联系紧密的表现,这在十一脉灸经中非常少见。足太阴脉不仅从胃循行,主治胃病,更是有了明确的命名。但在十二经脉中,足太阴脉对应足太阴脾经,足阳明脉对应足阳明胃经,此处足太阴经属胃脉,笔者认为一是脾胃的症状表现相似,当时的医家并未分清楚脾与胃的区别,将脾胃视作一体;二是足太阴脾经有分支"其支者,复从胃别,上膈,注心中",《灵枢·经脉》足太阴脾经的胃分支与《阴阳本》胃脉描述基本一致,也是可以对应足太阴脾经的循行和主治。

【译文】

足太阴脉，也就是胃脉。它的循行径路为：从胃的部位开始，向下经过大腿内侧的后方，再沿着小腿肚的前缘，到达足内踝的前面。

足太阴脉的"是动病"症状为：气逆冲心，腹胀嗳气，进食后容易呕吐，排便或放屁之后腹胀会减轻。以上各种症状均由足太阴脉主治。

足太阴脉的"所生病"症状为：(此处缺二字，病名不详)心烦不安，是死亡的征象。心痛兼腹胀，是死亡的征象。不能吃，不能睡，同时兼有不由自主的喘气，是死亡的征象。大便溏泄不止，是死亡的征象。如果同时出现全身水肿并兼有小便不通两种症状时，也是死亡的征象。以上共十种病。

八、厥阴脉

【原文】

厥阴脉[1]：系于足大指菣毛[2]之上，乘足【跗上廉】[3]，去内踝一寸，上踝五寸[4]而【出太阴之后】，上出鱼股内廉[5]，触少腹[6]，大渍[7]旁。是动则【病[8]：丈】夫则【癫山[9]，妇人则少腹肿[10]，腰痛】不可以印[11]，甚则嗌干[12]，面疕[13]，是厥阴脉主治。【其】所产病[14]：热中[15]，【癃[16]，癫[17]，偏疝[18]，为五₌病₌[19]】。有而心烦，死，勿治殹。有阳脉与之俱病[20]，可治殹。

【注释】

[1]厥阴脉：《足臂十一脉灸经》作"足厥眷阴脉"。《灵枢•经脉》作"肝足厥阴之脉"。[2]菣毛：指足趾第一节背部汗毛丛生的部位。[3]【跗上廉】：甲本缺"跗上廉"三字，乙本"跗"作"胻"，丙本作"柎"。[4]五寸：帛书《足臂十一脉灸经》、《灵枢•经脉》作"八寸"。[5]上出鱼股内廉：甲本、乙本同。丙本缺。[6]触少腹：周一谋、萧佐桃认为"触少腹"即"抵小腹"，谓抵达少腹也。帛书乙本同。[7]大渍："渍"通"眦"，指内眼角。[8]是动则【病："则"，帛书残存左半部分笔画，原释文漏录。帛书乙本、张家山简本《经脉》简37均有"则"字。甲本缺"病"字。[9]丈夫则【癫山："丈夫"，泛指成年男子；"山"通"疝"，指疝气病。马继兴认为"疝"之另一义为心痛，与本条指阴肿者不同。《释名•释疾病》："心痛曰疝。疝，诜也。气诜诜然上而痛也。阴肿曰疝，亦言诜也。诜诜引小腹急痛也。"[10]妇人则少腹肿：《灵枢•经脉》无"则"字。《素问•脉解》："厥阴所谓癫疝，妇人少腹肿者，厥阴者辰也，三月阳中之阴，邪在中，故曰癫疝少腹肿也。"[11]腰痛】，不可以印：甲、乙丙各本

均作"卬"，马继兴认为"卬"通"仰"。指腰脊疼痛，不可仰。[12]甚则嗌干："嗌"即咽部，古书中泛指咽喉。[13]面疵：疵，瑕疵。面疵，形容病面之色。[14]其所产病：甲本缺"其"字。[15]热中：即中热。《素问·风论》"风之伤人也，或为寒热，或为热中，或为寒中""风气与阳明入胃，循脉而上至目内眦，其人肥，则风气不得外泄，则为热中而目黄"。[16]癃：马继兴认为"癃"字古有二义：第一义，即"罢癃"病或称"罢病"。第二义，即以小便不利或尿闭为主要症状的病。[17]癫：甲本缺。乙本作"隤"。丙本作"穨"，"癫"即癫疝。[18]偏疝：甲本缺，乙本、丙本均作"扁山"，"扁"通"偏"，偏疝也属疝病之列，为不见于《黄帝内经》的古病名之一。[19]为五₌病₌："癃，癫，偏疝，为五₌病₌"诸字据帛书乙本及张家山简本《脉书》补。"为五₌病₌"，原释文补作"□□"，不确。此处称"所产病"数为五病，但所列举仅四病，或有脱漏。马继兴认为需增补"五病"各本均记四病，尚缺一病。据《素问·脉解》足厥阴病候"厥阴……所谓'癫，癃，疝，肤胀'者，……"，则所缺之病似为"肤胀"二字，待续考。[20]有阳脉与之俱病：丙本同。甲本缺"俱"字。乙本缺"之"字。丙本缺"脉"字。

【解析】

足厥阴脉的循行路径与足厥阴肝经高度相似，而且与肝经绕阴器，男子易发癫疝，女子以肝为先天从而出现小腹胀腰痛等理论相关。足厥阴脉"所生病"里五种阴病包括热中病，癃闭病，癫疝病，偏疝病和××病，再加气机逆乱所致的心烦，则为死亡的征象，但若出现阳脉，又能出现新的生机。此段描述与《伤寒论》中"凡阴病见阳脉者生"的理论相一致，不得不让笔者感叹古人对疾病预后转归的超前认识。

【译文】

足厥脉的循行径路为：起始于足大趾丛毛处，通过足背部的上方，在足内踝前方一寸的地方上行，在内踝上方五寸的地方和足太阴脉交叉而走行到足太阴的后方，向上经过股部内侧，进入小腹部，直达内眼角的旁边。

足厥阴脉的"是动病"症状为：男子患癫疝，女子患小腹部肿胀和腰痛，腰部无法俯仰自如。病势重的呈现咽喉发干，面色憔悴灰暗没有光泽。以上各种症状均由足厥阴脉主治。

足厥阴脉的"所生病"症状为：热中病，癃闭病，癫疝病，偏疝病和××病，以上共五种病。如果这五种病同时兼有，并且见心烦症状的，是死亡的征象，已经无法治疗。若是同时兼有阳脉症状的，还可以救治。

九、少阴脉

【原文】

少阴脉[1]：系于内踝外廉，穿腨，出郄【中】央[2]，上穿脊之【内】廉[3]，系于腎[4]，夹舌【本】[5]。【是动则病】[6]：悒=如喘[7]，坐而起则目䀮[8]如毋见，心如县[9]，病饥[10]，气【不】足[11]，善怒[12]，心肠，恐【人将捕之】，不欲食，面黔若炲色[13]，欬则有血[14]，此为骨蹶，是少阴脉主【治】。其所产【病[15]：口热】[16]，舌柝[17]，嗌干，上气，饐[18]，嗌中痛，瘅[19]，耆卧，欬，音[20]，为十病。

【少】阴之脉[21]，【灸则强食，产肉[22]，缓带】[23]，被发[24]，大丈[25]，重履而步，久几息则病已矣。

【注释】

[1]少阴脉：《足臂十一脉灸经》作"足少阴脉"，《灵枢·经脉》作"肾足少阴之脉"。[2]出郄【中】央：甲本又缺"中"字。[3]上穿脊之【内】廉：乙本全缺。甲本缺"内"字。[4]腎：为"肾"的讹字。[5]夹舌【本】：乙本全缺。甲本、丙本"挟"均作"夹"，甲本、乙本均缺"本"字。[6]【是动则病】：甲本、乙本均全缺。[7]悒=如喘："悒悒"读为"喝喝"。"如"用法与"而"字同。《灵枢·经脉》作"喝喝而喘"，《太素》作"喝喝如喘"，即喘息而带嘶哑之声。[8]䀮：视力模糊之义。[9]心如县："县"通"悬"。"心如县"指胸中有提心吊胆的空虚感。[10]病饥：马继兴认为《灵枢》《甲乙》《太素》有："病饥不欲食。"此处"病饥"，是指病虽饥而不欲食。[11]气【不】足："足"，帛书尚残存下半部分笔画，原释文作为残缺字处理。[12]善怒：《素问·脉解》、帛书乙本及张家山简本《脉书》简40均作"善怒"，与甲本同；《灵枢·经脉》《太素》卷八作"善恐"。[13]面黔若炲色：形容面色暗黑如烛灭后的焦炭。[14]欬则有血：乙本缺"则"字。杨上善注："唾为肾液，少阴入肺，故少阴病热，欬而唾血。"[15]所产【病："所产"二字，帛书尚存部分笔画。原释文作为残缺字处理。甲本缺"所产病"三字。乙本缺"产病"二字。[16]口热】：据张家山简本《脉书》《灵枢·经脉》补为"口热"。原释文在此处补六缺文，失之。[17]舌柝："柝"同"坼"，义为裂开，此处指口舌干燥。[18]饐：通"噎"，即噎膈。[19]瘅：通"疸"，《灵枢·经脉》作"黄疸"。[20]音：通"瘖"，即哑病。[21]【少】阴之脉：乙本缺"少"字。[22]产肉：即"生肉"。"产肉""生肉"均指未经烹煮熟的肉

食而言。[23]缓带]：甲本、乙本均缺。[24]被戗："戗"同"发"，下同。披发。
[25]大丈：通"仗"。

【解析】

足少阴脉与《灵枢·经脉》足少阴肾经相对应，根据五行与五脏相对应的理论，肾主骨，故足少阴可主治"骨"相关病症，骨厥病与肾相关，也是经络与内脏相联系的表现。《灵枢·经脉》"肾，足少阴之脉，……是动则病饥不欲食，面如漆柴，咳唾则有血，喝喝而喘，坐而欲起，目䀮䀮如无所见，心如悬若饥状；气不足，则善恐，心惕惕如人将捕之，是为骨厥。"由此可见，足少阴肾经的骨厥病认识在足少阴脉的基础上发展而来。足少阴脉加入了饮食及生活调护，通过食肉、宽衣带、披发、散步等方式，配合艾灸疗法，以促进疾病痊愈。该条原文突破了仅用灸法的局限，新引入了生活干预的新方式，也为后世医家对疾病的养生调护提供了借鉴。

【译文】

足少阴的循行径路为：起始于内踝的后侧，贯穿小腿肚，再由膝胭窝里出来，向上穿行于脊柱的内侧，与肾脏相连接，止于舌根部的左右两侧。

足少阴脉的"是动病"症状为：心中忧郁而情绪烦乱，坐着刚站起来的时候会感到头晕眼花，看不见东西，心脏像悬挂在空中，常有饥饿感觉，虚弱无力，容易生气，心里恐惧不安，害怕有人要捕捉他，不想吃东西，面色黑而晦暗无光，暗淡如蜡烛熄灭后的炭色，咯血，这就是骨厥病。以上各种症状均由足少阴脉主治。

足少阴脉的"所生病"症状为：口中热，舌面燥裂，咽喉发干，喘逆上气，噎膈，咽喉疼痛，黄疸，精神倦怠喜欢睡觉，咳嗽，声哑难言，共十种病。

足少阴脉所呈现的各种疾病症状在用灸法治疗时，应当尽量吃一些生的肉食，还要松开身上的衣带，披散着头发，常常扶着大的手杖，穿着加重的鞋子去散步，再经过一段时间的灸疗，疾病就可以治愈。

十、臂钜阴脉

【原文】

臂钜阴脉[1]：在于手掌中[2]，出内阴两骨之间[3]，上骨下廉[4]，筋之上[5]，出臂【内阴[6]，入心中】。是动则病：心滂﹦如痛[7]，缺盆[8]痛，其【则】交两手而战[9]，此为臂蹶[10]，【是臂钜阴脉主】治。其所产病：胸痛，臑[11]痛，【心痛】[12],四末痛[13],叚[14],为五病。

【注释】

[1]臂钜阴脉:《足臂十一脉灸经》作"臂太阴脉",《灵枢·经脉》作"肺手太阴之脉。"[2]在于手掌中:魏启鹏、胡翔骅认为"在"当为"起"。帛书乙本、张家山简本《脉书》简44亦作"在"。马继兴认为甲、乙、丙各本"起"均作"在",为开始之义。[3]出内阴两骨之间:"内阴"指上肢屈侧面,"两骨"指前臂部的尺骨与桡骨。[4]上骨下廉:"上骨"指桡骨,"下廉"指尺侧。[5]筋之上:"筋"字在此处指前臂部的屈肌群。[6]出臂【内阴:"臂"统指上肢部。"臂内阴"指上肢屈侧。[7]心滂=如痛:滂滂,流荡状,形容心跳剧烈。"如",此处用法与"而"字同。[8]缺盆:胸部上方的大锁骨上窝部。[9]甚则交两手而战:"战"与"颤"字上古音义相同,均系形容由于痛苦、恐惧或寒冷而引起的全身发抖(即战栗、寒战)症状。[10]此为臂蹶:马继兴认为本条的"臂蹶"病与臂少阴脉"臂蹶"病名相同;但本条属臂钜阴脉病,后者属臂少阴脉病。因其病均与臂脉有关,故称为"臂蹶"。[11]骨:同"肩"。[12]【心痛】:"心痛"两字原脱。[13]四末痛:"四末"指四肢。[14]叚:通"瘕",为腹内的癥瘕积块。

【解析】

臂巨阴脉的臂厥是经气逆乱而致,其发病部位与心、肺相关。《灵枢·经脉》:"肺,手太阴之脉,是动则病肺胀满,膨膨而喘咳,缺盆中痛,甚则交两手而瞀,此为臂厥。"又:"心,手少阴之脉,是动则病嗌干,心痛,渴而欲饮,是为臂厥。"其"所生病"为四大痛症及腹部积块,"不通则痛""气聚为瘕",这也可表明其发病与气机阻滞不畅,经气逆乱相关。

【译文】

臂巨阴脉的循行径路为:在手掌心开始,走行在前臂屈侧的尺骨和桡骨中间,其位置是在桡骨的尺侧缘和臂部屈肌群的桡侧缘之间,向上经过上肢屈侧,而进入心脏。

臂巨阴脉的"是动病"症状为:突发心脏剧烈疼痛,锁骨上窝部疼痛,病情加重时出现两手紧握拳头而浑身颤抖,这就是臂厥病,以上各种症状均由臂巨阴脉主治。

臂巨阴脉的"所生病"症状为:胸痛,肩部疼痛,心痛,四肢痛,腹内有积块,共五种病。

十一、臂少阴脉

【原文】

臂少阴脉[1]:起于臂两骨之间{之间}[2],{之}下骨上廉[3],筋之下,出臑内阴[4],【入心中】[5]。【是动则病[6]:心】痛[7],益[8]【干】,渴欲饮[9],此为臂蹶,是臂少阴脉主治。其所产【病】[10]:胁痛[11],为【一病】。

【注释】

[1]臂少阴脉:《足臂十一脉灸经》作"臂少阴脉",《灵枢·经脉》作"心手少阴之脉"。[2]起于臂两骨{之间}:甲本在"间"字后衍"之间之"三字,乙本"之"讹作"上"字。[3]下骨上廉:"下骨"指尺骨,"上廉"指桡骨侧缘。[4]出臑内阴:肱部屈侧。[5]【入心中】:据帛书乙本及张家山简本《脉书》补。[6]【是动则病:甲本缺。[7]心】痛:甲本缺"心"字。乙本"痛"作"甬"。[8]益【干】:"益"通"嗌"。"干"字原脱,张家山简本《脉书》同,帛书乙本作"嗌干欲饮"。《灵枢·经脉》心手少阴之脉"是动病"作"嗌干,心痛,渴而欲饮",故补"干"。[9]渴欲饮:马继兴《中国出土古医书考释与研究》记载乙本缺"渴欲"二字。[10]其所产【病】:甲本缺"病"字。[11]胁痛:"胁"残存上端"力"旁,原释文作为残缺字处理补"胁"。

【解析】

臂少阴脉的臂厥与臂巨阴脉的臂厥相比,均有心痛的症状,"所生病"有均以痛症为主,但臂少阴脉的臂厥有明显的阴虚表现,如咽干欲饮,这也与手少阴心经的特征相对应。《灵枢·经脉》:"嗌干,心痛,渴而欲饮,是为臂厥。"心痛,以心前区疼痛为主的自觉症状,严重时会出现心痛彻背,背痛彻心。古人对心痛很有研究,在《阴阳十一脉灸经》的基础上,《灵枢·经脉》记载了肝心痛、肾心痛、肺心痛、脾心痛等病名,精确地反映出心痛虽然病位在心,但其他脏腑功能失调也会影响而致病。这与现代医学所述的冠心病、心绞痛、心肌梗死等疾病相类似,都可以灸臂少阴脉来治疗。

【译文】

臂少阴脉的循行径路为:起始于前臂部屈侧的尺骨和桡骨中间,具体位置为尺骨的桡侧缘和臂部屈肌群的尺侧缘,向上抵达肱部的屈侧,由此再循行到胸部的心脏中。

臂少阴脉的"是动病"症状为:心痛,咽喉干,口渴想喝水,这是臂厥病。

以上各种症状均由臂少阴脉主治。

臂少阴脉的"所生病"症状为：侧胸部疼痛，一种病。

参考文献

[1] 裘锡圭.长沙马王堆汉墓简帛集成(伍)[M].北京：中华书局,2014.

[2] 马王堆汉墓帛书整理小组.马王堆汉墓帛书(肆)[M].北京：文物出版社,1985.

[3] 马继兴.马王堆古医书考释[M].长沙：湖南科学技术出版社,1992.

[4] 张家山二四七号汉墓竹简整理小组.张家山汉墓竹简(二四七号墓)[M].北京：文物出版社,2001.

[5] 裘锡圭.古文字论集[M].北京：中华书局,1992.

[6] 周一谋,萧佐桃.马王堆医书考注[M].天津：天津科学技术出版社,1988.

[7] 魏启鹏,胡翔骅.马王堆汉墓医书校释(壹)[M].成都：成都出版社,1992.

[8] 李学勤,祝敏申.《海上论丛》(第二辑)[M].上海：复旦大学出版社,1998.

[9] 中国古文字研究会,浙江省文物考古研究所.古文字研究(第二十二辑)[M].北京：中华书局,2000.

[10] 裘锡圭.古代文史研究新探[M].南京：江苏古籍出版社,1992.

[11] 高亨.古字通假会典[M].济南：齐鲁书社,1989.

[12] 北京大学中文系,湖北省文物考古研究所.望山楚简[M].北京：中华书局,1995.

脉法

《脉法》主要论述了导脉、启脉、相脉的重要法则,表现为三个方面:一是根据气的传导路径和运行特点采取导气治疗的原则;二是刺破血脉治疗痈肿要重视的原则和禁忌;三是采取双手触按踝部的方式诊脉,对比判断该经脉是否患病。此外,该书根据经脉诊断、治疗的基本原理,论述了砭法、灸法的操作理论并确立了"寒头暖足""取有余益不足"等治疗原则。

【原文】

以[1]脉法[2]明教[3]下[4]。脉亦听人[5]之所贵殹。

【注释】

[1]以:用。[2]脉法:古医籍中有《脉法》,已佚,《素问·五运行大论》引有片语:"《脉法》曰:天地之变,无以脉诊。"[3]教:教育。[4]下:旧称在下位的人,包括臣、民、幼小、后辈而言。本句中则指学生、生徒。[5]听人:听人即圣人,古代指学识道德很高的人。下同。

【解析】

古人对于人的身体结构的认识,首先是从脉开始的。《灵枢·九针论》记载"人之所以生成者,血脉也"。汉代王充《论衡》从"元气"自然论的观点出发,认为人体是由最精细的精气构成,而血脉则具有生成精气的本源属性,"人之所以生者,精气也……能为精气者,血脉也,人死血脉竭"。

马王堆出土帛书《足臂十一脉灸经》《阴阳十一脉灸经》把人体的血脉(经脉)依据分布部位不同命名为十一脉,分别是:足太阳脉、足少阳脉、足阳明脉、足少阴脉、足太阴脉、足厥阴脉、臂太阴脉、臂少阴脉、臂太阳脉、臂少阳脉、臂阳明脉。

【译文】

本书将脉法的知识明白地传授给后人,因为脉是圣人十分重视的。

【原文】

气殹者,到〈利〉[1]下[2]而【害】上[3],【从暖而去[4]清[5]】。故听人寒[6]头而暖足[7]。

【注释】

[1]到〈利〉：帛书本"到"字讹，当从张家山竹简本《脉书》简57作"利下而害上"。[2]下：此处统指人体下半身。[3]上：此处统指头部为主的人体高位。[4]去：排除。[5]清：寒冷，凉。[6]寒：本义为寒冷。此处的"寒"字为其引申义，即使之受冻。[7]足：泛指下肢部而言，与上文"利下"的"下"字相互对应。

【解析】

人体中的气（阳气）之所以具有"害上"作用，原理在于人体上半身属于阳，尤其是头面部为诸阳之会，阳气充沛。因而一旦体内阳气过盛，必将会在上部过多会聚，形成"害上"的病理状态。

与之相反，人体中的气（阳气）之所以具有"利下"作用，原理在于人体下半身本属于阴，从阴阳互根互生的角度而言，增加下部阳气可以避免阴寒过盛导致的疾病，产生"利下"的益处。

【译文】

人体中气（阳气）的运行常常有利于人体下部而有害于人体上部，是因为它的秉性趋向温暖而远离寒凉。所以圣人养生治病，都实行使头部清凉、脚下暖和的方法。

【原文】

治病者取有余[1]而益[2]不足殹，【故气】[3]上而不下，【则视有】过之脉[4]，当环而久之[5]。病甚[6]，阳上于环二寸而益为一久。

【注释】

[1]取有余：义同"损有余"，即采用损减或驱除的原则对有余的疾病（实证）进行治疗。取，本义为获取，引申为损减之义。"取"字或疑为"驱"之假字。驱，逐遣也。[2]益：增加，补充。此处的"益"字，即《内经》等医书中所说的补法。[3]【故气】：甲本缺，据义补上。[4]有】过之脉：过，指过失、错误。此处"有过之脉"指患病的经脉。[5]当环而久之：环，与"还"音义相通，返回之义，意为应当围绕病脉处实行灸疗。此处释文指的是应当返回到所生疾病的经脉，施用灸法治疗。[6]甚：剧烈，沉重。

【解析】

"治病者取有余而益不足也"，概括了损余补足的治疗原则，灸法中"取有余""益不足"的治疗原则主要是指通过引导人体之气的运行治疗全身各脉所主的病候。

气是一种流动的能量,也是患者自体的感觉,通过灸疗的方法可以疏导人体之气的流向,其原理有两个方面:一是气趋暖的特性。《素问·调经论》云:"血气者,喜温而恶寒,寒者泣不能流,温则消而去之。"气有喜欢温暖的趋向,遇寒冷而凝滞,灸法则能温暖气血使之运行顺畅。二是同气相动的"感应"原理。《淮南子》云:"物类相动,本标相应。"通过气作为感应的中介,同类或类似的事物之间会产生一种远距离的作用力,将留滞于人体上部而不能循归于下的多余阳气引导到人体下部。

这一治则在《内经》《难经》等书中有所继承、阐发。如《素问·骨空论》作"不足则补,有余则泻。"《灵枢·寒热病》分析足太阳脉指出:"方病之时其脉盛,盛则泻之,虚则补之。"实则泻之、虚则补之的补泻原则,也是现代针灸治病的一种重要思想方法,针灸补虚主要是通过针灸手法的补法以产生不同刺激强度和反应来治疗虚证,针灸泻实主要是通过针灸手法的泻法以产生不同刺激强度和反应来治疗实证,常见的针灸补虚泻实手法有捻转补泻、提插补泻、徐疾补泻、迎随补泻、呼吸补泻、开阖补泻、平补平泻等。

【译文】

治病要把握损余补足的原则,当阳气上注而不能循归于下的时候,应当诊察哪一条经脉患病,并根据疾病所生之处用灸法治疗。(阳气上注)病情严重的患者,则可以在该施灸部位的上方二寸,再增加一个部位进行灸疗。

【原文】

气出䐴[1]与肘之脉而【砭[2]之】。

【注释】

[1]䐴:"䐴"通"郄",即膝腘窝。与"肘"对言,指与"肘"相对的身体气血深集的膝腘窝部位。[2]砭:指用砭石治疗。

【解析】

《脉法》中除了"脉",也提到了"砭"。《说文》云:"砭,以石刺病也。"砭石是古人在进行外科手术的时候所用的医疗工具,而这种工具是一种石器,古人叫做石,又叫砭石、针石或镵石。《周礼》《韩非子》《淮南子》《汉书》等上古文献典籍均中有不少用砭石来进行调理痈肿的记载,足见当时砭的使用的广泛性和重要性。对砭石的记载最详细也是最早的文献是《史记·扁鹊仓公列传》,扁鹊综合运用镵石、汤药等治疗手法成功治愈了虢太子的尸厥证。其后,马王堆医书《脉法》记载砭石将血管切开,砭的大小是与痈肿大小相对应的,血管切开之后,将脓血放出,病就会消除。及至《素问·异法方宜论》总结五方不同地区采用以砭石为首的各有所宜的治疗方法,针法逐渐进入外科治疗领域,并开始取代砭石疗法成为主流。

【译文】

当气在膝腘窝的足太阳脉,以及肘上的臂阳明脉中滞留不畅时,应使用砭石进行相应治疗。

【原文】

用砭[1]启脉[2]者必如[3]式[4]。雍[5]穜有膿[6],则称[7]其小大而【为】之【砭=】有四害[8]:膿深【而】砭籛[9],谓上〈之〉不遝[10],一害;膿籛而砭深,胃[11]之过[12],二害[13];膿大【而砭小,谓之砭[14]【□】,砭【□】者,恶[15]】【不】毕,三【害;脓】小而砭大,胃之砭[16]=【□】=者,伤良肉殹,四害。

【注释】

[1]砭:"砭"同"砭"。[2]启脉:启,义为开启,本句指切开、割破;脉,指血管。"启脉"即刺破血管。[3]如:遵从,依照。[4]式:法则,规则。[5]雍:"雍"通"痈"。[6]膿:"膿"同"脓",下同。[7]称:衡量,揣度。[8]害:禁忌。[9]籛:"籛"通"浅",下同。[10]遝:读作 tà,义为及。[11]胃:"胃"通"谓"。[12]过:超过,逾越,太过。[13]"二害"句:张家山简本《脉书》简59作:"二曰膿淺而砭深,胃之泰过。"[14]膿大而砭小谓之砭:张家山简本《脉书》简59-60作:"三曰膿大而砭小,胃之澰,澰者恶不毕。""澰"通"敛",字义为收敛,约束,紧缩,正与本书下一条的"泛"字相互对应,此句指灸刺时脓肿大而砭石小的一种失误。[15]恶:污秽。[16]脓小而砭大,胃之砭:张家山简本《脉书》简60作:"四曰膿小而砭大,胃之泛,泛者伤良肉殹。"砭,在此句字义为泛滥,为水涨溢之貌。指灸刺时脓肿小而砭石大的一种失误。

【解析】

本条讨论了砭石治疗痈肿的方法。虽然没有直接提到痈肿的病因,但从篇中重点论述"启脉"的原则和方法,可知古人认为痈肿的起因和治疗与"脉"密切相关。当时,"脉"的概念没有被明确界定,山田庆儿以为:"所谓脉,一定曾经是一个不仅指经络而且包括筋、血管和其他循环器官以及神经等等概念。"李建民也认同"脉"概念的多元性,推测有行血的血脉和行气的经脉等内涵,是人体气、血等得以流通并发挥生理作用的通道。

据此而言,马王堆医书时期中"用启脉者必如式"是一种疏通脉气的古老的治疗操作,兼具诊断功用的常规脉诊方法。通过摸、触每一条单独经脉而诊断本条经脉疾病,这种遍身诊法可视为诊"脉"辨证;同时,"脉"也是施治的目标,根据脓肿的大小深浅,刺破血脉的深浅大小有不同,所选用的砭石大小亦有不同。全元起云:"砭石者,古外治之法。有三名,一针石,二砭石,三镵石,其实一也。古来未能铸铁,古用石为针,故名之针石。言工必砥砺锋利,制其大小之形,与病相当。"

痈肿在古代的发病率较高,有不少"发背而死"的记载,指的是《周礼·疡医》中的肿疡、溃疡等一类的疾病,治疗方法是以砭石刮除恶肉。《淮南子·说山》云:"医之用针石。"高诱注:"石针所抵,弹人雍痤,出其恶血。""气盛血聚"所形成的痈脓,通过砭割体表的血脉,邪气因血以泄,疾病可以恢复。本条根据痈脓的深浅大小程度,提出了砭石刺破血脉操作不当会产生"不逮""过""滧""泛"等四害。《内经》用"九针"代替砭石治疗痈肿的理论与之一致,如《灵枢·官针》云:"疾浅针深,内伤良肉,皮肤为痈;病深针浅,病气不泻,支为大脓。病小针大,气泻太甚,疾必为害;病大针小,气不泄泻,亦复为败。"

【译文】

凡是用砭石刺破血脉要符合一定的规则。痈肿形成后往往有脓,要衡量痈肿的大小、脓的深浅而选择大小与之适合的砭石。

选择砭石刺破血脉治疗有四种禁忌:第一种,脓肿的位置很深,但砭石刺入的位置很浅,砭刺的效力没有到达病所,叫做不及;第二种,脓肿的部位很浅,但砭石刺入过深,叫做太过;第三种,脓肿的面积很大,但砭石刺破的区域过小,叫做收敛,(结果是)难以将腐肉脓血排除干净;第四种,脓肿的面积很小,但砭石刺破的区域过大,叫做泛滥,(结果是)损伤了脓肿周围的好肉(正常肌肉组织)。

【原文】

臁【多而深者,上[1]黑】而大;【脓少而深者,上黑而小;脓多而浅者,上白而大】;臁少【而】輚【者,上白而小,】此不【可不】察[2]殴。

【注释】

[1]上:此处指身体表面而言。[2]察:辨别。

【译文】

脓液量多,位置深,外观黑色,其病变的面积则大;脓液量少,位置也深,外观也是黑色,其病变的面积则小;脓液量多,位置浅,外观白色,其病变的面积则大;脓液量少,位置也浅,外观也是白色,其病变的面积则小。(针砭之前)以上脓肿的情况应注意分辨。

【原文】

【有】臜者不【可久】殹。

【解析】

本条短短七个字,却完整提出了痈肿化脓之后禁用灸法的原则。古医籍痈肿类疾病的治疗,一般分为两个阶段:第一阶段痈肿初期尚未化脓,可用灸法;第二阶段痈肿脓液已成,宜采用砭石等工具切开排流,以利引脓,不可再用灸法。该原则为后世医书所遵循发扬,如《灵枢·玉版》"其已成脓血者,其唯砭石、铍针之所取也。"《圣济总录》卷一百二十八《痈疽统论》"凡痈疽、发背初生……须当上灸之"又"痈疖成脓之后亦令灸之,皆能害人"。

【译文】

痈肿已经出现化脓时,不可以用灸法治疗。

【原文】

相[1]脉【之道,左手上踝[2]五寸】案之,右【手直[3]踝而】掸[4]之。【它[5]脉】盈,此独虚[6],则主病。它脉汩[7],此独【□】[8],则主【病】。它脉【静,此独动[9],则主】病。

【注释】

[1]相:与"省"为同源字,省视之义。[2]踝:指上下肢的手、足腕关节部上方的左右高骨而言,有足腕部的足踝和手腕部的手踝。字书中的踝字一般指足踝,古医籍中踝字兼指手腕足踝。[3]直:与"当"字义相同。"直"字在此处有不偏、不曲之义。[4]掸:"掸"读为"叩弹"之"弹",释义为深入探求。"直踝而掸之"就是"当踝以指触脉",是古代早期的一种踝部触按诊脉法。[5]它:"它"通"他"。此处的"他脉",承接上文,指右手在"直踝"部诊察的脉象。[6]此独虚:此脉当指足(胻)少阴肾脉。[7]汩:"汩"通"滑",义为迅疾、滑利。[8]此独【□】:"独"下一字,帛书笔画模糊莫辨,张家山简本《脉书》简63作:"它脉滑,此独渐(涩),则主病。"简本写作"渐",不见于诸字书。"独"下一缺字,可补为"涩""迟"或"缓"。[9]动:动摇、跳动或不宁。

【解析】

本条根据双手按压脉象对比来判断被检查者是否患病,诊脉的部位选取了左、右踝部动脉应手搏动处两个位点,这是古代脉学早期流行的遍身诊法。临床体会,仅用左手按踝上五寸时脉的搏动并不明显,如果同时用右手在踝上部切按,两手就都可以明确地感受到脉的搏动。

《内经》以后进一步发展,提出了寸口诊脉法。《脉法》共提出了三组六种脉象,区分为盈与虚、滑与迟、静与动,作为有无疾病的判断标准,并未进一步将脉象与具体病症一一对应,而且根据脉象只有"病"的程度,没有"死"的脉象描述,反映了马王堆《脉法》比《内经》中的诊脉法年代更早的特征。

从脉诊发展历史上来看,魏晋时期出现的最早针灸学专著《针灸甲乙经》对"相脉之道"的描述更为详细、具体,"蠕蠕然者不病……中手徐徐然者病;其应上不能至五寸,弹之不应者死",细致地描述了何种是病、何种是死的脉象。另外,《脉法》是通过右手所弹的脉象与左手所按的脉象的静动、盈虚、滑涩来进行比较,来判断有无疾病。《针灸甲乙经》则更加注重右手所弹的脉象的力度,通过区别右手所弹的脉,弹的是否应手,应手是否超过五寸以上来诊断患者是否有病不可治、有病可治、没病的各种状态。

【译文】

诊察脉象的方法,(医者)用左手手指放在(被检查者)内踝上方五寸切脉,同时右手手指放在(被检查者)内踝直上方触按探摸,(左右对照)感受脉气搏动的情况。

如果右手诊察出的脉象饱满充盈,而左手诊察出的脉象空虚无力,表明被检查者患有疾病。

如果右手诊察出的脉象滑动流利,而左手诊察出的脉象迟缓滞涩,表明被检查者患有疾病。

如果右手诊察出的脉象平静和缓,而左手诊察出的脉象躁动不宁,表明被检查者患有疾病。

【原文】

脉【固有动者,骭[1]之少阴,臂之大阴、少阴,氏主【动,疾】则【病】[2]。此【所以论有过之脉[3]殹,其余谨[4]视[5]当脉之过】。

【注释】

[1]骭:读作 gàn,字义同"胫",指小腿,或小腿骨而言。"骭"在本书中用代"足"字,系泛指下肢诸脉而言,与《足臂十一脉灸经》及《内经》等书中用"臂"或"手"字泛统上肢诸脉之义相当。[2]氏主【动,疾】则【病】:"氏"通"是";主,守;疾,急速;病,失常。这六个字紧承足少阴、臂太阴、臂少阴之后,则"氏"字明显是指代这三条脉,意思是此脉可诊切到搏动,当这些经脉气血流动急速(或功能异常)则会导致疾病或不适。[3]有过之脉:过,本义为过失、错误。凡脉动太过、不及皆为失常。[4]谨:副词敬语。[5]视:看,观察。

【解析】

本条对于经络活动（"是动"）与由此产生的疾病（"所生病"）之间的关联，提出了一种可供推广的诊断原则。其中，"所生病"似乎指的是即使在脉搏搏动正常的情况下仍可能出现的疾病，这种情况下的脉动并无异常，但疾病依旧发生。

具体到"相脉之道"的应用，盈脉、静脉、泪脉等属于在正常脉动下可能出现的"所生病"。而"是动病"——诊断中脉象的异常动态预示着疾病的存在，涉及的病态脉象，如虚脉、动脉、涩脉等。这种分类揭示了一个重要事实：虽然"是动病"与"所生病"在某些疾病上可能有重叠，但两者的区别并不在于病症本身，而在于脉动是否正常。

因而本条不仅阐明了古老医学文本中脉象与疾病间的关系，还强调了正确解读脉动对于中医诊断的重要性。《阴阳十一脉灸经》《灵枢·经脉》篇中的"是动"与"所生"病的诊断，当可以此类推。

【译文】

脉象中本来可触按到搏动的三条脉，即足（骭）少阴脉、手（臂）太阴脉和手（臂）少阴脉。它们在正常生理状态下以动为宜，但如果跳动的次数过多，就会产生疾病。以上三条脉是用来确定人体是否患病的诊断部位，其他情况还要根据全身十一条脉所主病候再作判断。

【原文】

脉之县[1]，书而孰[2]学之，季子忠谨[3]，学【□□□□】见于为人[4]【□□□□□】言不可不察殹。

【注释】

[1]县："县"通"玄"，字义为深奥。[2]孰："孰"通"熟"，熟练，精审。[3]季子忠谨：季，义为幼小，幼子，少小。谨，谨慎。此句为勉励年轻人忠敬谨慎勤奋学习之词。[4]见于为人：该四字前后缺文间断残脱，读不成文。

【解析】

本篇结语特别强调"脉法"是一门深奥的学问，初入门学医的人一定要认真研学，深入掌握。

【译文】

脉法的内涵深奥，要抄录下来熟练地学习。后生要忠诚谨慎学习（此处缺文）表现在为人方面（此处缺文）发言不可以等闲视之，而要仔细体察。

参考文献

[1] 裘锡圭.长沙马王堆汉墓简帛集成(伍)[M].北京:中华书局,2014.

[2] 马王堆汉墓帛书整理小组.马王堆汉墓帛书(肆)[M].北京:文物出版社,1985.

[3] 马继兴.马王堆古医书考释[M].长沙:湖南科学技术出版社,1992.

[4] 魏启鹏,胡翔骅.马王堆汉墓医书校释(壹)[M].成都:成都出版社,1992.

[5] 高大伦.张家山汉简脉书校释[M].成都:成都出版社,1992.

[6] 周一谋,萧佐桃.马王堆医书考注[M].天津:天津科学技术出版社,1988.

[7] 周一谋.马王堆医学文化[M].上海:文汇出版社,1994.

[8] 周祖亮,方懿林.简帛医药文献校释[M].北京:学苑出版社,2014.

[9] 李建民.死生之域——周秦汉脉学之源流[M].台北:中央研究院历史语言研究所,2000.

[10] 广濑薰雄.广濑薰雄简帛研究论集[M].上海:上海古籍出版社,2019.

[11] 林伯欣,李建民,林昭庚.从马王堆医书看先秦中医生理观[J].中华医史杂志,2008(1):19-23.

[12] 李海峰.简帛踝部诊脉法发微[J].中国中医基础医学杂志,2022,28(1):33-35,43.

[13] 彭坚.马王堆医书学术研究一瞥——上篇:帛书经脉四种[J].湖南中医学院学报,1990(3):171-173.

[14] 山田庆儿.中国古代医学的形成[M].廖育群,李建民,编译.台北:东大图书股份有限公司,2003.

阴阳脉死候

《阴阳脉死候》原缺书名，马王堆帛书小组根据其中心内容，命名为《阴阳脉死候》。此书对三阴脉、三阳脉疾病中所呈现的死亡症候做了原则性的概括。该书认为三阳脉属天气，主外、主生，三阳脉病一般不至于死，只有折骨裂肤才有死亡的可能性，因此，认为三阳脉死候只有一种，称为"一死"。三阴脉属地气，主内、主杀，其病多为腐脏烂肠，常易引起死亡，故而三阴脉死候有五种，称为"五死"。此外，书中还根据患者濒死前的种种表现，用气、血、骨、肉、筋的理论进行了初步的归纳。

【原文】

凡三阳[1]，天气[2]殹，其病唯[3]折骨[4]列肤[5]，不死。

【注释】

[1]三阳：指太阳脉、少阳脉及阳明脉。古人认为天包地外，人体三阳主外象天，故曰"凡三阳，天气也"。[2]天气：泛指阳气。[3]唯：只有，独。[4]折骨：折，断裂。关于折骨的释义，金仕荣认为，不能以今之骨折、肤裂来解释，当是六阳暴绝后，皮肤腠理如"折骨裂肤"一般严重失固，绝汗致死。[5]列肤："列"同"裂"，义为分解，分裂。肤，乙本缺，甲本作"膚"，古异写。"肤"字有皮、肉及剥离诸义。此处的"裂肤"死候，实指全身重大创伤所致肌肉断碎撕裂症状比较准确，绝非因寒冷而四肢手足出现的皮肤皲裂。

【解析】

"三阳"包括臂三阳脉和足三阳脉，分为太阳、少阳、阳明。《灵枢》《难经》记"六阳气绝"所表现的症候为"阴阳相离，腠理发泄，绝汗乃出"，本条述三阳脉所生疾病一般不会导致死亡，估计认为三阳主表、主外，只有疾病进展至"折骨列肤"，皮肤腠理失固时，方可发生死亡，如严重外伤等。

此处所述三阳脉"折骨列肤"的死候与《足臂十一脉灸经》"阳病折骨、绝筋而无阴病，不死"之说相异，提示三阳脉只有最终出现了阴阳相离的症候才会致死，并不能以单纯的折骨断筋症候而论断。

【译文】

凡是三阳脉，人体内比象自然界天阳之气。三阳脉所生的疾病，只有在全身严重的骨骼折断、肌肉撕裂的情况下,才是一种死亡的症候。

【原文】

凡三阴[1],地气[2]殹,死脉[3]殹。阴病而乱,则【不】过十日而死。[4]三阴,胷臧[5]烂肠[6]而主杀[7]。

【注释】

[1]三阴:指太阴脉、少阴脉、厥阴脉。古人认为地在天中,人体三阴主内象地,故曰"凡三阴,地气也"。[2]地气:泛指阴气。地气主生长,马王堆汉墓帛书《十六经》:"待地气之发也,乃萌者萌而孳者孳。"故三阴脉同病,地气绝断,则为死脉。[3]死脉:三阴脉受邪是无法医治、危及生命的重病。古医书中一般多释为表现死亡征兆的脉搏现象。[4]阴病而乱,则【不】过十日而死:乱,混杂。阴病而乱,指三阴脉病同时混杂出现。甲本缺"阴"及"不"二字,乙本此十一字在下一句"胷臧烂肠而主杀"之后。[5]胷臧:"胷"同"腐",古异写,义为腐烂、腐败。"臧"同"臟",今简化为"脏"。"腐脏"指五脏溃腐,即五脏功能衰竭。[6]烂肠:指胃肠出现严重的病变。[7]杀:字义为死亡。三阴腐脏烂肠而主杀,指的是三条阴经患病,会导致五藏腐败和肠道溃烂,这些都是危及生命的重病。

【解析】

"阴病则乱"即《足臂十一脉灸经》中的"三阴之病乱",与《脉法》中"五阴"一致,主里、主内,出现相关症状紊乱或引起五脏溃烂,则会导致死亡。

三阴脉的病症同时出现,情况比较严重,"不过十日死"。临床观察发现,从四肢的阴面趋向于胸腹部病灶的阴经感传疾病,确实是一类十分严重的疾病,如心肌梗死等。几千年前的医帛书能有此认识,十分难得。

【译文】

凡是三阴脉,在人体内比象自然界地之阴气。其死脉的征兆是:三阴脉的病症若同时出现错综复杂和紊乱的状态,那么不超过十日,(病人)就要死亡。三阴脉象异常,导致五脏腐败和肠道溃烂,这些症状均为致死性疾病。

【原文】

【□□】五死[1]:唇反[2]人盈[3],则肉【先死[4]】。龈齐[5]齿长[6],则】骨先死。面黑[7]目环[8]视襄[9],则气先死[10]。汗出如絑[11],傅而不流[12],则血先死[13]。舌捆[14]橐[15]卷[16],【则筋】先死[17]。五者扁[18]有,则不沾〈活〉[19]矣。

【注释】

[1]【□□】五死:甲本"五死"前缺二字,乙本全缺。张家山简本《脉

书》简51作"凡视死征"。征，征兆、迹象。死征，指前面三阴病而言。[2]唇反："反"通"翻"，唇翻即口唇肌肉弛缓，向外方翻转之状，多因人中满而导致唇缘外翻变形，中医往往认为是重病的征象。[3]人盈："人"即人中，鼻和口部之间的部位；"盈"与满字同义；"人盈"即人中盈，人中肿满。[4]则肉【先死：据《灵枢·经脉》："脉不荣则肌肉软，肌肉软则舌萎，人中满，人中满则唇反，唇反者肉先死。"在中医理论中，唇部异常（如翻卷）是气血严重虚弱的外在表现，预示着身体的肌肉组织在严重的气血不足状态下可能首先发生衰竭、坏死，通常是身体状况急剧恶化的征兆。[5]龈齐："齐"通"瘠"，义为枯瘦、消瘦，此处引申义为萎缩。"龈齐"即牙龈萎缩的退行性病变。[6]齿长：因牙龈肌肉萎缩，齿根外露，致使牙齿外露部分增多变长，看似牙齿变长了。[7]面黑：此节当为手少阴气绝之象，据《灵枢·诊要经终论》"少阴终者，面黑齿长而垢，腹胀闭，上下不通而终矣"，与本文所谓"气先死"接近。[8]环："环（環）"通"睘"，目惊视也。《说文·目部》："睘，目惊视也。"《素问·诊要经终论》："目睘系绝。"王冰注："睘，谓直视如惊貌。"[9]褱：即古"袤"字，而袤又是"邪"之异写，意为曲与不正。两目直视或斜视，皆为危重证候。[10]气先死：《经脉》《难经》"面黑"云云，都定为"血先死"。本篇"气先死"或当据张家山简本《脉书》改作"血先死。"下条为"气先死"。[11]絑：原释文作"丝"，诸家均承袭此释，当从原整理者释为"珠"，"汗出如珠"语，医籍习见。[12]傅而不流：傅，附着，指汗出黏稠，用手指拈之成丝，故附着在皮肤而不流，即后世所谓油汗。《伤寒论·辨脉法》："身汗如油……此为命绝也。"[13]血先死：据《难经·二十四难》"六阳气俱绝者，则阴与阳相离，阴阳相离则腠理泄，绝汗乃出，大如贯珠，转出不流，即气先死"，本篇"血先死"，或当据张家山简本《脉书》改作"气先死"。前三条肉、骨、气之先死，分别对应脾、肾、心脉死候，下文筋先死为肝脉死候，那么，血先死当为手太阴脉气绝，即肺脉死候，正与五脏相应。[14]舌捆："捆"当读为"卷"。舌捆即《灵枢·经脉》的"舌卷"。[15]橐：甲本作"橐"，从卵从橐省，应为人体之卵的专字。乙本作"橐"（tuó），"橐"字义为囊，指男子阴囊（睾丸），而卵字在古医籍也指阴囊，张家山简本《脉书》简52作"橐"。施谢捷分析："橐"字，原作形，从橐省从九声，乃"橐"之异构。赤堀昭、山田庆儿引作"舌掐橐卷"，谓"橐"当读为"睾"。裘锡圭指出，"橐"，应为睾丸之"睾"的本字，指阴囊而言。"睾丸"的意思本应是阴囊中之丸。"橐"后世或写作"睾"，乃"睪"之分别字，医籍中往往指男子阴囊或睾丸而言，也称作"囊"或"卵"。[16]卷：甲本作"卷"，乙本作"拳"。"卷"通"拳",为"卷缩""拳缩"之意。"橐卷"即"卵缩",均指睾丸挛缩而上升缩小。"舌捆橐卷"义同《灵枢·经脉》之"舌卷卵缩",指舌体卷曲不伸,睾丸上缩,皆为足厥阴肝经气绝症候。肝主筋,肝脉经外阴,上循咽喉,当火热燔灼肝经,病情发展到危重时,则其筋脉挛缩,故舌卷曲不伸,睾丸上缩,常见于急性热病的衰竭期或严重脑血管病变。[17]筋先死:实际上指的是筋脉失去气血的滋养而呈现出的极端病理状态。《难经·二十四难》:"足厥阴气绝,即筋缩引卵与舌卷。厥阴者,肝脉也。肝者,筋之合也。筋者,聚于阴器而络于舌本。故脉不荣,则筋缩急;筋缩急,即引卵与舌。故舌卷卵缩,此筋先死。"当足厥阴肝经的气血断绝时,会导致筋脉失去滋养,进而出现筋缩急的现象。[18]扁:"扁"通"徧",字义为完全、全部。[19]沽〈活〉:正字当为"活",生存、活命之义。

【解析】

本节提出了濒死前的五种死亡危候,称为"五死"。

《阴阳脉死候》的"五死"理论没有使用当时普遍的三阳脉、三阴脉理论来概括五类死候,而是尝试用气、血、筋、骨、肉的全新分类方式统整各种死亡危候。这种归类方式均不见于《足臂十一脉灸经》《阴阳十一脉灸经》记载,但成为《内经》建构经脉系统的知识和思想的重要来源。《灵枢·经脉》对这段文字进行了改动和扩充,"五死"所涉及的气、血、筋、骨、肉分别与肺、心、肝、肾、脾五脏对应联系,又与皮毛爪、面、舌和卵、齿、唇和人中类比联系,从而形成了以五脏为中心实体的五组归类模式。第一组:肺-气-皮毛爪;第二组:心-血-面;第三组:肝-筋-舌-卵;第四组:肾-骨-齿;第五组:脾-肉-唇、人中。据此,学界有观点认为《阴阳脉死候》是脏象学说的本源,不失为一种深刻的见解。

【译文】

三阴脉所生的病变共有五类死亡征兆:口唇外翻,人中肿满,是肌肉先死的征兆;牙龈部组织萎缩,牙齿老化或枯槁憔悴,是骨先死的征兆;脸上的颜色黯淡,目光发直,眼珠斜视,是气先死的征兆;全身汗出如珠,连绵不断,粘附在皮肤表面而排泄不畅,是血先死的征兆。舌体卷曲不伸,男子的阴囊挛缩,是筋先死的征兆。以上五种征兆同时出现,病人就没有活命的希望了。

参考文献

[1] 裘锡圭.长沙马王堆汉墓简帛集成(伍)[M].北京:中华书局,2014.

[2] 马王堆汉墓帛书整理小组.马王堆汉墓帛书(肆)[M].北京:文物出版社,1985.

[3] 马继兴.马王堆古医书考释[M].长沙:湖南科学技术出版社,1992.

[4] 魏启鹏,胡翔骅.马王堆汉墓医书校释(壹)[M].成都:成都出版社,1992.

[5] 高大伦.张家山汉简脉书校释[M].成都:成都出版社,1992.

[6] 周一谋,萧佐桃.马王堆医书考注[M].天津:天津科学技术出版社,1988.

[7] 施谢捷.楚简文字中的"橐"字[J].语文研究,2002(4):29-33.

[8] 裘锡圭.谈谈地下材料在先秦秦汉古籍整理工作中的作用[M].南京:江苏古籍出版社,1992.

[9] 赤堀昭,山田庆儿.五十二病方[M]// 山田庆儿.新发现中国科学史资料の研究・译注篇.京都:京都大学人文科学研究所,1985.

[10] 黄长捷.阴阳脉死候释译[J].陕西中医,1981(6):33-34.

[11] 金仕荣,姚纯发.马王堆帛书《脉法》《阴阳脉死候》考疑[J].中医药学刊,2005(2):305-313.

[12] 张新俊.张家山汉简《脉书》与马王堆帛书《阴阳脉死候》合证三则[J].中国文字学报,2019:99-113.

[13] 刘澄中.三阴经泛经趋病现象与募穴考探[C]// 全国首届马王堆医书研究学术会议论文集,1990.

五十二病方

　　《五十二病方》记载了52种疾病108个病种的治疗方法,涉及外、内、儿、妇、五官等各科疾病。全书包含药方300余首,主要是药物疗法,也有灸法、摩法、外科割治法及巫祝术等,反映了秦汉时期医学实践的发展,是一部初具辨证论治思维和立法遣方意识的临床医书。

【原文】

•诸伤[1]	大带	肠癪	久疕
伤痉	冥	脉者	蛊
婴儿索痉	□蠪者	牡痔	魅〈魅〉
婴儿病痫	□者	牝痔	去人马尤
婴儿瘛	疜	朐养	治瘨
狂犬啮人	人病马不痫	雎病	●凡五十二
犬筮人	人病【□】不痫	【□】□	
巢者	人病羊不痫	【□烂者】	
夕下	人病蛇不痫	【朐膫】	
毒【乌喙】	诸食病	【朐伤】	
疠	诸□病	【痂】	
蛭食	瘃病	【蛇啮】	
蚖	弱□沦者	【痈】	
【疣】者	【膏】弱	【鬃】	
【癫疾】	【肿囊】	【虫蚀】	
【白瘕】		【干瘙】	

【注释】

　　[1]诸伤:"•诸伤"至"婴儿瘛"的五行,新图版漫漶不清,此根据原图版释。

一、诸伤

【原文】

【诸伤[1]：□□】膏[2]、甘草各二[3]，桂、畺、椒、朱【萸】□【□□□□□□□□□□□□□□□□□□】[4]【□□】毁一垸音酒中[5]，饮之，日壹饮，以□其⊘

【注释】

[1]诸伤：指因金刃、竹木等创伤和跌打损伤一类病症。[2]□□膏："膏"字义为油脂。孔颖达曰："凝者为脂，释者为膏。"根据本书的体例及其所用的药物，此处所说的"□□膏"系指家畜类动物油脂而言，也是本方用以制造丸药的一种赋形剂。[3]各二：指□□膏、甘草两药与桂、姜、椒、朱等配合时的比例。[4]桂、畺、椒、朱【萸】□【□□□□□□□□□□□□□□□□□□】：缺字数为估算，与实际情况可能有出入。本释文中的缺字基本上都是估算补的。以下不加注。[5]毁一垸音酒中："毁"作破碎解。"垸"通"丸"。"音"为"桮"字之省，而"桮"为"杯"之古写。意即将一丸药破碎后置于一杯酒中。

【解析】

诸伤是指受人体因金刃、竹木等所致的创伤或者是跌打损伤这一类的病症。在本方中，以动物油脂为主要药物及黏合剂，其具有补益阴血、润养肌肤的功能，并有一定的治疗创伤的功能；甘草具有缓急止痛、清热解毒之功，在《武威汉代医简》第53简中载有"治金疮止痛方"，用到甘草、肉桂、干姜，与本方有异曲同工之妙。肉桂、干姜、蜀椒、吴茱萸大热之品，峻补少阴、太阴、厥阴之阳气，有温通经脉的功能，达到阴为阳基，阳为阴主，化气生新，通则不痛的目的，具有峻补阳气、温经散寒、止痛生新之效，以酒为媒介，通经活络之效倍增，诸药共奏温补开通之功。

【译文】

治疗因金刃、竹木等所致的创伤或者跌打损伤一类的病症的方法：取动物油膏、甘草各两份，肉桂、干姜、蜀椒、吴茱萸各一份，为丸。每次捣碎一丸放入一杯酒中服用，每日饮用一次。下文缺如，文义不详。

【原文】

【一，□】□□胸[1]，令大如荅[2]，即以赤荅一斗[3]并【□，□□[4]□□□□□□□□□□□□□□□□】孰[5]而□【□饮】其汁〓宰皆索[6]，食之自次殹[7]。⊘

【注释】

[1]胸：赖雷成认为胸可释为"胸忍虫"，即蚯蚓。[2]苔：《说文》："苔，小菽也。"即小豆。[3]斗：斗，容量单位，十升为一斗，十斗为一斛。[4]□□：原图版此处有写"付冶／痛斩"的残片，现在移到5—6行。冶，义为研碎，捣碎。[5]孰：通"熟"。[6]汁宰皆索："宰"通"滓"，字义为渣滓，水底沉淀物。索，尽。"汁宰皆索"义为将药汁、药渣一同服下。[7]食之自次殴："次"通"恣"。指患者随意饮食，不必讲宜忌。

【解析】

方中所用之蚯蚓，又称之为地龙，强于通筋活络，据《本草纲目•虫部•蚯蚓》所载，蚯蚓药用有消肿止痛作用，配合他药能治疗打扑损伤，在此方中是为君药；赤小豆又名赤豆、红豆，味甘酸性平，无毒，《神农本草经》载赤小豆"下水肿，排痈肿脓血"。二药合用，共同达到疗伤止痛的功效。《药性论》载：赤小豆"消热毒痈肿，散恶血不尽烦满。治水肿皮肌胀满，捣薄涂痈肿上；主小儿急黄、烂疮，取汁令洗之；能令人美食；末与鸡子白调涂热毒痈肿；通气，健脾胃。"两者补泻配伍，对瘀血红肿热痛有效。

【译文】

一方，取蚯蚓，切成像小豆状的碎块，再与一斗赤小豆混合在一起后研磨成细末，加水适量，煮之令熟，喝药汁，喝的时候要把药渣和药汁一同喝下。患者随意饮食，不必讲宜忌。

【原文】

一，冶齐石[1]，【□，以】淳酒渍而饼之[2]，煏瓦鬵炭[3]【□□□□□□□□□□□】复冶，渍、【饼】、煏之如【前】，即冶，入三指寂[4]半音温酒【□□□□□□□□□□□□□】[5]痛斩多者百冶，大深者八十，小者卅[6]，冶精[7]。

【注释】

[1]齐石："齐"通"荠"。为荠实。[2]以】淳酒渍而饼之：醇酒，古代指不掺水分的纯酒。饼是用面制成扁圆形的食品。渍，浸泡。指醇酒浸泡后做成饼。[3]煏瓦鬵炭：煏，用火焙干。瓦鬵，鬵，釜类烹器。煏瓦鬵炭，指将某物在鬵内烤成炭。[4]三指寂：寂，马王堆汉墓帛书整理小组释文径释作"最"，三指撮，系以三个手指撮取药物的一种估量单位。汉代以四圭为一撮，《一切经音义》五十三引《说文》："撮，四圭也，三指撮也。"[5]温酒【□□□□□□□□□□□□□】：温酒，即将酒加热，酒后缺字，可顺补"中饮之"。[6]卅：四十。[7]冶精：即精冶，精工细研。

【解析】

荠实,即荠菜籽,其味甘,性平,无毒,归肝、脾、肾经,具有止血、利水、和脾、明目等功效。《名医别录》说荠菜籽"主明目,目痛。"《食性本草》谓荠菜籽"主壅,去风毒邪气,明目去翳障,能解毒。久食视物鲜明。"《湖南药物志》曾载有荠菜籽验方:经水不通腰腹痛用荠菜籽二钱(炒研末),饭前用热酒送服。由此可推论,酒炒荠菜籽末方可用于治疗内伤,其中又以治疗眼伤、头部内伤、腹部脏器内伤等效果最佳。

【译文】

一方,取荠实放入醇酒中浸泡后,做成饼状,放入鬶中烤成炭状,再将某药如前浸泡到醇酒中后烤干做成饼状,然后立刻粉碎,取该药末三撮,放入半杯温酒之中,还有某止痛药物,要多次粉碎,大的粉碎八十次,小的粉碎四十次,要做到精工细研。

【原文】

一,燔白鸡毛及人鼓[1],冶各等[2]。百草末八亦[3]冶而【□□□□□□毁】一垸温酒一音中而饮之。

【注释】

[1]燔白鸡毛及人鼓:燔,烧,这里指烧存性,使药物一部分炭化,仍能尝出原有气味。鸡毛,《本草纲目》卷四十八说鸡翮翎,以"白雄鸡者良","主治下血闭"。"燔人鼓"即血余炭,性味平苦,入肝胃二经,有止血散瘀的作用。[2]各等:指配合时白鸡毛灰、人发灰用量相等。[3]百草末八亦:百草末,药名,疑是后世的百草霜,杂草燃烧后附于烟囱内的烟灰,具有止血、解疮毒作用。八亦,即八倍灰,指百草末的用量是鸡毛灰、人发灰的八倍。

【解析】

本方取人的头发燔炭存性,人发燔灰,即后世血余炭。《本草纲目》又名"血余",经火燔加工后,名血余炭,有止血之效,如治疗"鼻血不止"(《太平圣惠方》),"齿缝出血"(《中藏经》),"肌肤出血"(《证治要诀》),"小便尿血"(《永类钤方》),"大便泻血"(《普济方》),"女人漏血"(《妇人良方》)等。血余炭味苦,微温,具有收敛止血、化瘀、利尿的作用。白鸡毛烧灰存性后其成分功能与血余炭类似,可用以消瘀止血、补血止血。百草霜是采用多种草药制成的炭末剂,为黑色粉末,或结成小颗粒状,手捻即为细粉,质轻,入水则飘浮分散;无油腻感,故谓之霜,局部外用在止血生肌方面有一定效果。本条为治疗金疮外伤出血的药方。所用的白鸡毛、人发和百草末均经火炙烤成的炭末剂，均具有止血作用。服用时以蜂蜜为丸，可增加补益作用；温酒调服，使止血而不留瘀。该方为治疗外伤流血不止的内服方。

【译文】

一方，将相量的白鸡毛和人的头发分别焙烤成炭后研成粉末，再取八倍于上述药量的百草霜同样焙烤成炭后研成粉末，混合，制成药丸，应用时可把一颗药丸捣碎放到一杯酒里，搅匀饮用。

【原文】

一，以刃伤[1]，颖羊矢[2]，傅[3]之。

【注释】

[1]以刃伤：以，作为。刃，金属兵器之总称。本方指金刃致伤的治疗。[2]颖羊矢：颖，从烦从犬，读为燔。"矢"通"屎"。《备急千金要方》卷二十五有羊屎烧作灰，和猪油涂抹，治竹木刺在皮中不出的记载。[3]傅：通"敷"。义为涂抹药物。

【解析】

《本草纲目》称羊矢性味平苦，无毒。《外科证治全生集》中有羊矢散，以山羊矢晒干，炒炭存性，入坛焖熄，为末。疗溃烂，生肌，每服二钱，酒送下；疗雷头风，水粉各一升，浸一夜，绞汁顿熟，每午刻服；疳痢欲死者，三服痊愈。《千金翼方》主治发鬓秃落不生方中有记载："羊矢灰灌取汁洗之。三日一洗，不过十洗，即生矣。"羊矢灰滋润营养生发。可见，山羊矢炒炭存性外用治疗刀伤，有止血、解毒、滋润、生肌作用。《备急千金要方》卷二十五则有用羊屎烧灰治竹木创伤的记述，如："治竹木刺在皮中不出方：羊屎燥者烧作灰，和猪脂涂刺上。若不出，重涂。乃言不觉刺出时。一云用干羊屎末。"可见，山羊矢炒炭存性外用治疗刀伤。

【译文】

一方，治疗金刃所致的外伤时，用羊矢末烧成灰，调和后外敷于伤口上。

【原文】

一，止血出者，燔豉，以安其痏[1]。

【注释】

[1]以安其痏："安"通"按"，用手或手指向下压迫。痏，指伤口。

【解析】

血余炭，为人发制成的炭化物。取头发，除去杂质，碱水洗去油垢，清水漂净,晒干,焖煅成炭,放凉,即可制成。其性温、平、无毒,苦、涩,归肝、胃经,具有收敛止血、化瘀利尿的功效。现行的《中华人民共和国药典》(以下简称《药典》)对血余炭的性状做了详细的描述,其为"不规则块状,乌黑光亮,有多数细孔。体轻,质脆。用火烧之有焦发气,味苦"。然而,由于血余炭在炮制过程中,其标准难以掌握,故常不能完全达到《药典》要求的形状标准,多数成品呈现海绵样块状,表层灰黑色,底层银灰色而光亮,体轻、质脆,这种性状的炮制品常被视为劣品而不用。而有实验研究证实,《药典》标准的血余炭炮制品,与弃之不用的血余炭炮制品,在小鼠的凝血实验,家兔的凝血时间、血浆复钙时间等方面,两者并无显著差异。其次,血余炭止血作用的强弱,还与不同年龄人发有关,以青、中年人的头发最佳,男性老年的头发最差。

【译文】

一方,治疗外伤后出血的方法:用人的头发焙烤成炭,把炭末撒在出血的伤口上,并用手按压住伤口,可以达到止血的效果。

【原文】

一,令伤者毋痛[1],毋血出,取故蒲席[2]猒[3]□□【□】燔□【□□□】痏[4]。

【注释】

[1]毋痛:不发生疼痛。[2]故蒲席:故,旧、败也。蒲席,一指船上的蒲帆,一指人卧用的蒲席,在此指后者。[3]猒:厭,马王堆汉墓帛书整理小组释文径释作"厌",指充分、饱满、满足。[4]燔□【□□□】痏:痏,马王堆汉墓帛书整理小组释文径释作"痏"。燔、痏二字之间缺四字,今据上文,可补为"燔之,以按其痏"。

【解析】

故蒲席是指经用多年的陈旧蒲席,李时珍在记载制过蒲席的原料时说:"席,万皆以蒲及稻藁为之。"蒲草属香蒲科水生宿根性草本植物,其花粉入药称为蒲黄,根茎入药称为水蜡烛根。蒲草烧灰存性,甘、平,归心包、肝经,具有止血化瘀、利尿通淋的作用,蒲席烧炭存性增加了咸味,引药归经,以增强止血的作用。唐代甄权曾指出:蒲席"单用破血,从高坠下,损瘀在腹刺痛,取久卧者烧灰,酒服二钱。或以蒲黄、当归、大黄、赤芍药、朴硝,煎汤调服,血当下"(引自《本草纲目》"蒲席"条)。《金匮要略》卷下第二十三,"治马坠及一切筋骨损方"中用"败蒲"一药配方内服。《备急千金要方》卷二十二"治脓溃后不合方"也用"烧破蒲席灰,腊月猪脂和内孔中",都是取蒲草炭止血化瘀之效。因此,蒲草灰配方外用可以用于外伤出血。

【译文】

一方,使伤者不痛不出血的方法是,取旧蒲席充分烧成炭,磨碎成粉末,按压在出血的伤口上。

【原文】

一,伤者血出,祝[1]曰:"男子竭,女子戴[2]。"五画地【□】之[3]。

【注释】

[1]祝:即呪,咒,念咒文。这是古代巫术治病的"祝由"法,又称"禁"法。[2]男子竭,女子戴:竭,义为尽、结束。戴,疑假为"裁",断也。指男子、女子的出血停止。[3]五画地【□】之:严健民认为"五画地"后缺一字,可补"傅"字。"五画地"是在祝词念完后,在地上画五条痕,取画出的浮土敷于小形伤口上,可起止血作用。

【解析】

周家台三十号秦墓发掘出土的一批简牍医方中,有一条是治"马心"疾的巫方,原文曰:"……即午画地,而最(撮)其土,以靡(摩)其鼻中。"与此方相似。浮土,疑为黄土。黄土甘平,无毒,入心、脾经。《本草拾遗》称其"主泄痢冷热赤白,腹内热毒绞结痛,下血。取入地干土以水煮三五沸。绞去滓。适稀稠及暖服一二升。又解诸药毒。中肉毒、合口椒毒、野菌毒并解之。"《名医别录》记载:黄土"主妇人崩中,吐血,止咳逆,止血,消痈肿毒气。"《医林纂要》:"和阴阳,解百毒。治瘴暑霍乱,中暍暴死,解一切鱼肉菜果菌蕈药草丹石之毒及虫蜞入腹中者。去瘀血,续绝伤。"祝由术为古代巫医之法,由来已久,现代研究认为其可能包括心理暗示,以去除精神紧张,气血平和,结合药物(黄土)则易于发挥止血作用。

【译文】

一方,外伤出血不止的病人,说祝由辞,在地上画五下,取浮土敷在伤口上可达到止血的目的。

【原文】

一,令伤毋般[1],取彘膏[2]、□衍并冶,傅之。

【注释】

[1]令伤毋般:瘢,原作"般"。指使伤口愈后不发生瘢痕。[2]彘膏:彘,马王堆汉墓帛书整理小组释文径释作"彘"。本篇中"彘"字,经常写作"彘""彘"等。彘,猪也。

【解析】

猪膏即猪脂膏,指猪的脂肪油。甘凉,无毒。有润肺清热、补虚益肝、解毒疗疮、润肠通便作用。常用于虚劳羸瘦、咳嗽、黄疸、便秘、皮肤皲裂、疮疡、烫火伤。《长沙药解》谓猪脂膏"味甘微寒,入足太阳膀胱经,利水泻湿,滑窍行瘀。"《本草纲目·兽部·豕》引《日华子本草》云:"杀虫,治皮肤风,涂恶疮。"引苏恭云:"治痈疽。"《备急千金要方》载有治手足皲裂,血出疼痛者,猪脂着热酒中洗之。

【译文】

一方,为了防止外伤病人在创伤愈合过程中留有瘢痕,可以用猪膏与某药物混合调匀,外敷在伤口上。

【原文】

一,以男子洎[1]傅之,皆不殷。

【注释】

[1]洎:洎,汤汁。这里指男子的精液,即"人精"。

【解析】

《证类本草》卷十五"人精"条引《备急千金要方》去面上靥云:"人精和鹰屎白,傅之三日愈,白蜜亦得。"此外《梅师方》治灸疮肿痛:"取雁屎白、人精相和研,傅疮。"与本方相似。正常的精液呈乳白色或淡黄色,精浆里含有精子、微量元素、果糖、蛋白质、前列腺素、胞浆素和一些酶类物质。精液对皮肤有润滑作用,可以保护皮肤,美白皮肤。另外从实验室培养中观察到,精液胞浆素能杀死葡萄球菌、链球菌和及其他致病菌等多种皮肤致病菌;精液胞浆素是一种具有独特功能的蛋白质,此物质一旦进入细胞内部,就可以阻止核糖核酸的合成,从而终止瘢痕组织的增生。可见古代用精液外敷治疗瘢痕增生是有科学道理的。

【译文】

一方,用男子精液外敷在伤口上,同样也有不留瘢痕的效果。

【原文】

一,金伤者,以方膏[1]、乌豙[2]【□□】,皆相□煎,铊[3]之。

【注释】

[1]方膏:"方"通"肪",指动物的脂肪。[2]乌豙:即乌喙,下同。乌头别名,此当为草乌头。[3]铊:又作"鉈","鉈"通"施",指局部用药,多指敷涂或包扎。

乌头是毛茛科、乌头属草本植物,别名有乌喙、草乌头、土附子、奚毒、耿子、毒公、金鸦、附子花、独白草、鸡毒、断肠草等,本品有毒,服用时必须谨慎。乌头能散经络寒邪而止痛,可分为川乌头和草乌头。《名医别录》说乌喙"长三寸以上为天雄"。《神农本草经》称天雄"破积聚邪气,金创,强筋骨"。现代药理亦证明其有较强的镇痛作用。《普济方》以草乌头为末,入轻粉少许,猪油和擦,治一切诸疮未破者,与此方相似。乌头有大毒,所以在服用前必须经过炮制,经过久煎才能减轻毒性,且乌头用量不宜过大,长期服用乌头可能会出现蓄积中毒的情况,用药需谨慎。另外需要注意的是乌头不宜与贝母、白及、半夏、瓜蒌等中药同用。

【译文】

一方,治疗受金刃外伤的患者,用猪油、草乌头和某药物,混合后共同煎煮,取其药汁外敷在伤口上。

【原文】

一,伤者,以续𪓐[1]根一把[2],独□长支者[3]二廷[4],黄芩[5]二梃,甘草【□】廷,秋乌豙[6]二□【□】【□□】时者二瓯[7],即并煎【□】孰,以布捉[8],取出其汁,以陈缊[9]□【□】傅之。

【注释】

[1]续𪓐:𪓐,在楚简中读为"绝"。"绝"与"断"同义,"𪓐"读为"断"当是同义换读的现象,下同。《庄子·至乐》:"得水则为𪓐。"《释文》云:"此古绝字,徐音绝。……本或作断,又作续断。"可以参考。[2]把:把,草药施用时的估量单位,用一手能握住者为一把。用手抓取药物一般指草类药物。[3]独□长支者:考《神农本草经》有独活、独椹(黄芪的别名)之名称,而载独活有"金疮止痛"的功效。故独字后的缺字当是"活"字,即独活。[4]廷:通"梃"。《说文》:"梃,一枚也。"后代医书对某些药物一梃的度量做了规定,如《医心方》卷三引《极要方》:"生葛根一梃,长一尺,径三寸。"[5]芩:同"芩"。[6]秋乌豙:八月间采集的乌喙。[7]【□】【□□】时者二瓯:严健民认为者前应为"皆冶挠之"。瓯,小盆。[8]以布捉:用布包盛药物,加压过滤药汁。捉,引申为榨取、绞取。[9]陈缊:旧麻絮。

【解析】

《神农本草经》载续断主金创伤;独活主金创止痛;乌头有麻醉作用,能活血止痛,解毒消肿;均能祛风通络。黄芩及生甘草清热解毒,防止伤口感染。

用于外伤,本方也可以内服,内服时乌头共煮。《本草述》:"草乌头类,洵为至毒之药,第先圣用毒药以去病,盖期于得当也。如草乌辈之用,固沉寒痼冷,足以相当,或寒湿合并,结聚癖块,阻塞真阳,一线未绝,非是不足以相当而战必克。……先哲多用之,盖为其寒湿之所结聚,顽痰死血,非是不可以开道路,令流气破积之药得以奏绩耳。"因此推论此方当为疗治外伤日久,痰瘀湿毒互结,伤口不愈,滋水不断,伤口处皮肤肉芽组织增生较少,局部感觉减退,麻木,或兼寒象或兼热象者。

【译文】

一方,受伤的患者,用续断根一把,独活长枝二梃,黄芩二梃,甘草数梃,秋天采集的乌头二颗,共计两小盆,将以上诸药共同煎煮,煮熟后用布包盛药物,加压过滤药汁,再用旧麻絮浸渍后外敷于伤口处。

【原文】

【一,□□】者[1],冶黄黔[2]与【□□□】煎彘膏【以】□之[3],即以布捉,【取□□□□□□□】湏[4]之。

【注释】

[1]【一,□□】者:周一谋、萧佐桃认为据一七行"伤者"句,此处者字前的缺字当是"伤"字。[2]黔:同"芩"。[3]□之:刘建民认为"之"上之残字,据其残画,此字应释为"挈"。有掺和、混杂、调和等义。[4]湏:水流的样子。指用煎制的药水冲洗患处。

【解析】

猪脂,《日华子本草》言可"杀虫""涂恶疮",用此方外洗,主要作用在于杀菌和防止感染。黄芩清热解毒,其有较广的抗菌谱。所以黄芩煎汤外洗可以止血,预防伤口感染,促进伤口愈合。

【译文】

一方,伤者,可以取黄芩与某药物研磨粉碎后,与猪脂膏共同煎煮,用布包盛药物,加压过滤药汁,再用药汁冲洗伤口。

【原文】

一,久伤[1]者,荠杏霾〈核〉中人[2],以职膏弁[3],封痏[4],虫[5]即出。【·尝】试[6]。

【注释】

[1]久伤:指受兵刃所伤后因迁延不愈而成慢性的溃疡。[2]荠杏霾〈核〉中人:"荠"通"齑",原作荠,粉碎。这里指把药物研成粉末。杏霾〈核〉

中人,《神农本草经》作"杏核人",即杏仁,云主治"金疮"。[3]以职膏弁:"职(職)"通"膱","膱膏"同"脂膏"。弁,在帛书医书中义为调和,疑即后世的"拌"字。[4]封痏:涂抹伤口。封,《广雅·释室》:"涂也。"[5]虫:此为创伤已久,疮口不愈,感染生虫、生蛆。[6]尝试:即曾经试用(有效)。

【解析】

《证类本草》卷二十三引《肘后备急方》:"箭镝及诸刀刃在喉咽胸膈诸隐处不出,杵杏仁敷之。"《必效方》也用杏仁内服及外敷"治金疮中风、角弓反张"。杏仁有降气祛痰、止咳、平喘、润肠通便、消肿等功效,可治疗疥疮。杏仁是一种缓泻药,亦是治疗皮肤病的擦伤油膏的重要原料。杏仁中富含的优质蛋白质、脂肪,其功效为解表宣肺、润肠、通便,润于血,行血脉,利气机,化水湿,消食化积。《本草纲目》载杏仁苦,温,有毒,外用"杀虫,治诸疮疥,消肿,去头面诸风气鼓疱"。并载方治疗损伤瘀血,用大黄(酒蒸)一两、杏仁(去皮)三、七粒,共研细,加酒一碗,煎成六分,鸡鸣时服,至晚间有瘀血排下为验。治犬啮人用杏仁五合,令黑,碎研熬成膏敷之。《圣济总录》载杏仁膏治鼻中生疮:"捣杏仁乳敷之;亦烧核,压取油敷之。"《备急千金要方》载杏仁治诸疮肿痛:"杏仁去皮,研滤取膏,入轻粉、麻油调搽,不拘大人小儿。"

【译文】

一方,治疗兵刃所伤迁延不愈而成慢性溃疡的患者,可将杏仁捣碎,再用猪油调和涂封在伤口上,虫就立马出来了。此方经过尝试后证实是有效的。

【原文】

一,稍石直温汤中[1],以洒[2]痏[3]。

【注释】

[1]稍石直温汤中:"稍"通"消","稍石"即芒硝。"直"通"置",安放,放置。该句意为芒硝水清洗感染伤口。[2]洒:洒,洗涤。[3]痏:伤口。

【解析】

芒硝是一味泻下药,为硫酸盐类矿物芒硝族芒硝经加工精制而成的结晶体。芒硝苦寒沉降,咸能软坚,入胃、大肠、三焦经。内服泻热通便,润软燥屎,加速排便,为治实热内结、燥屎坚硬难下之要药,外用能软散坚硬肿块、回乳、清火,为治疮肿、痔疮肿痛所常用。

【译文】

将芒硝溶解在温水里,用来冲洗伤口。

【原文】

一,令金伤毋痛方[1]:取鼢鼠[2],干而冶;取彘鱼,燔而冶[3];长石、薪夷[4]、甘草各与【鼢】鼠等,皆合挠[5],取三指最一,入温酒一音中而饮之。不可,财益药[6],至不痏而止[7]。•【令】[8]。

【注释】

[1]令金伤毋痛方:止痛方。[2]鼢鼠:别名田鼠、鼹鼠等,《名医别录》:"鼢鼠主病痈疽……烂疮。"[3]彘鱼,燔而冶:彘,即"彘"。彘鱼疑即《名医别录》鳀鱼,彘、鳀,古脂部字,音近相通。燔而冶,即将鳀鱼在火焰上烤干后再粉碎。[4]长石、薪夷:长石,见《神农本草经》。《武威汉代医简》:"治金创止痛,令创中温方:曾青一分、长石二分,凡二物皆冶合,和温酒饮一刀,日三,创立不痛。"薪夷,即辛夷。[5]合挠:将两种以上的药物(包括粉末、颗粒、液、脂)充分加以搅拌称为"挠",混合搅拌。[6]财益药:"财"通"才",时间副词。指疗效不明显时,才增加服药用量。[7]至不痏而止:"痏"通"痛"。"不痏"即"不痛"。指将上药量加至不痛而止。[8]【令】:良、善。系指该方有良好的效果。

【解析】

本方有温补扶正、解毒杀虫、疗疮止痛的作用,可用于外伤疮疡肿痛。鼹鼠肉味甘,性温,归肺、肾经,有解毒、理气、杀虫之效。可用于治痈疽、疔肿、痔瘘、喘息、淋病、蛔虫病。现代药理学研究其能升高血小板,用于治疗血小板减少性紫癜等。《本草拾遗》曰"鼹鼠主风,久食主疮疥,痔瘘,膏堪摩诸恶疮。"《本草图经》:"风热久积,血脉不行,结成疮疽,食之可消去;小儿食之,亦杀蛔虫。"鳀鱼也称鳠、鮎、鳀、鳀鱼、鲶鱼,出自《名医别录》,主要适用于滋阴补虚,健脾开胃,下乳,利尿。主虚损羸弱、脾胃不健、消化不良、产后乳少、水肿、小便不利。辛夷辛微苦温,归肺、胃经,能祛风通窍,温中解肌,杀虫,止痛。酒能止痛,亦能行药性。甘草调和诸药,亦能解毒。

【译文】

一方,伤者止痛方:取鼹鼠,杀死后,晾干研磨成末;取鳀鱼焙烤成炭,研成粉末,再取长石、辛夷、甘草三药与鼹鼠同等剂量,同样地晾干研磨成粉末,然后将诸药搅拌混合均匀。每次应用时取三指撮的药末,放到一杯温热的酒里,搅拌均匀后喝下去。如果服药后效果不明显,才适量增加药量,直到不再疼痛,方可停止服药,此方有良好的治疗效果。

【原文】

一,令金伤毋痛,取荠孰干实[1],爆[2]令焦黑,冶一;林[3]根去皮,冶二;

凡二物并和，取三指寂到节[4]一，醇酒盈一衷桮[5]，入药中，挠饮[6]。不耆酒[7]，半桮。已饮，有顷[8]不痛。复痛，饮药如数。不痛，毋饮药先食后食次[9]。治病时，毋食鱼、彘肉、马肉、飞虫[10]、荤[11]、麻洙采[12]，毋近内[13]，病已如故。治病毋时[14]。壹治药[15]，足治病。药已治，裹以缯臧[16]。冶林，暴若有所燥[17]，冶。•令[18]。

【注释】

[1]荠孰干实：成熟干燥的荠菜子。[2]熬：通"熬"，下同。用火干燥五谷之类的固体物质。[3]林：同"术"。《神农本草经》"术主风寒湿痹"。[4]三指寂到节：节，手指第一节。这里即三指撮中的一大撮。[5]一衷桮：衷，通"中"，即中等大小的一杯。[6]挠饮：用酒调服。[7]不耆酒：当指不能饮酒的人。[8]有顷：短时间，不久。[9]先食后食次："次"通"恣"。先食后食恣，药可随意在饭前或饭后服用。[10]飞虫：飞，马王堆汉墓医书整理小组释文作"龟"。"虫"疑为"虺"，指蛇类。[11]荤：《礼记·玉藻》注："姜及辛菜也。"[12]麻洙采："采"通"菜"。麻洙菜，古食品名，《武威汉代医简》："常作赤豆麻洙服之。""麻洙采"原为"麻○洙采"，裘锡圭认为○是"洙"的错写，故在原文中略去"○"。[13]近内：指近女色，即房事。[14]治病毋时：服药不拘四季节令。[15]壹治药：治，马王堆汉墓医书整理小组释文作"冶"。此句意为一次炮制此药，应足够治病的需要。[16]裹以缯臧：缯，指丝织品。缯臧即用丝织品将药粉包好藏之。[17]暴若有所燥："暴"同"曝"。这里讲制术的方法，或者用曝晒也可以达到干燥的效果。[18]•令：本方为消肿解痛的内服方。方末有"•"号。考帛书全文，"•"并不是每方方末都有，根据各家对"令"字的解释，"•"有强调疗效的意思，可能是作者着重强调本方是验方。

【解析】

荠菜子是十字花科植物荠菜的种子，《本草纲目》言其"甘，平，无毒"。归于肝经，具有清肝明目的功效，可以缓解目赤肿痛、青盲翳障、黄疸等病症。荠菜子还有止血的功效，可用于缓解胃肠出血、痔疮出血等病症。《食性本草》：主壅，去风毒邪气，明目去翳障，能解毒。李杲曰："《本草》但言术，不分苍、白，而苍术别有雄壮上行之气，能除湿，下安太阴，使邪气不传入脾也。以其经泔浸火炒，故能出汗，与白术止汗特异，用者不可以此代彼，盖有止发之殊，其余主治则同。"白术具有健脾益气、燥湿利水、止汗、安胎的功能。《神农本草经》："主风寒湿痹，死肌，痉，疸，止汗，除热消食。"《名医别录》："主大风在身面，风眩头痛，目泪出，消痰水，逐皮间风水结肿，除心下急满及霍乱吐下不止,利腰间血,益津液,暖胃消谷,嗜食。"具有抗消化道溃疡、促进胃肠运动、保肝、利胆、增强机体免疫功能、抗氧化、抗肿瘤、降血糖、抗凝血、抗菌等多种药理作用。猜测本方所用为白术。本方可用于各类金属刀枪致伤后的止痛。

【译文】

一方,金刃外伤后使其不疼痛的方法:取成熟干燥的荠菜种,在火上焙烤使之成焦黑色的药炭,研磨成末后取一份;取白术的根剥去外皮,晒干粉碎后取两份;将上述两种药粉混合在一起,取三指撮到第一指节的药末,放到一个盛满醇酒的中等大小的杯子里,充分搅拌均匀后喝下去。如果患者是平素不饮酒的人,可以只用半杯酒。一般情况下,喝完药酒后很快就能止痛,如果再痛的话,可以按照上述方法再次服药。如果已经达到止痛的目的了,就不需要再喝药,药可以在饭前或饭后随意服用。在治疗期间,要禁食鱼肉、猪肉、马肉、乌龟肉、蛇肉、麻洙菜及各种辛味食物,并且要禁止房事,等到疾病痊愈后方可照常。用这个方法治病时不受季节的限制。每一次炮制此药,应满足足够治病的需要。已经制备好的药暂时不用时,可以用丝织物包裹收藏起来。白术研末的方法是,先将白术在阳光下暴晒到一定程度时,研碎。此方治疗效果灵验。

二、伤痉

【原文】

伤痉[1]者,伤,风入伤[2],身倍〈信〉而不能诎[3]。治之:爤盐令黄[4],取一斗,裹以布,卒[5]醇酒中,入即出,蔽[6]以市[7],以尉[8]头。热[9]则举,适下。为□裹,更以尉=寒,更爤盐以尉=勿绝。一尉寒汗出=多能诎倍〈信〉,止。尉时及已尉四日内,【□□】衣[10],毋见风。过【四】日自适。尉先食后食次,毋禁[11],毋时[12]。•令。

【注释】

[1]伤痉:即破伤风,又名金疮痉。多因外伤而中风邪,伤或愈或未愈即发寒发热,颜面肌肉痉挛,呈苦面笑容,牙关紧闭,舌强口噤,流涎;继则角弓反张,频频发作,吞咽、呼吸俱感困难,甚至窒息。[2]风入伤:指伤痉病是因为破伤后,风邪从伤口而入。[3]身倍〈信〉而不能诎:倍,马王堆汉墓医书整理小组释文径释作"信"。"信"通"伸",伸展。"诎"通"屈"。[4]爤盐令黄:

即把盐炒黄。［5］卒：通"淬"，淬火。［6］蔽：覆盖，掩避。［7］市：古代一种系于腰间，遮于官服或礼服下裳前的服饰，又称蔽膝、围腰，与后世所称的围裙相似。［8］尉：马王堆汉墓医书整理小组释文径释作"熨"，用温热的物质（包括加热后的药物）刺激体表局部以达到治疗目的的一种外治法。［9］热：马王堆汉墓医书整理小组释文作"熬"。［10］【□□】衣：缺文据下文"毋见风，过四日自适"。疑补为"毋更"，即毋更衣。［11］毋禁：没有禁忌。［12］毋时：不分季节时令。

【解析】

盐熨疗法是溯源于熨引疗法的一种特殊中医外治法。熨引的相关记载最早可追溯至西汉。"熨引"一词首见于《内经》。《灵枢·九针论》有："形苦志乐，病生于筋，治之以熨引"。《内经》原文详细介绍了药熨的适宜病症、处方、制作方法、使用方法等内容。如《灵枢·寿天刚柔》曰："刺寒痹内热奈何？伯高曰：刺布衣者，以火焠之，刺大人者，以药熨之。"盐熨疗法主要是利用温热之气力，将药性从表传里、由脏入腑，通过体表毛窍透入经络、血脉，从而达到温经通络、活血行气、散热止痛、祛瘀消肿、调和营卫，恢复人体生理功能而达到治愈疾病的目的。此外，大青盐加热后不宜冷却，并且能使热力均匀渗透，还可以对皮肤起到消炎、杀菌、快速治愈小伤口的作用，令肌肤柔滑细嫩。

【译文】

得了痉病的患者，受伤后，风邪从伤口处进入体内，引起患者背部肌肉强直而不能弯曲。治疗的方法是：把盐放在锅里将其炒成黄色，取一斗，用布包裹起来，趁热立即放入醇酒中，马上取出，再用蔽膝覆盖头部进行温熨。如果感觉太烫，可将盐布包稍稍抬起；如感觉到舒适，即把盐布包向下按着温熨。如果盐布包温度变冷，可再次把盐炒热继续温熨。如此反复进行，不要停止。一旦患者充分发汗排出寒邪，身体能够自由屈伸时，可以停止熨法。在施用这种温熨法时和在已经温熨后的四天之内，不要换衣服，不要受风。过了四天之后就能感觉到自然舒适，温熨的时间在饭前饭后均可，没有任何禁忌，也不拘季节。此方灵验。

【原文】

一，伤而颈者[1]，以水财煮李实[2]，疾沸而抒[3]，浚取其汁[4]，寒和[5]，以饮病者，饮以【□为】故[6]。节[7]其病甚，弗能饮者，强启其口，多灌之。节毋李实时，【□□□□】□煮炊[8]，饮其汁，如其实数[9]。毋禁。尝【试】。·令。

［1］伤而颈者："颈"通"痉"。全句意为受伤而后发痉病者。［2］财煮李实："财"通"裁",裁定之意。指煮适当数量的李子。［3］抒：挹也,即酌取之意。［4］浚取其汁：滤取药汁。［5］寒和：指汁液温度下降到合宜时。［6］饮以【□为】故：严健民认为此处应为"以多为故"。□,或为药量。故,度也。［7］节：通"即",若、如。［8］节毋李实时,【□□□□】□煮炊：马王堆汉墓医书整理小组释文认为"时"下残缺六字。周一谋、萧佐桃认为补为"可用李根,以水"。全句意为如无李实时,可用李根代之,以水煮炊。裘锡圭认为"时"下残缺四字。［9］如其实数：指服用量与李实同。

【解析】

李子,味甘,酸,性凉;归肝、肾经。《滇南本草》："清热生津,泻肝利水。"李子,清肝热,生津液,适于阴虚发热、骨节间劳热、牙痛、消渴、白带、心烦、小儿丹毒、跌打损伤、瘀血、骨痛、大便燥结、妇女小腹肿满及水肿等症,还可用于除雀斑及解蝎毒。《长沙药解》说李根性寒,味苦涩,入足厥阴肝经,"下肝气之奔冲,清风木之郁热"。可见,李实或李根有清肝除热、缓急止痉、舒筋活络作用。本方主治破伤风肌肉痉挛者,或者伤寒引起的痉病。

【译文】

一方,因受外伤而引起痉病的患者,可以把适量的李子放在水里进行煎煮。将水煮开沸腾后立即将水倒掉,将李子加压榨汁,放凉到温度适宜时,给患者食用。每次饮用时以某药量为限度。如果患者病情较重,出现牙关紧闭而不能饮药的情况,也一定要强迫地掰开患者的口齿,把药灌下去。在治疗过程中如果找不到李子,可用李根代替,将其加热煎煮后,滤取药汁,然后喝下去,其用量相同于用李子的数量。这种疗法没有任何禁忌。经过尝试证实是灵验有效的。

【原文】

一,诸伤,风入伤₌痛痛,治：以枲絮为独[1],□□痛伤,渍以【□□□□】巇膏煎汁,置【□□】沃[2],数□注,下膏勿绝,以欱[3]寒气。【□□□□】礜[4]【□□□□□】,以傅伤空,蔽上[5],休,复[6]为□【□□□□□□】□□□□【□□□□□】□【□□□】□痛□【□□□□□】。傅药先食后食次,毋禁,毋时。【□】礜不暴□【□】尽入。

【注释】

［1］以枲絮为独：枲絮,粗麻絮。独,疑读为韣,包套。［2］渍以【□□□□】

鱥膏煎汁,置【□□】沃:渍,浸湿。沃,浇淋。观上下文意,这里所载为中医外治的热罨法,即用麻絮浸药汁掩覆痈痛处,麻絮上不断添渍药汁,并不断加热。实为溻渍法的一种。[3]歙:"歙"疑当读为"翕"。"翕"常训为"敛""合",字亦常作"歙"。[4]礜:即礜石,一种剧毒矿石药,具有腐蚀作用,《神农本草经》云主治"蚀疮,死肌"。[5]以傅伤空,蔽上:"空"通"孔"。用来外敷伤口,覆盖伤口上面。[6]复:即不得为,此处指治疗后的禁忌事项。

【解析】

礜石,又名砷黄铁矿。辛甘,热,有毒。入手、足太阴经。《神农本草经》记载礜石"主寒热鼠瘘,蚀疮死肌,风痹腹中坚癥邪气"。礜石消冷积,祛寒湿,蚀恶肉,杀虫,治痼冷腹痛、积聚坚癥、风冷湿痹、痔瘘息肉、恶疮癣疾。

【译文】

一方,受到各种外伤后,由于风邪侵入人体,易发生感染化脓性疼痛。治疗的方法是:先用粗麻絮制成包套,用于外敷伤口。用麻絮浸渍某药物和猪油膏煎煮的汁液掩覆痈痛处,麻絮上不断添渍药汁,并不断加热,不要中断,可以清除寒气。到一定程度时,加入礜石,外敷在伤口,覆盖伤口,等待。应用此法不得为某事。外敷药在饭前饭后都可以,没有禁忌,不拘时间。礜石没有晒干也可以用。

【原文】

一,伤而颈者,小斮一犬[1],溑与薛半斗[2],毋去其足,以□并盛[3],渍井监[4]【□□□】出之,阴干百日,即有颈者,冶,以三指一撮,和以温酒一音,饮之。

【注释】

[1]小斮一犬:把一只狗剁成小块。[2]溑与薛半斗:"溑"通"佣",辅助。"薛"通"糵",指蘖米、谷芽。这里指用半斗谷芽作为配料。[3]以□并盛:张雷认为缺字应补"瓮"。[4]井监:指井底。

【解析】

狗肉味咸、酸,性温,无毒,可补五劳七伤、益养阳事、补血脉,能增强肠胃运化能力,同时具有填补精髓的功效。从中医角度来看,狗肉能养胃、壮阳壮腰、补肾虚、补血益气、健脾、强筋。谷芽补益脾胃。本方寓药物治疗于食疗之中,浸井底以去药物温热之性,增加其息风潜镇作用。

【译文】

一方,治疗因受风寒而引发痉病的病人,将狗肉切成小块,不要去足,取半斗谷芽作配料,与狗肉搅匀,一并放入瓮一类的容器,放在井底浸泡,一段时间后取出陶器,放在阴凉处风干一百天。如果有痉病的病人需要治疗时,取出药物研末,可取三指撮药粉,放入一杯温酒中摇匀以后喝下去。

【原文】

一,伤胫[1]者,择薤[2]一把,以敦酒半斗者沸[3],饮之,即温衣陕[4]坐四旁,汗出到足[5],乃【□】[6]。

【注释】

[1]胫:通"痉"。[2]薤:薤,马王堆汉墓医书整理小组释文径释作"薤",薤白。[3]以敦酒半斗者沸:"敦"通"醇"。"者"通"煮"。沸,沸水涌出貌。[4]温衣陕:温衣,烘热衣服。"陕"通"夹",引申为靠近之义。[5]汗出到足:指通身大汗之义。[6]乃【□】:周一谋、萧佐桃认为根据三一行有"一慰寒汗出,汗出多,能屈伸,止",缺文拟补作"止"。或补作"已"。

【解析】

无论外感、内伤,凡表现颈项强急,口噤啮齿,角弓反张,脉紧而弦者,就可视为痉病。《内经》对痉病有较多论述,如《素问·至真要大论》认为"诸痉项强,皆属于湿""诸暴强直,皆属于风。"《灵枢·经筋》也说:"经筋之病,寒则反折筋急。"《素问·气厥论》载有"柔痉"之病名,由"肺移热于肾,传柔痉。"《金匮要略》在继承《内经》理论的基础上,明确了外感表实无汗为刚痉,表虚有汗为柔痉;并认为表证过汗,风寒误下,疮家误汗以及产后血虚,汗出中风等误治、失治也可以致痉,其有关伤亡津液而致痉的认识,不仅是对《内经》理论的发挥,同时也丰富了对内伤致痉的认识。薤白辛散温通,苦泄滑利,入肺、心经,善散阴寒之凝结而温通胸阳,为治胸痹之要药;入胃、大肠经,能行气导滞,为治胃肠气滞、泻痢后重之佳品。配伍烧酒,大增其助阳温中、辛散发汗、通经舒络作用,故汗出透彻,痉挛得以缓解。发汗法自古就有,通过发汗,使病邪经由汗孔排出体外,以达到解除病痛的目的。

【译文】

一方,患有痉病的人,取一把薤白,放在半斗醇酒里煮沸,饮服。立刻穿上棉衣把身体四周严密地包裹起来,使通身大汗,便可痉愈。

【原文】

一,冶黄黔、甘草相半[1],即以彘膏财足以煎=之=[2]沸,即以布足之,取其汁[3],□傅【□】[4]。

【注释】

[1]相半:各一半,即各取相同的量。[2]即以彘膏财足以煎之:财,裁

也,财足,根据药物数量,用足够的猪油煎药。[3]以布足之,取其汁:"足"通"捉",榨取。指用布把药滓滤去,汲取药汁。[4]肖傅【□】:肖,刘欣认为恐是"稍"字。严健民认为缺字为"之"字。

【解析】

黄芩味苦,性寒。归肺、胆、脾、大肠、小肠经。具有清热燥湿、泻火解毒、止血、安胎之效。《本草汇言》:"清肌退热……无黄芩不能凉肌达表……疮疡科以之解毒生肌。"甘草甘补润缓,生偏凉,炙偏温,主入脾、肺经,兼入胃、心经。既益气补中,又缓急止痛、缓和药性,还祛痰止咳、解毒。蜜炙补气缓急力强,生用能泻火解毒。《名医别录》说猪脂膏"十二月取肪,纳新瓦器中埋地百日,主痈疽,名呕脂,方家用之;一升脂着鸡子白十四枚,更良。"猪脂膏主润泽皮肤,与甘草配伍以缓急止痉。

【译文】

一方,将相同剂量的黄芩与甘草研磨成末。再用足量的猪油煎药,然后使其煮沸,用布把药滓滤去,汲取药汁,外敷于伤口处。

三、婴儿索痉

【原文】

婴儿索=痉=[1]者,如产[2]时居湿地久,其肎直而口釦[3],筋挛[4]难以倍〈信〉。取封殖土[5]冶之,□【□】二,盐一,合挠[6]而羕,以扁[7]尉直肎挛筋所。道头始[8],稍□[9]手足而已。尉寒【□□】复羕[10],尉干更为。•令。

【注释】

[1]婴儿索痉:即小儿脐风。系由断脐不洁,感染外邪所致。索,带也,绳索也。本病以全身各部发生强直性痉挛,牙关紧闭,面呈苦笑状为特征。[2]产:产,作"生"字解。[3]肎直而口釦:肎,即"肎",今作"肯",骨间肉。"肎直"指肌肉强直。"釦"当为"唫"字异构或讹变,《说文》:"唫,口急也,从口金声。"与"噤"通用,《说文》:"噤,口闭也。"以"口噤"释之。[4]筋挛:"挛"同"挛",痉挛,挛缩。[5]封殖土:蚁冢土。西汉杨雄的《方言》卷十记载:"楚郢以南,蚁土谓之封"。"封殖土"当即后世所谓"东壁土"。[6]挠:搅拌。[7]扁:遍。[8]道头始:从头部开始。道,从、由。[9]稍□:稍,逐渐。严健民认为缺字当补"熨"。[10]尉寒【□□】复羕:周一谋、萧佐桃认为缺文拟补为"更为"。全句意谓药熨凉后,再把它蒸热。

【解析】

封殖土，又称东壁土，《本草品汇精要》卷五引陶弘景曰:"东壁土治小儿风脐。"《新修本草》亦载东壁土"刮取用之,亦疗小儿风脐"。封殖土殆为东壁土。

【译文】

小儿脐风:因久居于潮湿的地方,出生后出现有项背强直,口噤难开,肌肉痉挛,难以屈伸这一类症状的疾病。治疗可以取用东壁土,捣碎。取打碎好的东壁土两份,盐一份,加入适量的水搅拌均匀后蒸热,用来熨烫肌肉强直和肌肉痉挛的部位。治疗时从头部开始,逐步到四肢躯干,当泥土冷了,重新蒸热再熨烫治疗。如果泥片干了,加水调和后重新蒸热再进行熨治。此方效果灵验。

四、婴儿病痫

【原文】

婴儿病间[1]方:取雷尾〈戾〉三果[2],冶,以猪煎膏和之。小婴儿以水【半】斗,大者以一斗,三分药[3],取一分置水中,挠,以浴=之=道头上始,下尽身,四支毋濡[4],而日一浴,三日已=浴,辄[5]弃其水圈[6]中。间者身热而数[7]惊,颈脊强而复[8]大。□间多众[9],以此药皆已。•令。

【注释】

[1]婴儿病间:"间"通"痫"。痫,即癫痫,癫狂的统称。婴儿病痫,指小儿痫。按痫与癫在唐以前医书中多指同一疾病。《诸病源候论》卷四十五《痫候》:"十岁已上为癫,十岁已下为痫。"[2]雷尾〈戾〉三果:雷尾〈戾〉,即雷矢,据《名医别录》系雷丸别名。雷丸是竹林下所生的一种菌蕈,内服有治癫痫的作用,本方则为以此药外治的药浴法。果,颗。[3]三分药:将雷丸三颗冶碎成粉后与猪油混合分成三份。[4]四支毋濡:四支,四肢。濡,沾湿。[5]辄:就,总是。[6]圈:厕所,猪圈。[7]数:经常,时常。[8]复:腹。[9]□间多众:周一谋、萧佐桃认为缺字据本病名拟补为"病"字。全句意为病癫痫的人甚多。

【解析】

雷丸为白蘑科真菌雷丸的菌核,苦,寒,有小毒,归胃、大肠经。主消积,杀虫。治虫积腹痛,疳疾,风痫。《神农本草经》谓雷丸"主杀三虫,逐毒气,胃中热,利丈夫不利女子,作摩膏,除小儿百病。"《药性论》:"能逐风,主癫痫狂走,杀蛔虫。"《普济方》雷丸膏:"治小儿风痫,掣疭戴眼,极者日数十发:雷丸、莽草各如鸡子黄大,猪脂一斤。上先煎猪脂去滓,下药,微火上煎七沸,去滓,逐痛处摩之,小儿不知痛处,先摩腹背,乃摩余处五十遍,勿近朋及目,一岁以帛包膏摩微炙身。及治大人贼风。"《太平圣惠方》雷丸浴汤:"治小儿寒热,惊啼不安:雷丸三分,牡蛎三分,黄芩三分,细辛三分,蛇床子一两。上药以水一斗,煎取七升,去滓,分为两度,看冷暖,用,先令浴儿头,勿令水入耳目,次浴背膊,后浴腰以下,浴讫避风,以粉扑之。"这些都可能继承了古代的痫病治疗方法。

【译文】

治疗小儿痫证的方法:取雷丸三颗,研末,与煎热的猪油相混合。为小婴儿准备半斗水,大婴儿准备一斗水。治疗时,将混合好的雷丸、猪油分成三份,取其中一份放入水中,搅拌均匀。洗浴的顺序从头部开始,逐次向下,直到全身躯干部洗完为止,四肢部不要用水沾湿,每天洗浴一次,三天洗浴完,每次洗完的水就倒到厕所里。小儿病痫的症状是:全身发热,频频惊厥,颈部和脊部肌肉强直,腹部胀大。得这种小儿痫症的人很多,用这种方法都能治愈。该方很是灵验。

五、婴儿瘛

【原文】

婴=儿=瘛=[1]者,目繲眮然[2],胁痛,息瘿=然[3],屎不化而青[4]。取屋荣蔡[5],薪燔之而炙匕[6]焉。为湮汲[7]三渜,盛以桮。因唾匕[8],祝之曰:"喷者虞喷,上[9]如箅星,下如脂血[10],取若门左[11],斩若门右,为若不巳,磔薄若市[12]。"因以匕周揗[13]婴儿瘛所,而洎之桮水中,候之,有血如蝇羽者,而弃之于垣。更取水,复唾匕、条〈炙〉[14]以揗,如前。毋征,数复之,征尽而止[15]。•令。

【注释】

[1]婴儿瘛:即小儿瘛疭,俗称"抽风",是小儿惊风的一个症状。[2]目繲眮然:繲,马王堆汉墓医书整理小组释文径释作"繲"。眮,马王堆汉墓医书整理小组释文作"眮"。目繲,疑即目系。目繲眮然,当指眼球上翻。[3]息瘿=然:息,统指呼吸而言。"瘿"通"嘤"。嘤嘤有两义,一为惊恐貌,二为声音清和,此处为第一义。[4]屎不化而青:意为大便色青而夹有不消化的食物。"屎不化而青"原为"屎不○化而青",裘锡圭认为此"○"是"化"的错

写。[5]屋荣蔡:屋荣,指屋脊两头翘起的地方。蔡,草也。[6]燔之而炙匕:燔,焚燃。匕,饭匙。[7]湮汲:疑即《名医别录》所载地浆。[8]唾匕:匕,木制勺子,饭匙,古代用于祭祀,医巫祝由时亦用之。唾即吐唾沫,是巫术的一种方式。唾匕即吐唾于匙上。[9]上:原文"上"后有六个"〇",裘锡圭认为此六个"〇",先写"匕周揗婴儿瘛",然后划线删掉,是下文"因以匕周揗婴儿……"的错简,故删。[10]如篲星,下如脂血:"篲"为"彗"之形讹,"彗"同"慧",彗星,俗称扫帚星。"脂"通"𧖴",为坏死凝聚之血。[11]取若门左:若,你。这里指恶鬼。要在门的左边逮住你。[12]磔薄若市:"薄"通"脯"。磔脯为裸身车裂的死刑。磔脯若市,将你杀死暴尸于市,是呪鬼的话。[13]揗:摩拭。[14]彖〈炙〉:陈剑认为彖当为"炙"字之误写。[15]征尽而止:征,求取。指呈现良好效果。

【解析】

本条虽是治疗小儿瘛疭病的一个祝由方,但对此病的症状却作了简要的描述,与后代医书中所记的小儿慢惊风症状相符。如明《医学正传》:"慢惊之证,……搐发则无休止时,其身冷面黄不渴,口鼻中气寒,大小便青白,昏睡露睛,目上视,手足瘛疭,筋脉拘挛。盖脾虚则生风,风盛则筋急,俗名天吊风者,即此候也。"

【译文】

小儿瘛疭的患者,眼球向外上方翻转斜视,胁肋部疼痛,呼吸不畅快,并嘤嘤地出声,好像惊恐的样子,大便色青黑而夹有未消化食物。治法是从屋檐上取若干杂草点燃成灰,盛入饭匙烧灼。同时再将一个盛有地浆水的杯子里放入黄土,连土带水反复搅拌,并反复澄清三次。这时实施祝由术的人可在饭匙上吐唾液,并念诵祝由辞。念完后拿饭匙在患儿抽搐的部位摩拭。同时向盛着地浆水的杯子里淋水,静候一段时间,待杯中有类似血色如苍蝇翅状的东西,就可以将杯中的液体泼到墙上。再取地浆水,仍然向之前一样向饭匙内吐唾液,并用饭匙来抚摩患儿抽搐部位。如果没有治疗效果,可反复操作,直到效果良好即可停止。此方灵验。

六、狂犬啮人

【原文】

狂犬啮人[1]:取恒石[2]两,以相靡[3]殴。取其靡如麋[4]者,以傅犬所啮者,已矣^[5]。

【注释】

[1]狂犬啮人:狂犬病。本书以狂犬啮人与犬噬人分列,说明对狂犬病已有一定认识。[2]恒石:周一谋、萧佐桃疑恒石即《神农本草经》所载之长石。[3]摩:通"磨"。[4]麻:通"糜",此处指粉末。[5]已矣:很快病愈。

【解析】

恒石,疑即长石。长石味辛、苦,性寒,入肺、肝、胃、膀胱经,有清热泻火、利小便、明目去翳之功效,《神农本草经》言:"味辛,寒,主身热,四肢寒厥,利小便,通血脉,明目,去翳眇,下三虫,杀蛊毒。"

【译文】

治疗疯狗咬伤人的方法:用两块长石,互相磨擦。取其磨下来的粉末,用以涂敷在被疯狗咬过的伤口上,可以治好。

【原文】

一,狂【犬】啮人者,孰澡湮汲^[1],注音中,小多如再食浆^[2]。取灶末灰^[3]三指撮【□□】水中,以饮病者。已饮,令孰奋^[4]两手如【□】间毛□^[5]道手□□⌒

【注释】

[1]孰澡湮汲:"孰"同"熟",善也,精也。此处当作细心解。"澡"通"操",字义为把持。孰操,谓细心取出。湮汲,地浆。[2]小多如再食浆:"小"通"少"。少多,具有约略性质的计量单位,即多少均可。"浆"同"浆",疑为陈仓米经水浸蒸熟后,投入冷水中浸泡所得的米浆。再食即再饭。[3]灶末灰:即伏龙肝。[4]奋:《广雅·释诂一》:"奋,动也。"[5]毛□:裘锡圭认为"毛"下一字,根据残笔,疑是"出"。

【解析】

湮汲水即为地浆水,其制作方法是掘地三尺左右,在黄土层里注入新汲的水,搅混,等澄清后取出的水就是地浆水。地浆水甘寒,无毒,归肝、心经,能清热解毒和中。据《本草纲目》记载:"地浆解中毒烦闷,解一切鱼肉果菜药物诸菌毒,疗霍乱及中暍卒死者,饮一升妙。"《本草拾遗》:"和醋,熨心腹冷气痛及血气绞痛,冷即易。"《肘后备急方》卷七:"又凡犬咬人。取灶中热灰,以粉疮,敷之,姚同。"与本方主治相似。

【译文】

一方,被疯狗咬伤的人,要细心取出地浆水,放入杯里,服用的剂量和再食浆一样。取三指撮伏龙肝放到水里,让患者饮服。喝完后让病人把两侧上肢迅速地举起来摇动。(下文缺如,文义不详。)

【原文】

一,□□狂犬啮者,□□【□】莫[1]傅。

【注释】

[1]莫:莫,后作"暮",晚上。

【解析】

原文缺如,文义不详。

【译文】

一方,被疯狗咬伤的人,某药晚上外敷。

【原文】

一,狂犬伤人,冶礜与橐莫[1],醯[2]半音饮之。女子用药,如靡□。

【注释】

[1]橐莫:橐莫,应即橐吾。《神农本草经》载款冬"一名橐吾",但《急就篇》和《武威汉代医简》都有款冬、橐吾同见,应为两种药物。或谓款冬指花,橐吾指其全草。[2]醯:醋。

【解析】

礜石,又名:砷黄铁矿。辛甘,热,有毒。入手、足太阴经。《神农本草经》记载礜石"主寒热鼠瘘,蚀疮死肌,风痹,腹中坚癖邪气。"橐莫不知何药,一说为款冬花的别名,《神农本草经》称款冬"一名橐吾",谓其"辛温"。《名医别录》云"无毒""主咳逆上气,善喘,喉痹,诸惊痫,寒热邪气"。款冬花药性辛、微苦,温;归肺经。具有润肺下气、止咳化痰的功效。两药相配伍能够解毒消肿,蚀恶肉,生新肉,可以用于狂犬咬伤后,久不收口而成恶疮者。

【译文】

一方,狂犬伤人后,可以将礜石和橐莫一起捣碎,用半杯醋调和喝下去。此治疗方法男女用药一致。(下文缺如,文义不详。)

七、犬噬人

【原文】

犬筮[1]人伤者:取丘引矢[2]二□,以井上瓮齾[3]处土与等,并熬之,而以美醯【□□□□】之[4]，稍垸[5]，以尉其伤。犬毛尽，傅伤而已。

【注释】

[1]筮：通"噬"，咬也。[2]丘引矢二□："矢"通"屎"。丘引矢即蚯蚓拉出的泥。□，马王堆汉墓医书整理小组释文作"升"。[3]瓮甊：瓮，汲水用的陶器。瓮甊，瓮底。[4]美醯【□□□□】之：醯，醋。周一谋、萧佐桃认为缺文，据上下文义当是指醯的数量与用法之词，拟补为"X 升以和"。[5]稍垸：粗略制为丸状。

【解析】

蚯蚓有解热、镇静、平喘、降压、利尿等功能，自古即入药。其咸，寒，归肝、脾、膀胱经。有清热定惊、通络、平喘、利尿之效。《备急千金要方》载"犬咬伤，取蚯蚓泥，以盐研傅之，狂犬伤，出犬毛，神效。"《证类本草》卷二十二引《新修本草》注谓蚯蚓屎"封狂犬伤，出人毛，神效。"《本草纲目》载蚓泥"甘、酸、寒，无毒。……小儿阴囊忽虚热肿痛，以生甘草汁入轻粉末调涂之。以盐研敷疮，去热毒，及蛇犬伤（日华子）。敷狂犬伤，出犬毛，神效（苏恭）"。此方外用蚯蚓屎、井上瓮底泥、醋等热尉并敷药，取其清热解毒、止痒消肿之效。

【译文】

一方，被狗咬伤后治疗的方法：取蚯蚓屎二升，再取等量的井上瓮底土，混合炒干，再用好醋适量搅拌和匀制成粗大的圆形药丸，并用其温尉于伤口处。温尉前应将伤口部粘连的狗毛杂物清洗干净，温尉后将药丸贴敷于伤口上，即可治愈。

【原文】

一，煮堇[1]，以汁洒[2]之，冬日煮其本[3]。

【注释】

[1]堇：某药物的茎，原文在"堇"前应有脱字。[2]洒：洗涤。[3]本：根本，指植物之根为植物生长之根本。本文指冬日茎枯萎后用该植物的根替代。

【解析】

治狂犬病诸单方中，《千金宝要》有"用韭根、故梳二枚，以水二升，煮取一升，顿服"的记载，《简便方》有"服韭汁一碗，隔七日又一碗，四十九日共服七碗"治法。故疑本方为韭茎，冬日用韭根。《资生方》亦有"饮韭菜自然汁，以滓封灸疮"治狂犬病的记载。

【译文】

一方,煮某药物茎,用药汁冲洗被狗咬的伤口。如果在冬天可用它的根来代替。

【原文】

一,犬所啮,令毋痛及易瘳[1]方:令啮者卧,而令人以酒财沃其伤[2]。巳沃而【□】越之[3]。尝试。毋禁。

【注释】

[1]易瘳:容易治好。瘳,病愈。[2]以酒财沃其伤:财,适量。沃,冲洗。指用适量的酒反复冲洗伤口。[3]而【□】越之:周一谋、萧佐桃认为缺文据文义拟补为"起"字。越,挥发、发扬、发散。

【解析】

《本草新编》谓:"酒,味苦、甘、辛,气大热,有毒。无经不达,能引经药,势尤捷速,通行一身之表,高中下皆可至也。少饮有节,养脾扶肝,驻颜色,荣肌肤,通血脉。"说明可以酒来给伤口清创排毒。

【译文】

一方,被狗咬伤后,使其伤处止痛并且容易治愈的药方:让被咬伤者躺好,再用适量的酒反复冲洗伤处,冲洗后不要拭干,让酒液自然挥发。本方经过验证有效。治疗时没有什么禁忌。

八、巢者

【原文】

巢[1]者:侯天甸[2]而两手相靡[3],乡甸祝之[4]曰:"东方之王,西方【□□□】主翼=[5]人星[6]。"二七而【□】[7]。

【注释】

[1]巢:巢,疑读为"臊"。巢或为狐臭一类的病。[2]侯天甸:"侯"通"候"。"甸"通"电"。天甸,指天空的闪电。[3]两手相靡:两手相摩,指两手合掌,向上天雷电之神做作揖之状,以示恭敬虔诚。祈祷能降福消灾,除却病邪。[4]乡甸祝之:"乡"通"向"。乡甸祝之,对着闪电的方向念咒语。[5]翼:翼,马王堆汉墓医书整理小组释文径释作"冥"。[6]人星:殆为"人腥",体臭。[7]二七而【□】:周一谋、萧佐桃认为二七,指念一十四次。缺文拟补为"巳"字。

【解析】

巢者，有学者认为当为腋臭、狐臭一类，有学者认为当指牝痔以外的病症，亦有学者认为《说文解字》(以下简称《说文》)曰巢为"鸟在木上曰巢，在穴曰窠。"腥，《说文》："星見食豕，令肉中生小息肉也"。段玉裁引郑玄云："肉有如米者似星。"结合"鸟在树上曰巢""巢之言高也"分析"冥冥人星"，即慢性伤口中长有界限不十分清楚的米粒状创面，亦即慢性溃疡面上长有不健康的肉芽组织。此肉芽组织高于体表故曰"巢"。

【译文】

治疗狐臭的方法：在天空有闪电的时候，两手合掌，对着闪电的方向念祝由辞。反复念十四次。

【原文】

一，取牛胆、乌豕、桂，冶等[1]，毃[2]□兄以□病[3]。

【注释】

[1]牛胆、乌豕、桂，冶等：牛胆，牛的前肢骨。乌豕，乌喙，乌头。桂，肉桂。冶等，三药用量相等，同时研碎。[2]毃：马王堆汉墓医书整理小组释文径释作"毃"。毃，混合。[3]兄以□病：兄，马王堆汉墓医书整理小组释文为"熏"。周一谋、萧佐桃认为缺字拟补为"已"字。熏为用烟气接触物品。

【解析】

方中所用为牛的前肢骨，其性甘、温、无毒，具有补中益气、强筋健骨、滋养皮肤、敛疮的功效，对于疟疾、关节炎、疮毒、免疫力低下等有不错的效果。《日华子本草》称牛骨"烧灰，治吐血，鼻洪，崩中，带下，肠风，泻血，水泻"。《本草纲目》记载牛骨"治邪疟"。农耕社会以牛为尊，以牛为神。所以，牛骨也成为神物，或者牛头挂壁，或者做成器物，或者燃烧辟邪。乌喙即乌头，辛、苦、热，有大毒。归心、肝、脾、肾经。有搜风胜湿、散寒止痛、开痰、消肿之功。用于治疗风寒湿痹、中风瘫痪、破伤风、头风、脘腹冷痛、痰癖、气块、冷痢、喉痹、痈疽、疔疮、瘰疬等。肉桂辛甘而热，温补行散，气厚纯阳。入肾经，缓补肾阳而补火助阳或引火归原。入肝、心、脾经，消沉寒痛冷而散寒止痛，温通经脉而活血散瘀。《本草正》："肉桂味重，故能温补命门，坚筋骨，通血脉，治心腹寒气……腰足腹疼痛一切沉寒痼冷之病。"《名医别录》："利肝肺气，心腹寒热冷疾，霍乱转筋，头痛腰痛，出汗，止烦，止唾，咳嗽，鼻齆，能堕胎，坚骨节，通血脉。"以上三种药物燃烧烟熏，取其气味治病。

一方，取牛骨、乌头、肉桂三药等量，同时研碎，混合后点燃，用产生的烟气熏巢病的部位。

九、夕下

【原文】

【夕】下^[1]：以黄₌枔^[2]长三寸，合卢^[3]大如□□豆卅，去皮而并冶，【□□□】□大把，撨^[4]而煮之，令沸，而溍去其宰^[5]，即以【其】汁凄^[6]夕下。巳，乃以脂【□□□】，因以所冶药傅之。节复欲傅之，凄傅之如前。巳，夕下靡^[7]。

【注释】

［1］夕下：腋部溃疡。［2］黄枔：即黄芩。［3］合卢：药名，未详。疑为山栀子，该药常与黄芩配伍，古方中亦有"栀子捣和水调敷之"以治火丹毒的记载。［4］撨：同"捣"。［5］溍去其宰："溍"读为"晋"，迅速。这里指迅速排去药渣。［6］凄：读为"揩"，涂抹。［7］靡：消失，靡灭。

【解析】

方中黄芩苦寒清泄而燥，主入肺与大肠经，兼入胆、脾、胃经。既清热泻火而凉血止血、安胎、解热毒，又燥湿、除湿，解湿热毒。为治湿热火毒之要药，广泛用于湿热火毒之病症。《中国药典》载栀子："泻火除烦，清热利湿，凉血解毒；外用消肿止痛。用于热病心烦，湿热黄疸，淋证涩痛，血热吐衄，目赤肿痛，火毒疮疡；外治扭挫伤痛。"二者合用，可凉血解毒、清热愈疡。

【译文】

治疗腋下溃疡的方法：用长三寸的黄芩，大如赤小豆的山栀子三十个，去皮后混合研末，某药物大把，捣碎后加水煎煮，使其沸腾，迅速排去药渣，用药汁反复涂抹患处。涂抹后可以用某脂膏调和研碎的药物外敷在患处。如果用此法后尚未治好，可继续重复之前的操作。经过多次操作后，腋下溃疡痊愈。

十、毒乌彖者

【原文】

毒乌彖^[1]者：炙^[2]【□】，饮小童弱^[3]，若产齐、赤豆，以水饮【之】。

【注释】

[1]毒乌豙:乌头汁名射罔,古代用来制造毒箭。帛书整理小组指出,这里所载证候,是被毒箭射伤。[2]炙:用火烤。[3]小童弱:童便。

【解析】

受乌头箭毒伤的症状,《诸病源候论》卷三十六"毒箭所伤候"云:"夫被弓弩所伤,若箭镞有罔药,入人皮脉,令人短气,须臾命绝。口噤,唇干,血为断绝,腹满不言,其人如醉,未死之间,为不可治。若荣卫青,瘀血应时出,疮边温热。口开能言,其人乃活。"小童溺即童便,具有清热解毒之效。《名医别录》载人溺:"疗寒热,头痛,温气。童男者尤良。"《陆川本草》言荠菜:"消肿解毒,治疮疖,赤眼。"《日华子本草》言赤小豆:"赤豆粉,治烦,解热毒,排脓,补血脉。"

【译文】

受乌头毒箭所伤的患者:取某药物焙炙成炭,用童便送服,或取新鲜荠菜、赤小豆,用水煮汁送服。

【原文】

一,屑勺药[1],以□半桮[2],以三指大捽[3],饮之。

【注释】

[1]屑勺药:屑,马王堆汉墓医书整理小组释文径释作"屑"。屑,碎。"勺"通"芍",此处芍药当为赤芍药。[2]以□半桮:周一谋、萧佐桃认为缺字据下条原文以酒煮,拟补为"酒"字。即以酒半杯送服。[3]三指大捽:"捽"通"撮"。三指大撮,即撮取药物粉末时较一般的三指撮多一些。

【解析】

现代研究表明,芍药有抗炎、抗溃疡、镇静、镇痉等作用。芍药苷还具有扩张冠状动脉,改善微循环,提高心肌耐缺氧能力等作用,对减缓乌头碱对心脏的毒性有一定作用。而且,芍药苷具有较好的解痉和抗惊厥作用,对乌头碱导致的肌肉强直、阵发性抽搐,甚至呼吸痉挛等有一定的缓解作用。

【译文】

一方,把芍药切成碎末,取三指大撮,用半杯酒送服。

【原文】

【一】,取杞本[1]长尺,大如指,削[2],蓥[3]木臼中,煮以酒□【□□】饮⊠。

【注释】

[1]杞本:杞本,枸杞之根,即地骨皮。[2]削:削碎。[3]叠:"叠"为"舂"的讹字。把谷类种子放在臼内,捣去皮壳或捣碎。

【解析】

地骨皮性甘、寒,归肺、肝、肾经。既入血分,又入气分,清降不透,略兼滋润。善退虚热、凉血热、泻肺火。

【译文】

一方,取一块如手指粗细,长约一尺的地骨皮,削成碎片,放在木臼里捣细,再放到酒里煎煮,服用。

【原文】

一,以霍汁粲叔若苦[1],已。

【注释】

[1]霍汁粲叔若苦:霍汁,藿香汁。粲,应读为"餐"。《说文》:"餐,吞也。""叔"通"菽",豆也。若,与也,或也。苦,疑指大苦,即豆豉。

【解析】

《备急千金要方》解巴豆毒方:"煮黄连汁、大豆汁、生藿汁。"《名医类案》卷十治腿痛方:"用豆豉饼、六君,加藿香、砂仁、炮姜,饮食进而患处暖,再以十全大补汤,元气复而疮口愈。"从这两方推测霍汁为藿香汁。大豆甘平,入脾、大肠经;能健脾益气,宽中润肠,润燥消水,清热解毒。《名医别录》谓其"杀乌头毒",《食疗本草》也记载其能"杀乌头、附子毒"。《本草纲目》卷二十四则记:"煮汁,解礜石、砒石、甘遂、天雄、附子、射罔、巴豆、芫青、斑蝥百药之毒。"与本条主治相符。

【译文】

一方,取藿香汁、大豆或豆豉服用,可解乌头中毒。

【原文】

一,煮铁[1],饮之。

【注释】

[1]铁:《神农本草经》中有铁精、铁落与铁三种,据本书后有锻铁者灰即铁落。

【解析】

生铁落辛凉,归肝、心经;能平肝镇惊,解毒疗疮,补血。《神农本草经》"铁,主坚肌,耐痛",又"铁落,味辛平。主风热,恶疮,疡疽,痂疥,气在皮肤中。"《证类本草》:"若被打,瘀血在骨节及胁外不去,以铁一斤,酒三升,煮取一升,服之。"与本方主治相似。用生铁落解乌头毒,可能因部分铁离子与乌头素发生耦合作用,使乌头素失效;部分铁离子和红细胞结合,补血以加强运输氧气的作用。

【译文】

一方,把生铁放在水里煮沸后,饮服。

【原文】

一,禹人毒者[1],取麋芜本若□荠[2]一【□】□【□】,冶产【□□□】宰傅宥。

【注释】

[1]禹人毒者:"禹"通"遇"。此句当是遭受别人施放毒箭之类而致的乌头中毒。[2]麋芜本若□荠:"麋"通"蘪",蘪芜本,即蘪芜根,当为川芎。

【解析】

本方为治疗遭受别人施放毒箭之类而致的乌头中毒,缺一药物,制药过程缺如。川芎辛温香燥,走而不守,既能行散,上行可达颠顶,活血祛瘀作用广泛,适宜瘀血阻滞等各种病症;还可治疗头风头痛、风湿痹痛等症。

【译文】

一方,被人用毒箭射伤中毒的人,取川芎和某药物,(原文缺如,文义不详)捣碎后外敷在伤口处。

【原文】

一,穿地□尺[1],而煮水一瓮,□【□□□□□】为五【□□□□】一音。

【注释】

[1]穿地□尺:挖地开穴,指挖一个一尺见方的地坑。

【解析】

原文缺如,文义不详。

【译文】

一方,挖一个一尺见方的坑,再把水放在一个瓦瓮里煮沸。(原文缺如,文义不详)一杯饮服。

十一、瘕

【原文】

【瘕[1]:□】□□□□以财魿蓝[2]【□□□□】□渍□☑。

【注释】

[1]瘭:此处指被蝎子螫伤。"瘭"同"疠"。[2]以财䭃蓝:䭃,稠粥。这里指适量的较浓薤汁。蓝,马王堆汉墓医书整理小组释文作"薤"。

【解析】

被全蝎咬伤,可以用薤白外敷,因皮肤属肺,古法取白者补而能泻也。薤白,百合科植物小根蒜或薤的鳞茎,辛、苦、温,归心、肺、胃、大肠经,《本经逢原》释义:"薤白,《本经》治金疮疮败,亦取辛以泄气,温以长肉也。"《本草衍义》记载薤白"与蜜同捣,涂汤火伤"。

【译文】

治疗被蝎螫伤的方法:取一种或几种药物研末,用浓薤汁调和,外敷于伤口。

【原文】

【一,□】□□□✓

【解析】

原文缺如,文义不详。

【译文】

原文缺如,文义不详。

【原文】

一,濡[1],以盐傅之,令牛吔[2]之。

【注释】

[1]濡:浸渍、湿润。[2]牛吔:吔,马王堆汉墓医书整理小组释文径释作"吣",吣,即"舐"字,"舐"字古写又作"锡""舔"。

【解析】

食盐古人认为有解毒作用,故用于蝎螫。《本草纲目》云:"虫伤用之(指食盐)者,取其解毒也。"又按:让牛用舌舐盐的方法在《备急千金要方》卷二十五"治卒死无脉"也有类似记载:"牵牛临鼻上,二百息,牛舐必瘥。牛不肯舐,着盐汁涂面上,牛即肯舐。"也是一种用盐诱牛舐的方。

【译文】

一方,被蝎螫伤后,将伤口洗干净,将食盐涂敷在伤口上,让牛用舌头去舐伤口。

【原文】

一,以疾黎、白蒿[1]封之。

【注释】

[1]疾藜、白蒿:"疾藜"即"蒺藜"。白蒿,即白艾蒿、蓬蒿。

【解析】

蒺藜,辛、苦,微温,有小毒,归肝经。《神农本草经》谓其:"味苦温,主恶血,破癥结积聚,喉痹,乳难。"在后代医方中也有用其治疗疔肿、瘾疹等病。白蒿配伍蒺藜,其清热祛湿,解毒消肿,祛风止痒力胜,故可以治疗全蝎咬伤。

【译文】

一方,将蒺藜和白蒿两种药物捣烂后,涂敷在被蝎螫伤的伤口上。

【原文】

一,湮之[1],贲[2]:"兄父产大山,而[3]居氏谷下。【□□】系[4]而,□【□□】而,凤=【□□。毋敢上下】彗[5]=,豙且贯而心[6]。"

【注释】

[1]湮之:"湮"同"唾"。这是操作祝由的一种动作。或是把唾液吐在伤口上。现在民间尚流传这种简易疗法,遇到黄蜂、毛虫等螫伤,即在伤口上吐唾液,然后用手擦摩伤处,可收消肿、止痛之效。[2]贲:通"喷",吐气。[3]而:你。[4]系:马王堆汉墓医书整理小组释文作"不"。[5]彗:同"寻"。[6]豙且贯而心:意为用鸟嘴啄你的心。豙,喙也。此处指鸟喙或鸟嘴。这也是诅咒病魔的祝由之词。

【解析】

祝由之术是远古时代人类用于祛除病邪的主要方法,为早期原始医学一部分,是指通过用语言说理和行为开导,来转移病人对病痛的注意力,调动机体的积极因素,取得心理效应,以增强病者战胜疾病的信心。

【译文】

一方,实施祝由术的人在伤口上吐唾沫并吐气,大声念祝由辞。

【原文】

一,"父居蜀,母为凤=蓐[1]。毋敢上下彗,凤=【贯】而心。"

【注释】

[1]蓐:草席。

【解析】

南方的地理环境明显有别于北方,上古楚民耕作渔猎时难免会接触凶险的蛇类,可以想象,出于对生命本能的维护,楚人不得不千方百计地祛除虫蝎。而鸟类能飞入高空躲避蛇害,猛禽能搏击制服毒蛇,皆是自然界清清楚楚展示给人们的生存规律。于是作为百鸟之王、羽虫之长的凤凰在饱受虫蝎之患的楚地,理所当然需要担负起祛除虫蝎的职责。这是先民以祝由喷唾法,借用凤鸟的大名来压制吓唬蛇蝎的祝由方。

【译文】

一方,念祝由辞。

十二、蛭食人

【原文】

蛭食人腨股[1],【即】产其中[2]者,并黍、叔、秫而炊[3]之,丞以熏[4],瘳病。

【注释】

[1]蛭食人腨股:蛭,水蛭之类。食,后作"蚀"。腨,原义指胫骨,此处泛指小腿部。股,大腿部。这里指蚂蟥钻入下肢。[2]【即】产其中:当是叮咬在腨股膝的皮肤上,较长时期不落,故谓之生其中。或是蛭蚀之后,产生感染性疾病。[3]并黍、叔、秫而炊:黍,黄米。"叔"通"菽",大豆。"秫"同"朮"。炊,蒸煮食物。[4]丞以熏:估计为熏蒸疗法。

【解析】

水蛭腹面生有吸盘,可以钻入人、畜皮下吸血液,同时分泌水蛭素等物质,可抑制血液凝固,从而引起皮下出血,甚至大量出血。本条用黄米配合大豆、苍术蒸熟后局部贴敷似利用其粘着特点达到止血的目的。

【译文】

水蛭钻入人的下肢,长时间不掉落,取黄米、大豆和苍术三物蒸煮,用产生的蒸汽熏蒸患处,便可痊愈。

【原文】

一,䪹蜁[1],傅【之】。

【注释】

[1]䪹蜁:"䪹"通"斋",捣碎之意。蜁,蟹类动物。此处指捣碎蟹类以作为敷贴之药物。

【解析】

《说文》:"蜁,蟹也。"蟹类的种类很多,蜁是螃蟹的一种。《本草纲目》言其:"杀莨菪毒,解鳝鱼毒、漆毒,治疟及黄疸。捣膏涂疥疮、癣疮。"螃蟹咸寒,可入心、肝、肾三经,有调肝息风、清热凉血之效。外用捣敷或焙干研末调敷于伤口之上,能够直达病所,起到疏通毛孔、中和毒素、清热解毒、散血消肿、续绝伤的目的。

【译文】

一方,将螃蟹捣碎,外敷在水蛭吸附的伤口上。

十三、虺

【原文】

虺[1]:䔖兰[2],以酒沃,饮其汁,以宰封其痏,数更之[3]。

【注释】

[1]虺:虺,一种毒蛇。《名医别录》:"虺,蝮类,一名虺,短身土色而无文。"本病即被此种毒蛇咬伤。[2]兰:泽兰。[3]数更之:多次替换。

【解析】

《神农本草经》称泽兰治"痈肿疮脓"。今《福建民间草药》载以泽兰治蛇咬伤,方法与本方同。南方气候潮湿闷热,易生蛇虫,而泽兰在南方多见,用于治疗毒蛇咬伤。

【译文】

治疗毒蛇咬伤的方法:将泽兰捣碎,用适量的酒浸泡,饮服药汁,将其药渣外敷在伤口上,多次替换。

【原文】

一,以蓟印其中颠[1]。

【注释】

[1]以蓟印其中颠:"蓟"通"芥"。印,涂敷。中颠,头顶正中部。

【解析】

这里是指用芥子泥敷百会穴使局部红赤治疗蛇咬伤的方法。

【译文】

一方,将生芥子捣成泥后外敷在患者头顶的正中部。

【原文】

一,以产豚豙[1]麻[2]之。

【注释】

[1]产豚豙:疑即"生豚喙",指没有煮过的猪嘴或活猪之嘴。[2]麻:

"麻"通"摩",摩擦。

【解析】

此方与本书前面所述用牛的唾液治疗被蝎子咬伤的方法类似。

【译文】

一方,用活猪的嘴摩擦被毒蛇咬伤的部位。

【原文】

一,以堇一阳筑封之[1],即燔鹿角,以弱饮之。

【注释】

[1]以堇一阳筑封之:堇,即堇菜。阳,疑作"杖",阳筑,指拿着木杵将药物捣烂。封,涂抹,外敷。

【解析】

堇菜多用于治蛇虫咬伤。《食疗本草》:"堇菜,味苦。主寒热、鼠瘘、瘰疬、生疮、结核、聚气,下瘀血。"有学者认为,堇菜当为光瓣堇菜,即紫花地丁,苦辛寒,无毒;归心、肝经。有清热解毒、凉血消肿、清热明目的功效,用于治疗疗疮肿毒、痈疽发背、丹毒、乳痈、肠痈、毒蛇咬伤、肝热目赤肿痛及外感热病。鹿角甘咸温,能补肾阳,活血散瘀;用于肾虚阳痿、腰脊疼痛、阳虚带下、疮肿久不消,为《神农本草经》中品,谓其"主恶疮、痈肿,逐邪恶气"。气属阳,补阳故又能益气也,鹿角补阳救逆即能补气固脱。童子尿又称童便,可起到滋阴降火、活血化瘀的作用。本方紫花地丁配伍鹿角,寒温同用,又以童子尿入药,可以解毒活血,滋营补液,回阳救逆,应当是治疗毒蛇咬伤后中毒休克者。

【译文】

一方,取堇菜一份捣烂后涂敷在毒蛇咬伤处,把鹿角燔烧成炭灰后,用人尿送服。

【原文】

一,吙[1]:"嗟[2],年薑〈蠚〉[3]杀人,今兹[4]有复之。"

【注释】

[1]吙:《玉篇》:"呼气。""吙"当与"喷"一样,是祝由术的一种动作。[2]嗟:《小尔雅·广言》:"嗟,发声也。"[3]薑〈蠚〉:马王堆汉墓医书整理小组释文作"蠚"。《说文》:"蠚,螫也。"[4]今兹:今此。

【解析】

患者被毒蛇咬伤后惊恐异常,祝由词取类比象,术者多用人们所敬畏的神灵、鬼怪、妖魔、猛兽、戾禽、虫蛇、鳞介等来镇惊鼓劲,从而达到祛除邪气,移精变气,平复心态,增加勇气,抵抗一切自然灾害和疾病的目的。

【译文】

一方,吐气并念祝由辞。

【原文】

一,以青粱米[1]为粥,水十五而米一,成粥五斗,出,扬去气[2],盛以新瓦瓮,冟[3]口以布三【□】,即封涂厚二寸,燔,令泥尽火而歠之,廋巳。

【注释】

[1]青粱米:为禾本科植物粟(小米)的一种青粱的种仁。[2]出,扬去气:即将煮好的粥出锅以后,待冷至无水蒸汽后再盛进新陶内。[3]冟:同"幂",罩盖。

【解析】

本方所用食疗法。中医认为青粱米甘温,微寒,入脾、胃经,具有和胃、健脾、消积、温中、涩肠胃、止霍乱的功效。毒蛇咬伤后,患者可能会出现中毒症状,可能出现食欲下降,或者不能正常进食,又或者出现发热而增加能量消耗,此时营养支持就显得非常重要。本条主要是利用了青粱米、粥的温补之性,以补益脾胃,颐养肾气,从而增强患者机体的抗病能力。

【译文】

一方,用青粱米煮粥,以水十五斗,米一斗的比例,共煮成五斗粥,等粥的热气蒸发散尽,再装到一个新瓦瓮里。瓮的上面用三层布紧密包扎好,再用东壁土涂抹在布的外面,厚约二寸。然后放到火上烧烤陶瓮,等东壁土烧干后,再停火。分多次饮用,毒蛇咬伤就可痊愈。

【原文】

一,亨三宿雄鸡[1]二,洎[2]水三斗,孰而出,及[3]汁更洎,以金盉逆甗下[4]。炊五穀、兔□唯肉陀甗中[5],稍沃以汁,令下盉中,孰,饮汁。

【注释】

[1]三宿雄鸡:疑指三年的雄鸡。[2]洎:加水。[3]及:及,疑读为"汲",汲出汤汁。[4]以金盉逆甗下:逆,犹受也。此处意指将金盉放在甗之下,以接因为加汁而从甗溢出来的汤。[5]兔□唯肉陀甗中:兔□唯肉,即兔头肉。陀,据文义应训为"隋",古书"陀""隋""堕"音近义通。此处有投入之义。

【解析】

本方亦为温补食疗方。公鸡在《神农本草经》名"丹雄鸡","味甘,微温。主女人崩中漏下,赤白沃,补虚,温中,止血。"《食物本草会纂》指出,兔肉能

"补中益气,治热气湿痹,止渴健脾,去小儿痘疮,凉血解热毒,利大肠"。兔头肉甘凉,入肝、脾、大肠经,具有补中益气、凉血解毒、清热止渴等作用,质地细嫩,味道鲜美,营养丰富。两者温凉相合,成为大补之平性食物,又利用五谷之蒸汽温和润养胃气。

【译文】

一方,取两只三年的老公鸡,加三斗水加热煎煮,待煮熟后取出汤汁,加水再煮。将金盂放在甑之下,以接因为加汁而从甑溢出来的汤。再把五谷和兔头肉放在甑里用火蒸煮,蒸煮前先稍浇一些上面制好的鸡汁,让它自然地流到盂的下一层甑里,等蒸熟后,患者饮服汤汁。

【原文】

一,贲吮:"伏食[1],父居北在,母居南止,同产三夫,为人不德。已。不已,青[2]傅女。"

【注释】

[1]伏食:即"服食",服用丹药。[2]青:空青,空青即镧矿石的一种。

【解析】

空青甘酸,寒,有小毒。空青见《神农本草经》,是铜矿石的一种,其中记载空青"甘,寒,主青盲,耳聋,明目,利九窍,通血脉"。陶弘景称诸石药中唯此最贵,医方乃稀用之。《日华子本草》谓空青"浆能点多年青盲、内障、翳膜,养精气,其壳又可摩翳"。《备急千金要方》说:"治众蛇伤,用空青敷疮上。"空青镇肝祛风,通脉利窍,故可以用外敷毒蛇咬伤之伤口。《备急千金要方》卷二十五载,治众蛇毒,"用铜青傅疮上",与本方相似。

【译文】

一方,祝由者呼气,念祝由辞。

【原文】

一,湮汲一音入奚蠡[1]中,左承之,北乡㆑人禹步[2]三,问其名,即曰:"某㆑年□,今【□】。"饮之,音〈言〉曰:"疾【去疾】已,徐去徐已。"即覆[3]奚蠡,去之。

【注释】

[1]奚蠡:大葫芦制成的水瓢。[2]禹步:《玉函秘典》:"禹步法:闭气,先前左足,次前右足,以左足并右足,为三步也。"系祝由步法。[3]覆:颠倒。

【解析】

禹步,相传是模仿夏禹氏者,巫者操作法术时所使用的一种行步方法。行使禹步法道时,常常配合符法、水法、药法、禁法、咒法、祝由法。如前所述,祝由能移精变气,平复心态,增加勇气,抵抗病痛。

【译文】

一方,把一杯调制好的地浆水倒入大葫芦制成的瓢里,再从左面把瓢接过来,面向北方,按照禹步法走三次,并询问患者的姓名,并念祝由辞。念完后,让病人将这一杯地浆水喝下去。又念祝由辞。最后,即将瓢翻转,丢弃。

【原文】

一,煮鹿肉若野豨肉,食之,歠汁。·精[1]。

【注释】

[1]精:精字指此方灵验。

【解析】

本方系食疗之方。《名医别录》载鹿肉能"补中,强五藏,益气力"。《食疗本草》称"利五脏,调血脉"。野豨肉,《新修本草》言其"生肉疗癫痫"。《本草纲目》载鹿肉:"甘,温,无毒。"有"养血生容"功效。野猪肉,《本草纲目》曰"甘,平,无毒",又"炙食,治肠风泻血,不过十顿"。《医林纂要》称其"补养虚赢,祛风解毒"。《食疗本草》:"野猪肉,主癫痫,补肌肤,令人虚肥。"鹿肉、野猪肉都能温中补虚,且能止血,促进受伤部位组织再生。

【译文】

一方,把鹿肉或野猪肉煮熟后食用,同时饮其肉汤。此方灵验。

【原文】

一,燔狸[1]皮,冶灰,入酒中,饮之。多可殹,不伤人。煮羊肉,以汁【□】之。

【注释】

[1]狸:狸猫。

【解析】

狸可凉血解毒,羊肉可温中补虚,二者可疗毒蛇咬伤。

【译文】

一方,把狸猫皮用火焙烤成炭,研成粉末,放在酒里,饮服。每次服用较大剂量也可以,对人体没有害处。还可将羊肉煮熟,用汤汁冲服或调和外敷。

【原文】

【一】,取井中泥[1],以还[2]封其伤,已。

[1]井中泥:井底泥。[2]还:通"环",围绕。

【解析】

井底泥甘,大寒,能清热解毒。此处治疗毒蛇咬伤用井底泥外敷,取其清热解毒、凉血消肿之效。

【译文】

一方,取井底泥,外敷在被毒蛇咬伤的伤口的外面及周围。可以治好。

十四、疣者

【原文】

尤[1]:取敝蒲席若藉之弱[2],绳之[3],即燔其末,以久尤末,热,即拔尤去之。

【注释】

[1]尤:通"疣",生长于体表的一种赘生物,又称"赘疣"。[2]取敝蒲席若藉之弱:敝蒲席,即旧蒲席。藉,卧席的一种。"弱"通"蒻",蒲子。全句言取旧蒲席或蒲荐上的蒲子做药物。[3]绳之:搓成绳状的灸条。

【解析】

疣多由风热毒邪搏于肌肤而生,或怒动肝火,肝旺血燥,筋气不荣,肌肤不润所致。《名医别录》,曰:"败蒲席,平。主筋溢,恶疮。"燃烧破旧的蒲席用于灸疣,取其温通经脉、调和气血之效。

【译文】

治疗疣病的方法,取旧蒲席或者蒲荐上的蒲子,搓成绳状的灸条,点燃其末端,用以灸疣的顶部,疣被灸热后,即可将疣拔掉。

【原文】

一,令尤者抱禾[1],令人呼曰:"若胡为是[2]?"应曰:"吾尤。"置去禾〈禾去〉,勿顾[3]。

【注释】

[1]禾:或指稻禾。[2]若胡为是:若,你。全句意为"你为什么这样"。[3]置去禾〈禾去〉,勿顾:谓将稻禾抛弃于地上不回头看,也是一种祝由疗法。

【解析】

此祝由所以抱稻禾也,是将疣病转移到稻禾上,然后丢掉,意为丢掉病邪。

此方具有迷信色彩,对于病人来说,具有心理安慰的作用。

【译文】

一方,让患有疣病的人抱着稻禾,再让别人大声问他:"你为什么这样?"回答说:"我有疣病"。说完后立即把稻禾扔掉,不要回头。

【原文】

一,以月晦日之丘井有水者[1],以敝帚骚尤二七[2],祝曰:"今日月晦,骚尤北[3]。"入帚井中[4]。

【注释】

[1]以月晦日之丘井有水者:月晦日,阴历每月的二十九或三十,整夜无月光,不吉利,是治病魔的好时机。丘,空也。丘井即无水的枯井。[2]以敝帚骚尤二七:"骚"通"扫"。指用旧扫帚在疣上扫十四次。[3]骚尤北:扫掉疣子,赶到北方。[4]入帚井中:把旧扫帚丢入井中。

【解析】

农历的每月最后一天为晦,即大月三十,小月二十九。晦日在月末,在新月的前一天,这天的月亮称为晦月,月终之日。月晦日被认为是阴气最为浓重的时候,在祝由术中被认为是驱魔治病的好机会。古人认为,有水的井是通往冥府的,那么井里面就应该有水神、龙神以及厉鬼等。古人由此引申,有水的井就是地下的神鬼与人间的通道。这条鬼神与人世的通道在空枯而受到堵塞的时候,鬼神就不能自由地上下了,从而病人身上的病魔即鬼神也就不能回到它应该去的地方。所以,等到月晦日鬼神猖獗的时候,病人到有水的空井边,将它们赶回去。也就是说,只有当枯井有水的时候鬼神出入的通道畅通了,巫医才可以将附在病人疣体上的厉鬼捉住,扫入井中,让他回到地下去,不再祸害人类。用扫帚扫除病疣 14 次,驱逐它回到有水的井中,并将扫帚弃于井中,以期厉鬼永远不要回来,病人由此得到康复。扫帚为除去尘土垃圾等的用具,此处是用取类比象的手法,利用扫帚的扫除功效,截断地下厉鬼与地上来往的通道,将这些厉鬼打入万劫不复的深渊。因枯井已是废弃不用了,丢弃扫帚,既不会妨碍人们利用井水,也不会得罪在地下的其他神灵,这充分反映出古人对鬼神既怕又敬的矛盾心理。

【译文】

一方,在每月的月末,与祝由师一起走到山丘上有水的井边,然后用旧扫帚来扫长疣的部位,每处扫十四次,并念祝由辞。说完后把旧笤帚扔到废井里。

一,以月晦日﹦下餔时[1],取块[2]大如鸡卵者,男子七,女子二七。先【以】块置室后,令南北列囗,以晦往之块所,禹步三,道[3]南方始,取块言曰﹜块言曰﹜[4]:"今日月晦,靡尤北[5]。"块一靡一,二【七】[6]。已靡,置块其处,去,勿顾。靡大者。

【注释】

[1]日下餔时:即下晡,《素问·标本病传论》注:"下晡,谓日下于晡时,申之后五刻也。"[2]块:土块。[3]道:自,从。[4]块言曰﹜块言曰﹜:﹜块言曰﹜系衍文。[5]靡尤北:靡,古通磨,指向北用土块磨疣。[6]块一靡一,二【七】:在本文中男子生疣用土块七块,女子用十四块,强调在治疣时,每一块土块都应磨到。

【解析】

仪式、咒符、法术等是巫术必不可少的因素,这些都是超自然的神灵力量的象征。而在巫祝治病时,又经常会采用象征病魔或病根的替代物。用土块磨疣,磨完将土块丢掉不回头。这是采用象征性的方法,用土块象征疣的病根,将这些抛弃即象征带走了病根,疣就可以治愈。

【译文】

患者在月晦日申时后五刻治疗。取鸡蛋大小的土块,男七块,女十四块。将土块放到屋后,南北向排列,在晚上去放土块的地方,从南面开始,走禹步三次,取土块时念祝由辞。不断重复,每一个土块都要磨疣处,磨完以后,仍把土块放回原处,然后离开那里不要回头看。先选大的疣磨。

【原文】

一,以月晦日之内后[1],曰:"今日晦,弱又内北[2]。"靡又内辟[3]二七。

【注释】

[1]之内后:到寝室的后面,是行巫术的一种要求。[2]弱又内北:"弱"通"搦",《说文》:"搦,按也,从手弱声"。又,疣之误写。弱又内北,即将疣磨掉后丢在内室的北面。[3]辟:通"壁"。

【解析】

内室为寝室,后面为阴,故为隐秘安静之所,有利于集中精神心无旁骛。墙壁为人们的保护,故磨墙壁同时祝由治病。

【译文】

在月晦日让患者到寝室的后面去,边念祝由辞。边在墙壁处磨自己生疣的部位十四次。

【原文】

一,以朔日[1],葵茎靡又二七,言曰:"今日朔,靡又以葵斡[2]。"有以杀本若道旁蕳、楬[3]二七,投泽若□下[4]。•除日巳望[5]。

【注释】

[1]朔日:每月初一。[2]葵斡:斡,马王堆汉墓医书整理小组释文作"戟"。斡,疑为干字之误。葵斡,当指冬葵的茎干。[3]杀本若道旁蕳、楬:杀,即樧。《说文》:"樧,似茱萸,出淮南",杀本,即吴茱萸根。"道旁蕳"即车前草。楬,根。[4]投泽若□下:投,扔弃。泽,水泽处。□,马王堆汉墓医书整理小组释文"渊"。[5]除日巳望:除日,农历年的最后一天。巳望当即后世的既望,指阴历每月的十六日。

【解析】

冬葵有清热解毒的功能,以冬葵磨疣体,可能取冬葵清热解毒、滑窍排毒、散恶毒气之效。吴茱萸根香气浓烈,味苦微辛辣;能温中,止痛,理气,燥湿,杀虫。以吴茱萸磨疣体,能杀恶虫毒,燥湿止痒。车前草甘淡,微寒,能清热利尿,渗湿止泻,明目,祛痰。以车前草根磨疣体,可能取其去风毒,清热毒,利水湿。故用上述药物磨搽患处,可治疗疣。古人认为疣是附赘在人体表层的多余之物,所以相关祝由方中多有"磨"的动作,是想通过摩擦去除疣。

【译文】

在阴历每月初一,用冬葵根磨疣处十四次,说祝由辞。仪式完毕把吴茱萸根或者车前草根十四株扔到水塘或水潭里。如果初一这天正好是建除日,则改在既望进行。

【原文】

一,祝尤,以月晦日之室北,靡宥[1],男子七,女子二七,曰:"今日月晦,靡宥室北。"不出一月,宥巳。

【注释】

[1]宥:宥,当指疣无疑,但这里用宥,而不用尤,可能是指长得比较大的疣,故用宥,有别于一般的疣。

【解析】

室内为隐秘安静之所有利于患者集中精神心无旁骛。月晦日,阳气收敛,阴气最盛,房屋北面为阴,乾坤收日月之时有利于灭扫鬼魔治疗百病。墙壁属土,土为根本,庇护人们,故古人认为在墙壁上磨疣,同时祝由则疣可愈。

一方,在月晦日到寝室的北面去,边将疣在墙壁上摩擦,男子七次,女子十四次,边念祝由辞。不出一个月,疣便可治好。

十五、癫疾

【原文】

颠疾[1]:先侍[2]白鸡、犬矢。发[3],即以刀剟[4]其头,从颠到项,即以犬矢【溉】[5]之,而中剟鸡口,冒其所以犬矢澄[6]者,三日而已=即孰所冒鸡而食之,致已[7]。

【注释】

[1]颠疾:"颠"通"癫"。癫疾,癫狂症,精神错乱的疾病。[2]侍:马王堆汉墓医书整理小组释文作"侍"。侍,原作侍,储备。[3]发:张雷认为当释作癫痫之发作,由于癫痫具有间歇性发作的特性,所以先准备白鸡、犬矢备用。[4]剟:剔剥。[5]溉:马王堆汉墓医书整理小组释文补"湿"。[6]澄:裘锡圭认为"澄"读为"溉"。[7]致已:即用此方效果极佳之义。

【解析】

乌鸡性平、味甘,具有滋阴清热、补肝益肾、健脾止泻等作用。狗矢具有燥湿、敛疮、解毒之效。

【译文】

治疗癫疾的方法:先准备一只白毛鸡和一些狗矢。当癫疾开始发作的时候,就在患者的头部由头顶到颈后部用刀割开正中部的皮肤,将润湿的狗矢涂上去,再将鸡皮剥下,把鸡皮覆盖到涂有狗矢的部位。三天三夜后,疾病即可愈。患者愈后可将覆盖的鸡皮煮熟后食用,以巩固疗效,此方效果极好。

【原文】

一,虞[1]疾者,取犬尾〈戾〉及禾[2]在圈垣[3]上者,段冶[4],湮汲以饮之。

【注释】

[1]虞:同"癫"。[2]犬尾〈戾〉及禾:尾疑是"戾"的误字,犬尾即犬矢。禾,应释为茎秆,即狗尾草的秆部。[3]圈垣:圈,饲养牲畜的栏圈。垣,矮墙。[4]段冶:捶击敲碎。

【解析】

癫疾为风、火、痰作祟,故治疗以狗矢清热解毒,狗尾草之木畅肝气,地浆水之水克心火,地浆水之土平脾痰。

【译文】

一方,治疗癫疾的方法,可取狗矢和在饲养牲畜的栏圈矮墙上的狗尾草全草,切成小段捣碎,加地浆水一起服下。

十六、白瘕

【原文】

白【瘕】[1]方:取灌青,其一名灌曾[2],取如□【□】盐廿分斗一[3],灶黄土[4]十分升一,皆冶,并【□□】□□先食饮之。不已,有复之,而□灌青,再饮而已。•令。

【注释】

[1]白瘕:瘕,马王堆汉墓医书整理小组释文作"处"。白处,应为有皮肤色素消失症状的皮肤病,如白癜风之类。[2]灌青,其一名灌曾:当为空青、曾青这类矿物药。[3]廿分斗一:二十分之一斗。[4]灶黄土:伏龙肝。

【解析】

白癜风部位在皮肤属肺,病机在血热化毒、肝风阴毒、虚风挟毒。《名医别录》称空青"疗目赤痛,去肤翳"。盐咸寒,具有清火、凉血、解毒的作用。伏龙肝辛,微温,归脾、胃经。其功专入脾胃,扶阳退阴。空青、盐、伏龙肝三药配伍,正好针对白癜风的病机,入营血而泻热解毒,治肝风而兼顾脾肾。

【译文】

治疗白癜风的方法:取空青若干,它的别名称灌曾。再取二十分之一斗的盐和十分之一斗的伏龙肝都粉碎研细。每次饭前冲服。若疾病不愈,或反复发作,将空青酌情加量,继续服用,则疾病愈。此方灵验。

【原文】

【一,□□】其在【□】□□□与其真【□□】。治之:【以】鸟卵[1]勿毁半斗,甘盐【□□□□】【□□□□□□□】【□□】者□【□□□□□】其中,卵次之,以□【□□□□】冥瓮以布四□【□□□□□□□□□□□□□】□□□【□□□□□□】蔡。已涂之,即县阴燥所。【□□□□□】□□【□□□□】□□□【□□】□【□□□】厚蔽肉,扁施[2]所而止。•已【□□□□】之于【□□□】之,热弗能支而=止=施【□□】虽俞而毋去其药=自【□】尽[3]而自□殹,施即已□。灸之=时,养甚难禁,【毋】搜[4],及毋手傅之^[5]。以旦未食傅药。已【傅】药，即饮善酒^[6]，极厌^[7]而止，即炙矣。已炙
之而起，欲食即食，出入饮食自次。且^[8]服药，先毋食荤二三日；及^[9]药时，
毋食鱼。病已如故^[10]。治病毋时。·以三月十五日到十七日取鸟卵，已【□】
即用之。□【□】鸟殹，其卵虽有人^[11]，酞^[12]可用殹。此药已成，居^[13]唯十
【余】岁到【□】岁，俞良^[14]。【□】而干，不可以涂身，少取药，足以涂施者，以
美醯渍之于瓦鍖^[15]中，渍之□可河^[16]，稠如恒^[17]，煮胶，即置其鍖于秩火^[18]
上，令药已成而发＝之＝□□□涂，冪以布，盖以鍖，县之阴燥所。十岁以前药
乃干^[19]。

【注释】

[1]鸟卵：《名医别录》名雀卵，即麻雀蛋。[2]施：下方作瘑、虘，应为白
处的别名。所谓"瘑""虘"，当释为"瘕"和"虎"。施，当读为"瘕"。[3]自
【□】尽："自□尽"原为"○自□尽"，裘锡圭认为○是"其"的错写。[4]搜：读
为"搔"，寻求。[5]毋手傅之：不要用手直接敷药。[6]善酒：好酒。[7]厌：
此处指饮酒饱足。[8]且：马王堆汉墓医书整理小组释文作"旦"。[9]及：
马王堆汉墓医书整理小组释文作"服"。[10]病已如故：指病好后恢复正常
饮食。[11]人：指蛋中小鸟胚胎。[12]酞：马王堆汉墓医书整理小组释文
径释作"犹"。[13]居：停留，经过。[14]俞良："俞"通"逾"。指疗效更好。
[15]鍖：鍖，即瓵，盆盂一类的陶器。[16]可河："河"通"和"。"可和"即适
当地调匀。[17]稠如恒：稠，密也。恒，常态，原状。指稍微恢复原来的状
态。[18]秩火：以禾秆皮为燃料的火。[19]十岁以前药乃干：炮制已十年以
上的药才会变干。

【解析】

麻雀蛋甘咸，温，归肾、肝、肺、心经，能补肾阳，益精血，调冲任，治男子阴
痿，女子血枯、崩漏、带下。盐外用可以杀菌解毒，清洁伤口，消肿止痒止痛，促
进排毒收紧汗孔等作用。食醋古谓之苦酒，味酸性涩，能清热除湿、杀虫止痒。
诸药合用，可治白癜风。

【译文】

一方：下文缺如，文义不详。取不打碎的麻雀蛋半斗，将食盐和一种或几
种药物放在陶器中，再把麻雀蛋放进去，用布把陶器口四周覆盖，再用泥封渗
之后，悬挂在阴凉干燥的地方。用竹板厚厚地涂在患者生长有白癜风的地方。
用禾秆或者桑枝燃烧炙烤患处，待到外涂的药物干燥到局部皮肤感到不可忍
受时为止，停止炙烤，药物自行脱落，白癜风就好了。炙烤的地方，瘙痒难以抑

制,不要用手抓挠,不要用手直接上药。每次上药要在清晨早饭之前。已经上
药后要喝好酒,喝到饱足为止时再用火去烤上药的地方。烤完之后再起来,患
者如想吃东西,即可进食,饮食的量可以随意。用药的时间一般是在早晨,在
用药前两三天内不要吃荤食;在用药期间不要吃鱼。待病愈后即恢复如常。
用这种方法治病不拘任何时间都可以。方中所用的麻雀蛋要在三月十五日到
十七日采取,取了就立即用来制药。有胚珠的麻雀蛋依然可以用。药制作成
后,以藏十年到二十年的效果最佳。如果此药放置太久已经干燥,不能在身上
敷时,可以取少量,以能满足每次需要用的药量就行,用醋掺和,再放在瓦甋里
浸泡,待其稍溶化而调匀,恢复原来的状态后,加热煮成胶状,煮法是把甋放在
用禾秆皮燃点的火上,待药制成,疾病发作时,将药物敷在患处,存放药物的瓦
器,上面要用布蒙盖,把瓦盆盖好,悬挂在阴凉而干燥的地方。一般是要经过
存放十年以上的药才能干燥。

【原文】

一,白═癜═者,白毋奏[1],取丹沙与鱣鱼血[2],若以鸡血[3],皆可。鸡涅
居[4]二【□】者[5]之,□以蚤挈[6]虒令赤,以傅之。二日,洵,以新布孰暨[7]
之,【复】傅,如此数,卅日而止。·令。

【注释】

[1]白毋奏:奏,即腠理,指皮肤的纹理。白毋奏即指皮肤发白而无纹理。
这是白癜风的主要特征。[2]丹沙与鱣鱼血:丹沙,即丹砂、朱砂。鱣鱼,当
为今之鳝鱼,《本草拾遗》称其"主癣及瘘,断取血涂之"。[3]鸡血:《本草拾
遗》:"白癜风、疬疡风,以雄鸡翅下血涂之。"[4]涅居:涅,即湮,沉没。居,存
放。[5]者:疑读为"煮"。[6]蚤挈:蚤,即爪。"挈"通"契",刻划。[7]孰
暨:"暨"为"概"的讹字,《周礼·世妇》注:"拭也。"孰概,仔细擦拭。

【解析】

可见,用鳝鱼血或者鸡血涂白癜风,由来已久。

【译文】

一方,白癜风患者特征为皮肤发白而无纹理。将朱砂粉碎,加入鳝鱼血或
鸡血,搅匀。将鸡血湮没于某物之下存放二(原文缺如,或为时长)煎煮,用手
搔白处患部至发红,用药敷之。二日后洗去,用新布仔细擦拭后,再敷上药,按
上法反复进行三十天而停止。此方疗效灵验。

十七、大带者

【原文】

大带[1]者:燔埽[2],与久膏[3]而靡,即傅之。

【注释】

[1]大带:古病名,未详。或推测为缠带风一类疾病,即带状疱疹。[2]埽:或以为"垱"字,疑是妇女裆处布剪下烧灰药用。[3]久膏:陈久的脂油。

【解析】

燔埽,疑是妇女裆处布剪下烧灰药用,是一种原始疗法。陶弘景载猪脂膏"能悦皮肤,作手膏,不皲裂"。两者配伍,成为燥湿敛疮、解毒止痛、补虚润肤之方。

【译文】

治疗带状疱疹患者,将妇女裆处布烧灰,加入陈久的脂膏后搅匀,外敷患处。

【原文】

一,以清煮胶[1],以涂之。

【注释】

[1]清煮胶:清,去滓的醴酒。胶,《神农本草经》有白胶、阿胶二种。前者即鹿角胶,系以鹿、麋角煮成,后者多以牛皮或驴皮煮成。

【解析】

酒为百药之长,一定程度上能够起到杀菌的作用,可用于辅助治疗皮肤病。胶是一种用动物的皮或角等熬成的黏性物质。《神农本草经》阿胶亦用牛皮,《名医别录》以驴皮,按文义此处当为鹿角胶。

【译文】

一方,将醴酒过滤去渣,取其酒汁熬煮兽皮(牛、马、鹿、猪等)制成的胶,待胶溶解冷却后,将药物外涂于患处。

十八、冥病

【原文】

冥病[1]方:冥者,虫所啮穿者□,其所发毋恒处,或在鼻,或在口旁,或齿龈,或在手指【□□】使人鼻抉^[2]指断。治之:以鲜产鱼^[3],査而以盐财和之^[4],以傅虫所啮者。【□□】□,辄逾之。病已,止。尝试,毋禁。·令。

【注释】

[1]冥:通"螟",是咬啮植物茎干的一种食心虫。根据其症状看,冥病很可能是麻风病。[2]鼻抉:"抉"通"缺"。鼻缺,指由鼻部溃烂所致的外形缺损症状。[3]鲜产鱼:即鲜生鱼,活鱼。[4]査而以盐财和之:査,当读为"捣"。财和,即一定数量的混合。

【解析】

根据螟病的征象看,认为此病为麻风病。此条中的鱼可能是鲤鱼。鲤鱼味甘性平,入脾、肾、肺经,能补脾健胃、利水消肿、通乳、清热解毒、止嗽下气,对各种水肿、浮肿、腹胀、少尿、黄疸、乳汁不通皆有治疗作用。所以用鲤鱼捣碎外涂,配合食盐消毒杀毒。

【译文】

治疗螟病的方法:螟病,是被螟虫咬伤所致,该病发病没有固定的部位,或在鼻部,或在口角处,或在齿龈部,或在手指部,甚至可以导致鼻子或指头溃烂甚至缺损。治疗的方法是,用新鲜的活鱼与盐适量混合,捣之,外敷在螟虫所咬的部位上。若病不愈就继续敷。病愈后就停止使用此法。遇到此病即可尝试此方,没有任何禁忌。此方灵验。

十九、□蠸者

【原文】

【□蠸者^[1]:□□】以蠸一入卵中^[2]【□□□】□之。

【注释】

[1]□蠸者:蠸,《尔雅·释虫》:"蠸,舆父,守瓜。"义为瓜中的黄甲小虫。[2]以蠸一入卵中:将黄甲小虫放入鸡卵或鸟卵之中。

【解析】

守瓜咬伤,以守瓜治之,古人称为同气相求以毒攻毒。我国医学历史上,很早就有免疫的思想,即以毒攻毒的治病方法如用天花痘接种法、用狂犬的脑髓和唾液制成疫苗来预防和医治狂犬病毒、毒蛇致病。鸡蛋清性味甘、微寒,无毒。具有润肺利咽和清热解毒的功效,可以治疗外伤。以本方以虫治疗虫咬伤,也是扶正解毒、以毒攻毒疗法。

【译文】

治疗被守瓜咬伤的方法:将守瓜烧灰粉碎,加入适量鸡蛋清搅匀,外涂患处。

【原文】

……[1]

【注释】

[1]……: 此行后帛书有缺损,所缺行数不明,暂依现存行数计算,以下类似情况同例。

【解析】

原文缺如,文义不详。

【译文】

原文缺如,文义不详。

二十、□者

【原文】

【□□□□□】槐为箸,即巳。

【解析】

原文缺如,文义不详。

【译文】

原文缺如,文义不详。

【原文】

【一,□□□□】□玝冶之,诲[1]食,入三指寂食中【□□□□□□□□□□□□□】【□□□□□】□煮藇[2],再沥[3],饮之,以当㱃[4]⊘

【注释】

[1]诲:每。[2]藇:当读为“熟”。[3]再沥:重复煮两次。[4]㱃:浆。

【解析】

原文药物缺如,文义不详。

【译文】

一方,将某药物研末,每次服用时取三指撮放入(或为酒剂)中饮服,某物煎煮熟后,再重复煮一次,服用,当作浆酒。

【原文】

一,鎣兰【□□□】□以酒而□【□】以☑

【解析】

《神农本草经》记载兰草"味辛、平,主利水道,杀蛊毒,辟不祥"。兰草芳香理气化湿,消肿辟浊。本方应当是治疗皮肤病如湿疮之类。

【译文】

一方,将兰草切细,加入酒,可治疗某种皮肤病。

【原文】

一,以淳酒【□□□□□】□渍☑

【解析】

酒外用于伤口消毒,内服用于配制各种药物。本方当在淳酒后面"渍"字,应指用酒外洗患处。

【译文】

一方,用酒外洗患处。

【原文】

一,以汤沃【□□□□□】□痏【□□】饮(饮)☑

【解析】

有数据显示,热水是冷水洗洁和杀菌效果的 5 倍,不仅舒适,而且保证了健康。

【译文】

一方,用热水冲洗患处,再饮服某药物。

二十一、痋

【原文】

痋[1]:取兰实[2]【□□□□】去毒【□】□之,以铅【傅】痋。

【注释】

[1]痋:疑即"瘨"字。《说文》:"瘨,病也。"桂馥《说文解字义证》:"病也者,头眩病也。"[2]兰实:方中所用兰,当为佩兰。

【解析】

用佩兰入药浴可以起到祛风散寒的作用。

【译文】

治疗疢病的方法：取适量佩兰煎水外洗。原文缺如，文义不详。

【原文】

一，灸槫[1]【□□□□□】傅疢。☒

【注释】

[1]槫：《说文》："槫，木也。"应是桦木。

【解析】

外用槫木以灸治病，借灸火的温和热力以及药物的作用，通过经络的传导，起到祛风燥湿、舒经通络、通气和血、镇静止痛、扶正祛邪，达到治疗疾病的目的。

【译文】

一方，取桦木烤灸后，借其温热，外敷于疢病患处。

二十二、人病马不间

【原文】

【人】病马不间[1]者：【□□□□□】□。治：以酸枣根三【□□□□□□□】□以浴病＝者＝女子【□】男子【□□□□□□】男子令女子浴之，即以□【□□□□】□即以女子初有布[2]燔【□□□□□□□】寂者一桮酒中，饮病者☒

【注释】

[1]【人】病马不间：据本书目录，此题后尚有"人病□不痫""人病羊不痫""人病蛇不痫"三题，四种病名与《备急千金要方》卷五所载六畜痫，即马痫、牛痫、羊痫、猪痫、犬痫、鸡痫相似。这一类疾病系以发作时患者所发声音及所呈形态命名，如宋代严用和《济生方》云"马痫，作马嘶鸣""羊痫，作羊叫声""牛痫，作牛叫声"。[2]女子初有布：少女初次来潮的月经布。

【解析】

《本草拾遗》："月经衣，主治金疮血涌出，灸热熨之。又主虎狼伤及箭镞入腹。"

【译文】

使马痫不发作的方法：(原书缺如，文义不详。)治法为用三根酸枣根茎若干煮水，让患者以此水沐浴。若患者是女子(原书缺如，文义不详)。若患者

是男子,淋浴后用女子月经初潮布烧灰,用手取一撮,放入一杯酒中,让患者
饮服。

二十三、人病□不痫

【原文】

【人病□不痫:□□□□□□】奉,治以□鸡、桜[1],病者【□□□
□□□□】饮以布如【□□□□□□】□者【□】艮,治以□蜀焦一委[2],燔
【□□□□□】置酒中,饮。

【注释】

[1]□鸡、桜:"□鸡"或为乌雄鸡。桜,或为雀梅。[2]蜀焦一委:"焦"通
"椒"。"委"通"捼",两手相摩为一捼,或为一捧。

【解析】

乌雄鸡味甘,性微温无毒,主补中止痛,除心腹恶气,治风湿麻痹,诸虚羸,
安胎,疗折伤。雀梅,《名医别录》:"味酸寒,有毒,主蚀恶疮,一名千雀,生海
水石谷间。"蜀椒,味辛、大热,有毒,入脾、胃、肺、肾经。酒可通血脉,御寒气,
行药势。诸药合用,共奏温中补虚、祛风通络之效。

【译文】

使□痫不发作的方法:(原书缺如,文义不详。)治以乌鸡、雀梅,煎取药汁
后用布滤去渣滓给患者服用,患者饮用后若疗效不佳者,可将蜀椒一捧烧成
灰,取一撮放在酒中与上述药汁一同饮用。

二十四、人病羊不痫

【原文】

【人病羊不痫:□□□□】□靡如数。

【解析】

《小儿药证直诀·五痫》:"羊痫,目瞪吐舌,羊叫。心也。"《杂病源流犀
烛·诸痫源流》:"羊痫之扬目、吐舌、作羊声者,则应乎肺。"故羊痫治疗在
心肺。

【译文】

治疗羊痫的方法:用某物摩擦多次。

二十五、人病蛇不痫

【原文】

【人病蛇不痫：□□□】□出舌，取蛇兑[1]【□ 】乡者，与□【□□□□□□□□□□□】【□□□□□□】□柏【□□□□】□病者能☒

【注释】

[1]蛇兑：蛇蜕。

【解析】

蛇蜕味咸，性平。主治各种原因引起的小儿惊痫、癫疾。

【译文】

治疗蛇痫的方法：取某药物的舌，用蛇蜕向（原书缺如，文义不详），与某药物以柏杵捣，患者可愈。

【原文】

……

□皆☒

【解析】

原文缺如，文义不详。

【译文】

原文缺如，文义不详。

二十六、诸食者

【原文】

□₌食₌者，【□□□】□□物皆【□□□】冶之☒之柔【□□□】农[1]☒癃而□，其已溃☒及[2]傅。已傅药☒

【注释】

[1]农：即"脓"。[2]及：从图版看，当释为"又"字。

【解析】

本证多为新病，其病位主要在胃，与脾密切相关，属实证。此病有脓，或为食物过敏引起的皮肤生脓疮。

【译文】

治疗伤食的方法,使用几种药物均研末混匀,(原文缺如,文义不详)轻柔将脓挤破,脓可排出,敷上药物。下文缺如,文义不详。

二十七、诸□病

【原文】

【□□】者[1],在足指若☑【□】皆冶。其巳冶☑【□】有□☑

……

【注释】

[1]【□□】者:此处疑是另一个病方的开头。

【解析】

原文缺如,文义不详。

【译文】

原文缺如,文义不详。

二十八、癃病[1]

【原文】

【□□】□□泀□□干葱□☑盐隋炙尻[2]。

【注释】

[1]癃病:指尿闭或排尿困难,下腹胀满的一种证候。[2]盐隋炙尻:"隋"通"脽",脽,臀也。将"隋"释脽,指臀,与"尻"重复,古医家知此,不可能在四字中重复,且语义不通。或为在臀部周围热熨或按摩,是一种刺激体表部位治疗内脏疾病的局部疗法。

【解析】

癃,指小便不利,此处或为癃闭。癃闭之治以气化通窍为先。

【译文】

便闭不通患者,取适量葱白段与炒热的食盐用布包,熨烫臀部。

【原文】

一,窒华[1],以封隋[2]及少【腹】☑

【注释】

[1]遶华:遶华,当为药名。疑为旋华或莞华,二药均见于《神农本草经》,如"旋华,味甘温,主益气,去面皯,黑色媚好,其根味辛,主腹中寒热邪气,利小便,久服不饥轻身,一名筋根华,一名金沸,生平泽"。又"莞华,味苦平寒,主伤寒温疟,下十二水,破积聚大坚、症瘕,荡涤肠胃中留癖饮食,寒热邪气,利水道,生川谷"。二药均有利水通小便的作用,"遶华"是否为上述两药中的一种,有待进一步考证。[2]隋:一个凹陷可以容药的部位,在少腹附近,此唯脐部可以当之。

【解析】

癃闭的治疗应以通为原则,着眼于通利小便。"遶华"究竟为何药,还有待进一步考证。目前疑为旋华,又疑为莞华。"隋"指肚脐。脐灸,是中医的一种疗法,能激发三焦的气化功能,使气机畅通、经络隧道疏通,用治小便不利、腹水等。

【译文】

一方,将遶华加热后用布包起,熨烫脐部及小腹部。

【原文】

一,冶筊蓂[1]少半升、陈葵穜[2]一□,而□[3]

【注释】

[1]筊蓂:即蓣蓂。[2]陈葵穜:冬葵子。[3]而□:张雷认为缺文后应是药物的制作过程和服用情况。

【解析】

蓣蓂子,辛,微温。主入肝经,具有补养五脏、补肝明目、补肾益精之功。冬葵子可清热利湿,行气止痛,用其适量,水煎服,可治疗小便不利。两药配伍能行气止痛,通窍利尿。

【译文】

一方,可取三分之一升蓣蓂子,冬葵子一(升,煎服病可愈)。(原文缺如,文义不详)

【原文】

一,湮汲水三什[1],以龙须[2]一束并者□□

【注释】

[1]什:马王堆汉墓医书整理小组释文作"斗"。[2]龙须:据《神农本草经》,龙须系灯心草科石龙刍的全草。

【解析】

湮汲水即地浆水,尚志钧氏提出:"按湮汲,本草无名。湮汲水利尿而不伤正。"龙须草即石龙刍,甘淡,平入心、肺、小肠、脾、膀胱二经,能清热解毒,利尿通淋止痛,泄热安神。

【译文】

一方,取地浆水三斗,加入石龙刍一束,共同煎煮。

【原文】

一,久左足中指[1]。

【注释】

[1]久左足中指:灸左足中指。

【解析】

癃闭的发生多与肺脾肾三脏有关。灸治左足中趾,可温通经气,襄助气化,通窍利尿。

【译文】

一方,在癃闭患者的左足中趾上进行灸治。

【原文】

一,【禹】步三,湮汲,取棓水喷鼓三[1],曰:"上有□【□□□□□□□□】铁锐某□【□□】【□】□饮之而复[2]其棓。"

【注释】

[1]喷鼓三:该句意为喷水一次,敲鼓一次,连行三次。[2]复:"复"通"覆",颠倒。

【解析】

喷,有吐息之义。鼓,祝由时所用之乐器。古代治病,始为祝由,继乃砭石导引,而汤药在于砭石之后。虽说祝由可以已病,但仍然需要多法合用数法兼行。以平复心态,通窍利尿。在远古时期,鼓被尊奉为通天的神器,主要是作为报时、祭祀、仪仗或军事的器具。喤喤考钟,坎坎击鼓,钟鼓之声通神。古人认为鼓本身有神性,击鼓,是人与神灵之间的交流。将杯子反扣的风俗,取其覆杯即愈之意。

【译文】

一方,按照禹步走三次之后,取一杯地浆水,喷水一次,敲鼓一次,连行三次,念祝由辞。祝由完毕,将杯中剩余的地浆水饮尽,后将杯子反扣即可。

【原文】

一,□【□】及癃[1]不出者方:以醇酒入【□】,煮胶[2],广【□□□□】消,而燔段[3]爨【□□□】火而焠酒中,沸尽而去之,以酒饮病者。□【□□□□】□温,复饮之,令【□□□】起自次殹。不已,有复之,如此数。•令。

【注释】

[1]癃:同"㿗",读为闭,即小便不通。[2]胶:当为阿胶,以滋补阴血。[3]段:读为"煅",加热。

【解析】

某药烧变红后淬入酒药中,被煅烧的某药冷却后弃去。最可能为瓦片,瓦片用黏土制成,位于房屋顶部,以备防水流水。古人取象比类,以假烧变红的瓦片淬烧酒来治疗小便不利。全方化气行水,通窍利尿。

【译文】

治疗溺闭及憋尿不出的方:把醇酒放入瓦器,内煮阿胶,使胶完全溶解,再将某药物烧热后,淬入酒药中,待该药冷却,药酒不再沸腾后,将冷的药物弃去,让患者饮此药酒。若药酒变凉,可重新加热饮用并随意饮用,没有禁忌。若不效,可以重复使用,如此反复服用药酒后疾病可愈。此方灵验。

【原文】

一,癃[1],痛于脬及哀[2],痛甚,弱则痛益甚,□【□□□】。治之:黑叔三升,以美醯三【斗】煮,疾炊,沸,止火。沸下,复炊。参沸,止,浚取【汁】。牡【厉】[3]冶一,毒菫[4]冶三,凡二物并【和】,取三指寂到节一,醯寒温适,入中,挠饮=先食【后】食次。一饮,病俞。日壹【饮】,三日,病=已=,类石如沙从前出[5]。毋禁,毋时。冶疕[6]、毒菫不暴。以夏日至到时【□】[7]毒菫,阴干,取叶、实并冶,裹以韦[8]臧,用,取之。岁更取毒=菫=者【□□】菫叶异小,赤茎,叶从縷[9]者,□叶,实味苦,前【日】至可六、七日秀[10],产【□□□】泽旁。•令。

【注释】

[1]癃:指小便不利,此处指淋证。[2]脬及哀:脬,膀胱。"哀"通"中",指腹中。[3]牡【厉】:牡蛎。[4]毒菫:疑即罂粟科的紫菫。[5]类石如沙从前出:沙,马王堆汉墓医书整理小组释文作"汭"。指膀胱结石像淘米水一样从前阴排出。[6]疕:马王堆汉墓医书整理小组释文作"厉"。[7]时【□】:

下文毒堇在夏至前六七日秀。而此处，取其叶、实。可知应在夏至之后，而非泛指夏天。周一谋、萧佐桃补"时取"二字。[8]韦：柔软的皮革。[9]叶从纁："从"通"纵"。纁，本义为细绳，此处当指叶脉。[10]秀：指抽穗扬花结实。

【解析】

李时珍曰："黑豆入肾功多，故能治水、消胀、下气、治风热而活血解毒。"醋与黑大豆同煎时，可祛除豆腥味，增强黑大豆的功效。堇菜，《本草纲目》称其治血淋。牡蛎咸、微寒，归肝、胆、肾经，能平肝息风、上收下敛、养阴、镇静、解毒、镇痛、软坚。诸药合用，共奏清利湿热，排石止痛之功。

【译文】

一方，患癃病的人，可引起膀胱和小腹部的疼痛，疼痛程度重，特别是排尿时格外刺痛。治法是取黑大豆三升，以好醋三斗用大火煎煮，煮沸后停火，待沸止之后再加热使沸，如此煮沸三次而停止，将煮液滤取汁。再用牡蛎一个，三份，共研末后，这两种药物混匀，取到一根指头的三指撮药物，放到不冷不熟温度适宜的药汁里搅拌后饮服。饭前饭后服药均可。通常服一次即可见效，每天服一次，三天就可病愈。患者在小便里可以看到像细沙石状像淘米汁一样排出来。用此法治疗没有什么禁忌，也不拘任何时间。牡蛎要研成粉末，紫堇不要在日光下曝晒，可以在夏至之后采收紫堇，阴凉处风干后，取其叶子和种子研末，储藏在皮革制的囊袋里，用时再取出来。但要取用当年新紫堇。紫堇的叶片特别细小，茎秆呈红色，茎部和叶片都有纵行的脉络，它的叶子和果实味道是苦的。夏至前六七日开始抽穗扬花结实，主要生长在水深湿地附近。此方灵验。

【原文】

一，以水一斗煮葵穜一斗，浚取其汁，以其汁煮胶一廷半，为汁一参[1]，而☒

【注释】

[1]参：容量单位，即三分之一斗。

【解析】

冬葵子是中医常用的利尿药。陶弘景注谓其："至滑利，能下石淋。"胶，当为阿胶。《名医别录》称其治"丈夫小腹痛"，《本草纲目》称其"利小便，调大肠，圣药也"。《备急千金要方》以"阿胶三两，水二升，煮七合，温服"治胞转淋闭，与本方治法相同。

【译文】

一方，用一斗水煮一斗冬葵子同煮，过滤出药汁后，加入一梃半阿胶，煎成药汁至三分之一斗。（下文缺如，文义不详）

【原文】

一，赣戎盐若美盐[1]，盈[2]脽，有以涂脽【□】下及其上，而暴若□☒

【注释】

[1]赣戎盐若美盐：赣，疑读为“匴”，小杯。戎盐，又名胡盐。美盐，精盐。[2]盈：充盈，充满。

【解析】

隔盐灸有健脾健胃、清浊降浊的功效。二便不通者可以食盐布包热熨。此方用食盐外涂臀部及其上，之后在太阳下曝晒，可能也是取其温通以助气化之效。

【译文】

一方：用一小杯戎盐或精盐铺满臀部。又涂在臀部周围部位，到太阳下曝晒。

【原文】

一，享[1]莱[2]而饮其汁。冬【□】□本，沃[3]以【□□】。

【注释】

[1]享：烹。[2]莱：葵，葵菜，种子为冬葵子。为古人常用蔬菜，今四川人称为冬苋菜，煮食其叶，杆去皮后亦爽滑可食。有清肺热、行水、滑肠之功。[3]沃：灌溉。

【解析】

此方所治当为热淋。

【译文】

一方，把冬葵子以水煮，饮其汁，用冬葵子茎秆及根煎水淋浴。

【原文】

一，享葵，热欼[1]其汁，即【□】禁[2]，以多为故[3]，而【□□】尻厥[4]。

【注释】

[1]欼：即歠。[2]禁：同“蒜”。[3]以多为故：以多为度。[4]尻厥：尻，臀部。厥，臀骨，即尾椎骨。

【解析】

《采药书》言冬葵子“通气透脓”，因此推之，冬葵子有理气疏脉透邪功能。

《医学入门》说:"药之不及,针之不到,必须灸之。"隔药烧烤如同灸法,以疏通经络,调和气血,补益正气达到治疗癃闭或者诸淋的效用。

【译文】

一方,用水煮冬葵子,趁热饮其汁,并将其渣滓加蒜捣泥外敷臀部,用药汁淋洗某部位。

【原文】

一,以酒一音,渍襦颈及头垢[1]中,令涿[2]而饮之。

【注释】

[1]以酒一音,渍襦颈及头垢:将衣领与头垢浸泡于酒中,煮沸后饮用。[2]涿:马王堆汉墓医书整理小组释文作"沸"。

【解析】

头垢和衣领烧灰存性后,烧酒冲服,取其通泻下行,清热利尿。

【译文】

一方,用酒一杯,将衣领及头垢浸入其中,煮沸后令患者饮用。

【原文】

一,瘴[1]〈瘴〉,弱不利,脬盈[2]者方:取枣穜麤屑[3]二升,葵穜一升,合挠,三分之,以水一斗半【煮一】分,孰,去滓,有煮一分,如此以尽三分。浚取其汁,以蠠和,令毚甘[4],寒温适,【□】饮之。药尽更为,病已而止。•令。

【注释】

[1]瘴:马王堆汉墓医书整理小组释文径释作"瘴"。[2]脬盈:魏启鹏、胡翔骅认为"脬盈"指膀胱胀痛。[3]枣穜麤屑:"麤"同"麤(粗)"枣种,即大枣。[4]毚甘:"毚"通"才"。仅,少。才甘,意即稍甜。

【解析】

尿闭不通,膀胱充盈,此为闭之重者,应急以通下为主。葵种理气疏脉透邪。大枣味甘,平,有补脾和胃,益气生津,调营卫,解药毒的作用,《神农本草经》:"主心腹邪气,安中养脾,助十二经。平胃气,通九窍,补少气、少津液,身中不足,大惊,四肢重,和百药。"可见大枣也具有助十二经、通九窍的作用。《本草纲目》谓:蜂蜜"和营卫、润脏腑,通三焦,调脾胃"。可见蜂蜜也具有通三焦作用,所以能利尿。

【译文】

治疗小便不利,膀胱充盈的方法:取大枣粗末二升,冬葵子一升,混合搅拌,分成三份,以其中的一份加一斗半的水煮熟去渣后,再煮第二份,就这样把三份药煮完。然后去渣取汁,加入蜂蜜搅和,稍带甜味即可,待温度适中后饮服。喝完后仍按上法煎服,直到病愈为止。此方灵验。

【原文】

一,癃,取景天长尺、大围束[1]一,分以为三,以淳酒半斗,三氿[2]煮之,孰,浚取其汁,【歊】之。不已,复之,不过三饮而已。先莫[3]毋食,旦饮药。·令。

【注释】

[1]景天长尺、大围束:围,量词,这里当以大拇指与食指合拢的圆周长为一围。束,本义为捆、缚。后用来表达"一束之多",这就成了量词。[2]三氿:疑"氿"应读为"蒸",其义当与三沸相近。[3]先莫:服药的前一晚。

【解析】

景天,味苦、酸,性寒。归心、肝经,具有清热解毒、活血止血作用。红景天配合烧酒用于治疗癃病,当取其清热解毒、理气活血、补肾通窍之效。

【译文】

一方,治疗小便不通,将一把长约一尺的景天分为三份,加入美酒半斗,煮沸三次,煮熟后,滤去药渣,饮其药汁。若病不愈,继续服用,如此不过三次即可痊愈。注意服药的前一天晚上不吃饭,第二天早上服药。

【原文】

一,癃,坎[1]方尺有半,深至肘,即烧陈稾[2]其中,令其灰不盈半尺,薄洒之以美酒,即茜荚[3]一、枣十四、豪之朱臾[4]、椒合而一区[5],燔之坎中,以隧下[6]。已,沃。

【注释】

[1]坎:坑。[2]陈稾:陈旧干燥的禾草。[3]茜荚:即皂荚。[4]豪之朱臾:"豪"通"藗"。即食茱萸。[5]合而一区:合为一小盆。区,同"瓯",盛物的小盆。[6]隧下:"隧"通"坠"。下,此处当指生殖器。

【解析】

《太平圣惠方》有通二便关格方,"用皂荚烧烟于桶内,坐上熏之,即通",与本方相似。稻穗火能安人神魂到五脏六腑,麦穗火主消渴润喉利小便,故陈稾即干禾草当为麦秆或者稻秆。

【译文】

一方,治疗癃闭的方法,在土地上挖一个一尺半见方,深度相当于由人的手指端到肘部的深度的坑,挖好后,把陈久干燥的稻草放入坑内点燃,待其燃点的灰不到半尺时,可以用好酒薄薄地洒在上面。取皂荚一份,大枣十四份,再加上吴茱萸、蜀椒合为一小盆,一同放到坑里焚烧,并让病人脱衣跨在坑上,利用燃烧的药烟和热气熏烤会阴部,病即可愈。治疗后可用水将火浇灭。

【原文】

一,痒:燔陈刍若陈薪[1],令病者北火炙[2]之,两人为靡其尻,痒已。

【注释】

[1]燔陈刍若陈薪:焚烧干饲草或干柴。陈刍,干饲草。陈薪,干柴。[2]北火炙:"北"通"背"。炙,烤热。《玉篇》:"熟也。"

【解析】

炙烤背部以温补阳气,疏通阳气,故能治疗癃闭。

【译文】

一方:治疗癃病的方法,可以把干燥的饲草或干柴烧着。让病人逆着火利用热气来烤他的背部,让另外两个人在他的臀部按摩,病即可治好。

【原文】

一,以水一斗煮胶一参、米一升,孰而歠[1]之。夕毋食。

【注释】

[1]歠:啜,《廣雅·釋詁二》:"食也。"

【解析】

粳米粥配合阿胶能健脾养胃,补中益气,滋阴补阳,补肾通利。

【译文】

一方,用一斗水煎煮一升阿胶、一升粳米同煮,煮熟后就饮服。晚上不用饮服。

【原文】

一,取蠃[1]牛二七,蝨一抓[2],并以酒煮而饮之。

【注释】

[1]蠃:蠃,马王堆汉墓医书整理小组释文径释作"蠃",蜗牛肉。[2]蝨一抓:蝨,薤白。"抓"通"棗",《说文》:"小束也。"

【解析】

《玉楸药解》载蜗牛:"利水泻火,消肿败毒,去湿清热。"薤白,通阳散结,行气导滞。用于胸痹心痛,脘腹痞满胀痛,泻痢后重。

【译文】

一方,取十四个蜗牛、一把薤白,放入酒中共煮,饮其汁液。

【原文】

一，以己巳晨虎[1]，东乡弱之。不已，复之。

【注释】

[1]虎：此"虎"似当读为"嚎"，大叫。

【解析】

尿闭或者小便困难者，吼叫大叫，此提壶揭盖法也。

【译文】

一方，己巳日早晨起床后，大吼一声，面向东方解小便。若病不愈，则重复使用此法。

【原文】

一，血癃[1]：煮荆[2]，三温[3]之而饮之。

【注释】

[1]血癃：血淋，指血尿而伴有尿道热涩刺痛，下腹部疼痛胀急的病症。[2]荆：牡荆。[3]三温：与三沸同义。指加热三次。

【解析】

牡荆，药性辛、苦、温，归肺、胃经，具有祛痰止咳平喘、理气和胃止痛的功效。

【译文】

一方，治疗血淋的方法，用牡荆叶煮水，煮沸后放凉再次煮沸，重复三次后让患者服用药汁。

【原文】

一，石癃[1]：三温煮石韦若酒而饮之。

【注释】

[1]石癃：即石淋。

【解析】

石韦甘、苦、微寒。归肺、膀胱经。能利水通淋，清肺泄热；治淋痛，尿血，尿路结石等。

【译文】

一方，治疗石淋的方法，用石韦与酒同煮，煮沸后放凉再次煮沸，重复三次后服用。

【原文】

一，膏癃[1]〈癃〉：澡石大若李槫[2]，已食饮之。不已，复之。

【注释】

［1］膏癃〈癃〉：即膏淋，小便中有如脂膏，沉淀如膏状。［2］澡石大若李樗：澡石或为滑石。李樗，李核。

【解析】

膏淋以尿道涩痛，小便浑浊如米汤水为主要临床表现，因肾、膀胱气化失司，水道不利导致。滑石性寒清热，甘淡滑利，渗湿利窍，为湿热淋证常用品。

【译文】

一方，治疗膏淋的方法，用李子核大小的滑石煎水，饭后服用。若病不愈，按上法重复服用。

【原文】

一，女子癃[1]，取三岁陈霾[2]，丞而取其汁，□而饮之。

【注释】

［1］女子癃：即女子淋，指女子排尿困难并感到疼痛的病症。［2］三岁陈霾：霾，马王堆汉墓医书整理小组释文作"霍"，藿香，三岁陈霾即置放三年的藿香叶。

【解析】

女子淋，指女子排尿困难并感到疼痛的病症，如在孕期或产后患淋者，又称为子淋或产后淋。产后淋，病名，出自《诸病源候论》，指产后小便频数、尿少、涩痛的病症，多因产虚损，阴血骤亏，虚热内生，或产后余热客于胞中，热迫膀胱所致，症见小便频数、尿急、涩痛而量少。藿香即大豆叶，药性甘、平，归膀胱经，利尿通淋，凉血解毒；主治血淋、蛇咬。

【译文】

一方，女子患淋病者，将存放三年的陈大豆叶蒸熟取汁，趁热服用。

【原文】

一，女子癃，煮隐夫木[1]，饮之。居一日，盗〈筌〉[2]阳【□】，羹[3]之。

【注释】

［1］隐夫木：木，药名，疑即扶木。［2］盗〈筌〉：盗，原释文径释作"筌"，粉碎。［3］羹：烹煮。

【解析】

隐者稳也，在现实中当指屋脊木，一般是杉木，位置高属阳，陈年干枯，纹理通直，具香味，有理气通窍、利水通淋、分清别浊、消炎解毒之效。

【译文】

一方，治疗女子淋病的方法，以水煎隐夫木，取其汁饮用。隔天将某药物粉碎作羹汤服食。

【原文】

一,以醯、酉^[1]三乃^[2]煮黍秆^[3]而饮其汁,皆□□。

【注释】

[1]酉:通"酒"。[2]乃:"乃"为"汋"之讹或省。[3]黍秆:黍,指小米。《说文·禾部》:"秆,禾茎也。"

【解析】

黍米甘,平,入手足阳明、太阴经,益气补中。加酒醋同煮粥,其性更平,其补益作用更强,故可辅助治疗诸淋。

【译文】

一方,用醋和酒煮黍米秆,煮沸反复三次,饮服药汁,病愈。

【原文】

一,衣中裻缁〈缋〉^[1]约^[2]左手大指一,三日□^[3]。

【注释】

[1]裻缁〈缋〉:即纤缋,机织布帛的丝线头绪。[2]约:束缚。[3]三日□:裘锡圭认为"日"下一字疑是"巳"。

【解析】

这是古代的一种外治法,是利用较长时间的压迫某一体表局部治疗内脏疾病(癃病)的。从本方中还没有提到有固定部位的俞穴(体表的刺激点)来看,这种方法很可能是在具体穴位应用之前的一种早期外治法。

【译文】

一方:用纺织车上织布的丝绪,把患者左手的大指捆束一圈。三天可愈。

二十九、溺□沦者

【原文】

【溺】□沦^[1]者方:取【□□□□□】□其□□□□。先取鹊巢下蒿^[2]。

【注释】

[1]【溺】□沦:当指小便白浊。[2]鹊巢下蒿:鹊巢之下生长的蒿。

【解析】

《诗经·召南·鹊巢》:"维鹊有巢维鸠居之。"《淮南子·缪称训》:"鹊巢知风之所起。"蒿为草本植物,常生于乔木之下。"鹊巢下蒿"指喜鹊窝下面的蒿草。疑古人认为鹊巢下的蒿草受喜鹊粪便的养护,具有特殊的医药功效。

【译文】

治疗小便白浊、淋漓不尽的方法:(原文缺如,文义不详)先采鹊巢之下生长的蒿。

三十、膏弱

【原文】

膏弱[1]:是胃内复[2]。以水与弱煮陈葵穜而饮之,有筀阳□[3]而羹之。

【注释】

[1]膏弱:膏溺,指小便中有脂膏之物的病症,与膏淋不同,无疼痛。[2]内复:犹言内漏,膏溺的别名。[3]阳□:药名,不详。

【解析】

膏溺又叫内复。冬葵子治妊娠子淋、小便涩痛、产后淋沥不通、小儿小便不通、妊娠水气、身重、卒关格、大小便不通等。

【译文】

膏溺:别名内复。用水和尿液煎煮年份陈久的冬葵子,饮其汁,再将某药物粉碎煮粥食之。

三十一、穜囊

【原文】

穜=囊=[1]者,气实囊[2],不去[3]。治之:取马矢牭者[4]三斗,孰析[5],汰[6]以水清,止;浚去汁,洎以酸浆【□】斗,取芥衷荚[7]。壹用,智[8];四五用,穜去。毋禁,毋时。·令。

【注释】

[1]穜囊:肿橐,阴囊肿大。[2]气实囊:气,马王堆汉墓医书整理小组释文作"黑"。气实囊意即状如黑色坚实的囊袋。[3]不去:肿大不消退。[4]马矢牭者:"牭"通"粗"。马矢牭者,粗硬的马屎。[5]孰析:细细切碎。[6]汰:汰,马王堆汉墓医书整理小组释文作"沃",浇灌。[7]芥衷荚:"衷"通"中"。芥中荚指芥菜角。[8]智:奏效。

【解析】

马屎,微温,无毒,能解毒敛疮。《外台秘要》治热毒攻肢,手足肿痛欲脱,以水煮马屎汁渍之。酸浆味酸,性凉,能清热解毒,通利小便。《神农本草经》记载:酸浆"主热烦满,定志益气,利水道"。芥菜茎辛,凉。芥菜茎叶有解毒消肿之功。

【译文】

患阴囊肿大的患者,阴囊外形如黑色坚硬的囊袋,硬块久不消散。治法是取粗硬的马屎三斗,充分捣碎,放在水里混合,待渣沉淀水清沏后,停放一段时间,将水过滤后再注入新榨取出的酸浆液汁一斗,再取芥菜角。服用一次即可见效,四五次后阴囊的肿可消失,服用本方没有禁忌,不拘时节。此方灵验。

三十二、肠癪

【原文】

颓[1]:操[2]柏杵[3],禹步三,曰:"贲者一襄胡[4],溃者[5]二襄胡,溃者三襄胡。柏杵白穿[6]一,毋一。□【□】独有三。贲者穜若以柏杵七,令某[7]穨毋一。"必令同族抱[8],令穨者直[9]东乡窗,道外攱橦之[10]。

【注释】

[1]颓:"颓"通"癪"。癪疝,小肠坠入阴囊所致,疑为今之腹股沟疝。[2]操:拿着。[3]柏杵:柏木做成的杵棒。[4]襄胡:襄,除掉,排除。胡,本义为在牛颈部下垂的肉,此处指肿物。[5]溃者:本条中的"贲"和"溃"字,都是"喷"的假字。"喷"字义为吐气。[6]白穿:白,舂米器,引申为捣。白穿,义为捣穿。[7]某:患者。[8]同族抱:同族人。抱,兜、裹也。[9]直:通"置"。[10]道外攱橦之:道外,外面的过道上。攱,祛除鬼邪。橦,马王堆汉墓医书整理小组释文作"椎",捶击,敲打。

【解析】

由于古人认识有限,把疝病的原因归之于鬼神作祟,所以治以祝由术。柏木色黄,质细,气馥,耐水,多节疤,在木植中级别很高,故此方用以击鬼邪。

【译文】

治疗癪疝的方法:让患者扶持着用柏木制的杵棒,按照禹步的步伐走三次,念祝由辞。一定要让患者的同族人抱住患者,并让患者向东面的窗户站立,行巫术者从外面的过道上叩击患处,驱除鬼邪。

【原文】

一,令斩足者清明[1]东乡,以箭赽之[2]二七。

【注释】

[1]令斩足者清明:斩足者,古代受刖刑的人。刖刑,是断足或砍去犯人膝盖骨的刑罚。清明,指平旦黎明时候。[2]以箭赽之:箭,疑指中空如筒的针。赽,刺激。本条"以箭赽之"当指用针筒象征性的刺激患者之义。

【解析】

箭,本义为竹筒。本条的箭字疑指中空如筒的针。也有学者将"箭"字的竹筒之义认为是古代刖刑者用竹筒制的义足。将本条解释为让受到刖刑的人在清明节时向东方用竹筒的义足走十四步,但刖刑的行步和癫病患者无关,故其说很难成立。

【译文】

一方:让受了刖刑法的人在黎明时候面向东方站立,用中空如筒状的针去刺癫疝病人十四次。

【原文】

一,㾺,以月十六日始毁[1],禹步三,曰:"月与日相当[2]"、"日与月相当",各三;"父乖母强[3],等与人产子,独产颓尢[4]。乖已,操段石[5]毃[6]而母。"即以铁椎叚段之二七。以日出为之,令颓者东乡。

【注释】

[1]始毁:指月由圆而缺。[2]相当:相互对立。[3]父乖母强:乖,失于常度。强,《尔雅·释言》:"强,暴也。"[4]尢:马王堆汉墓医书整理小组释文作"尢"。尢,行不正,此处指病者因患癫疝而行走不便。[5]段石:"段"通"锻"。锻石即厉石,磨刀石。[6]毃:击。

【解析】

此方为治疗小便不利合并癫疝患者的方法。铁器时代,人们认为铁器驱鬼镇鬼杀鬼。祝由时配合使用铁器、禹步、神水、药物等,日出阳气兴旺之时作法术,以振奋心神,驱赶恶鬼。《素问直解》云:"祝由者,祝其病所由来,以告于神也。"

【译文】

一方:小便不利合并癫疝的患者,在每月十六日月亮开始由圆变缺时,按照禹步的方法走三步,念祝由辞。按上法共做三遍,又念祝由辞。念毕,就用铁椎敲击患处十四次,以驱除鬼邪。此法应在日出前操作,并让患者面朝东方。

【原文】

一,渍女子布,以汁亨肉,食之,歠其汁。

【解析】

古人以月经布为醍醐肮脏之物,故鬼不敢靠近。先以月经布泡水,再用此水煮猪肉吃,猪为水兽属肾,故补肾壮阳,驱赶恶鬼。

【译文】

一方,先用水浸泡月经布,然后用此水煮肉,吃肉饮汤。

【原文】

一,破卵音醅中,饮之。

【解析】

鸡蛋性味甘平,有滋阴润燥、养心安神之功效。

【译文】

一方,打碎一个鸡蛋倒入一杯醋中,搅匀喝下去。

【原文】

一,炙蚕卵[1],令篓[2]=黄,冶之,三指冣至节,人〈入〉半音酒中饮之,三、四日。

【注释】

[1]蚕卵:蚕蛹,蚕子。[2]篓:通"数",速。

【解析】

蚕蛹性平,味甘,具有祛风湿、润肺肠、长阳气、补气养血、强腰壮肾的功效,可治疗癫疝病。

【译文】

一方:用火烤炙蚕卵,要很快地使之烤黄,研末,每次取三指撮到指节放在半杯酒里服用,连续吃三四天。

【原文】

一,以辛巳日,由曰"贲,辛巳日",三;曰"天神下干疾[1],神女倚序听神吾[2]。某狐父[3]非其处所。已。不已,斧斩若[4]。"即操布㧗之[5]二七。

【注释】

[1]天神下干疾:天神将下降而干涉人间的疾病。[2]神女倚序听神吾:序,《说文》:"序,东西墙也,从广予声。""吾"通"语"。全句意即让神女站在东墙或西墙之下听天神之语。[3]狐父:《黄帝内经太素》卷八杨上善注:"狐夜不得尿,至明始得,人病与狐相似,因曰狐疝,有本作颓疝,谓偏颓病也。"狐

父,当是狐疝病名,即癞疝。[4]不已,斧斩若:如狐疝病不好,就用斧头斩杀你,此为祝由之词。[5]操布叏之:在此用布当作斧进行祝由术。

【解析】

辛巳日,当与择日术有关。辛巳日是中国干支历法中的第十八天;天干之辛属阴之金,地支之巳属阴之火,火克金;辛巳日的纳音五行为白腊金。睡虎地秦简《日书》云"辛巳生子,吉而富"是辛巳利于生,疗疾与生子在"生养"这个内涵上是相通的,故选择辛巳日祝由。用来包东西的包袱布,为携带东西的便利工具,装得下一切应该装的东西,也常常为巫师及魔术师使用。祝由同时用包袱布作捕捉狐狸状,假戏真做以平稳心态,驱鬼安神。

【译文】

一方在辛巳日这天作祝由辞。如此三次。又念祝由辞。念完,就拿着一块布在空中挥动以驱鬼邪,做十四次。

【原文】

一,以日出时,令癞者屋溜[1]下东乡,令人操筑[2]西乡,祝曰:"今日庚,某癞亢;今日己,某癞巳。【□】而父与母皆产[3],柏筑之,颠[4]父而冲[5]子,胡不已之有[6]?"以筑冲癞二七。已备[7],即曰:"某起[8]。"癞【已】。

【注释】

[1]屋溜:屋檐。[2]操筑:操,持着。筑,木杵(捣物的木槌)或捣物。[3]而父与母皆产:产,马王堆汉墓医书整理小组释文作"尽"。"而父与母皆产"是"你的父亲跟母亲一起生(癞)"的意思。[4]颠:颠,倒也。[5]冲:碰撞。[6]胡不已之有:癞疝病何不可止。[7]已备:"备"字义为满,具。"已备"有已做完之义。[8]某起:起,抬起,举起,起立。某起,指患者愈。

【解析】

鬼是人们想象中的似人非人的怪物,看不见摸不着,但是能害人。木杵是舂米或捣物的木棒,故古人以此日常用品形象地驱鬼安神。日出时祝由阳气正旺,故能驱阴鬼。

【译文】

一方,在太阳刚出时,让患癞疝的病人在屋檐下站立,面向东方,再让别人拿着用柏木制的棒槌,面向西方站立,念祝由辞。用柏木棒触碰癞疝局部共十四次,操作完就说祝由辞。癞疝病即可治好。

【原文】

一,以辛卯日,立堂下[1],东乡＝日,令人挟提颓者[2],曰:"今日辛卯,更名曰禹。"

【注释】

[1]堂下:正房,正室。[2]挟提颓者:挟,持也;提,取出。此句意为用手将疝向上提起。

【解析】

辛卯在六十干支纪日中处于二十八位,正好合乎二十八宿之数,对古人有特殊意义。本条祝由方选择东方方位:因为鬼为阴气,鬼邪入侵人体使得阴气太盛,阴阳失衡,致人生病。那么治疗的有效途径便是"泄阴采阳"。"泄阴"的前提也是增加阳气,以阳杀阴。故《五十二病方》中的巫术方选择在东方治疗疾病,应是因为东方为太阳升起之地,阳气盛,可以借助东方之阳气扼杀患者体内之阴气。另外需要注意的是,祝由方选择东方方位多以"日""晨""旦"等时间作为配合。此时太阳初升,阳气始兴,鬼祟也在此时无所遁形。选择这个时间点一方面是增加阳气来扼杀阴气,另一方面也是因为这个方位和时辰可加强治疗的效力,有利于辅助治疗,增补阳气。以"更名曰禹"为手段,是借"大禹"的名号来威慑鬼邪。

【译文】

一方,在辛卯日,让病人站在堂下,面向东方,向着太阳,让人用手将癫疝向上提起,并念祝由辞。

【原文】

一,取枲垢[1],以艾裹,以久颓者中颠[2],令阑[3]而已。

【注释】

[1]枲垢:枲即粗麻,这里可能是麻絮中之陈旧破烂不堪者。[2]中颠:头顶正中,即百会妙穴所在。[3]令阑:阑,古通"残""烂"。指灸灼的皮肤至起泡,为古典瘢痕灸疗法。

【解析】

中气下陷是疝气病的主要发病原因之一,头为诸阳之会,百会穴居于头顶正中处,是手足三阳经与督脉交会穴,有沟通经气、升阳益气的作用,因此灸百会穴可治疗气虚下陷诸证。

【译文】

一方,取粗麻絮的碎末裹在艾叶里,在癫疝患者的头顶正中部灸治,灸灼的皮肤至起泡。

【原文】

一,令颓者北首卧北乡庑[1]中,禹步三,步嚀曰:"吁!狐麔[2]。"三;"若智某病狐父☐

【注释】

[1]庑:高堂下周围的廊房、厢房。[2]狐麔:古人认为狐狸致病,此当是对致病妖狐的称呼,亦为祝由之词。

【解析】

研究发现,在战国楚墓出土的卜筮祭祷简中,出现了较多的北方祭祀(或祭祀神包含有北方信仰的因素),其神灵的地位和祭祀规格较高,并呈现出由北向南发展的态势。与战国楚墓卜筮祭祷中的北方信息一样,《五十二病方》中的巫方,主要是针对北方神灵的祝由或袚除,如禹步、幡符、祝由、袚除等巫术。刘玉堂先生等曾撰文认为,楚人有面向北方袚除、向东方祷告的风俗习惯,楚人四方信仰主要是延续了商汤以来中原和楚地的神灵信仰和淫祀习俗,反映了楚人重北、崇东的四方观。

【译文】

一方:让癫疝病人面朝北躺在坐北向南的厢房里,术者按照禹步法行走三步。每走一步均念祝由辞。如此三次。又念祝由辞。

【原文】

一,積及癭[1],取死者叕[2]烝之,而新布裹,以襄[3]【☐】☐丧行前行殹☐

【注释】

[1]癭:又称颈瘤,即甲状腺肿。[2]叕:疑读为"腏""餟"。这里指供奉死者的祭食。[3]襄:马王堆汉墓医书整理小组释文作"囊"。

【解析】

李经纬认为:"積及癭,是疝犹如甲状腺肿状,叕是指死者的随丧品'缀以珠玉',是取死者的珠玉,作'祭饭'是欠妥的。联系起来,就是用蒸过的珠玉为疝环压枕,裹在新布内作成疝气带。其后的文字虽然多佚,也不能成句,但'以襄''前行'等字,仍可看出是说明疝气带使用方法的。此外,在其他段落的文字中,还有'以布裹'之类,虽然后出而简略,但也是使用疝气带的一个佐证。"

【译文】

一方,治疗癫疝病和瘿病的方法,将祭祀死人用的祭饭蒸熟,再拿新布包

起来。(下文缺如,当系祝由法)

【原文】

一,阴干之旁蜂卵[1],以布裹□□。

【注释】

[1]蜂卵:当即蜂子,《神农本草经》称其主治痈肿。

【解析】

在古代,大部分动物药采取的干燥法都是阴干。肉类阴干法最早见于周家台秦简《病方》。阴干主要的因素是肉类不耐存放,如不及时进行干燥处理,肉类容易腐坏滋生病菌与毒素。肉类自然阴干法最初的目的是保存,干肉的含水量低,能抑制细菌生长,因此能够延长肉类的保存时间。秦汉时期动物类药在阴干后多直接进入冶末或直接被食用。肉类阴干的种类不拘,从动物的肉到脏器,到虫类都可以进行干燥。

【译文】

一方,取蜂房内的蜂卵放在阴凉处风干,用布裹起来(以下缺二字,当系用药法)。

【原文】

一,颓者及股痈[1]、鼠复[2]者,【灸】中指蚤二庄[3],必瘳[4]。

【注释】

[1]股痈:股疽,股胫疽。初起时坚硬成块,大如指头,皮色不变,缓慢漫肿化脓,脓深至骨,难溃难收。[2]鼠复:即鼠伏,是癫疝病人在腹股沟部的皮下淋巴结肿大,外形呈现局部隆起,如小鼠俯伏于地之状。[3]蚤二庄:蚤,马王堆汉墓医书整理小组释文读为“搔”,当读为“爪”。庄,读为“壮”,是灸法的量词,一灼称一壮。[4]瘳:病愈。

【解析】

本条是用灸法来治疗癫疝病。《备急千金要方》中亦有灸指端治疗阴癫的记载:“男癫,灸手季指端七壮,病在右可灸左,左者灸右。”与此方相似。

【译文】

一方,癫疝病人并发大腿部痈肿,在股阴部隆起如伏鼠之状。在中指上施灸二壮,必然可愈。

【原文】

一,以秆[1]为弓,以颠衣[2]为弦,以葛[3]为矢,以□羽□[4]。旦而射,莫即□小。

【注释】

[1]秆:稻草。[2]甑衣:疑即垫在甑上的布片。[3]葛:豆科多年生藤本植物。本条"用葛为矢",是一种象征性的巫术。[4]以□羽□:严健民顺上文意缺字补"翅""翎",即"以翅羽翎",翎为箭杆尾部的重要部件,有利于箭的直速飞行。

【解析】

本条是利用象征性射箭来治疗的一种巫术。"弓"又可称为"弧","箭"又可称作"矢"。以"弓"和"箭"配合驱鬼是一套完整的动作,也是为了加强驱鬼效果的一种具体实践。"弓"和"箭"由不同的材质做成,值得注意的是,制作"弓"和"箭"的材质也是具有神圣力量的驱鬼灵物。"弓"大多由桃做成,也有"秆";"箭"多由"棘""葛""苇""荆"等制成。"弓"和"箭"大都是配合使用,也有一些"箭"单独使用的情况。其实,在弓、箭配合驱鬼的过程中,弓的主要作用是把箭射出去。当然,弓本身的性质及其制作材质也都具备一定的驱鬼属性。弓箭是古代社会冷兵器时代军队作战中常用的射杀型攻击武器,具有很强的杀伤力。故古人认为此种杀伤力巨大的武器也可用来驱除各种鬼魅邪祟力量,于是将其运用到驱鬼的民俗实践中。以弓箭驱除鬼魅邪祟力量在后世的传世文献中也有很多记载:《左传•昭公十二年》:"昔我先王熊绎,辟在荆山……跋涉山林,以事天子。唯是桃弧、棘矢,以共御王事。"杜预注:"桃弧、棘矢,以御不祥。言楚在山林,少所出有。"

【译文】

一方,用稻秆制成弓,用垫在甑上的布片制成弓弦,用葛藤制成箭,用翅膀上的羽毛作箭杆尾部。早晨起来向阴部做射箭的姿势,晚上阴囊即可缩小。

【原文】

一,以原蚕種[1]方尺,食衣白鱼[2]一七,长足[3]二七。•熬蚕種令黄,靡取蚕種,冶,亦靡白鱼、长足。节三[4],并,以醯二升和,以先食饮之。•婴以一升[5]。

【注释】

[1]原蚕種:原,马王堆汉墓医书整理小组释文作"冥",幽暗。冥蚕种,应指一种蚕卵。家蚕产卵布上,所以用方尺计算。[2]食衣白鱼:《神农本草经》作"衣鱼",一名白鱼。[3]长足:疑即蜘蛛。[4]节三:节,节制,适当。节三,指取用蚕卵、白鱼、蜘蛛三药适量。[5]婴以一升:小儿用量为一升。

【解析】

本条所用三药中除蚕子外,衣鱼和蜘蛛都是中医古书中用来治疝病的药。

食衣白鱼,即衣鱼,《神农本草经》谓:"衣鱼,治妇人疝瘕,小便不利,小儿中风,项强。"张仲景用蜘蛛散治疗阴狐疝气,与本方类似。

【译文】

一方,用晚蚕产卵的布一尺见方,衣鱼七条,蜘蛛十四只。先把蚕种焙烤使之焦黄,研末,再研磨衣鱼和蜘蛛,然后取三种药末适量放到二升醋里与之混合,在饭前服用。如果患者是儿童,就用一升醋。

【原文】

一,穿小瓠壶[1],令其空尽容颓者肾与寧[2],即令積者烦夸[3],东乡坐于东陈垣[4]下,即内[5]肾、寧于壶空中,而以采为四寸杙[6]二七,即以采木椎窡[7]之。一□【□】,再窡之[8]。已窡,辄桜[9]杙垣下,以尽二七杙而已。为之恒以入月旬六日□【□】尽[10],日一为,□再为=之=恒以星出时为之,须[11]颓已而止。

【注释】

[1]穿小瓠壶:穿,贯通。瓠,瓠壶,即壶卢。[2]肾与寧:寧,马王堆汉墓医书整理小组释文作"膗",阴囊的底部。肾,此处指外肾,即阴囊。[3]烦夸:烦,疑假为卷,握。夸,同"瓠"。反瓠,即将葫芦反转过来,令其底部向上,柄部向下。[4]陈垣:旧的墙壁。[5]内:后作"纳",《广雅·释诂三》:"纳,入也。"[6]杙:小木桩,又统指木条。[7]窡:通"剟",义为刺、削,此处当为叩击之义。[8]一□【□】,再窡之:马继兴疑缺文为"剟之"。此句及下句即:"一剟之,再磨之。"义即先叩击,后按摩。[9]桜:读为"插"。[10]恒以入月旬六日□【□】尽:意即常常以每月十六日作为治疗周期。恒,经常。入月,进入当月。旬六日,即一旬又六日,一旬为十天,故为十六日。[11]须:等待、等到。

【解析】

本条是一种原始的祝由术,所用木桩叩击也是一种象征性的局部刺激。又按,"肾"字在包括《黄帝内经》在内的传世先秦古籍中均指人体内部五脏之一的肾脏而言。至于指肾为男性之阴囊均只见于后世医书中,但在本书已可见到。由此可充分看出外肾为睾丸之义,其渊源固甚久远。

【译文】

一方,把一个小壶卢沿着它的中轴线穿凿成孔使之上下贯通,以其内腔能全部容纳疝病患者的阴囊和阴茎为度。让癫疝的患者拿着翻转过来的小壶卢,面向东方坐在靠近东边的旧墙下面,把阴囊和阴茎放进去,备置用制成四寸长的小木桩共十四个,治疗时可将每个小木桩逐一叩击小壶卢。叩击后再按摩局部。叩击完的木桩分别插在墙下面,直到十四个木桩插完为止。用此方法操作每次要在每月十六日开始,到月末为止,每天操作一次,每次操作的时间一般要在晚上天空的星星刚刚出来时进行,本法要直到癩疝痊愈为止。

【原文】

一,颓,先上卵[1],引[2]下其皮,以砭穿[3]其【隋[4]】旁;□【□】汁及膏□[5],挠[6]以醇□[7]。有久其痛,勿令风及,易[8]〈易〉瘳;而久其泰阴、泰阳[9]【□□】。•令。

【注释】

[1]卵:阴囊。《灵枢•终始》:"心烦,甚则舌卷卵上缩而死。"[2]引:牵引,引出。[3]砭穿:同"砭","砭",占写。这里是用外治法引流排脓。先将患侧睾丸用手指上托,再用砭针穿刺阴囊表皮。[4]隋:本文指腹股沟管的椭圆形通道,即疝内容物掉下的腹股沟管。[5]□【□】汁及膏□:这里为引流排脓后,外敷膏药以消肿去瘀,生肌收口。[6]挠:通"浇"。[7]醇□:马继兴认为缺文应补以"酒"字。[8]易:马王堆汉墓医书整理小组释文径释作"易"。[9]泰阴、泰阳:似指足太阴脉、足太阳脉。

【解析】

本条治方是用针状的尖锐砭石刺入皮肤肌肉,排出脓血,主要用于气盛血聚已化为脓血的情况。本方是直接用砭石将阴囊的外皮刺破,对外阴部以直接的刺激。除了砭法,本条采用的灸法除了对阴囊外的伤处进行直接刺激外,还利用了"脉"的学说,特别提出太阴和太阳这两个脉名。值得注意的是本方所记虽有这两个脉名,但并无穴名。同时太阴、太阳二脉又均无手(臂)脉和足脉之分。今据帛书《足臂十一脉灸经》《阴阳十一脉灸经》及《灵枢•经脉》所载的各脉主治病候来看,手太阴、足太阴、手太阳及足太阳四脉均无主治癩疝的记载,但在《阴阳十一脉灸经》及《灵枢•经脉》的足厥阴主治病候中都有主治癩疝的文字,与本方不尽相同。

【译文】

一方,癩疝病的治疗,可先将患者的阴囊用手向上推,把阴囊的外皮向下拉,用砭石将阴囊的外皮刺破,引流排脓后,外敷膏药以消肿去瘀,生肌收口,用醇酒浸润。还可在伤口处用灸法治疗,不要受风,容易治好。此处还可灸患者的太阴脉和太阳脉。本方灵验。

【原文】

一,治颓初发,伛挛^[1]而未大者【方:取】全虫蜕^[2]一,□犬□一,皆燔
□□【□□□□】□酒饮财足以醉。男女皆可。•令。

【注释】

[1]伛挛:通"伛偻""踽偻",义为驼背曲脊、曲行不正。[2]全虫蜕:应
是蛇类或蝉类所脱之皮。

【解析】

唯在《神农本草经》中只有"蛇蜕"及"蚱蝉"二名入药,尚无"蝉蜕"一
称。至于本条的"全虫蜕"究指蛇蜕还是蝉蜕,尚有待进一步考定。

【译文】

一方,治疗新发癫疝病的药方,阴囊尚未肿大,唯有曲背拘挛疼痛而难于
步行,用全虫蜕一份,犬肉一份,全都用火焙烤成炭,用适量的酒送服,使患者
喝到刚刚要醉的程度。本方不论男性或者女性都可以用,灵验。

【原文】

一,颓,以奎蠡^[1]盖其坚^[2],即取桃支^[3]东乡者,以为弧;取□母苣
【□□□□□□□□】上,晦,壹射以三矢^[4],【□□】饮乐^[5]。其药曰阴
干黄牛胆^[6]。干即稍【□□□□□□□□】饮之。

【注释】

[1]奎蠡:即奚蠡,大葫芦瓢。[2]坚:肾,讹作"坚"。本条所记"肾"
字,系指外肾。[3]桃支:"支"通"枝"。[4]矢:《方言》:"箭,自关而东谓
矢。"[5]乐:通"药"。[6]阴干黄牛胆:即黄牛胆阴干入药,见《神农本草
经》,但无治疝病记载。

【解析】

本条是一种原始的巫术治疗法。其中的弓、弓弦和箭不是真正的兵器弓
箭,而是巫者所用的一种象征性的手法。但本条除巫术的操作外,还同时并用
了内服药物,即黄牛胆。牛胆对于癫疝是否有实际临床价值当然也还值得怀
疑,但是从这里可以看出原始的巫术医疗,在巫术的咒语、手法操作之外同样也
掺入了一定成分的药物治疗,这可以说是巫与医的混合产物,也是值得重视的。

【译文】

一方,用大葫芦瓢把患者的外阴部遮盖起来,再折取朝东方向生长的桃
树枝一根,制成弓;用某物制成弓弦,某物制成箭,一次射三支箭。然后服药。
所用的药物是阴干的黄牛胆。干燥后即取少量喝下去。

【原文】

【一】,冶困【桂】[1]尺,独□[2]一升,并冶,而盛竹甬[3]中,盈箭□【□□□□□□□□□□□□□□□】□【□□】【□】□即□以布,而傅[4]之隋下,为二处,即道其一【□□□□□□□□□□□□□】【□】□□之。炊[5]者,必顺其身,须[6]其身安定☒

【注释】

[1]困桂:"困"通"菌",即肉桂。[2]独□:药名,当是独活,见《神农本草经》,有主"女子疝瘕"的功效。[3]甬:同"箭",竹筒。[4]傅:通"附",附着,附依。[5]炊:疑读作"吹"。[6]须:等待。

【解析】

肉桂性热,味大辛;归肾、脾、心、肝经;能补火助阳,引火归原,散寒止痛,活血通经。独活辛、苦,微温。归肝、肾、膀胱经。功能祛风胜湿,散寒止痛,用于风寒湿痹,腰膝疼痛,少阴伏风头痛,头痛齿痛。肉桂配伍独活,温通经脉,燥湿止痛,逐瘀消痈,故能治疗疝病寒湿证。

【译文】

一方,取肉桂一尺,独活一升,混合研末,盛在竹筒中,充满整个竹筒。(原文缺如,文义不详)用布覆盖,放在臀部下面,共敷两处。(原文缺如,文义不详)负责吹的术者,必须慎重于尊卑之礼,等待对方的身体平稳安定。

【原文】

【一,□】某颓已,敬以豚塞[1]。以为不仁[2],以白[3]【□□】□【□□□□□□□□□□□□□□□□□】【□□】县茅比所[4],且塞寿[5],以为□□☒

【注释】

[1]敬以豚塞:虔诚地用猪祭神,作为报答。下文"塞寿"同义。报答神福的祭祀。[2]仁:读为"信"。[3]以白:向神灵祷告时的陈述。[4]比所:"比"通"祉",近处。祉所,当是塞祷的小屋。[5]塞寿:"寿"通"祷",祷告,忏悔自己的过错。塞,报答神福的祭祀。

【解析】

患者患病时身体疼痛难忍、精神痛苦和心灵惊惶,在治好之后,他意识到自己是因着神的慈爱与信实得到了拯救。患者认为是自己犯了过错,所以遭受疾病,于是向神明忏悔。

【译文】

一方,癫疝病治好,患者虔诚地用猪祭神,作为报答,在祷告的小屋细数自

己的归咎,抵补罪过。(原文缺如,文义不详)

【原文】

【一,□取】女子月事布,渍,炙之令温,以傅☒

【解析】

本条治方使用了月经布治疗癫疝病。

【译文】

一方,把妇女月经布浸泡在水里,然后取出焙烤使之温热,以外敷患处。

【原文】

【一,□□】四荣蔡[1],燔量簧,冶桂五寸【□□□□□□□□□□□□□□□□□□□】【□□□□】上☒

【注释】

[1]四荣蔡:房屋四面的屋檐。

【解析】

量簧烧灰存性后即为竹炭,燥湿驱虫抑菌。

【译文】

一方,取房屋四面的屋檐的草,烧烤量簧,取肉桂五寸研末。(原文缺如,文义不详)

【原文】

颓【□】久左胻[1]□☒

【注释】

[1]左胻:左胻,左小腿。

【解析】

本条是灸治左侧小腿部治疗癫疝者。但未注明具体部位。《针灸甲乙经》在小腿部治疗疝病的穴位有地机(足太阴经穴)、蠡沟(足厥阴经穴)和交信(足少阴经穴)三处。

【译文】

治疗癫疝病的方法,灸患者的左侧小腿部(原文缺如,文义不详)。

【原文】

一,夕毋食,旦取丰[1]卵一渍,美醯一桮以饮之。

【注释】

[1]丰:通"蜂",蜂卵,应即蜂子。

【解析】

蜂子可入药,具强身健体、益智补脑、祛风除湿、消肿止痛等功效,既可内服,又可外敷,还可泡酒。

【译文】

一方,服药前一天晚上不要吃东西,第二天早晨可以取一个蜂子捣碎浸泡在一杯好醋里,让患者喝。

三十三、脉者

【原文】

【脉】者[1]:取野兽肉食者五物之毛等,燔冶,合挠,□。诲旦,先食取三【指】大【撮】三,以温酒一杯和,饮之。到莫,有先食饮如前数。恒服药廿日,虽久病必已。服药时,禁毋食彘肉、鲜鱼。•尝【试】。

【注释】

[1]【脉】者:脉,当即脉痔,脉痔是痔病的一种。

【解析】

《诸病源候论》描述,脉痔候,肛边生疮,痒而复痛出血者,脉痔也。本条处方所用五种野兽的毛,但没有指出野兽的名称,似乎也保留了原始医学所用药品趋于简朴的特征,野兽毛焙烤成炭或有凉血活血之效,可用于治疗脉痔。

【译文】

治疗脉痔的方法:取五种肉食类野兽的毛,等分,焙烤成炭,研末,混合搅拌。在每天早晨饭前取三次三指大撮的药末,用一杯温酒调和,饮服。到了晚上,仍然是在饭前按照上面的数量服药。一般服药二十天左右,虽然患痔病很久,也一定可以治好,服药期间不要吃猪肉和新鲜的鱼肉。本方已经经过检验。

三十四、牡痔、牝痔

【原文】

【牡】痔[1]:有赢肉[2]出,或如鼠乳状[3],末大本小,有空[4]其中。为之:疾久热,把其本小者而蒃绝[5]之,取内户[6]旁祠空中黍膋[7]、燔死人头[8]皆冶,以脏膏濡,而入之其空中。

【注释】

[1]【牡】痔:从本病所叙述的症状有赢肉出,如鼠乳状,发病部位居窍旁、居窍廉等内容看,也与今天所称的外痔相符。[2]赢肉:螺肉。这里形容肛门下坠,疮口凸出。[3]如鼠乳状:痔核象鼠乳的形状。[4]空:通"孔",指痔疮瘘管。[5]盭绝:"盭",古写,同"戾"。戾绝,扭断。[6]户:古指单扇的门为户。[7]空中黍臀:空中,指小庙的门穴。黍臀,用黍做成的祭饭。[8]死人头:指死人头骨。后世医药书中称为"天灵盖"。

【解析】

本条所记的牡痔症状既有类似现代医学所说的外痔核症状,如所谓螺肉、鼠乳等;又有类似现代医学所说的肛瘘症状,如所说的"有孔其中"就是肛门瘘管的外口。由于古人对于痔、瘘的病状界限及其概念与现代医学不尽相同,因此上面所说的螺肉、鼠乳等症状也很可能是由于肛瘘外口所形成的溃破或䘞肉、赘皮等新生病理组织充塞并包围而呈现的外貌。本条所说的"疾久热"虽然是古代灸法的一种,但实际上都是直接用火来迅速地烧灼䘞肉组织的一种点烙法。

【译文】

牡痔,其外形像螺肉,由肛门里突出来,或像老鼠乳头的形状,上部大而根部小,它的上面有孔。治疗时可迅速地用灸法将局部烧热后,夹住小的根部而扭断它。取寝室门户旁边祭祀用的神龛里存放的黍米做的祭饭,和焙烤过的死人头骨,均研成末,用油脂掺和后,把药涂到痔孔里去。

【原文】

一,多空者[1],亨肥翰[2],取其汁滑美黍米[3]三斗,炊之,有以脩[4]之,孰,分以为二,以稀【□】布各裹一分,即取蓤[5]末、叔酱之宰半,并壹[6],以傅痔空,厚如韭叶,即以居□,裹【□□】□更温,二日而已。

【注释】

[1]多空者:系指瘘管较多的牡痔。[2]肥翰:肥的黑色母羊。[3]滑美黍米:滑,讹字,应作"渍"。美黍米,即上等的黄米。[4]脩:通"潘",淘米汁。[5]蓤:同"铅",铜屑。[6]壹:同"捣",捣碎。

【解析】

本条所记牡痔症状相当于现代医学中复杂性肛瘘,"多孔者"就是指肛门瘘管有多个外口,管道多而支管横生,或呈现马蹄状等特征。《日华子本草》:"铜屑,味苦平,微毒。明目,治风眼,接骨,焊齿,疗女人血气及心痛。"豆酱的渣滓,其功效同豆酱,《名医别录》言豆酱可以"主除热,止烦满。"

【译文】

一方,治疗瘘管较多牡痔的方法,烹煮黑色公羊的肥肉,用其汤汁浸泡精制的黄米三斗,放火上加热的同时,把洗黄米的水放进去,待米煮熟后分为二份。用稀疏的丝织品各裹一份。每一份用细铜屑和制豆酱的渣滓各一半,相互混合捣烂制成药糊后,用它外敷到痔疮瘘管的开口处,上药的厚度约韭叶的宽度。上药后再用厚布覆盖包裹起来,在所覆盖的厚布外面用温熨法加热,两天就可以治好。

【原文】

一,牡痔居窍旁[1],大者如枣,小者如枣核者方:以小角=之[2],如孰二斗米顷[3],而张[4]角,絜以小绳[5],剖以刀。其中有如兔髓[6],若有坚血如拈〈指〉末[7]而出者,即已。・令。

【注释】

[1]居窍旁:痔核生长在肛门旁边。[2]小角=之:小角,指用牛羊角做成的小火罐。角之,即是用拔火罐的方法把痔核拔出来。[3]顷:不久。[4]张:开放。[5]絜以小绳:用小绳把痔核根部捆束扎住。絜,捆束。[6]兔髓:疑为菟丝子。[7]坚血如拈〈指〉末:坚血,即瘀血,指失去生理活性的血块。拈,疑是"指"字之讹。"指末",即指尖部分。全句意为如果有瘀血块从痔核裂口而出。

【解析】

本条所记述的牡痔症状,基本上相当于后世中医文献中所说的息肉痔,也是现代医学中外痔的一种类型,其中所说的治疗方法有二种,条文前半所用的是角法,后半所用的是外科手术的结扎术和开刀法。

【译文】

一方,牡痔的痔核生在肛门周围,大的像枣子一样,小的像枣核大小。治法是:利用小的牛角放在痔核的上面作吸角(拔罐)法,约煮熟二斗米的时间即可把角取下来,再用小绳结扎核的根部,然后用刀把核切开,可见到其中有像菟丝子状的东西,或有指尖大的瘀血块排泄出来的,就可以治好。此法灵验。

【原文】

一,牡痔之居窍廉[1],大如枣核,时养时痛者方:先剶之,弗能剶,□龟出与地胆虫[2]相半,和,以傅之。燔小隋石[3],淬[4]醯中,以尉。不已,有复之,如此数[5]。•令。

【注释】

[1]慊:同"廉",指边沿。[2]龟毴与地胆虫:毴,即"脑"字。龟脑,药名,不详。地胆虫,即地胆,见《神农本草经》,外用有腐蚀作用,《名医别录》谓能"蚀疮中恶肉"。[3]小隋石:"隋"通"椭"。小椭石,椭圆形小石。这是用以温熨的一种砭石疗法。[4]淬:淬火,蘸火。[5]如此数:像这样多次。

【解析】

本条是利用热熨治疗痔病的一种外治法,这种用热熨治疗痔的类似疗法也可见于古代其他医籍中。如《外台秘要》卷二十六引《必效方》熨痔法即:"痔头出或疼痛不可堪忍方:取枳实,煻灰中煨之,及热,熨病人,尽七。"

【译文】

一方,牡痔的痔核生在肛门的边缘附近,大小像枣核状,有时痒有时痛的治疗方法:先将其剔剥切除,如果不能剔除时,可以用龟脑和地胆虫二药等分,混合,外敷局部,然后再把小而椭圆形的砭石在火上烧红后迅速地放在醋里淬火,再拿出来,在患病局部做热熨。如果用这种方法未治愈,可以重新按照这种方法治疗。此法灵验。

【原文】

【牝】痔[1]之入窍中寸,状类牛几[2]三□﹦然,后而溃出血[3],不后上乡[4]者方:取弱五斗,以煮青蒿大把二,鲋鱼[5]如手者七,冶桂六寸,干姜二果,十沸,抒[6]置瓮中,狸席下,为窍,以熏痔。药寒而休,日三熏。因敝[7],饮药将[8],毋饮它。为药浆方:取莔茎[9]干冶二升,取著若[10]汁二斗以渍之,以为浆,饮之,病已而已。青蒿者,荆名曰【萩】[11]。莔者,荆名曰卢茹[12],其叶可享,而酸,其茎有刺。•令。

【注释】

[1]【牝】痔:《诸病源候论·牝痔候》载"肛边肿生疮而出血者,牝痔也"。即肛周脓肿及部分混合痔。[2]牛几:"几"通"蚖"。牛蚖即牛虱、牛蝇。[3]后而溃出血:意为大便时痔核破溃出血,这是内痔的主要特征之一。[4]上乡:上向,即上趋。全句意为不大便时痔核内缩。[5]鲋鱼:即鲫鱼。[6]抒:将水取出。[7]因敝:"因"通"咽"。"敝"通"蔽"。此处指咽喉部干渴状。[8]药将:"将"通"浆"。药浆即药酒。[9]莔茎:苘草茎干。[10]著若:作"蕃蔗",甘蔗。[11]【萩】:荆楚地方称青蒿为萩。[12]卢茹:苘草异名。

【解析】

本条所记牝痔的症状如"入窍中寸,状若牛虮"以及"后而溃出血","不后上向者"等特点颇类似现代的内痔或混合痔。方中用加热的药液熏蒸,主要是促进其局部血液循环,改善组织营养状态,促进溃烂面的修复愈合以及解毒止血。

【译文】

牝痔长在肛门里一寸左右形状像牛身上的虮子,在患者大便时就破裂出血,不大便时就向上收缩到肛门以内去,治疗的方法是:取人尿五斗,用来煮两大把青蒿,像手掌大的鲫鱼七条,六寸长的桂枝一条,干姜二个研末。要煮沸十次再把药汁取出,放在一个瓦瓮里。瓮要埋在铺席的下面,席上面开口,对正患者的肛门,用热气熏痔疮,直到药液变凉时停止,每天要熏三次。如果病人感到咽喉发干,可以喝药浆,但不要喝其他的饮品。药浆的制法是取茜草茎晒干研末二升,用茜草的汁水二斗来浸泡,制成药浆饮用,直到病愈为止。青蒿这种药,荆州地方的人称作萩。茜草这味药,荆州地方的人称作卢茹。它的叶子可以烹熟服用,味道是酸的,它的茎部有刺。此方灵验。

【原文】

一,牝痔有空而樂[1]血出者方:取女子布,燔,置器中,以熏痔,三日而止。·令。

【注释】

[1]樂:即脓。

【解析】

本条是利用烟气熏痔的外治法,古医书中尚未见类似记载,其方义不详。

【译文】

一方,治疗有瘘管开口和脓血出的牝痔的方法是把妇女的月经布放在容器里烧着,用其烟熏治痔病,三天后即可见效。此方灵验。

【原文】

一,牝痔之有数窍,蛲白徒道出[1]者方:先道以滑夏铤[2],令血出。穿地深尺半,袤尺[3],【广】三寸,【燔】□炭其中,段骆阮[4]少半斗,布炭上,【以】布周盖,坐以熏其窍[5]。烟灭,取肥【□】肉置火中,时自启窍,□烟入。节火灭,□以□。日一熏,下□【□】而□。五六日清□□【□□】。骆阮一名曰白苦=潻[6]。

【注释】

[1]蛲白徒道出:蛲白应是指蛲虫。徒,数量众多。"道"通"导",引导、

通导。[2]滑夏铤:"夏"通"榎",楸木。《尔雅·释木》:"槐小叶曰榎。"郭璞注:"槐当为楸。楸细叶者为榎。"滑夏铤,应为润滑的楸木棒。[3]袤尺:袤,指南北长。袤尺,谓坑南北长一尺。[4]段骆阮:段,马王堆汉墓医书整理小组释文作"叚",读为"煅"。骆阮,药名,据本方一名白苦、苦浸,苦浸即应是苦参。[5]窍:后阴肛门。[6]白苦=浸:苦参。"浸"通"参",又与"蔈""薆"字形相近。

【解析】

本条也是一种烟熏外治法,其所用的主药苦参有清热解毒、渗湿杀虫之功。

【译文】

一方,治疗多瘘管和有数量很多的蛲虫从瘘管出来的牝痔的方法是:先用润滑楸木棒穿通瘘管,并使其出血。同时还要在地上挖坑,南北长一尺,宽三寸,然后在坑内把火炭点着,把捶碎的苦参三分之一斗敷布在炭火上炙烤,再用布把坑的周围覆盖起来,让患者坐在上面熏肛门。待烟灭后取某动物肉放在火堆上,经常把肛门部掰大,让烟从后阴进去,如果火灭了就停下。每天熏一次,下窍将蛲虫排出体外,经过五六天即可排虫干净。骆阮这种药又名白苦和苦浸。

【原文】

一,痔者,以酱灌黄雌鸡,令自死,以菅[1]裹,涂上[2],炮之。涂干,食鸡,以羽熏纂[3]。

【注释】

[1]菅:泛指禾本科的杂草。[2]上:疑土之误写。涂上,即涂土,指将土用水合成糊状,涂抹在缠在鸡的茅草上。[3]纂:纂,马王堆汉墓医书整理小组释文作"纂"。纂,前后二阴之间。

【解析】

本条包括内服和外治两种治法,前者完全是一种食疗法,也就是酱汁烧鸡肉。《名医别录》:"黄雌鸡,味甘酸、平。主伤中,消渴,小便数不尽,肠澼,泄利,补益五脏,续绝伤,疗劳,益气。"大豆酱除热,止烦满,杀百药及热汤火毒。后者是用烟熏,其疗效待考。

【译文】

一方,治疗牝痔病的方法:将一只黄色母鸡的嘴掰开,把豆酱汁从鸡嘴里灌下去,让这只鸡自行死去,再用杂草把鸡包裹起来,外面用湿润的泥土包在它最外面,放在火上烤,直到所涂的泥土完全烤干,再除去泥草,把鸡肉吃掉,点燃剩下的鸡毛,藉其所冒的烟气熏治会阴部。

【原文】

一,冶靡芜本[1]、方风[2]、乌豪、桂皆等,渍以淳酒而垸之,大如黑叔,而吞之。始食一,不智益一,【□】为极。有可为领伤[3]。恒先食₌之。

【注释】

[1]靡芜本:川芎。[2]方风:防风。[3]有可为领伤:合理治疗病患的方法。"领"字义为治,治理。

【解析】

本条是治疗痔病的内服中药配伍方,有活血、解毒、祛风、镇痛等作用。方中所用四药均治痔常用药。如《医部全录》卷二百零八的"收肠方",卷二百零九的"大瘵方"等方都是用川芎、防风、肉桂等药加味治疗痔漏者。

【译文】

一方,将川芎、防风、乌头、肉桂四种药等分、研末,再用浓酒浸渍后制成药丸,大小像黑豆状,让患者吞服。开始时先吃一丸,没有效果时再增加一丸,以某数量丸数为最大药用。合理治疗病患的方法,一般要在饭前吃药。

【原文】

一,未有巢者[1],煮一斗枣、一斗膏,以为四斗汁,置般[2]中而居[3]之,其虫出。

【注释】

[1]未有巢者:巢指瘘管。"巢者"应系怒张之静脉在肛门部附近,外形呈现肿胀之状。未有巢者指痔未高出于肛周皮肤表面。[2]般:通"盘"。盘为一种扁浅敞口的容器,相当于现代的盆。[3]居:通"踞",蹲下。

【解析】

本条为应用药物坐浴治疗痔病的方法,类似的方法也仍见于后世医方中,如:《备急千金要方》"枣膏三升,水三斗,煮取一斗半,数洗取愈"。

【译文】

一方,痔病患者还没有出现瘘管的,可以取大枣一斗,猪油脂一斗,水四斗共煮成四斗汁,把这种药汁放在一个盆里,让病人蹲到里面用药汁浸泡,就可以让蛲虫出来。

【原文】

一,巢塞直[1]者,杀狗,取其胕[2],以冒篝[3],入直中,炊之,引出,徐以刀

【剶】去其巢[4]。冶黄黔而娄[5]傅之。人州出[6]不可入者,以膏₌出者[7],而到县[8]其人,以寒水戋[9]其心[10]腹,入矣。

【注释】

[1]直:通"膻",即直肠。[2]脬:即狗的膀胱。[3]冒篅:冒,马王堆汉墓医书整理小组释文作"穿"。篅,竹笛,此处指竹管。[4]炊之,引出,徐以刀【剶】去其巢:"炊"通"吹"。这段话是说,将竹管插入肛门,吹胀狗膀胱,将直肠下端患部引出,然后用手术刀慢慢切除。[5]娄:通"屡",多次。[6]州出:脱肛。[7]以膏₌出者:用猪油涂在脱肛上。[8]到县:"到"通"倒"。县,本义为悬挂。倒县,指人的头部向下,足部向上。[9]戋:"戋"通"溅"。《广韵·平·先》:"溅,疾流貌。"[10]心:泛指胸部。

【解析】

本方利用狗膀胱可以充气的作用,引出直肠黏膜,进行切除内痿的方法是很巧妙的。这也说明当时应用"刀"做外科手术已很普遍。此外,在手术后外敷黄芩粉,具有解毒、消肿、生肌等作用。

【译文】

一方,治疗痔病痿管肿胀而堵塞直肠的方法,宰杀一只狗,取出它的膀胱,在膀胱下口用一根两头通气的竹管插进去,并绑好固定住,再把竹管的先端插进直肠去,然后用嘴吹竹管的外端。然后把竹管的先端连同直肠黏膜的一部分轻轻地拉出来,医生可以用刀慢慢地切除痿管。用研好的黄芩粉末多次地撒在患痔痿的局部。患者的直肠由肛门脱出而不能还入的,可以先用油脂涂在脱出的肛门黏膜处,并且将患者的体位向上翻转,再用凉水泼在患者的胸腹部,直肠就可以收缩回去。

【原文】

血胨[1],以弱弒煮一牡鼠[2],以气尉。

【注释】

[1]血胨:"胨"通"痔"。血痔以出血为其主证,多见于内痔,故列于牝痔中。[2]牡鼠:公鼠。

【解析】

牡鼠,即雄鼠,《肘后备急方》用于治"鼠痿溃烂"。

【译文】

治疗血痔的方法,把一只公老鼠放人尿里煮熟。用热气来熏熨肛门部。

三十五、朐养

【原文】

朐养[1]:痔=者其直旁有小空=兑=然[2],{出时从其空出}有白虫[3]时从其空出,其直痛,弭[4]然类辛状。治之:以柳蕈一、捼艾二[5],凡二物。为穿地,令广深大如盎[6],燔所穿地,令之干,而置艾其中,置柳蕈艾上,而燔其艾、蕈;而取盎,穿其断,令其大圜[7]寸,以复[8]之;以土壅盎会[9],毋【令】烟能泄[10],即被盎以衣,而毋盖其盎空。即令痔者居盎,令直=盎空,令烟熏=直=热,则举之;寒,则下之;圈[11]而休。

【注释】

[1]朐养:"养"通"痒"。指肛门痒。朐痒系直肠旁有小瘘管,管中有蛲虫出入,故作痒。[2]兑=然:孔穴口小底大。[3]白虫:即蛲虫,长一厘米左右,状如白色线头,常于夜晚从肛门或肛瘘口爬出。[4]弭:弭,即焊。寻,古通"焊",灼热。[5]柳蕈一、捼艾二:柳蕈,即长在柳树上的菌子,属香蕈一类。捼,《说文》:"一曰两手相切摩也。"此处疑指一捧的数量。捼艾,当是用手搓揉的艾草。[6]盎:陶制小盆。[7]圜:通"环"。环字义为圆,或圆绕。[8]复:通"覆"。覆字义为掩蔽、遮盖。[9]以土壅盎会:壅,马王堆汉墓医书整理小组释文作"雍"。会,密合。倒扣的"盎"与周围泥土交接之处,也可以说是倒扣的"盎"与周围泥土之间的缝隙。[10]毋【令】烟能泄:泄,"泄"之讹字。"毋令"二字当指不得泄漏。[11]圈:通"倦",疲倦。

【解析】

柳蕈为香蕈类,吴瑞《日用本草》说"蕈生桐、柳、枳椇木上。紫色者名香蕈,白色者名肉蕈。"用蕈治虫,古来有之。《神农本草经》载蘿菌"去长虫白疚蛲虫",《日用本草》载天花蕈"益气、杀虫",皆与本方同意。"捼"之本义为两手相搓摩,这里是以两手捧着之体积为一捼。陶弘景说艾"捣叶以灸百病,亦止伤血,汁又杀蛔虫",《药性论》称其治"五脏痔泻血",与本方相似。在地上挖坑烧火熏烟外治法也见于此后的医方中,如《威武汉代医简》在地上挖坑点燃白羊矢熏烟治疗"中冷"病方就是一例。

【译文】

肛门部瘙痒病并发痔病的患者:痔病在直肠旁边有小的瘘管开口,上大下小,从开口处可见到有白虫出入,患者直肠部疼痛,并伴有辛辣灼热的感觉。治疗的方法是用柳蕈一把,艾两把,共二药。然后在地上挖坑,其宽度、深度的大小以容纳一个瓵为度,在坑内点火,让坑内充分干燥,把艾放在坑内,并把柳蕈放到艾的上面,再把艾和柳蕈点燃;取一个瓵,在底部穿通一个孔,孔的大小约为圆形直径一寸,将其倒放在坑的上面;周围用土将瓵包围,使其内腔密闭而烟气只从瓵底的孔穴中出来不泄漏,再把旧衣服盖在瓵的周围,但不要把瓵孔盖上。这时让患者蹲在瓵的上面,让其直肠正好对着瓵底部的孔,使瓵内所冒的烟气熏烤直肠。当直肠被熏烤而感觉太热时就将臀部抬起些来;如果感觉太凉就再继续向下蹲。用这种治疗方法直到患者感到疲乏为止。

【原文】

一,取石大如卷二七[1],孰燔之,善伐米[2]大半升,水八米[3],取石置中,石【□□】孰即歓之而已。

【注释】

[1]石大如卷二七:"卷"通"拳"。取如拳头大的石十四块。此文讲的是远古时代的"石烹法"。[2]善伐米:舂好的米。[3]水八米:水为米量的八倍。

【解析】

此石殆为赤石脂或白石脂。赤石脂为硅酸盐类矿物多水高岭土的一种红色块状体,《神农本草经》称其主治"疽痔恶疮",后世治血痔诸方中多用之。白石脂为硅酸盐类矿物,主要成份为水化硅酸铝,亦间有铁、镁、钙等杂质。《神农本草经》称其主治"疽痔恶疮"。

【译文】

一方,取拳头大小的石块十四个,用大火烧。再同时将大米三分之二升,充分捣碎再加进八倍数量的水,共盛在一个容器里。再将烧红的十四块石头放进去,把大米熬粥煮熟让患者喝下去就可以治好。

三十六、疽病

【原文】

疽病[1]:冶白蔹[2]、黄蓍[3]、芍乐[4]、桂、畺、林、朱臾[5],凡七物。骨疽[6]倍白蔹,【肉】疽[7]【倍】黄蓍,肤疽[8]倍芍药,其余各一,并以三指大冣一入音酒中,日五、六饮之,须已[9],□□

【注释】

[1]雎病:"雎"通"疽"。疽为发于筋骨之间或肌肉深部的阴性疮疡。多因毒邪深陷,寒凝气滞而酿成。患部漫肿无头,皮色晦暗,病程缠绵,甚者伤筋烂骨,难溃难敛。[2]白苍:即白蔹,为葡萄科多年生藤本植物白蔹的根。[3]黄著:"著"通"耆","芪"与"耆"通假。而"耆"字今又通书作"芪"。黄芪为豆种植物黄芪类植物的根。[4]芍乐:芍药。[5]朱臾:茱萸,此处所言茱萸,是指吴茱萸。[6]骨雎:骨疽,《灵枢•刺节真邪》:"有所结气归之,津液留之,邪气中之,凝结日以易甚,连以聚居为昔瘤,以手按之坚,有所结深中骨,气因于骨,骨与气并,日以益大,则为骨疽。"本方所对之症当为风寒湿邪侵入下肢生疽,即附骨疽类型之一。[7]【肉】雎:肉疽,《灵枢•刺节真邪》:"有所结中于肉,宗气归之,邪留而不去,有热则化而为脓,无热则为肉疽。"[8]肤雎:肤,马王堆汉墓医书整理小组释文作"肾",肾疽当为附骨疽中肾精亏损型下肢生疽,初起时外部无明显病变,仅觉隐有酸痛,继则关节活动障碍,病变后期肿处溃破,时流稀脓,久则疮口凹陷,周围皮肤紫胀,形成漏管,患肢肌肉萎缩,导致患者气血两亏,面色无华,日渐消瘦,畏寒心悸,盗汗失眠。[9]须巳:须,应当,终于。须已,即必定全愈。

【解析】

白蔹散结治疽,消脓敛疮。黄芪补益元气,升提陷气,佐以芍药、吴茱萸活血、镇痛。干姜、蜀椒温阳散寒、舒滞开郁。

【译文】

治疗疽病的方法:将白蔹、黄芪、芍药、肉桂、干姜、蜀椒、吴茱萸共七种药,分别研末。如果患者是骨疽病,就将白蔹的药量加一倍;如果患者是肉疽病,就将黄芪的药量加一倍;如果患者是肾疽病,就将芍药的药量加一倍;其他药物的用量都是一份,七种药物粉末混合起来,用时可以取一个三指大撮的药末放到一杯酒里去,每天喝五六次,必定痊愈。

【原文】

一,三汋煮蓬薮[1],取汁四斗,以洒雎痈。

【注释】

[1]蓬薮:薮,马王堆汉墓医书整理小组释文径释作"蘽"。

【解析】

蓬蘽,《神农本草经》:"蓬蘽,味酸平,无毒。主安五脏,益精气,长阴令坚,强志,倍力,有子。"苏恭订注《唐本草》称其"耐寒湿"。本方用意当为去阴疽之寒湿邪气。

【译文】

一方,把蓬藟经三次煮沸后,取药液四斗,用来洗患疽病的地方。

【原文】

一,疽始起,取商〈商〉牢渍臨[1]中,以尉其穜处。

【注释】

[1]商〈商〉牢渍臨:商〈商〉牢,商陆。臨,马王堆汉墓医书整理小组释文径释作"醯",醋。

【解析】

商牢,即商陆。《神农本草经》称商陆"尉除水肿"。醋制商陆可增强其消肿散结之效。

【译文】

一方,新发的疽病,取商陆放在醋里加热后在患疽的局部肿起部分进行热尉。

【原文】

【一】,疽,以白蔹、黄菅[1]、芍药、甘草四物【□】者,筀、薑、蜀焦、树臾[2]四物而当一物,其一骨□疟□三【□□】以酒一桮【□】□□□筋者候=翟=[3]【□】□之,其□【□□】□□=。日四饮。一欲溃之[4],□【□】☑

【注释】

[1]黄菅:菅,"著"之形讹。即黄芪。[2]筀、薑、蜀焦、树臾:裘锡圭认为"筀"字虽然有所残缺,但仍能看出上从"竹"。此参考以往研究的意见,暂释为"筀",此处为肉桂。薑,干姜。树臾,即吴茱萸。[3]筋者候翟:筋者,疑指筋疽。候,犹倏忽,言极快极短的时间。翟,雉羽也,此处有明显和突出之意,谓筋疽发展快而明显。[4]一欲溃之:疽一旦要溃破的时候。

【解析】

本条药物配方中白蔹有清热解毒、消肿治痈之效;黄芪补气升阳、托疮生肌,用于气血不足、疮疡内陷等;芍药可活血散瘀;甘草可泻火解毒。肉桂、干姜、蜀椒、吴茱萸均具有温阳逐寒之效。

【译文】

一方,治疗疽病的方法,用白蔹、黄芪、芍药、甘草四药用水煎煮。再用肉桂、干姜、蜀椒、吴茱萸四种药物,后四种药的药量共相当于上述一种药的药量。(原文缺如,文义不详。其中提到筋疽的病名及其症状为急速而剧烈地疼痛。)每天喝四次药,直到疽一旦要溃破时,就可以停止喝药。

【原文】

一,湔□【□□□□□□□□□□□□□□□□□】□□□者方:以□【□□】斗□【□□□□□□□□□□□□□□】□□【□□□□□□□□□】以羹□【□□□□□□□□□□□□】骨雎【□】□已涿[1]雎□☒

【注释】

[1]涿:马王堆汉墓医书整理小组作"洒"。

【解析】

原文缺如,文义不详。

【译文】

原文缺如,文义不详。

【原文】

一,雎未【□□□□□】豪十四果,□【□□□□□□】□食【□□】泽泔二参[1],入药中【□□□】令如【□□□□□】炙,手以靡[2]【□□□□□□□□】出之,以余药封而裹之,【□□□】不痛已□【□】。·令。

【注释】

[1]泽泔二参:"泽"通"𥁕"。𥁕,《说文》:"渍米也。"𥁕泔,淘米水。二参即三分之二升。[2]炙,手以靡:将配好的药涂在手上,将手炙热后趁热在疽的表面进行按摩。

【解析】

本方似为外治方,在伤处除了敷药外,还要在局部加温和按摩。本方中虽然尚无"膏摩"之称,但从本条的治法来看,实际上也是"膏摩"法的一种形式。加温和按摩主要是为了促进外敷药物在局部吸收。

【译文】

一方,疽病,取乌头十四个,用好醋半升,淘米汁三分之二升,把药放在里面煎煮。(原文缺如,文义不详)用手烤火后按摩,达到某种效果后就停止,将其余的药封存包裹加以储藏,患者不痛而痊愈,此方灵验。

【原文】

一,益雎[1]者,白蔹三,罢合[2]一,并冶,【□□□□□】湔□饮之。

【注释】

[1]益雎:嗌疽,生于咽喉部的痈疽。嗌,咽喉。[2]白蔹三,罢合:白蔹,白蔹。罢合,百合。

【解析】

此方用白蔹治噎疽，与后世医方多用白蔹医疗疮痈诸外证之法相符。百合一药首载于《神农本草经》。《名医别录》谓其可治"喉痹"。《日华子本草》谓其主"诸疮肿"，也与本条用途相近。

【译文】

一方，治疗患有噎疽病的人，可以取白蔹三份，百合一份，均研末加入某药汁饮服。（原文缺如，文义不详）

【原文】

一，烂=疽=者，疗[2]□起而□痛【□】□□骨【□】冶，以彖膏未湔[3]者炙销以和□傅之。日三【傅】=乐=前洦以温水。服药卅日，疽已。尝试。•令。

【注释】

[1]烂疽：当指已溃破的痈疽。[2]疗：疑为"痛"之省。[3]湔：通"煎"。"煎"此处释作溶解，动物油脂的溶化。

【解析】

烂疽，见《诸病源候论》，《备急千金要方》《外台秘要》作"瘰疽"，是体表的一种急性化脓性感染，随处可生，尤多见于指端腹面。多因外伤感毒，脏腑火毒凝结所致。初起时皮肉中忽生红色硬肿，小如粟豆，大如梅李，渐次变黑，疼痛剧烈，溃后脓如豆汁，久则腐烂筋骨。古医籍称南人多以截指术治之，本方可贵处即坚持外敷为治，惜文字残缺。本条所用主药缺佚，方义不详。

【译文】

一方，治疗烂疽病的方法，疼痛发作的时候取某动物的骨头研末，用生猪油加热使其溶解，然后再掺和上某药物，外敷患处。每隔三天上药一次。上药之前先要用温水洗涤患处。上药三十天就可治好。此方已经用过。此方灵验。

【原文】

一，诸疽物[1]初发者，取大叔一斗，熬孰，即急邦〈抒〉[2]置甄【□□□□□□□□】置其【□】醇酒一斗淳之[3]至上下，即取其汁尽饮之。一饮病未已，□【□□□□□□□□□】饮之可。不过数饮，病已。毋禁。尝试。•令。

【注释】

[1]疽物：各类痈疽。[2]熬孰，即急邦〈抒〉：抒，从液体中将某物汲出。

"熬熟，即急抒"，指将煮好的大豆快捞起来放入甑内继续蒸烹。[3]醇酒一斗淳之：淳，义同沃，浇淋。醇酒一斗淳之，意即用一斗浓酒将大豆浸泡。

【解析】

大豆有解毒之功。《神农本草经》谓"生大豆涂痈肿。煮汁饮，杀鬼毒、止痛"。本条所用大豆是日常食物之一，大量使用对于治疽肯定有一定帮助。

【译文】

一方，治疗各种疽病初发的方法：取大豆一斗，煮熟，然后迅速地把煮汁取出来放到一个甑里。（原文缺如，文义不详）再用浓酒一斗将其浸泡后，即取这种汁液全部喝下去。如果喝一次病尚未愈，（原文缺如，文义不详）可以继续饮服。饮服不过数剂后，病就可以治好。用本方治疗没有任何禁忌。此方已经经过检验。此方灵验。

【原文】

一，血疽[1]始发，倏＝以热[2]，痛毋适[3]，□□【□□】□【□】□疽□【□□□□□□□□□□□□□】戴糁[4]、黄芩、白薟，皆居三日[5]，且【□□□□□】为□【□□】虽□【□□□□□□□□□】之，令汗出到足，已。

【注释】

[1]血疽：血疽，殆即华佗《中藏经》论癣疽中所说的血蛊，"近骨者久不愈，则成血蛊""成蛊则多痒少痛，或先痒后痛"。一说即《诸病源候论》所载的赤疽："赤疽发额，不泻，十余日死。其五日可刺也。其脓赤多血者死，末有脓可治。[2]倏＝以热：形容急速地发热之状。[3]毋适：适，畅快。毋适，没有舒适的时候，指病甚。[4]戴糁：戴糁，黄芪的别名。[5]白薟，皆居三日：白薟，经过三天。

【解析】

黄芪，亦称作"黄耆""黄蓍"（古时耆、蓍混用不分），亦称"戴糁""王孙""绵黄芪""独椹""蜀脂""百本"，始载于《神农本草经》。黄芩清热利湿，白薟清热凉血。本条处方所用黄芪、黄芩、白薟三药均中医常用治痈疽药，唯药味尚有缺损，全方方义不详。

【译文】

一方，血疽病初起的时候，患者的体温急速地上升，患疽处局部疼痛，不舒适。（原文缺如，文义不详）取黄芪、黄芩、白薟，均经过三天。（原文缺如，文义不详）让病人发汗。大汗出淋漓之状，就可以治好。

【原文】

一，气雎[1]始发，涓＝以痹[2]，如□状，扣靡□而【□□】雎，桓、桂、椒□，居四齿【□□□□□□□】二果，令諝[3]叔□蓼[4]可【□】，以酒沃，即浚【□□】淳酒半斗，煮，令成三升，【□□□□□□□】出而止。

【注释】

[1]气雎：即气疽，殆即《灵枢·痈疽》所载脑烁，"阳留大发，消脑留项，名曰脑烁，其色不乐，项痛而如刺似针，烦心者死不可治。"《诸病源候论》文句相同。[2]涓＝以痹：水波貌，《广韵·轸韵》："涓，深涓，波相次也"。涓涓，水波纹相次不断。痹，未见传世古字，疑假为"病"。此句指气疽发作迅速急迫。[3]諝：疑是"与"字之讹体。[4]蓼：熬煮。

【解析】

干姜、肉桂、蜀椒、大豆为治疗疽病的常用药物，但本方缺如过多，具体使用方法不详。

【译文】

一方，气疽病初发的时候，具有发病急速的特点，像某物一样，抚摩患处时（原文缺如，文义不详）。取干姜、肉桂、蜀椒，放置四天，取某药物二颗，与大豆一起熬煮，用酒浸渍，滤去药汁，加浓酒半斗，再熬煮，留下三升药汁，待达到某种效果就停止服药。

【原文】

一，□雎发，出礼[1]，如人殡之【□】[2]，人攜之甚[3]【□□□】三拼，细切，淳酒一斗【□□□□□□□】【□□】半斗，煮成三升，【饮】之，温衣[4]卧【□□】即浚而□之，温衣⊘。

【注释】

[1]礼：通"体"。[2]如人殡之【□】：《说文·歺部》："大夫死，曰殡。"全句文义即如同病人暴死之状（相当于神志不清的昏厥状态）。[3]人攜之甚：攜字疑假为"㦬"，可引伸为疲惫虚弱之义。[4]温衣：棉衣之属。

【解析】

本条缺文虽多，但从其主要症状可以看出该疽病是一种急性发作的外科化脓性疾患。伴随有中毒性昏厥，从而使全身处于极度衰弱疲惫的状态。其治疗药物虽已缺如，但在该方之末提到要喝药后穿衣而眠，则是应用发汗的方法。

【译文】

一方，某种疽病发作时，生在身体的外面，患者出现类似暴死之状，其身体极度倦怠衰弱,取某药物三把,细细切碎,加浓酒一斗,再加一种或几种药物半斗,煮成药汁三升,饮服,再穿着棉衣睡下。(下文缺如,文义不详)

【原文】

【一,□□□□】□□【□】□【□□】豕【□】□☑

【解析】

治疗痈疽疮疡时,乌头可以内服或者外用,都有明显的治疗效果。如乌头外用,《普济方》治痈攻肿,若息肉突出者,用乌头五枚,苦酒三升,浸三日洗之,日三。乌头内服,《证治准绳》氏神效乌金散治痈疽疔肿时毒附骨疽诸恶疮等证,若疮黑陷如石坚,四肢冷,脉细,或时昏昧,谵语循衣,烦渴,危笃者,服此汗之疮起。苍耳、草乌头、火麻、木贼草、蜈蚣头、桦皮节、麻黄去根节各等分,同入磁器内,盐泥固济,炭火内从早煅至申分,如黑煤色为度,碾为末,每服二钱,病重者三钱,用热酒调下。未汗再　服。如汗干,却服解毒疏利之约。

【译文】

原文缺如,文义不详。

三十七、□□

【原文】

【□□:□□□□□□□□□□□□□□□□□□□】桂、栐[1]☑

【注释】

[1]栐:马王堆汉墓医书整理小组释文径释作“椒”。

【解析】

本治方缺如过多,只提到适量肉桂、蜀椒煎煮后内服。功能扶正逐寒,温燥寒湿,托邪解毒,转阴回阳,是痈疽疮毒内陷阴证用方。

【译文】

原文缺如,文义不详,但提到使用了肉桂、蜀椒等药物。

【原文】

一,☑

【解析】

原文缺如,文义不详。

【译文】

原文缺如,文义不详。

【原文】

一,煮麦[1]=孰,以汁洵之,□【□□】膏仁□

【注释】

[1]麦:麦有大麦、小麦、雀麦、荞麦等多种,但统称"麦"字则多指小麦。

【解析】

小麦入心经,汗为心之液,小麦乃心之谷,心气虚则汗外越,故小麦有补心气、敛汗之效。入脾、肾经,又具有益肾、除热、止渴的作用。《名医别录》中记载其:"除热,止燥渴,利小便,养肝气。"《本草再新》中提示小麦"养心,益肾,和血,健脾"。《医林纂要》记载其能"润肺燥"。本方或是通过小麦之补虚以托里消毒。

【译文】

一方,将小麦放在水里煮熟,用这种煮汁作外洗剂。(原文缺如,文义不详)

【原文】

一,炙梓叶,温之。

【解析】

本方用炙梓叶趁热包裹痈疽患处,功能清热解毒,杀毒疗疮。梓叶,《神农本草经》云:"捣傅猪疮。"《名医别录》称其"嫩叶,主烂疮也"。梓叶冷浸液、温浸液对金黄色葡萄球菌、大肠杆菌等有抑制作用,其采集后 6 个月的水提取液较新鲜叶的作用更强,丙酮提取液作用又强于其他溶媒的提取液,但无抗真菌作用。《四声本草》载"(煎)洗小儿壮热,一切疥疮,皮肤瘙痒",是很有科学道理的。

【译文】

一方,炙烤梓树叶,将梓树叶敷在患处。

三十八、□烂者方

【原文】

□阑[1]者方:以人泥[2]涂之,以犬毛若羊毛封之。不已,复以此数为之,□□□

【注释】

[1]□阑:"阑"通"烂",字义为溃烂,溃疡。马继兴认为"烂"字上面一

字缺文,据残笔似为"火"字。此病应为烧伤类疾病。[2]人泥:人身汗垢。

【解析】

本条利用人身汗垢的油脂特点作为外用药的辅形剂,是一种较原始的制药方法。《新修本草》:"狗毛,主产难。"《本草纲目》:"治邪疟,尾烧灰,敷犬伤。"《食疗本草》:"羊毛主转筋。"羊毛和狗毛具有敛疮生肌的功效。

【译文】

治疗烧伤的方法:用人身汗垢外涂在患处,用狗毛或羊毛覆盖在它的上面,如果还没有治好,再用此法重复多次。

【原文】

一,阑者,爵〈寿〉蘖米[1],足[2]取汁而煎,令类胶[3],即冶厚栎[4],和,傅。

【注释】

[1]爵〈寿〉蘖米:"爵"通"嚼",咀嚼,指古时粉碎药物的一种方法。蘖米,粟、稻、麦等浸泡,候生芽后曝干去须,取其中米,名蘖米。[2]足:通"捉",绞榨,榨取汁液。[3]令类胶:使之稠浓,类似胶汁。[4]厚栎:厚朴,见《神农本草经》,但无治火伤的记载。

【解析】

本条处方所用麦芽及谷芽,古医书中罕有用于治疗溃烂者,厚朴一药也很少外用。《本草衍义》说"蘖米,粟蘖",即粟芽。《名医别录》称其"除热",陶弘景又称粟芽"为米和脂傅面,令皮肤悦泽"。《本草纲目》卷二十三引崔行功《纂要方》以"粟米炒焦投水,澄取汁,煎稠如糖。频涂之,能止痛,灭瘢痕。一方:半生半炒,研末,酒调敷之",治汤灼伤,与本方相似。厚栎应即厚朴,为木兰科植物厚朴的树皮或根皮。《神农本草经》:"味苦,温。主中风、伤寒、头痛、寒热、惊悸、气血痹、死肌,去三虫。"根据药理试验,厚朴对于多种细菌如肺炎球菌、白喉杆菌、溶血性链球菌,金黄色葡萄球菌等均有抑菌作用。

【译文】

一方,治疗烧伤的方法,可以先把新鲜的谷芽放在嘴里嚼碎后,放在布袋里加压,榨取其汁。把这种液汁放在火上煎煮,熬成浓稠的胶状半流体。再把研好的厚朴药末掺和到里面,外敷患病部位。

【原文】

一,热[1]者,由[2]曰:"胗=讪=[3],从竃出毋延,黄神[4]且与言。"即三潼[5]之。

【注释】

[1]热：烧伤或者烫伤后并发体温增高。[2]由：由，马王堆汉墓医书整理小组释文作"古"，通"呼"，大声，呼号。[3]肶＝诎＝：肶，布散，传播。诎，屈也。肶诎，散开退走。[4]黄神：古代迷信中的神名，能辟除虎狼、恶神、鬼魅。黄神本是灶神，也是火神，[5]涶：通"唾"。

【解析】

烧烫伤患者发热，用祝由术以平复心态，驱邪治病。道教法印是道教文化的重要组成部分，汉"黄神"印是早期道士护身和施法之宝物。《抱朴子内篇》说："古之人入山者，皆佩黄神越章之印，其广四寸。其字百二十，以卦泥着所住之四方各百步，则虎狼不敢近其内也。"黄神越章又称"黄神""黄越之神""天帝使者黄越"，此神为天帝或黄老君的使者。《太上正一咒鬼经》："天师曰：吾上太山谒见黄老君，教吾杀鬼语……左扶六甲，右扶六丁，前有黄神，后有越章，神师诛伐，不避豪强。"因此，本方祝由呼黄神之名号，可以增加勇气抵抗疾病，避瘟驱鬼。

【译文】

一方，治疗烧伤病人发热的方法，大声地念祝由辞。念完之后，就吐唾三次。

【原文】

一，煮秫米[1]期足，鬳孰，浚而熬之，令为灰，傅之数日。干，以其汁弁[2]之。

【注释】

[1]秫米：即黄米，糯粟。[2]弁：以手搏也，指调和、拌和。

【解析】

秫米的药用，《名医别录》云"味甘，微寒。止寒热，利大肠，疗漆疮"。秫米浓汁适用于初期创面尚未感染的一度烧烫伤，面积大的或者化脓的，也可以用药汁洒在伤口上，有良好的消炎止痛、防腐生肌之功效。

【译文】

一方，将黄黏米加水煎煮，数量以能够满足病人的需要为限度，煮到米刚熟时，从火上取下来把煮米水滤去，将米在火上干烤，焙成灰，在伤处外敷，连续上药多日。如果药末太干，可以稍掺一些煮米水再用。

【原文】

一，以鸡卵弁兔毛，傅之。

【解析】

《外科正宗》炒制鸡子黄油,以香油调敷烧伤。兔毛,陈藏器《本草拾遗》载兔毛烧灰"主灸疮不瘥",亦为治灼伤溃烂。

【译文】

一方,将鸡蛋打碎后将兔毛掺拌于内,用以外敷患处。

【原文】

一,冶藦米,以乳汁和,傅之。不痛,不瘢。

【解析】

乳汁,殆为牛乳汁,《日华子本草》称其"解热毒,润肌肤"。本条所用乳汁兼具赋形剂的作用。

【译文】

一方,将谷芽研末,用乳汁掺和后,外敷患处,可以止痛,不生瘢痕。

【原文】

一,燔鱼衣[1],以其灰傅之。

【注释】

[1]鱼衣:水藻。

【解析】

鱼衣,水藻。《事物异名录·百草·苔》引《广志》:"鱼衣,水苔也。"《本草拾遗》称其治"火焱热疮,捣烂封之"。孙思邈说:"凡天下极冷,无过藻菜。但有患热毒肿并丹毒者,取渠中藻菜切捣傅之:厚三分,干即易,其效无比。"与本方相似。

【译文】

一方,将水苔焙烤成炭末,外敷患处。

【原文】

一,燔敝褐[1],冶,布以傅之。

【注释】

[1]敝褐:褐,俗指用兽毛皮或粗麻制成的衣服。敝褐,旧衣。

【解析】

古代所谓"褐"(粗布衣)的原料,有用兽毛制成和用粗麻(枲)制成两种,原料不同,其作用自然有别,本条所用的"敝褐"究为何种并未明言。一说粗布衣。《孟子·滕文公上》:"许子衣褐。"赵岐注:"褐以毳织之,若今马衣也。或曰褐,枲衣也,一曰粗布衣也。"一说兽毛织成的衣服。《诗·豳风·七月》"无衣无褐,何以卒岁",郑玄笺:"褐,毛布也。"《孟子·滕文公上》"许子衣褐",赵岐注:"以毳织之,若今马衣。"《淮南子·览冥训》"短褐不完",高诱注:"褐,毛布,如今之马衣。"从上面文献中对"褐"的注解来看,古人的褐是可以用兽毛织成的。

【译文】

一方,将旧衣焙烤成炭后,研末,敷在伤患处用布包扎起来。

【原文】

一,渍女子布,以汁傅之。

【解析】

本方以经血为主要药物,可解毒消肿敛疮。

【译文】

一方,用水浸渍月经布,再用浸过月经布的溶液外洗烧烫伤的部位。

【原文】

一,炅囷[1]土,裹以尉之。

【注释】

[1]囷:疑是"卤"字。"卤土"当即《神农本草经》的卤咸。

【解析】

热熨疗法具有镇痛解痉、活血化瘀、止痛消肿、消除瘢痕、松解粘连等功效。本方以卤咸为主要药物。

【译文】

一方,将带有卤咸的泥土加热,包裹并热熨患处。

【原文】

一,浴[1]汤[2]热者,熬彘矢,渍以盐[3],封之。

【注释】

[1]浴:洗澡,洗涤。[2]汤:热水。[3]盐:醯,醋。

【解析】

本方以猪屎和食醋为主要药物,猪屎咸涩,性寒,《本草纲目》称"除解热毒,治疮",食醋酸,性寒,收敛消肿,两者合用,共奏清热解毒、收敛消肿之功。

【译文】

一方,用热水洗涤发热的部位,焙烤猪屎,用食醋浸渍,将其外敷患处。

【原文】

一,以汤大热者,熬彘矢,以酒挈[1],封之。

【注释】

[1]挈:挈,应假为"滒",义为湿。

【解析】

猪屎咸涩,性寒,能清热解毒消肿。烧酒外用消毒、止痛、温通经脉。

【译文】

一方,用热水洗涤发热较甚的部位,焙烤猪屎,用酒醋浸渍,将其外敷患处。

【原文】

一,般[1]者,以水银二,男子恶[2]四,丹[3]一,并和,置突[4]【上】二、三日,盛,即【以】阳□令囊,而傅﹦之﹦居内【中】,塞窗闭户,毋出,私内中[5],毋见星月,一月者而已。

【注释】

[1]般:通"瘢",烧伤后皮上留下的瘢痕。[2]男子恶:男子精液,有灭瘢的作用。[3]丹:朱砂。[4]突:灶突,即炉灶的烟道。[5]私内中:私,指大小便。私内中,在卧室里便溺。

【解析】

本方中,水银味辛,性寒,《神农本草经》称"主疥瘘痂疡白秃,杀皮肤中虫。"《神农本草经》:"丹砂,味甘,微寒。主身体五脏百病,养精神,安魂魄,益气,明目。"精液可灭瘢。三者合用,可以清热解毒、凉血消斑、祛腐生新、美白皮肤。

【译文】

一方,治疗对烧伤后留下瘢痕的方法,用水银二份,男子精液四份,朱砂一份,将三者混合均匀,把混合好的药放在炉灶的烟道处两三天,盛药物时用阳□做囊,用布包外敷患处。在室内将门窗关闭,不能出门,在室内大小便,不能到室外去,一个月后方可结束。

【原文】

一,去故般[1]:善削瓜壮者[2],而其瓣材其瓜[3],【□】其□如两指□,以靡般令□□之,以□【□】傅之。干,有傅之,三而已。必善齐戒[4],毋【□】而已。

【注释】

[1]故般:陈旧的瘢痕。[2]善削瓜壮者:本条的"善"字有充分、完整之义。削,剖破。瓜,瓜类植物的总称。[3]瓣材其瓜:把去皮的瓜分切成多块。

材,古通"裁"。[**4**]齐戒：斋戒。"斋",原作"齐"。斋戒为古人祭祀鬼神时穿洁衣,戒嗜欲,以表示虔诚。

【解析】

瓜,疑即土瓜,见于《神农本草经》。《肘后备急方》治面上瘢磊："土瓜根捣末,浆水和匀,入夜别以浆水洗面涂药,旦复洗之。百日光彩射人,夫妻不相识也。"与此方相似。

【译文】

一方,去除陈旧的瘢痕：将熟瓜充分切开,把去皮的瓜分切成多块,上下外搽按摩患处两指宽的位置,之后用瓜皮外敷患处,每天三次。治疗过程中要穿洁衣,戒嗜欲,不要做不能做的事情。

【原文】

一,般者,靡□血以□,以汁傅,产肤。

【解析】

此处为烧烫伤修复期或者康复期瘢痕的一个治方,原文缺如,药物不详。

【译文】

一方,治疗对烧伤后留下的瘢痕的方法,用某药物来摩擦瘢痕底部,并用其液汁外敷,用这种方法就可让患者新生出正常的皮肤。

【原文】

【一,□】□【□□□□□□□□】□直□上,令灰,以【傅】之,如故肤。

【解析】

此处为烧烫伤修复期或者康复期瘢痕的一个治方,原文缺如,药物不详。

【译文】

一方,治疗对烧伤后留下的瘢痕的方法,用某药物适量,使其烧灰存性后外敷患处,可以使患处恢复至伤前的模样。

【原文】

一,肌□□□【□□□□】扪□□□□

【解析】

原文缺如,文义不详。

【译文】

原文缺如,文义不详。

【原文】

一,取秋竹[1]者之,而以气熏其痏,已。

[1]秋竹:当为秋日之竹。竹为甘寒品,秋竹更具清寒之性。

【解析】

《神农本草经》分为竹叶、竹根、竹汁、竹实等。本条不知所指系何部位,或指全竹而言。《神农本草经》记竹叶主治云:"味苦平。主逆上气,溢筋急,恶疡,杀小虫。"

【译文】

一方,取秋竹的枝叶适量,将其煎煮,利用其热气熏蒸患处,可达到治疗的目的。

三十九、胕瘇

【原文】

胕瘇[1]:治胕瘇,取陈赤[2]叔,冶,以犬胆和,以傅。

【注释】

[1]胕瘇:小腿部烧伤。[2]陈赤:陈旧的黍米。

【解析】

小腿部位烧烫伤者以热毒、瘀毒、湿毒、风毒为病,久之则虚实夹杂。本方以陈黍米、陈大豆、狗胆汁为主要药物,陈黍米《肘后备急方》治汤火烫伤未成疮者:"黍米、女曲等分,各炒焦研末,鸡子白调涂之,煮粥亦可。"陈大豆《本草纲目》卷二十四引《子母秘录》治汤火灼疮:"大豆煮汁涂之,易愈,无斑。"狗胆苦,性温平,能清肝明目,止血活血,涂敷或点眼治风热眼痛,目赤涩痒,聤耳,疮疡疥癣,烧烫伤,《名医别录》谓:"主痂疡恶疮。"陈黍米、陈大豆补益滋润,与狗胆汁配伍,起到祛风缓急、活血通脉、燥湿收口的作用。

【译文】

小腿部烧伤:治疗小腿部烧伤的方法,将陈黍米、陈大豆粉碎,与狗胆汁搅匀,外敷患处。

【原文】

一,取无夷中霾〈核〉[1],冶,豮膏以楠[2],热膏,沃冶中,和,以傅。

【注释】

[1]无夷中霾〈核〉:无夷,即芜荑,见《神农本草经》。《日华子本草》谓治"恶疮疥癣"。霾,马王堆汉墓医书整理小组释文径释作"核"。[2]豮膏以楠:

豮，即阉割过的公猪。以，通"已"。糒，《集韵》："粥凝。"即凝固。

【解析】

本方由芜荑核和公猪脂膏组成。芜荑辛平，无毒，能消积杀虫，用于小儿疳积、蛔虫病、蛲虫病、疮疡、疥癣，《神农本草经》载"主五内邪气，散皮肤骨节中淫淫温行毒，去三虫，化食"。公猪脂膏甘，凉平，能润肺清热、补虚益肝、解毒疗疮、润肠通便，《日华子本草》谓"治皮肤风，杀虫，敷恶疮"，两者合用可清热杀虫、解毒消肿、滋润疗疮。

【译文】

一方，取芜荑核，粉碎，再把阉公猪脂膏加热，将已凝固的猪油加热融化，浇注在芜荑核粉中，搅匀后，外敷患处。

【原文】

一，取雉式[1]，执虫余疾[2]，鸡羽自解隋[3]，其弱者及人头疐[4]，皆燔冶，取灰，以猪膏和，【傅】。

【注释】

[1]雉式：雉，野鸡。雉式，两只野鸡。[2]执虫余疾：马王堆汉墓医书整理小组释文作"埶者余疾"。"余"通"徐"，字义为缓；"疾"，字义为急。此句指长时间大火煎煮，而火势时缓时急。[3]鸡羽自解隋："隋"通"堕"，字义为毁坏，脱落。此句指连毛丢入锅内煮至羽毛自行脱落，将鸡尾羽拔下来。[4]疐：同"发"。

【解析】

本方主要以雉尾入药，李时珍称雉尾"烧灰和麻油，傅天火丹毒"。鸡毛味咸辛苦，性平，归肺、肝、膀胱经，鸡毛烧灰存性后有止血敛疮、化瘀消肿、祛腐生肌、祛风止痒的功效。猪脂膏能润肺清热、补虚益肝、解毒疗疮、润肠通便，配伍鸡毛烧灰存性后，能补能收，能通能散，有利于小腿部位烧烫伤的修复愈合。

【译文】

一方，取两只野鸡，用大火长时间煎煮，火势时缓时急，野鸡的羽毛可以自行脱落，把雉尾和人发均灼烧粉碎，取烧后留存的灰，与猪脂膏一同搅匀后，外涂患处。

【原文】

一，夏日取堇叶[1]，冬日取其木〈本〉[2]，皆以甘〈口〉沮[3]而封之。干，辄封其上。·此皆已验。

【注释】

[1]菫叶:菫菜的叶子。[2]木〈本〉:根,夏日用菫叶,冬天菫叶凋,可取菫菜的根。[3]甘〈口〉沮:甘,应作"口",形讹致误。"沮"通"咀",口咀,用嘴咀嚼。

【解析】

菫叶为水菫,又称即石龙芮、苦菫、菫葵。唐《新修本草•菜部下》引《小品方》《万毕方》称捣汁洗之并服之,"除蛇蝎毒及痈肿"。现代临床应用表明用石龙芮全草熬制为膏,敷治下肢溃疡,疗效甚佳。

【译文】

一方,在夏季收取石龙芮的叶,在冬季取石龙芮的根,把药物咬成小颗后外敷患处。待其干后再外敷一层。这都已经得到验证。

四十、胻伤

【原文】

胻伤[1]:取久溺中泥[2],善择去其蔡[3]、沙石。置泥器[4]中,且以苦湮[5]□端,以器【中】泥傅伤,□【□】之,伤巳=用。

【注释】

[1]胻伤:小腿部外伤。[2]久溺中泥:小便中陈积的沉淀,即溺白垽,经煅制或水飞后称人中白。《名医别录》:"溺白垽,治鼻衄、汤火灼疮。"[3]蔡:杂草。这里指草渣杂质之类。[4]泥器:将溺中泥置于陶器内。[5]苦湮:湮,马王堆汉墓医书整理小组释文作"酒"。苦酒,醋的古称。

【解析】

溺中泥又称溺堚、溺白堚、白秋霜、秋白霜、粪霜、尿壶垢、尿干子、人中白等,咸寒,归肝、三焦、膀胱经,能清热解毒,祛瘀止血,《本草纲目》"此乃人溺澄下白垽也,以风日久干者为良",用于咽喉肿痛、牙疳口疮、咯血、衄血等症,《新修本草》云"疗鼻衄、汤火灼疮",《本草正》载人中白"烧研为末,大治诸湿溃烂,下疳恶疮,生肌长肉,善解热毒"。人中白为凝结在尿桶或尿缸中的灰白色无晶形之薄片或块片,有尿臊气,以干燥、色灰白、质坚、无杂质者为佳。本方用食醋搅匀外敷,配合灸法温通经脉,其收敛、祛湿、解毒、生肌作用更强。

【译文】

治疗小腿部外伤的方法:取溺中泥,去除其中草渣、砂石等杂质后将其倒入陶制容器中,在早晨用食醋搅匀后,将陶器中的溺中泥外敷患处,能使伤口愈合。

【原文】

一,脬＝久＝伤＝者痈＝溃[1],汁如靡[2]。治之:煮水二【斗】,□一参[3],苿一参,□【□】一参,・凡三物,蚤、苿皆【冶,□】汤中,即炊汤＝温适,可入足[4],即置小木汤中,即【□】殹。汤居【□□】,入足汤中,践木,汤没□[5]。汤寒则炊之,热即止火,自适殹。朝已食而入汤中,到餔巳【而】出休,病即俞矣。病不【□】者一人〈入〉汤中即瘳,其甚者五六入汤中而瘳。其瘳殹不＝痈＝而新肉＝产＝即毋入【汤】中矣,即自合而瘳矣。服药时毋禁,及治病毋时。・令。

【注释】

[1]脬＝久＝伤＝者痈＝溃:腿胫部伤久不愈形成慢性溃疡,即后世所谓臁疮。[2]汁如靡:靡,古通"糜"。汁如糜,形容患处脓如粥糜之状。[3]□一参:尚志钧认为缺药应是郁李。[4]足:泛指下肢部。[5]践木,汤没□:足踩木质容器上,热水没过受伤部位。

【解析】

小腿慢性溃疡古代称为臁疮,或形成恶脉气血瘀滞于肌肤,肌肤失养,复因损伤(蚊虫叮咬、湿疮、碰伤等),湿热之邪乘虚而入,发为疮疡,肌肤溃烂,经久不愈。临证必须标本兼治,补益气血,活血通络,燥湿敛疮,清热解毒。本方郁李仁辛苦甘平,归脾、大肠、小肠经,能润燥滑肠、下气、利水,用于津枯肠燥、食积气滞、腹胀便秘、水肿、脚气、小便不利,《本草经》谓郁李根主齿断肿。药理研究表明,从郁李仁中提得的蛋白质成分 IR-A 和 IR-B,静脉给药有抗炎和镇痛作用。白术能燥湿健脾,元代医家王好古"用白术为细末,先以盐浆水温洗,干贴,二日一换",治"足跟疮久不愈,毒气攻注",愈后"可以负重涉险",与本方相似。

【译文】

一方,腿胫部伤久不愈形成慢性溃疡,疮口溃破后,患处流脓,汁如粥糜之状。治疗方法:煮二斗水,郁李仁三分之一斗,白术三分之一斗,某药物三分之一斗,把这三种药物,郁李仁、白术研末,倒入水中煎煮,待水温适合时,倒入木质容器,放入患足浸泡,脚踩在木质容器底部,水要没过受伤部位。水凉了就烧热,待温度合适时就关火,按照自己感觉适宜的温度调节。早上吃完饭后开始泡脚,到申时结束泡脚,这样患处就能愈合。未愈合的人再泡一次就能愈合,还没愈合的泡到五六次也能痊愈。有新肉生成且不痛时就痊愈了,停止浸泡,患处可以自行愈合。用药物没有禁忌,要及时医治,不要耽误时间。

四十一、痂

【原文】

加[1]:以少婴儿弱渍殺羊矢,卒其时,以傅之。

【注释】

[1]加:通"痂"。当为疥癣类皮肤病。

【解析】

痂为疥癣类皮肤病。童子尿咸寒,无毒,能清热解毒,促进伤口愈合,去除瘢痕增生。《本草拾遗》称有"润肌肤"之功,《日华子本草》称治"皮肤皴裂"。羊屎苦平,无毒,能解毒散结敛疮。《圣济总录》有用"新羊屎绞汁涂之,干者烧烟熏之"治湿疮浸淫的记载。

【译文】

治疗疥癣类皮肤病的方法:用童便浸渍公羊屎,待一昼夜后,将其外敷患处。

【原文】

一,冶雄黄,以麇膏修[1],少敊以醯[2],令其□温适,以傅=之=毋溜[3]。先孰洳加以汤,乃傅。

【注释】

[1]以麇膏修:"麇",疑是"麤"字的异写。修,即滫,淘米汁。[2]少敊以醯:用醋稍加调和。[3]溜:马王堆汉墓医书整理小组释文作"濯",洗涤。

【解析】

雄黄辛温,有毒,归肝、大肠经,能解毒杀虫、消炎退肿、燥湿祛痰、解毒抗癌、截疟,用于治疗痈肿疔疮、蛇虫咬伤、虫积腹痛、惊痫、疟疾。《日华子本草》称其"治疥癣,风邪",为皮肤病要药。《千金翼方》治癣,以"雄黄粉,大酢和。先以新布拭之,令癣伤,敷之"。《本草经疏》说:瘢痕"息肉者,肺气结也",雄黄辛能散结滞,温能通行气血,故能治腐肉息肉。加猪脂膏、食醋可赋形,便于外敷。

【译文】

一方,将雄黄研末,加入猪脂膏和淘米汁搅匀,用醋稍加调和,将配好的药加热到合适的温度后,外敷患处,而非外洗。外敷药物前要先用温水将患处冲洗干净后,才能敷药。

【原文】

一,冶仆累[1],以攻脂膳[2]而傅═炙之。三、四傅。

【注释】

[1]仆累:蜗牛。[2]攻脂膳:"攻"通"釭"。釭脂即用以润滑在车缸中车轴的油脂。膳,原意为进食,引申为搅拌、掺和。

【解析】

蜗牛咸寒,有小毒,归膀胱、胃、大肠经,能清热解毒、镇惊、消肿,主治风热惊痫、小儿脐风、消渴、喉痹、痄腮、瘰病、痈肿丹毒、痔疮、脱肛、蜈蚣咬伤,捣碎外敷可治疗毒,元明时本草及方书多有外用治肿毒疮痔的记载。釭脂,《备急千金要方》称"车釭脂",《开宝本草》称"车脂",古代润车毂以桐油,故釭脂即为含铁质成分的陈桐油。陈桐油甘辛寒,有毒,外用治疥癣、臁疮、汤火伤、冻疮皲裂。《本草纲目》称其"消肿毒诸疮""涂胫疮、汤火伤疮,吐风痰喉痹,及一切诸疾,以水和油,扫入喉中探吐。"加以艾灸温通经脉,促进药物吸收,有利于痂皮脱落。

【译文】

一方,将蜗牛捣碎,把用以润滑车轴的油脂加热后与捣碎的蜗牛掺和拌匀,外敷患处,同时加以温灸。外敷三、四次。

【原文】

一,刑赤蝎〈蝎〉[1],以血涂之。

【注释】

[1]刑赤蝎〈蝎〉:刑,杀。赤蝎,赤色的蜥蜴。

【解析】

蜥蜴咸温,研末适量调敷,能消瘰散瘰,治淋巴结结核。蜥蜴血咸凉,外涂能滋润皮肤,美白皮肤,蜥蜴可再生断尾,取象比类,蜥蜴血能促进皮肤再生和痂皮脱落。

【译文】

一方,杀赤色的蜥蜴,用它的血外涂患处。

【原文】

一,冶亭磨、薀夷[1],熬叔、逃夏[2]皆等,以牡猪膏、鳢血膳。【先】以酒洄,燔朴[3]炙之,乃傅。

[1]葶磨、菎夷:磨,"苈"之形讹。葶磨,即葶苈。"夷"通"荑"。菎荑,见《尔雅·释草》:"菎荑、菠蔛。"[2]逃夏:逃夏,药名,待考。[3]朴:厚朴。

【解析】

葶苈子辛温,归肺、心、肝、膀胱经,能温肺豁痰利气,散结通络止痛。《名医别录》称其治"身暴中风热,痹痒",可用于皮肤病,《子母秘录》载"葶苈捣末,以汤洗讫涂上",治小儿白秃。芜荑辛平,无毒,外用治疗疮疡、疥癣,《日华子本草》称芜荑治"恶疮疥癣"。逃夏,药名,待考。猪脂膏能悦皮肤,作手膏,不皲裂,治皮肤风,杀虫,敷恶疮。《本草拾遗》称鳝鱼血功用为"涂癣及瘘"。全方配伍严谨,用药前后有序,法度井然,代表当时制方水平。

【译文】

一方,将捣碎的等份葶苈、芜荑,和等份的大豆、逃夏一起煎煮,取汁加入猪脂膏、鳝鱼血后,温火熬成滋膏备用。使用时膏药外涂时,先用酒冲洗患处,再用朴木火烤热患处后,再外敷药物。

【原文】

一,冶牛膝、燔彘灰[1]等,并□之,孰洍加而傅之。炙牛肉,以久脂涂其上。虽已,复傅【□】勿择[2]。

【注释】

[1]燔彘灰:即血余炭。[2]择:抛弃、舍弃。

【解析】

牛膝苦酸平,归肝、肾经,能活血通经、利尿通淋、清热解毒。外用治跌打损伤、痈肿恶疮。血余炭苦微温,能消瘀,止血,利小便,生肌敛疮,外用配牛脂膏止血生肌,治创伤出血或溃疡不敛。牛肉汁湿润外敷的药物,可以补益正气、养血理血、滋阴润肤,促进伤口愈合、脱痂。

【译文】

一说,将牛膝、血余炭等份粉碎,加牛脂膏搅匀,充分冲洗患处后,外敷患处。在牛肉上面涂上陈年牛脂后炙烤出浓汁。如外敷药物干了,反复用牛肉汁湿润,不要丢弃。

【原文】

一,以□告若豹膏【□】而炙之[1],【□□】□休。不痛,娄复【之】。先饮美【酒】,令身温热,【□】□□。

【注释】

[1]以□耑若豹膏【□】而炙之："耑"同"脑"。豹膏，豹的脂油。

【解析】

豹膏即豹的脂油，陶弘景曾说，"豹至稀有，人用亦鲜，惟尾可贵"，孟诜称豹脂"合生发膏，朝涂暮生"，不知本方是否为治白秃方。李时珍称豹脂"亦入面脂。"在《备急千金要方》治发鬓秃落方中豹膏一作狗膏，说明在古代贵重药物的替代也是普遍的。本方应当是以膏药涂患处，烤干后揭去痂甲，这是一种简单的物理疗法。

【译文】

一方，反复用某动物的脑或豹的脂油外涂患处，并将其烤热，达到某种效果停止。膏药干后就揭去痂甲，这样不会感到疼痛，然后多次重复以上操作。操作前要先喝美酒，使全身感觉温热。（原文缺如，文义不详）

【原文】

一，善洳，靡之血[1]，以水银[2]傅，【有】以金鏾[3]冶末皆等，以麋膏膳【而】傅【之】。

【注释】

[1]靡之血：磨之血，将痂皮磨破，使之出血。[2]水银：见《神农本草经》，云"主疥瘘痂疡、白秃，杀皮肤中虱"，与本方相符。[3]金鏾：即金鉛，铜屑。

【解析】

痂有滋水渗出，先用陶片磨之使出血，再外敷膏药。水银，见于《神农本草经》，云"主疥瘘痂疡、白秃，杀皮肤中虱"，外用能消毒、腐蚀和镇痛。赤铜屑主要成分为金属铜，在空气中受水蒸气、氧气、二氧化碳的作用，表面常覆有微量的碳酸铜、氧化铜等物质。外用能治外伤出血、狐臭、风烂眼弦久不愈者。陈藏器言水银必蚀金。水银和赤铜屑配伍应用，形成汞齐（即汞合金），不易挥发方便应用。但皮肤接触汞及其化合物可引起接触性皮炎，出现红斑丘疹，可融合成片或形成水疱，愈后遗有色素沉着，所以加猪脂膏来预防。

【译文】

将痂皮磨破，使之出血，用水银外敷患处，然后加上等量的赤铜屑粉末，再用猪脂膏敷在患处。

【原文】

一，夺庆良[1]，膳以醯，封而炙之，虫环出。

【注释】

[1] 庆良：即蛴螬。

【解析】

蛴螬咸寒，有毒，能解毒、消肿、通便，善破癥瘕，能开燥结，用于疮疡肿毒、痔漏、便秘。医籍中，蛴螬和醋并用常用以治疗瘘疮，如《千金要方·痔瘘》："治诸漏方。……烧死蛴螬末，醋和涂。"《备急千金要方》："治一切漏方：……烧死蛴螬为末，醋和涂之。又死蛇灰，醋和敷之。"《卫生易简方》："治蜂疮，用五月五日收干死蛴螬，微炒为末，醋和敷，大妙。又治一切恶疮，用油调敷。"

【译文】

一方，将蛴螬捣烂，加上食醋后，外敷患处，并烤热患处，虫子就会从创口爬出来。

【原文】

一，取庆良一斗，去其甲足，以乌豪五果，礜大如李，并以截□斗煮之，汽[1]，以傅之。

【注释】

[1] 汽：汔，古写作汽。汔，《说文》："水涸也。"此处指把药汁煮干。

【解析】

蛴螬能解毒消肿，破癥开结，《药性论》称其"治小儿疳、虫蚀"，《备急千金要方》有捣烂蛴螬，涂治疖疡的记载，《普济方》亦有煅治蛴螬，以好醋调敷，治一切疔疮的记载。乌头可以祛风除湿，温经止痛，《太平圣惠方》以"川乌头七枚生用，捣碎，以水三大盏，煎至一大盏，去滓，温温洗之"，治久生疥癣。礜石，《神农本草经》载："一名青分石，一名立制石，一名固羊石。味辛大热，生山谷。治寒热，鼠瘘，蚀疮，死肌，风痹，腹中坚，邪气，除热。"

【译文】

一方，取蛴螬一斗，去掉它们的甲壳和足，加上乌头五颗，和李一般大小的礜石，用食醋几斗煎煮，待把药汁煮干后外涂患处。

【原文】

一，大皮桐[1]以盖而约之，善。

【注释】

[1] 大皮桐：当为海桐皮。

【解析】

大皮桐当为海桐皮，《开宝本草》称其"除疳蛋疥癣"，李时珍亦称"海桐皮能行经络,达病所,又入血分,及去风杀虫",《艾氏如宜方》以"梅桐皮、蛇床子等分,为末,以腊猪脂调,擦之",治风癣有虫。可以治痔疮、淋病、丹毒、跌打损伤及多种疮疡肿痛。《神农本草经》记载桐皮"主五痔,杀三虫"。

【译文】

一方,将海桐皮贴盖在患处皮肤上,灸灼桐皮,使药性透入肌肤。

【原文】

一,燔牡鼠矢,冶,以善戴膳而封之。

【解析】

牡鼠矢,《是斋百一选方》以"鼠屎瓦燧存性,同轻粉、麻油涂之",治小儿白秃。与本方相似。《名医别录》:"牡鼠粪,微寒,无毒。主小儿痫疾,大腹,时行,劳复。"

【译文】

一说,将牡鼠类烧灰存性,与好醋混合后,外敷涂抹患处。

【原文】

一,燔礜,冶乌豢、黎卢、蜀叔、庶[1]、蜀桏、桂各一,合,并和,以头脂[2]【□,裹】以布,炙以尉,卷而休。

【注释】

[1]蜀叔、庶:蜀叔,马继兴认为是蜀地产的豆类,但不见诸本草。"庶"通"蔗",甘蔗。[2]头脂:头垢。

【解析】

礜石消冷积,祛寒湿,蚀恶肉,杀虫。乌头祛风除湿,温经止痛。藜芦辛苦,微寒,有毒,能清热解毒、杀虫,《神农本草经》载:藜芦"主蛊毒,咳逆,泄痢,肠澼,头疡,疥瘙,恶疮,杀诸虫毒,去死肌"。蜀椒外用杀虫止痒,用于疥疮、湿疹或皮肤瘙痒。《名医别录》载甘蔗:"味甘,平,无毒,主下气,和中,助脾气,利大肠。"全方治疗痂病厚赘麻木起屑者,能活血通络、解毒消肿、温经止痛、润燥护肤。

【译文】

一方,煅烧礜石,将乌头、藜芦、巴豆、甘蔗、蜀椒、桂枝各一份,粉碎混合,再加上头垢搅匀,用布包裹好后将其烤热,外熨患处。按照这种方法反复进行,直到病人感到疲乏时停止操作。

【原文】

一,以小童弱溺陵歧,以瓦器盛,以布盖,置突上五、六日,【□】傅之。

【解析】

菱角甘涩平，无毒，能清暑解热，除烦止渴，益气健脾，《本草纲目》记载："菱性甘平，能解暑气积食、消渴，可补脾胃，强脚膝，健力益气，行水，解毒。"菱壳烧灰外用治黄水疮、痔疮，菱草茎可用于小儿头部疮毒，鲜菱柄捣烂敷并时时擦之，可使皮肤多发性疣赘脱落。童子尿清热解毒疗疮，美白皮肤，合用菱角磨积散结，穿透祛腐，解毒疗疮。

【译文】

一方，用童子尿浸渍菱角，把它们放入瓦器中，用布盖好，然后在烧火灶上煎煮五六天，外敷患处。

【原文】

一，冶莁夷、苦瓠瓣，并，以彘膏弁，傅之，以布裹【而】约之。

【解析】

芜荑辛平，无毒，外用可治疮疡、疥癣。苦瓜瓣苦甘寒，能清热解毒，消肿疗疮，内服可治流感、呕吐、中暑发热、牙痛、腹泻、痢疾、醉酒，外用可治湿疹、烧烫伤、皮肤癣、瘢痕增生。《肘后备急方》治恶疮癣癞，十年不瘥者，用"苦瓠一枚，煮汁搽之，日三度"，《本草纲目》亦载"治痈疽恶疮疥癣"，《滇南本草》谓"治丹火毒气，疗恶疮结毒，或遍身已成芝麻疔疮疼难忍"。猪脂膏能补虚、润燥、解毒，《备急千金要方》面部灭瘢痕用腊脂膏方。本方能清热解毒，润肤脱痂，消肿疗疮，所治病症当为因毒痼血凝致湿疹、疔疮疖肿、恶疮结毒、烧烫伤等结痂干燥皴裂，时有流血或者滋水，痂甲不脱，根紧硬者。

【译文】

一方，将芜荑、苦壶卢瓣粉碎后合在一起，用猪脂膏调匀，外敷患处，并用布包裹后热熨。

【原文】

一，冶乌豪四果、陵𦶏一升半，以南潼弱一斗半并【□】，煮熟，【□】米一升入中，挠，以傅之。

【解析】

乌头温经止痛，杀毒消肿。菱角合童子尿消积散结，穿透祛腐，解毒疗疮，美白皮肤。《说文》载"米，粟实也。象禾实之形。"粟米补益收湿解毒，《本草拾遗》曰"粟米粉解诸毒"。诸药合用，能使脱痂落痂而不痛不损伤皮肤。

【译文】

一方，将乌头四颗、菱角一升半粉碎，再加入一斗半童子尿，煮熟后，加入一升米,与前药一起搅匀,外敷患处。

【原文】

一,冶乌豪,炙羖脂[1]弁,热傅之。

【注释】

[1]羖脂:公羊脂。

【解析】

乌头能温经止痛,杀毒消肿。羖脂指公羊脂,《日华子本草》称其"去游风及黑靨",《本草纲目》称其"润肌肤,杀虫治疮癣",羊脂膏滋润柔嫩,能祛风排毒止痒,补虚润燥,有效缓解疮疡瘢痕皲裂疼痛,治疗虚劳赢瘦、肌肤枯憔、久痢、丹毒、疮癣。

【译文】

一方,将乌头粉碎,加入公羊脂膏,加热,趁热外敷患处。

【原文】

一,取陈葵茎,燔冶之,以麋职膏敊弁,以【傅】痈。

【解析】

陈葵茎泛指陈年冬葵的根茎,陈葵茎甘凉平,归肺、大肠、膀胱经,《名医别录》称其"治恶疮",配合猪油脂适量能清热解毒、润燥散血。外用捣敷,或烧存性研末调敷,治无名肿毒、水灸烫伤、金疮、小儿口疮。

【译文】

一方,取陈年冬葵的根茎,烧灰使其成为粉末,再加入猪油膏,搅匀后外敷患处。

【原文】

一,濡加[1]:冶巫夷半参[2],以肥满[3]剡[4]豨[5]膏,巫夷上膏【□□□□】□善以水泅加,干而傅之,以布约之。□□死人脬骨[6],燔而冶之,以识膏□而【□□□】已。

【注释】

[1]濡加:濡痂,当即《金匮要略》所载浸淫疮,由心火脾湿,凝滞不散,复感风邪,郁于肌肤所致。初起形如粟米,瘙痒不止,搔破流黄水,蔓延迅速,浸淫成片,甚者身热,即急性湿疹或传染性湿疹样皮炎。[2]半参:参为三分之一。[3]肥满:经过熬制的已凝固的色白而鲜的阉猪油。[4]剡:本义为锐利,转注义为切断、斩、削、刮。[5]豨:去势公猪。[6]死人脬骨:即死人胫骨。

【解析】

濡痂当即《金匮要略》所载浸淫疮。《诸病源候论·痛疮候》说"黄汁出,浸淫生长,折裂,时瘥时剧,变化生虫,故名瘑疮",又《湿瘑疮候》认为"常濡湿者,此虫毒气深在于肌肉故也"。芜荑辛平,无毒,外用治疗疮疡、疥癣,《药性论》称芜荑"除肌肤节中风淫淫如虫行"。枯胫骨烧灰存性后咸涩平,能解毒祛风敛疮,止痛破肉接骨,《本草拾遗》言其主治"骨病,接骨,臁疮,并取焚弃者"。猪脂膏能润肤解毒,与芜荑或者人胫骨配伍,可以燥湿敛疮,促进愈疮落痂。

【译文】

一方,治疗濡痂的方法:将六分之一斗芜荑粉碎,与经过熬制的已凝固的色白而鲜的阉猪油搅匀,用水冲洗患处,待干后用药外敷患处,再用布条包扎固定。用死人的胫骨,将其煅烧粉碎后,用猪油膏。(原文缺如,文义不详)

【原文】

一,产痂[1]:先善以水泡,而炙蛇膏令消,傅。三傅而已。【·】令。

【注释】

[1]产痂:生痂,大约指刚结不久的痂。

【解析】

本方所治疗的产痂,当为痂甲脱落又生,患处长期不愈。蛇油膏是用蛇腹中的脂肪制成,含不饱和脂肪酸、亚麻酸、亚油酸,有良好的渗透性,民间广泛用于人兽开放性外伤。蛇油辛凉,入肺经,能润肤防裂,抑制细菌,收湿止痒,解毒消肿,软化瘢痕,治烧伤、烫伤、漏疮,冻疮流血流水流脓,皮肤皲裂、皮肤粗糙等。

【译文】

一方,治疗产痂的方法:先用水冲洗患处,再加上蛇油膏适量,外敷患处。外敷三次就能愈合。此方灵验。

【原文】

一,痂方:取三岁织猪膏[1],傅之。燔胕荕箕[2],取其灰[3],以瘥□三【而已。·】令。

【注释】

[1]织猪膏:"织"通"脂"。[2]胕荕箕:"胕"通"腐"。荕箕,用荆条编成的箕,为扬米去糠用的器物。[3]灰:燃烧草木后的余烬。

【解析】

竹灰有吸附性,能清毒、除臭、净化、收湿,与猪油合用,以润肤敛湿,杀菌消毒。

【译文】

一方,治疗刚结不久的痂的方法:取放了三年的猪油,外敷患处。灼烧已陈旧腐朽的荆编簸箕,取其炭(原文缺如,文义不详)。此方灵验。

【原文】

一,干加[1]:冶蛇床实[2],以牡麋膏膳[3],先秸加溃[4],即傅而炙,□干,去【□】□傅⊘

【注释】

[1]干加:与前方濡痂对文见义,当为风湿浸淫脱屑。[2]蛇床实:蛇床子,见《神农本草经》。[3]以牡麋膏膳:即用公猪膏脂调和。[4]秸加溃:"秸"通"刮",清理,刷洗。溃,破坏。

【解析】

干痂与前方濡痂对文见义,当为风湿浸淫脱屑。《诸病源候论·燥疕疮候》:"肤腠虚,风湿搏于血气,则生疕疮。若湿气少,风气多者,其疕则干燥但痒,搔之白屑出,干枯拆痛。此虫毒气浅在皮肤,故名燥疕疮也。"蛇床子辛苦温,气味浓厚,有小毒,能温肾壮阳、燥湿、祛风、杀虫,用于治疗阳痿、宫冷、寒湿带下、湿痹腰痛。《日华子本草》称其治"阴汗湿癣"。《备急千金要方》载"蛇床实,捣末,和猪脂敷之",治小儿癣。《本草新编》称"蛇床子,功用颇奇,内外俱可施治,而外治尤良"。研末猪脂膏调敷,祛风燥湿,杀虫止痒,治疗急性渗出性皮肤病、唇口边肥疮、耳疮、头疮、痛疮、阴囊湿疹等。

【译文】

一方,治疗干痂的方法:将蛇床子捣碎,用公猪膏脂调和,先将痂的表面刮破,接着用药物热敷患处,待药物干后,去除患处药物,然后重新外敷患处。

【原文】

一,以水银、谷汁和而傅之。先以潛瀞[1]□【□】□傅。

【注释】

[1]潛瀞:潛,应读为"酢"。酢瀞,变酸了的米泔。

【解析】

水银辛寒,有大毒。《神农本草经》记载:水银"主疥、痿、痂、疡、白秃,杀皮肤中虱，堕胎，除热，杀金、银、铜、锡毒"。穀汁为楮树汁。酢潃为变酸了的米泔，有解毒敛疮的作用。

【译文】

一方，将水银和楮树汁外敷患处。先用变酸了的米泔冲洗患处。

【原文】

一，加方：财冶藜卢[1]，以蜂駘弁和之，即孰【□□】，以傅之加而已。尝试。毋禁。

【注释】

[1]藜卢：藜，马王堆汉墓医书整理小组释文作"犁"。藜卢，即藜芦。

【解析】

藜芦苦辛寒，有毒，外用治疥癣、恶疮，杀虫蛆。《神农本草经》载藜芦"主蛊毒、咳逆、泄痢、肠澼、头疡、疥瘙、恶疮，杀诸虫毒，去死肌。"蜂胎又称蜂子、蜜蜂幼虫，《神农本草经》将蜂子列为上品，"味甘、平，主治头风，除蛊毒，补虚羸伤中，久服令人光泽，好颜色不老"，《太平圣惠方》载"头上疮癣，蜂房研末，腊猪脂和涂之，效"。故两药配伍外用，能祛风杀毒，祛腐生肌，消肿疗疮。

【译文】

一方，治疗痂的方法：将藜芦粉碎，蜂子捣烂，二者搅匀。（原文缺如，文义不详）将药物外敷患处，结痂的地方都可尝试，没有什么禁忌。

四十二、蛇啮

【原文】

蛇啮[1]：以桑汁[2]涂之。

【注释】

[1]蛇啮：蛇咬伤。[2]桑汁：桑叶中汁。

【解析】

桑汁，《名医别录》"解蜈蚣毒。"《日华子本草》："涂蛇虫伤。"《嘉祐本草》作桑"皮中白汁"，用治小儿口疮、金伤等。在《本草纲目》中有"涂蛇、蜈蚣、蜘蛛所伤，有验"的记载。

【译文】

治疗蛇咬伤的方法：用桑汁外涂伤口处。

四十三、痈

【原文】

痈[1]:取【□□】羽釦二,汇二,禹步三,【湮】汲一音=入□☒

【注释】

[1]痈:此处非指痈病,疑为水肿病。《诸病源候论·诸肿候》:"肿之生也,皆由风邪寒热毒气,客于经络,使血涩不通,壅结皆成肿也。其风邪所作者,肿无头无根,浮在皮上,如吹之状也,不赤不痛,或肿或散不常肿。其寒气与血相搏作者,有头有根,色赤肿痛。其热毒作者,亦无正头,但急肿,久不消,热气结盛,壅则为脓。其候非一,故谓之诸肿。"

【解析】

痈,从本病所载诸方考析,应为水肿病,非痈疽之"痈"。鸡翮羽能破瘀消肿,治痈疽、阴肿。《肘后备急方》治痈已有脓,用白鸡二翅羽、肢各一枚,烧服之,加地浆水后,也可以内服治病。

【译文】

治疗水肿病的方法:取野鸡翮羽二份,某药物二份,行禹步三次,加入地浆水一杯。(原文缺如,文义不详)

【原文】

一,痈自发者,取桐本一*艿*所[1],以泽沺煮【□□】沺☒

【注释】

[1]取桐本一*艿*所:桐本,桐树根。*艿*,马王堆汉墓医书整理小组释文释作"节"。

【解析】

桐本,这里当指桐的茎干。中药常以其木皮入药。桐苦寒,能清肺利咽,解毒消肿,主治肺热咳嗽、急性扁桃体炎、菌痢、急性肠炎、急性结膜炎、腮腺炎、疖肿、疮癣,《肘后备急方》"削桐木煮汁,渍之,并饮少许",治肿从脚起,与本方同。桐有数种,李时珍以葛洪所用者为白桐,另油桐据《日华子本草》载,亦有"宣水肿"的功效。梧桐一叶落,天下皆知秋,取象比类,桐的这种收敛之性,使它具清热解毒、杀虫止痒、收湿敛疮作用,故可以治疗痈肿。

【译文】

治疗自发水肿的方法,取桐的茎干一节,加入淘米水煎煮。

【原文】

一,痈穜者,取乌豪、黎卢,冶之钧,以彘膏【□】之,以布裹,【□】□膝之,以尉穜所。有可【□□】手。令廱[1]穜者皆已。

【注释】

[1]廱:马王堆汉墓医书整理小组释文径释作"痈"。

【解析】

乌喙,即乌头,本方用此药,取其温脾肾、祛寒湿、益火逐水之功效,《普济方》以乌头和桑白皮制丸治阴水肿满。藜芦苦辛寒,有毒,外用治疥癣、恶疮、杀虫蛆。合用猪脂膏能温通经脉、杀毒消肿、敛疮止痛。适用于痈疽初期,症见表面光滑、紧张发亮、色潮红、边缘局限者。

【译文】

一说,治疗水肿的患者,取乌头和藜芦,粉碎后混合均匀,在患处涂上猪脂膏后,用布包热熨患处。热熨过程中,不时用手按摩患处,直至水肿消退为止。

【原文】

一,痈首[1],取茈[2]半斗,细劃[3],而以善截六斗【□□□】沐之,如此【□】。□医以此教惠[4]□☑

【注释】

[1]痈首:这里指头面浮肿,为"风水"型水肿。由于风邪侵袭,肺气失于肃降,通调水道的功能出现障碍,水气不行所致,其浮肿以头面较甚。[2]茈:柴胡。[3]劃:"劃"之省文,切断。[4]□医以此教惠:当指医生以次方传授给患者或学徒,并能使之获益。

【解析】

痈首指头面浮肿。茈,即柴胡,微寒,味苦辛,归肝经、肺经、脾经,本方用柴胡,取其解表发汗以祛风邪的功效,《本草纲目》卷三称柴胡"开鬼门",消风肿。乃本《素问·汤液醪醴论》所说"开鬼门,洁净府",就是使汗液畅达,小便通利,则"风水"自消。

【译文】

一方,治疗头面浮肿的方法:取柴胡半斗,将其细细切为小块,再以食醋六斗煎煮,患者以此药汁沐浴,这样进行多次。医生以此方传授给患者或学徒,能使之获益。

【原文】

一,身有痈者,曰:"翏[1],敢【告】大山陵:某【不】幸病痈,我直[2]百疾之

【□】，我以明月炳若[3]，寒且【□】若，以柞槍[4]柱若[5]，以虎蚤抉取若[6]，刀而割若，芾[7]而刜若。今【□】若不去，苦涶□若。"即以朝日未食，东乡涶之。

【注释】

[1]睪，敢【告】大山陵：睪，古通"皋"，呼告。此句意为自己找一个大一点的土丘或丘陵高声呼告。[2]直：通"值"，相当。[3]明月炳若："炳"通"照"。《玉篇·火部》："照，明也。"即我用明月照你，让你显现原形。[4]柞槍：砍伤、斫毁。槍读为"蚀"。[5]柱若：柱，马王堆汉墓医书整理小组释文作"桯"，确等工具的杆子或短木。若，你。[6]以虎蚤抉取若：蚤，通"爪"。抉，挑出、挖出、找出。这句是说用虎掌揍你。[7]芾：在此为"尾"之同音假借。此处的"芾"就是指尾巴。

【解析】

此为用威慑辞祛病。《千金翼方》："正面向东，以手把刀，按其边匜。……然后急唾之，即愈。"与此方相似。

【译文】

一方，治疗身上水肿的方法，说祝由辞。在早上未进食前，面向东方吐唾沫。

【原文】

一，白茝、白衡、菌桂、枯畺、薪雉[1]，•凡五物等。已冶五物【□□】□取牛脂□一升，细刌药【□□】，并以金铫焗桑炭[2]，鬳羋，发覃[3]，有复焗羋，如此【□】，即【以】布□，取汁，即取水银靡掌中，以和药，傅。且以濡浆细，复傅之，如此【□□□】傅药，毋食【□】彘肉、鱼，及女子[4]。已，面类瘳状者[5]。

【注释】

[1]白茝、白衡、菌桂、枯畺、薪雉：白茝，白芷；白衡，杜衡；菌桂，肉桂；枯畺，干姜；薪雉，新雉，即辛夷。[2]金铫焗桑炭：金铫，铜制有柄有流的小型烧器。焗桑碳，用桑木炭烘烤。[3]鬳羋，发覃：鬳羋，即"才沸"。"覃"通"歆"，义为气出，热气。[4]及女子：即近女子。此处是指禁止房事。[5]面类瘳状者：这句当为记述面瘫治愈后的疗效。

【解析】

白芷辛温，能活血排脓、生肌止痛、通窍止痛。杜衡辛温，无毒，能通经散寒、活血定痛、解毒杀虫。《药性论》称杜衡"消疾饮，破留血，主项间瘤瘘之疾"，李时珍亦称其"行水破血"，与本方主治面痹切近。肉桂甘辛，大热，有小毒,能散寒止痛,活血通经,本方取其除风邪、暖脾胃、通血脉的功效。干姜辛热,本方用其温中逐寒,破血去风。外用膏药中含有干姜,发挥中药挥发油的促透皮作用。辛夷辛微苦,温,《名医别录》称其"治面肿",《药性论》称其"能治面生䵟胞,面脂用,主光华"。水银辛寒,有大毒,能杀虫,攻毒,外用于皮肤疥癣、恶疮肿毒、梅毒、痔瘘,为常规外用药物之一。全方温通经脉,活血止痛,杀虫攻毒,燥湿敛疮。

【译文】

一方,用等份的白芷、杜衡、肉桂、干姜、辛夷五种药物,将其捣碎,取牛脂膏一升,细布过滤取汁,然后在铜制有柄有流的小型烧器上用桑木炭烘烤,刚煮沸时就打开铫盖,使热气发散,然后再次煮至沸腾,多次后再次细布过滤取汁,在滤汁中加水银搅匀,外敷患处。在早上洗掉前一天的药,然后再次敷药,像这样多次操作。禁吃公猪肉、鱼肉,禁房事。

【原文】

一,身有体痈穜者方:取牡【□】[1]一,夸就,皆勿[2]【□□□□□】炊之,候其洎[3]不尽一斗,抒臧之[4],稍取以涂身膲穜者而炙之,【□□□□□】痈穜尽去,已。尝试。•令。

【注释】

[1]牡□:疑为牡荆。[2]皆勿:裘锡圭认为"皆勿"二字,原释文缺释。勿,根据反印文释。[3]洎:肉汁。[4]抒臧之:抒,取出。"臧"同"藏"。

【解析】

牡荆沥苦,寒平,无毒,入手少阴、太阴经,足阳明、厥阴经,能除风热,化痰涎,通经络,行气血。治中风口噤、痰热惊痫、头晕目眩、喉痹、热痢、火眼,外用消疮肿及风湿等。荆沥涂搽治疮癣、脚趾缝湿痒、灼疮、乳痈等。《僧深集方》记载:"治疮,荆木烧取汁,敷之。"

【译文】

一方,治疗身上患局部水肿的方法:取牡荆树,砍成小段。(原文缺如,文义不详)煎煮,待其汁液不到一斗时,收集其汁液,稍取药液外涂痈肿者患处,并且烘烤涂药部位,(原文缺如,文义不详)水肿都能消退。此方经过检验。此方灵验。

【原文】

一,颐痈[1]者,冶半夏一,牛煎脂二,醯六,并以鼎【□□□】如□粖[2],以傅。勿尽傅,圜一寸[3],干,复傅之,而以汤洒去药,已矣。

【注释】

[1]颐痈:发于头面部位的痈肿,即后世医籍所称"发颐"。[2]并以鼎
【□□□】如□糜:鼎,古代金属器物,或方或圆形,除用于祭祀、宴会时放置肉
食外,亦用作烹饪器。糜,"糜"字之假,即粥糜。此句大意是用鼎将药物煮成
粥糜状。[3]圈一寸:围绕结肿部环涂一寸。

【解析】

颐痈即后世医籍所称"发颐",多由胃经积热所致。半夏辛温,有毒,入足
太阴、阳明、少阳,手少阴经,能燥湿化痰,降逆止呕,消痞散结。《药性论》称
其"新生者摩涂痈肿不消",《名医别录》:"消痈肿。"《肘后备急方》治痈疽发
背,"半夏末,鸡子白调,涂之"。本方加牛脂膏、食醋煎煮,制成米糊状相似,
减轻半夏的毒性和对皮肤的刺激。本方多次外敷患处承浆穴位附近,故有抑
制唾液分泌,从而促进颐痈炎症消退的功效。

【译文】

一方,治疗发颐的方法,将半夏一份粉碎后,加牛脂膏二份、食醋六份,用
鼎将药物煮成粥糜状,用来外敷。不要全部外敷,围绕结肿部环涂一寸,待药
物干后再多次外敷患处,最后用热水洗干净。

四十四、黍

【原文】

黍[1]:唾曰:"喷[2],桼[3]。"三,即曰:"天啻下若[4],以桼弓矢。今若为下
民[5]疕[6],涂若以豕矢。"以履下靡抵之[7]。

【注释】

[1]黍:《说文》:"桼(漆)也。"今写作"髹""髤",但古书常以之与"漆"
字混用。黍病即漆疮。[2]喷:自口中喷吐。[3]桼:通"漆"。漆即自漆
树汁液制成的生漆。[4]天啻下若:"啻"通"帝"。若,你。天帝派你下
来。[5]下民:泛指人民,老百姓。[6]疕:泛指疮疡,或指头疡。[7]以履
下靡抵之:履,古指鞋,履下即鞋底。抵,转释为按摩、摩擦。该句意指用鞋
底磨患部。

【解析】

黍病即漆疮,是一种过敏性皮肤病,《诸病源候论》卷三十五《漆疮候》:
"漆有毒,人有禀性畏漆,但见漆便中其毒,喜面痒,然后胸、臂、膝、腨皆悉瘙

痒,面为起肿。"漆疮发病前有接触过漆树、漆器等的病史,初次发病多经过数天以上。初发部位以颜面、颈项、腕关节周围,尤以手指、指背为多,也可延及全身,但手掌发病者较少。在接触皮肤上突然发生潮红肿胀,灼热瘙痒,或伴发丘疹、水疱,搔破则糜烂流汁。发在颜面部的,肿胀明显,眼睑不能开启,形似月圆。一般无全身症状,严重者伴有形寒发热、头痛、纳呆、便秘,苔黄腻,舌质红,脉浮数或弦数等,甚至引起心神恍惚,夜不安寐。内治以清热解毒为主,外治以祛风解毒利湿为主。本方吐唾沫或唾其面表示反感或轻蔑,配合祝由以驱邪,摩擦鞋底以除病。

【译文】

治疗漆疮的方法:吐唾沫说祝由辞。这样做三遍后,再说祝由辞。祝毕,用鞋底磨患部。

【原文】

一,祝曰:"啻右五兵[1],壐亡。不亡,深刀为爽[2]。"即唾之,男子七,女子二七。

【注释】

[1]右五兵:"右"通"有"。五兵,原义系指五大类兵器。此处借用泛指各种兵器。[2]深刀为爽:深,马王堆汉墓医书整理小组释文作"泻"。"深"疑应读为"探",义为探取、摸取。爽,马王堆汉墓医书整理小组释文作"装"。这句意为探取刀剑给你当服装。

【解析】

祝由有阴阳之别,故男子患病重复七次(阳数),女子患病重复十四次(阴数)。

【译文】

一方,术者说祝由辞,吐唾沫男子患病重复七次,女子患病重复十四次。

【原文】

一,"歊,枲王,若不能枲甲兵[1],令某[2]伤,奚矢鼠壤[3]涂枲王。"

【注释】

[1]甲兵:分指铠甲和兵器,泛指武器。[2]某:某,对人不直呼其姓名的称谓。[3]鼠壤:老鼠打洞时向外刨出的土。

【解析】

驱鬼邪,以鬼为阴气所聚,畏阳刚之气也。鸡矢鼠壤乃污物,以使鬼怪避之。

【译文】

一方,说祝由辞。

【原文】

一,□□鼥鼠□擘[1],饮其【□】一音,令人终身不瘳。

【注释】

[1]擘:腕。

【解析】

方中老鼠屎甘寒,无毒,能解毒消肿,外用可治各种毒疮。

【译文】

一方:(原文缺如,文义不详)饮服一杯。可以让人终生不患漆疮。

【原文】

【一,□□□□□□□□□□□□】傅之。

【解析】

原文缺如,文义不详。

【译文】

用一种或几种药外敷患处。

【原文】

【一,□□□□□□□□□□□□□□□□□□□□□□□□□□□】【□□】□以朝未食时傅【□□□□□□□□□□□□□□□□□□】【病】已如故。治病毋时。治病,禁勿⊠

【解析】

此为治疗漆疮的一种方,原文缺如,文义不详。

【译文】

一方,取一种或几种药,在早上进食前敷用。(原文缺如,文义不详)病愈后恢复正常。治病不拘时节。要及时治疗不要耽误。

【原文】

【一,□】□以木薪[1]炊五斗米,孰,□之,即【□□□□□□□□□□□□□□□】【□】□时取狼牙根[2]。

【注释】

[1]木薪:作为燃料的木柴。[2]狼牙根:狼牙见《神农本草经》,系牙子的别名。

【解析】

《说文》载"米,粟实也。象禾实之形。"粟米味甘咸,性凉,能益脾胃,养肾气,除烦热,利小便,用于脾胃虚热,反胃呕吐或脾虚腹泻,烦热消渴,口干,热结膀胱,小便不利等。狼牙根苦寒,无毒,《神农本草经》载"牙子,主疥瘙,恶疡,创痔,一名狼牙"。

【译文】

一方,用木柴火煮五斗米,煮熟后。(原文缺如,文义不详)用狼牙根捣烂外敷患处。

四十五、虫蚀

【原文】

【虫蚀[1]:□】□在于喉[2],若在它所[3],其病所在曰【□□□□□□□□】核,毁而取【□□】而【□】之,以唾溲之[4],令仆=然[5],即以傅=以【□□□□□】汤,以羽靡□【□】,垢【□】尽,即傅=药=薄厚盈[6]空而止。【□□□□□□】明日有洏以汤,傅【药】如前。日壹洏伤,壹傅药,三【□□□□□□】数,肉产,伤【□□】肉而止=即洏去药。已去药,即以彘【□□□□□】□【□】疕瘳而止。【□】三日而肉产,可八九日而伤=平=【□□□□,可】十余日而瘳如故。伤【□】欲裹之则裹之,□欲【则】勿【裹】,【□□□□□□】布矣。傅药先旦,未傅【□】傅药,欲食即食。服药时□【□□□□□□】□。

【注释】

[1]虫蚀:指以"蟨虫"为病原的疾病。蟨,古异写为"螶",古人认为蟨是一种蚀食人体组织的致病虫类。[2]在于喉:发作于咽喉,即尸咽。[3]若在它所:或在其他部位。[4]以唾溲之:溲,马王堆汉墓医书整理小组释文作"洒"。此处当是加水调和的意思。[5]仆=然:仆,附着,《诗·大雅·既醉》:"景命有仆"。毛亨传:"仆,附也。"仆然指将药汁贴敷于虫蚀处。[6]盈:充盈,充满。

【解析】

帛书所记述本病应为后世所说的蟨虫咬食病,即疳蚕症,以患处在咽喉为重者,也发作于其他部位。《诸病源候论·疳蚕候》称"人有嗜甘味多,而动肠胃间诸虫,致令侵食腑脏,此犹是蚕也""虫因甘而动,故名之为疳也""其上食五脏,则心内懊恼,出食咽喉及齿断皆生疮,出黑血,齿色紫黑,下食肠胃,下利黑血,出食肛门,生疮烂开。胃气逆,则变呕哕。急者数日便死。亦有缓者,止沉嘿,支节疼重,食饮减少,面无颜色,在内侵食,乃至数年,方上食口齿生疮,下至肛门,伤烂乃死”。在于喉即尸咽,《诸病源候论·尸咽候》称:“尸咽者,谓腹内尸虫,上食人喉,咽生疮。其状或痒或痛,如疳䘌之候。”朱肱《活人书》正确指出,尸咽“与伤寒狐惑同,当互参之”。《金匮要略·百合狐惑阴阳毒病证治》载“狐惑之为病,状如伤寒,默默欲眠,目不得闭,卧起不安,蚀于喉为惑,蚀于阴为狐。不欲饮食,恶闻食臭,其面目乍赤乍黑乍白。”即现代医学所称贝赫切特综合征,亦名口、眼、生殖器三联征,主要临床表现有口腔黏膜溃疡、皮肤损害、生殖器与肛门溃疡和眼病。猪脂膏润燥解毒,祛风杀虫,防止皲裂。某药仁疑为大风子。大风子辛热,有毒,能祛风,攻毒,杀虫,用于麻风,外用治疥、癣、杨梅疮、象皮病。

【译文】

蟨虫咬食病:发作于咽喉,或在其他部位,病处所在称(原文缺如,文义不详)。将某药物捣碎,加水调和,煎煮刚沸腾时就取出,待冷却后外敷患处。用鹅翎刮,用药渣外敷患处,使其薄厚适宜,填满患处才能结束。第二天用药汁洗净敷药的地方,然后再次像之前那样上药。每天用药汁洗一次,用药渣敷一次,三天后新肉长出,患处新肉停止生长就洗去药后。已经洗去了药,用猪脂膏(原文缺如,文义不详)。待疮上结痂后就痊愈了。三天可生出新肉,八九天患处缺损的地方就能长平,十余天就能痊愈,和患病之前一样。患处想包裹住就包裹好,不想包裹就不包(原文缺如,文义不详)。在破晓时敷药。想要进食时就进食。服药时(原文缺如,文义不详)。

【原文】

一,燔扁蓄[1],冶之,以杜〈牡〉猪膏和☒

【注释】

[1]扁蓄:漏芦,见《神农本草经》,“主皮肤热、恶疮疽痔”等病。

【解析】

漏芦苦寒,能清热解毒、消痈、下乳、舒筋通脉;可用于各种肿瘤,又可用于乳痈肿痛、痈疽发背、瘰疬疮毒、乳汁不通、湿痹拘挛。《神农本草经》载:“主皮肤热,恶疮疽痔,湿痹,下乳汁”,恶疮疽痔即包括虫蚀疮,特别是有瘘管的恶疮。《本草拾遗》称其“杀虫,洗疮疥用之”。

【译文】

一方,煅烧漏芦,将其粉碎,用公猪脂膏搅匀,外敷患处。

【原文】

一,取雄鸡矢,燔,以熏其痔。□【□□□□】□置【□□】□鼠,令自死,煮以水,【□】布其汁中,傅之。毋【以】手操痔【□□】□。【·】令。

【解析】

鸡屎苦咸凉,能泄热、祛风、解毒,可以敷疮痏、灭瘢痕、敷痛风、虫咬毒,以醋和涂蜈蚣、水蛭咬毒。《名医别录》谓其:"微寒,破石淋,及转筋,利小便,止遗溺,灭瘢痕。"老鼠入药,《名医别录》名"牡鼠",云:"微温,无毒。疗踒折,续筋骨。"《纲目拾遗》秘传雄鼠骨散用雄鼠骨固齿。老鼠为啮齿动物,好咬东西,同气相求以其治疗虫蚀疮。虫蚀疮又称老鼠疮,即鼠瘘、鼠疮。《灵枢》云:"寒热瘰疬在于颈腋者,皆何气使生?岐伯曰:此皆鼠瘘寒热之毒气也,留于脉而不去者也。"

【译文】

一方,燃烧雄鸡屎,用它的烟熏患处。用清水灌公鼠,令老鼠死亡,加水煎煮,用布吸取其汁,外敷患处。不要用手抓挠患处。此方灵验。

【原文】

一,虫靥[1]:取禹𥨫【□□】寒伤痔,【□】兔皮裹其□【□□】。·令。

【注释】

[1]虫靥:虫蚀。

【解析】

百草霜为稻草、麦稭、杂草燃烧后附于锅底或烟囱内的黑色烟灰,辛温,无毒,入肝、肺、胃经,外用止血,清毒散火敛疮,用于口舌生疮、臁疮、白秃头疮、外伤出血。

【译文】

一方,治疗虫蚀的方法:百草霜,(原文缺如,文义不详)外敷患处,用兔皮包裹。(原文缺如,文义不详)

【原文】

一,蚘[1]食口鼻[2],冶颛葵[3]【□□】肌□者□□,以桑薪燔其端,令汁出,以羽取其【□】。

【注释】

[1]蚘:同"蝕"。[2]口鼻:这里当为偏义复词,指口腔被虫蚀,即口腔溃

疡。[3]蘸葵:菫葵,即水菫。

【解析】

菫葵即水菫,《唐本草》引《名医别录》称其"主毒肿痈疔疮、蛔虫、齿龋",《备急千金要方》卷二十六有菫葵的主治:"苦平无毒,久服除人心烦急,动痰冷,身重多懈堕"。虫蚀口鼻往往疼痛异常,流滋绵绵,动则出血。故用乌头麻醉止痛,温通经脉,解毒消肿。

【译文】

一方,治疗虫咬食人口部和鼻部的方法,将水菫捣碎,(原文缺如,文义不详)用桑木燃烧煎煮,用鸡羽取其汁外涂患处。

【原文】

【一】,豪[1]斩乘车膝[2]杙【□□】尉之,即取柏囊矢出☒

【注释】

[1]豪:通"遽"。遽字义为急速。[2]膝:漆,原作膝。

【解析】

陈桐油为脂肪酸甘油三酯混合物,具有良好的防水性,广泛用日常用品的涂饰。传统古老压榨方式生产的桐油为熟桐油和生桐油的混合物,外用桐油治疥癣、臁疮、汤火伤、冻疮皲裂时,由于杂着油桐子中的有毒皂素等毒质,毒皂素可以氧化,所以要使用陈桐油。干漆为盛漆器具底留下的漆渣,辛温,有毒,归肝、脾经。《日华子本草》谓:"人药须捣碎炒熟,不尔,损人肠胃。若是湿漆煎干更好。"能破瘀血、消积、杀三虫。用于妇女闭经、瘀血癥瘕、虫积腹痛。外用烧烟熏。反推本方用法,应当是燃烧有桐油干漆的旧车木料,用燃烧产生的浓烟熏蒸患处,所治疗的疾病也应是全身性的虫蚀病,此处可能为疥疮。现代验方采用药物烟熏疗法治疗疥疮,方便易行,大多数一次即可治愈。

【译文】

一方,燃烧有桐油干漆的旧车木料(原文缺如,文义不详)。

【原文】

【一】,□□□猪肉肥者【□□】傅之。

【解析】

猪油味甘,性凉,无毒,有补虚、润燥、解毒的作用。手足皲破可用猪脂化热酒中擦洗。

【译文】

一方,(原文缺如,文义不详)用猪的肥肉,外敷患处。

【原文】

【一,□□□□】以□□▨

【解析】

原文缺如,文义不详。

【译文】

原文缺如,文义不详。

【原文】

一,冶陈葵,以□□▨

【解析】

冬葵子甘寒滑利,能行水滑肠、通乳、清热排脓,治二便不通、淋病、水肿、妇女乳汁不行、乳房肿痛。陶弘景说:"以秋种葵,覆养经冬至春作子,谓之冬葵,多入药用,至滑利。"《本草衍义》曰:"患痈疖,毒热内攻,未出脓者,水吞三五枚,遂作窍,脓出。"

【译文】

一方,将冬葵子捣碎(原文缺如,文义不详)。

【原文】

一,戚食齿[1],以榆皮、白□、美桂,而并【□□□】□傅空,薄▨

【注释】

[1]戚食齿:即蟹蚀齿。这里应为《诸病源候论》所说的蚕齿,蚕虫上蚀,蔓延至牙龈,包括后世的"走马牙疳"。蟹蚀齿即患龋齿。

【解析】

齿龋是因风挟热而成,这里应为《诸病源候论》所说的蚕齿,蚕虫上蚀,蔓延至牙龈,包括后世的"走马牙疳"。榆皮,《名医别录》:"治小儿头疮痂疕。"《日华子本草》:"捣涎,傅癣疮。"《本草纲目》说:"榆皮榆叶性皆滑利下降……故人小便不通,五淋肿满,喘嗽不眠,经脉胎产诸证宜之。"白蔹苦,微寒,归心、肝、脾经,主痈肿疽疮,散结气,止痛除热,用于治疗痈肿疮疡,面上疮,金疮扑损,淋巴结核,敛疮方多用之。《本草纲目》说:肉桂"内托痈疽痘疮,能引血化汗化脓,解蛇蝮毒"。《证类本草·木部·牡桂》引《药性论》曰:"(牡桂)能去冷风疼痛""(紫桂)主治九种心痛,杀三虫""(主)痛不可忍"。《本草品汇精要·木部·牡桂》曰:"(牡桂)主温筋通脉,冷风疼痛。"本方是治虫牙(龋齿)方,以上所载与本方相符。三药配伍,温补收敛,解毒散结,托毒排脓,故为虫蚀齿之良方。

一方,治疗蠋蚀齿的方法:用榆皮、白敛、肉桂,将三者混合后捣碎,调猪脂膏,充填牙齿的龋坏部分,以保持牙齿的原貌。

四十六、干瘙

【原文】

干骚[1]方:以雄黄二两,水银两少半,头脂一升,冶【雄】黄,靡水银手【□□□□□□】雄黄,孰挠之。先孰汋骚以汤,溃其灌[2],抚[3]以布,令毋汁而傅之。一夜一⊘

【注释】

[1]干骚:"骚"通"瘙"。干瘙,即疥癣类疾病,皮上无渗出物。[2]溃其灌:溃,溃疡、溃烂。灌,灌洗、冲洗、洗涤。溃其灌,用热汤浇着洗。[3]抚:按着。

【解析】

皮疥癣是发生于体表的皮肤病,包括疥疮、癣疾,主要引起皮肤瘙痒,但与单纯的皮肤瘙痒不同。从中医的认识来看,是因为感染"虫"有关,因此治疗方面主要是采用具有杀虫作用的药物。本方中雄黄是一种天然结晶矿石,有抗菌、解毒、燥湿功效,多用于皮肤病和毒虫咬伤等的治疗。水银辛、寒,有毒,归心肝肾经,功能为杀虫、攻毒,适用于疥癣恶疮,将头垢煎熟调匀,搽在疮面上,有杀虫解毒、润肤镇静、止痒的功效。

【译文】

治疗疥癣类疾病的方法:用雄黄二两,水银三分之一两,头垢一升。将雄黄、水银、头垢搅匀备用。取水银与雄黄一同磨于掌中,不要搅匀。使用时,先以热水冲洗瘙痒处,再用手拿混合好的药物外涂并且按摩。之后,用热水布慢慢擦溃烂的部位,用布按着,再把制好的药物敷在患病处,让溃液不渗出,外敷一日一夜。

【原文】

一,熬陵蓻一参,令黄,以淳酒半斗煮之,三沸,止,蚩其汁[1],夕毋食,饮。

【注释】

[1]蚩其汁:蚩,读为"撤",除去。这里指使药汁澄清。

【译文】

一方,将菱角三分之一斗用火焙烤,使之变黄。再泡进浓厚的半斗烧酒里煮熟,连续沸腾三次,停止,把药汁澄清。服用时需要在晚上未进食的时候先喝下。

【原文】

一,以般服零[1],宬取[2]〈取宬〉大者一枚,尋=之以埵[3],脂弁之,以为大丸,操。

【注释】

[1]般服零:即茯苓,见《神农本草经》。服零前的"般"字系"服"字误写,没有涂去。[2]宬取:撮取。[3]尋之以埵:捣之以舂。

【解析】

本方所治疾病可能为荨麻疹。茯苓在此可能是土茯苓。土茯苓甘、淡、平,入肝、胃经,有解毒、利湿、祛风、止痒之效。外用方法有洗、敷、掺、搽、泡等,猪油外用可营养皮肤,减少皲裂。用土茯苓蘸猪油滚动按摩患处,可疏通经络、运行气血、解毒杀虫、祛风止痒。

【译文】

一方,取一枚最大的茯苓,放在舂里捣碎,用猪油搅合后,将之混合成大药丸,涂抹患处。

【原文】

一,取茹卢本[1],鏊[2]之,以酒渍之,后日一夜[3],而以涂之,已。

【注释】

[1]茹卢本:即茜草根茎。[2]鏊:马王堆汉墓医书整理小组释文作"鏊",粉碎。[3]后日一夜:即一昼夜时间。

【解析】

本方所治可能为皲裂性湿疹。茹芦即茜草,又名茅蒐。根苦酸咸,寒,无毒,能凉血行血,苦寒泄热。外用捣敷,能止血、止痛、止痒,可治跌打损伤、疖肿、神经性皮炎等症。用酒炮制后可增加其活血痛经止痛的作用,功效为凉血行血,消炎愈伤,杀毒止痒。

【译文】

一方,取茜草根捣碎,用酒浸渍一日一夜,涂于患处,即可治愈。

【原文】

一,取䣛卢[1]二齐[2],乌豪一齐,礜一齐,屈居[3]□齐,芫华[4]一齐,并和,以车故脂[5]如之,以【□】裹。善涴,干,节炙裹乐,以靡其骚。日以靡,脂尽,益脂,骚即已。

【注释】

[1]藜卢：即藜芦。[2]齐：剂量。《周礼·天官·亨人》："亨人掌共鼎镬，以给水火之齐。"郑玄注："齐，多少之量也"。一齐为一份量。[3]屈居：据《名医别录》系蔄茹别名。蔄茹见《神农本草经》，云"杀疥虫"，与本方主治相符。[4]芫华：芫花，见《神农本草经》。《名医别录》云"疗疥疮"，与本方主治相符。[5]车故脂：为古代车轴上所用的油脂。在本方中似有调合诸药的辅形剂作用。

【解析】

蔄茹的药用据《神农本草经》："辛，寒，有小毒。蚀恶肉、败疮、死肌，杀疥虫，排脓血。"《本草衍义》蔄茹条谓其"治马疥尤善"。《多能鄙事》记有蔄茹治"疥疮瘙痒"的药方。乌头辛，热，有大毒。入肝、脾经，祛风湿，散寒止痛，消肿。礜石外用能杀虫消积，燥湿止痒，《药性论》称其"除胸膈间积气，去冷湿风痹瘙痒皆积年者"。陈桐油甘辛，寒，有毒，外用治疥癣、膝疮、汤火伤、冻疮皲裂。以药方测病症，本方治疗的当为湿疹瘙痒，包括"浸淫疮""旋耳疮""绣球风""四弯风""奶癣"等类似现代的急性渗出型湿疹、耳周湿疹、阴囊湿疹、异位性皮炎及婴儿湿疹等疾病。

【译文】

一方，取藜芦两份，乌头一份，礜石一份，蔄茹一份，芫花一份，共同研磨成粉末。混入车桐油，包裹后在上面用水浸润，待其干燥之后放在火烧焙烤药物，同时在患处按摩，待油脂用尽后，患处瘙痒即停止。

【原文】

一，取阑[1]根、白付[2]，小刌[3]一升，舂之，以戠、沐[4]相半泊之，甗□□，置温所三日，而入猪膏【□□】者一合[5]其中，因炊【三】沸，以傅疥[6]而炙之。干而复傅者【□】。居二日乃浴，疥已。·令。

【注释】

[1]阑：当为佩兰，古人药浴多用之。[2]白付：白附子。[3]小刌：指细细切碎。刌，切、割。[4]沐：古人用以洗发的淘米汁，谓热之洗发，可以去垢。[5]合：古代计量的单位。《汉书·律历志》："十龠为合，十合为升。"[6]疥：疥病。

【解析】

疥疮是由于疥虫感染皮肤引起的皮肤病。《神农本草经》载兰草："味辛平，主利水道，杀蛊毒，辟不祥，久服益气，轻身不老通神明。"白付，即白附子。

《名医别录》称其治"主治心痛,血痹,面上百病,行药势",《海药本草》称其"主治疥癣风疮",与本方意合。两药合用,杀虫解毒,祛风止痒,燥湿敛疮,故能治疗疥疮。

【译文】

一方,取兰草根、白附子适量,切为小段并捣碎,用醋与淘米水各半浸泡药物熬浓,在温暖的地方放置三天,再加入一份猪脂膏溶解,使之沸腾三次后外敷于生疮之处并烤热。两天后将涂药冲洗干净,疥疮已愈,此方灵验。

【原文】

一,煮桃叶,三沥,以为汤。之温内,饮热酒,已,即入汤中。有饮热酒其中,虽久骚,【已】。

【解析】

桃叶,《名医别录》:"其叩味苦,平,无毒,主除尸虫,出疮中虫。"《备急千金要方》卷二十三治癣方:"日中午捣桃叶汁傅之。"《普济方》中有"桃叶汁涂方",可以"治一切癣及燥癣"。本方洗浴时大饮热烧酒以发汗,当可起到发汗止痒的作用,治疗皮肤干燥瘙痒症、荨麻疹或者皮肤过敏症。

【译文】

一方,取桃树叶煎水,使之沸腾三次,到温暖的室内,喝下热烧酒后,立刻进入热水中洗浴。再次服用热酒,瘙痒虽久,亦可治疗。

【原文】

一,干骚:煮弱二斗,令二升;豕膏一升,冶黎卢二升,同傅之。

【解析】

《本草拾遗》称人尿"润肌肤,利大肠,推陈致新",《日华子本草》称其治"皮肤皲裂"。藜芦外用治疗于疥癣秃疮。猪脂膏润肤解毒,所以,本方所治疗的病症是多种瘙痒性皮肤病。

【译文】

一方,治疗疥癣类疾病的方法:将两斗童子尿在火上加热浓缩煮至两升,取猪脂膏一升,藜芦两升研末,一同敷在患处。

四十七、身疕

【原文】

身疕[1]=毋名[2]而养,用陵叔〈茮〉熬,冶之,以犬胆和,以傅=之=久者,辄复【之,□】疕已。·尝试。·【令】。

【注释】

[1]身疕:指分布于体表的疥癣类皮肤病,相当于后世所称"白疕"。多发于四肢伸侧,次为头皮及躯干,常呈对称发病,形如疹疥,上覆银白色鳞屑斑片,剥脱后可露出潮红湿润面及点状出血,痒或不痒,病程缓慢,常反复发作。即现代医学所称银屑病。[2]名:大也,著也。

【解析】

疕指疮上结的鳞屑。疕包括头疮、牛皮癣、顽癣、慢性湿疹等。菱角味甘、平、无毒,具有利尿通乳、止消渴、解酒毒的功效,外用可以治疗小儿头疮、头面黄水疮、皮肤赘疣等多种皮肤病。狗胆苦、寒,能止血消肿,解毒疗疮,外用去诸疥癣疮疾、刀箭疮、痂疡恶疮等。两药合用,可以起到止血消肿、解毒疗疮、去痂除疣的功效。

【译文】

无特定病名,发作时身体瘙痒的疮疡,可以用菱角加水煮熟,研末,与狗胆汁搅匀,敷在患处停留三天,如果外敷药物应用多日,可以停药几天,如此三个疗程,患处即可康复。此方经过使用。此方灵验。

【原文】

一,疕:鳌葵[1],渍以水,夏日勿渍,以傅之,百疕[2]尽已。

【注释】

[1]葵:葵,冬葵子。[2]百疕:泛指各种外科疮疡。

【解析】

冬葵种子能利水、滑肠、下乳,根能清热解毒、利窍、通淋,嫩苗或叶能清热、行水、滑肠。捣碎的冬葵可以起到清热解毒、燥湿去腐的作用。

【译文】

一方,治疗疥癣类皮肤病的方法:取适量冬葵捣碎后浸渍于水中,如时值夏天不可浸渍,将冬葵敷在患处,可治疗多种疮疡。

【原文】

一,以黎卢二、礜一、豕膏和,而以膝[1]尉疕。

【注释】

[1]膝:读为"嗉",即鸟类食管末端盛食物的囊。这句是说用鸟嗉为袋,盛装药剂热熨患处。

【解析】

药物热熨疗法是将某些药物加热后,置于患者体表特定部位,进行热熨或往复移动,借助药力和热力以治疗疾病。本方藜芦杀虫解毒,礜石收湿敛疮,猪脂膏润肤解毒,实用于慢性皮肤溃疡如静脉性溃疡、动脉性溃疡、压迫性溃疡、外伤性溃疡、烧伤性溃疡以及痈肿,疮疡初起,局部肿胀红热未成脓者,三药合用,可以起到温通经络、解毒消肿、收口敛疮的作用。

【译文】

一方,取藜芦两份,礜石一份,以猪脂膏搅匀后用鸟类食管末端盛食物的囊包裹住,并在患处加热。

【原文】

一,久疕[1]不已,干夸灶[2],洵[3]以傅之,已。

【注释】

[1]久疕:指慢性疮疡。[2]干夸灶:夸字义为大。《广雅·释诂二》:"夸,大也。"故干夸灶即指干燥而大的灶心土。[3]洵:马王堆汉墓医书整理小组释文作"渍"。

【解析】

灶心土呈颗粒状,并有蜂窝状小孔,具烟熏气味,味淡,有吸湿性,辛,微温,归脾、胃经。《本草便读》说:"伏龙肝即灶心土,须对釜脐下经火久炼而成形者,具土之质,得火之性,化柔为刚,味兼辛苦。其功专入脾胃,有扶阳退阴散结除邪之意。"所以,本方外用解毒散结,祛湿消肿。

【译文】

一方,治疗疮疡久溃不愈的方法,取伏龙肝用水浸湿后敷在患处可治愈。

【原文】

一,行山中而疕出其身,如牛目[1],是胃曰【□□□□】掌中三日三。

【注释】

[1]如牛目:牛目,形容湿热蕴积型银屑病患者,在山中阴湿环境中病情加重,生出脓疮,大如牛目。

【解析】

本方为治疗漆疮验方,药物已遗,具有祛风解毒消肿的作用。漆疮是由于对漆树或生漆过敏而引发的一种皮肤病,属于接触性皮炎。其基本征候特征为多发生在头面、手臂等暴露部位,皮肤肿胀明显,潮红瘙痒,刺痛,或有水疱、糜烂,有自愈倾向,严重者,伴有怕冷、发热、头痛等全身症状。治疗原则以清热解毒利湿为主,可以外用贯众、韭叶、白矾、川椒、蜀羊泉、柳叶、螃蟹等单方。

【译文】

一方,人于山中行走以致身长如牛眼一般的漆疮,(原文缺如,文义不详)用某种药物在掌中外敷外涂或外洗三天。

【原文】

一,露疕[1]:燔饭焦[2],冶,以久膏和,傅。

【注释】

[1]露疕:当指银屑病患处,刮去表面皮屑,则露出光红皮面。[2]饭焦:被烧糊的锅巴。《本草纲目拾遗》:"锅焦,一名黄金粉,乃人家煮饭锅底焦也。"主要功效为治疗伤食、久泻等病。与此方用其外治疮疕有异。

【解析】

猪脂膏润肤解毒。锅焦又名黄金粉,味苦甘,性平,收湿敛疮,补益正气,治疗慢性手足湿疹。疮疡气血虚弱者,卫外能力薄弱,肌肤就容易受各种外邪所侵袭,发生各类疮疡疾病。得病后气虚者阳气不能外达于表,局部抵抗能力低;血虚者则难以濡养肌肉,溃后腐肉难脱,亦难以生肌敛口。使用此方,可以润肤解毒,收湿敛疮,托毒外出。

【译文】

一方,治疗露疕的方法:用煮饭时烧糊的锅巴研末,同放置许久猪油一同搅匀,外敷患处。

【原文】

一,□□□□□□□□□□□□□

【解析】

原文缺如,文义不详。

【译文】

原文缺如,文义不详。

【原文】

一,以槐东乡本、枝、叶[1],三汋煮,以汁□

【注释】

[1]槐东乡本、枝、叶:"乡"通"向"。槐东向本,槐树向东方生的根。枝,为豆科植物槐的树枝。叶,槐树叶。

【解析】

槐,多个部位可以入药。《名医别录》:"槐枝,主洗疮及阴囊下湿痒。"

(槐)叶,即槐树叶。《证类本草》引《食疗本草》:"主瘾疹,牙齿诸风疼。"《本草纲目》引《日华子本草》:"煎汤治小儿惊痫,壮热,疥癣及疔肿。"本方用于疮口脓水较多时,作洁净疮口之用。

【译文】

一方,取适量槐树根、树枝、树叶,煎煮沸腾三次,用药汁洗创口。

【原文】

一,其[1]祝曰:"渧=燋=虫[2],黄神在灶中,【□□】远,黄神兴☒

【注释】

[1]其:发声。[2]渧燋虫:意为将虫浸泡又烘烤。

【解析】

汉代巫风大畅,鬼道盛行。以为黄神者,土神也,五行以土克水,故黄神能够驱除湿疮。《抱朴子》云:"或问:为道者多在山林,山林多虎狼之害也,何以辟之?抱朴子曰:古之人入山者,皆佩黄神越章之印,其广四寸,其字一百二十,以封泥顺印之,虎即去,以印逆印之,虎即还,带此印以行山林,亦不畏虎狼也。不但只辟虎狼,若有山川社庙血食恶神能作福祸者,以印封泥断其道路,则不复能神矣。"

【译文】

一方,术者念祝由辞。

【原文】

一,瘃[1],先以黍潘[2]孰洵瘃,即燔数年【陈】藁,【□】其灰[3],冶,辄【□□】傅瘃。已傅灰=尽渍【□□□】藁以捝去之[4]。已捝,辄复傅灰、捝如前。【虽】久瘃,汁尽,即可瘳矣。傅药时禁□【□□□】。尝试。•令。

【注释】

[1]瘃:通"瘃",冻疮。[2]黍潘:煮黍滤出的米汤。[3]灰:此即冬灰,见《神农本草经》。[4]藁以捝去之:藁,读为"弹",叩打。捝,通"理",整治。此句意为轻轻叩打患部,去掉其灰。

【解析】

粟米味甘、咸,性凉,煮粥性暖。煮粟米取其汁冲洗冻伤处,能疏通血脉,消肿散结。蒿杆灰外敷,具有消肿散结、消炎止痛的作用。

【译文】

一方,治疗冻疮的方法:先用粟米煎煮的汁水冲洗患处,燃烧陈年的蒿杆,取其灰,研碎,敷在患处,等敷上的灰吸取患部的液汁,轻轻按摩患处拭去附着的稻灰。反复多次。虽然是经年的冻疮,等到汁水用尽时伤口可愈,敷药时切记禁某事项。

【原文】

一,炁冻土[1],以尉之。

【注释】

[1]冻土:指冬天冻僵的土壤。

【解析】

本条处方用冻土治冻疮,系古人取义于物极必反,而温熨本是一种物理疗法。冻土禀地中至阴之气,又炒热而得温和少阳之气,引阴气入体内,化为醇和中正之气,解毒消肿,气血复常,治疗冻伤。

【译文】

一方,蒸热冬天冻硬的泥土适量,趁热敷患处。

【原文】

一,以兔产戉[1]涂之。

【注释】

[1]兔产戉:兔产脑,新鲜的兔脑。

【解析】

兔脑髓性温而滑润,能补肾益精,多入补肾药中内服。兔脑髓外用,如《备急千金要方》曰:"夫冻耳者,由肌肉虚软之人,冬时触冒于寒,为风冷所折,则令耳赤肿痒痛,或即成疮。"治冻耳成疮方:"柏白皮(二两),榆白皮(二两),桑根白皮(二两),杏仁(二两汤浸去皮),甘草(一两),羊脑髓(一斤)。上件药细剉,以羊脑髓煎令黄,滤去滓,于瓷器中盛,鹅翎点药涂之……又方取兔脑髓涂之。"本方温润通脉,解毒消肿,治疗冻疮。

【译文】

一方,用兔子的脑髓外涂患处。

【原文】

一,咀蚕[1],以封之。

【注释】

[1]咀蚕:"蚕"通"薤",薤白。

【解析】

薤白辛、苦、温,归心、肺、胃、大肠经。外用如《神农本草经》云"主金疮疮败。"《备急千金要方》治手足瘑疮,生薤一把。以热醋投入,封疮上。《太平圣惠方》治咽喉肿痛,薤根,醋捣,敷肿处,冷即易之。此方通阳散结,解毒消肿,治疗冻疮。

【译文】

一方,嚼碎适量薤白敷在冻疮上。

【原文】

一,践而涿[1]者,燔地穿[2]而入足,如食顷而已,即□葱封之,若烝葱尉之。

【注释】

[1]践而涿:即践而瘃,因赤足而生冻疮。[2]地穿:地穴。

【解析】

葱白能通气活血、驱虫解毒、散寒通阳、解毒散凝,用于痈肿疮毒、冻疮,涂制犬伤,制蜈蚣毒。本方治疗赤脚冻伤。

【译文】

一方,治疗足部生冻疮的方法,先在挖地穴,用火烤热,把脚放进去,等待吃一顿饭的时间后,再嚼烂葱白外敷在患处。或用葱蒸热后在冻疮处热熨。

四十八、□蛊者

【原文】

□蛊者[1]:燔扁辐以荆薪[2],即以食邪者[3]。

【注释】

[1]□蛊者:蛊,古病名。《素问·玉机真藏论》称"脾传之肾,病名曰疝瘕,少腹冤热而痛,出白,一名曰蛊。"王冰注:"冤热内结,消铄脂肉,如虫之食,日内损削,故一名曰蛊。"《灵枢·热病》称"男子如蛊,女子如阻,身体腰脊如解,不欲饮食。"这里指男子少腹热痛,小便白浊。后世又泛指由虫毒结聚,肝脾受伤,络脉瘀塞所致的臌胀等病症,症状复杂,变化不一。[2]燔扁辐以荆薪:"扁"通"蝙"。"辐"通"蝠"。扁辐,即蝙蝠。荆薪,用荆木做的木柴。[3]食邪者:食,通"饲"。邪者,指患蛊病的人。

【解析】

蝙蝠,《神农本草经》称为伏翼。云:"伏翼,味咸,平。主目瞑,明目,夜视有精光。"《名医别录》称其"主痒痛,治淋,利水道",故可治蛊病中之男子小便白浊。

【译文】

一方,治疗中蛊病的方法:用荆木做成的木柴燃烧蝙蝠,给患蛊病的患者服用。

【原文】

一,燔女子布,以饮。

【解析】

有生发少阳、止血调经、利湿退黄的作用。

【译文】

一方,将月经布烧成灰,用水送服。

【原文】

人蛊而病者[1]:燔北乡并符[2],而烝羊尼[3],以下汤敦[4]符灰,即【□□】病者,沐浴为蛊者。

【注释】

[1]人蛊而病者:患腹虫病,又有全身症状者。[2]燔北乡并符:符,桃符。古人用之以驱鬼去灾。全句意即焚烧挂在朝北方向的桃符。[3]尼:通"眉",臀部。[4]敦:通"淳",字义为浸泡。

【解析】

羊臀肉汤,《本草纲目》中说羊肉能"暖中补虚,补中益气,开胃健身,益肾气,养胆明目,治虚劳寒冷,五劳七伤。"本方适用于臌胀脾肾阳虚型。

【译文】

一方,治疗蛊病的办法:将两个北方朝向的符篆烧成灰,蒸熟羊臀肉,浸泡符灰,让患者将烧过的符灰与肉汤一同饮下,最后让患者洗浴。

【原文】

一,病蛊者,以乌雄鸡一、蛇[1]一,并直瓦赤铺[2]中,即盖以□[3],为[4]东乡灶炊之,令鸡、蛇尽焦,即出而冶之。令病者每旦以三指三㕮药入一桮酒若䬣[5]中而饮之,日壹饮,尽药,已。

【注释】

[1]蛇:《名医别录》称蝮蛇"除蛊毒"。本方所用可能是蝮蛇。[2]瓦赤铺:"铺"通"䵣",古代的一种锅。[3]即盖以□:张雷认为据文例可补"布"。[4]为:原释文缺释。[5]䬣:"粥"字古异写。

【解析】

《名医别录》称乌雄鸡肉"补中止痛","蝮蛇肉,酿作酒,疗癞疾,诸瘘,心腹痛,下结气,除蛊毒。"

【译文】

一方,治疗蛊病的方法:用黑色雄鸡一只,蛇一条,共同盛在一个红色的鬴里,将锅盖严密盖好之义,放在面向东方的炉灶里烧烤,等到鸡和蛇全部都烧成焦炭,再拿出来研末。用时可让病人每天早上取三个三指撮的药末放到一杯酒或一碗粥里喝下去,每天服药一次,直到把药吃完,就可以治好。

【原文】

一,蛊,渍女子未尝丈夫者布【□□】音,冶桂入中,令毋臭,而以□饮之。

【解析】

本方适用于蛊病,可以温补阳气,活血通脉。

【译文】

一方,治疗蛊病的方法,把处女的月经布放一杯酒中浸泡,再放入肉桂,令之没有异味之后饮服。

四十九、魅

【原文】

魅[1]:禹步三,取桃东枳[2],中别为【□□】□之倡[3],而笄[4]门、户上各一。

【注释】

[1]魅:此处当指魅病,即小儿惊痫一类疾病。[2]桃东枳:"枳"通"枝"。东枝指朝向东方生长的树枝。古代认为桃树可以辟鬼。[3]倡:指奏乐的人。[4]笄:发簪。

【解析】

桃木一般被人称为"鬼怵木""仙木""降龙木"。古人认为,桃木,五木之精,能压服邪气,制御百鬼。

【译文】

治疗魅病的方法:术者行禹步法三次,取向东方生长的桃枝。(原文缺如,文义不详)

【原文】

一,祝曰:"渍[1]者魅父魅母,毋匿[2],符实□北,皆巫妇[3],求若固得。县若四膘[4],编若十指[5],投若于水,人═毆═而比鬼[6]。晦行□═,以采〈奚〉

蠹[7]为车,以敝箕[8]为舆,乘人黑猪,行人室家,□【□】【□□□】□□□□若□【□】彻胠[9],魅□魅妇【□】□□所。"

【注释】

[1]渍:读为"喷",这里是诅咒疫鬼父母。[2]匿:躲藏、逃避。[3]巫妇:即女巫。[4]县若四膤:句的大意即把你四肢碟裂。[5]编若十指:编,本义为编联、编织。此处引伸为束结之义。[6]人殴而比鬼:比,类似,相类同。[7]采〈奚〉蠹:"采"应作"奚",形近而讹。奚蠹即大腹的瓢。[8]敝箕:坏旧的簸箕。[9]彻胠:彻,除去,或穿通。胠,肱,胁部。

【解析】

巫妇即女巫、巫婆、师婆、女巫医,以替人祈福禳灾、占卜等为职业的女人。在中华文化里的五行和八卦论来说,男属阳而女属阴,而只有阴性的人才能与灵魂沟通,因此不论是巫还是灵媒都是女性,女巫能与神和鬼沟通,又兼及医药,故能包治百病。本方为未成年人生病时祝由,目的是预防小儿枉死,所以援引巫妇以唬鬼驱鬼。一般在疾病发生时,都认为有鬼作祟,每行此法治之。

【译文】

一方,术者念祝由辞。

五十、去人马疣

【原文】

去人马疣[1]方:取鍪铁者灰[2]三【□□】氾【□□□□□□□□□□□□□□□□□】以鍑[3]煮,安[4]炊之,勿令疾沸,【□】不尽可一升,【□□□】以金□【□】□□【□□□□□□】去,复再三傅其处而已。尝试。毋禁。·令。

【注释】

[1]马疣:即生于体表的赘生物。本书后文中说马尤有"其末大本小"者,当即生于体表的一种赘生物,《诸病源候论》所载之疣目,"疣目者,人手足边忽生如豆,或如结筋,或五个,或十个,相连肌里,粗强于肉,谓之疣目。此亦是风邪搏于肌肉而变生也。"相当于现代医学所称寻常疣。[2]鍪铁者灰:鍪,即"煅"。锻铁者灰,当即铁落。[3]鍑:炊器。[4]安:本义为安静。引伸为缓、徐。

【解析】

生铁落是锻家烧铁赤沸,砧上锻之,皮甲落者也。生铁落辛,寒,有毒,能平肝镇惊。《神农本草经》记载："主风热,恶疮,疡疽疮痂疥气在皮肤中。"《医林纂要》谓："宁心神,泻妄火,坠涌痰。"

【译文】

治疗马疣的方法:取铁落适量,用炊器煮之,让它慢慢沸腾,可煮一升水。多次反复敷在患处直到病愈,本方经过运用,没有禁忌。此方灵验。

【原文】

一,去人马疣゠其末大本小【□】□[1]者,取桑□[2]、白柎[3]□,绳之,以坚縶【□□】本结之【□□□】疣去矣。毋禁。{毋禁}[4]尝【试】。•令。

【注释】

[1]□:裘锡圭认为是"薄"。[2]桑□:桑,马王堆汉墓医书整理小组释文作"夹",皂荚。[3]白柎:白附子。[4]{毋禁}:二字系衍文。

【解析】

皂荚祛风化痰杀毒,白附子祛风化痰解痉,二者合用配合灸热疣体可止痛杀毒、止血。

【译文】

一方,马疣的上部大根部小,取皂荚根、白附子。用绳子紧紧结扎,(原文缺如,文义不详,或为灸热疣体)就可以使疣脱落。此方方无禁忌,已经过运用。此方灵验。

五十一、治瘯

【原文】

【治瘯[1]:瘯】者,痏痛而溃。瘯居右,□马右颊【骨】;左,□【马】左颊骨,□燔,冶之。鬻叔,取汁洇【□】,以毚膏已洇者膏之,而以冶马颊【骨□□□】傅布□,膏、傅【□】,辄更裹,再膏、傅,而洇以叔汁。廿日,瘯已。尝试。•令。

【注释】

[1]瘯:从本病所生部位、症状分析,当为面部痤疮,又名粉刺。

【解析】

大豆能利大肠,消水胀,治肿毒,煮汁以治疮痏肿毒。猪脂膏清热润肤。马颊骨甘,微寒,有小毒,烧灰敷小儿耳疮、头疮、阴疮、瘰疬有浆如火灼等。《日华子本草》载马头骨"烧灰,傅头、耳疮",用意皆与本方相似。《本草纲目》

治臁疮溃烂三四年,用马牙匡骨烧研(先以土窨过),搽之。可以解毒消炎、燥湿敛疮。

【译文】

治疗瘑病方:瘑病的患者患处出现痈肿、疼痛、溃烂的症状。如果瘑病生在右边,就用马右颊骨,如果瘑病生在左侧,就用马左颊骨,将其放在火烧焙烤后研末。取大豆煮熟,取其汁水清洗患处。再取煎熟的猪脂膏擦在患处,马颊骨灰涂在布上敷在涂过油膏的疮面,外面用布包裹。如果需要再次涂抹猪脂膏,先用豆汁洗净,治疗二十天可病愈。此方已经过运用。此方灵验。

【原文】

一,瘑=者有牝牡[1]高肤[2],牝有空。治:以丹□[3]【□□□□□□□□】为一合,挠之,以猪织膏和,傅之。有去者,辄逋之[4],勿泡。【□□□□□□□□□】面䱉[5]赤已。

【注释】

[1]牝牡:犹言阴阳。指瘑有形态上完全不同的两种。[2]高肤:指皮肤上的病理新生组织突出于皮肤者。[3]丹□:疑即丹砂,朱砂。[4]逋之:逋,疑假为"敷"。这一句是说,如果药物脱落,就再敷上。[5]面䱉:《玉篇》:"鲍,蒲貌切,面疮也"。

【解析】

丹砂,甘,微寒,无毒,能清心镇惊,安神解毒,外用解毒防腐,能抑制或杀灭皮肤细菌和寄生虫,可用于疮疡肿毒。《神农本草经》谓:"杀精魅邪恶鬼。"《日华子本草》曰:"润心肺,治疮疥痂息肉,服并涂用。"

【译文】

一方,瘑病分为母瘑和公瘑两种,区别是公瘑肿部高出皮肤,母瘑出现孔洞。治疗方法是用丹砂与某药为一合,混合后用猪脂膏搅拌敷在疮面上,如果外敷药物掉落就补上。不可用水洗。(原文缺如,文义不详)面疮红色褪去。

【原文】

一,瘑=者,痛而溃,用蜀叔、靁矢各□[1]□【□□□□□□□】而鬻之,以傅痛空中。傅【药】必先泡之。日一泡,傅=药=六十日,瘑☒。

【注释】

[1]靁矢各□:靁矢,雷丸。裘锡圭认为此残字疑是"一"。

【解析】

蜀椒果皮辛热,入脾、胃、肾经,花椒籽苦寒,无毒,入胃、脾、肝经。外用逐骨节皮肤死肌,湿疹瘙痒,寒湿痹通,生毛发,灭瘢痕。雷丸性咸微寒,有小毒,能祛风散寒,行气止痛,消积杀虫,疏肝逐毒。主要成分是一种蛋白酶称雷丸素,在酸性溶液中无效,加热分解失效。实验表明:雷丸多糖对小鼠巴豆油耳炎症、大鼠琼脂性和酵母性关节肿均有明显抑制作用,对机体非特异性和特异性免疫功能有增强作用。本方可以杀虫止痒,燥湿敛疮,解毒止痛,生肌愈瘢。

【译文】

一方,治疗瘑病的方法,形成痈肿而溃烂的,先取蜀椒和雷丸各一份捣碎,敷在伤口孔洞里面,敷药之前要先用水洗净疮面,每天洗一次再上药,敷药六十天,瘑病痊愈。

五十二、蛇噬

【原文】

□筮[1]:【□□】取苺芏[2],暴干之,□【□□□□□】□。已解縳,毋【□□】。已饮此,得卧=瞥,更复【□□□□□□】干苺用之。

【注释】

[1]□筮:本方所治是一种动物咬伤,标题第一字,从残笔看,疑是蛇字。[2]苺芏:蛇莓。

【解析】

《日华子本草》称蛇莓"疮肿,敷蛇虫咬"。今《江西民间草药》亦载"鲜蛇莓草,捣烂敷患处"治蛇咬伤、毒虫咬伤。

【译文】

治疗蛇咬伤的方法:取蛇莓适量,暴晒晾干。(原文缺如,文义不详)解开被褥,禁止(原文缺如,文义不详)。喝下药物后睡觉,反复使用直到干蛇莓用尽。

【原文】

☑

【解析】

原文缺如,文义不详。

【译文】

原文缺如,文义不详。

【原文】

【□】杞□根,干之,剡[1]取皮□□采根☑【□】十斗,以美□☒

【注释】

[1]剡:削。

【解析】

原文药物缺如,文义不详。

【译文】

晒干某药物的根,削皮取其根部十斗(原文缺如,文义不详)。

【原文】

【□□□□□□□□□】□取【□】半斗,干□【□□□□□□□□□□】
【□□□□□□】栝,令人靡身膣。

【解析】

原文缺如,文义不详。

【译文】

原文缺如,文义不详。

【原文】

【□□□□□□】流水【□】斗煮美枣一斗,以手靡【□□□□□□□□□
□□□】【□□□□□□□□】湯〈汤〉,以【□□】□已破扣□□☑

【解析】

原文缺如,文义不详。只提到好枣一斗。

【译文】

原文缺如,文义不详。

【原文】

【□□□□□□□□】□而【□□□】此三物脂□【□□□□□□□
□□□□□】泊□煮【□□□□】之,泊以【□□】易,令復三【□□□□□
□□□□□□】晨起₌□【□□□□□】□【□□】令人靡身膣,【□□□】
復饮之。

【解析】

原文缺如,文义不详。

【译文】

原文缺如,文义不详。

【原文】

癏入中者:取流水二石【□□□】窍,受汤〈湯〉之五【□□□□□】一斗,炊之,令男女【□】完者相杂咀之三果,樽[1]、箕置八【□□□□□□□以】以铁籋煮=□【□】箕火令煓=然[2]□旦□中如数,三【□□□□□□□】饮之。

【注释】

[1]樽:马王堆汉墓医书整理小组释文作"捣"。[2]箕火令煓然:箕,马王堆汉墓医书整理小组释文作"其"。煓,读为"燀"。《说文》:"燀,火热也。"煓煓然,形容火焰炽烈。

【解析】

原文缺如过多,文义不详,疑是"癏入中"的治疗方法,待考。

【译文】

原文缺如,文义不详。

【原文】

癏入中,腹张,寒温不【□□】即取寒及□【□□□□□】之□□用布五尺□之以束胕【□】日【□□□□□□】□【□□□】□捣之一斗□为箄□□【□】者到【□□】遲【□□□□□□□□□】□□因□而【□□□】□□【□□□□□□】发□,取羹一斗⊘

【解析】

原文缺如过多,文义不详,疑是"癏入中"的症状和治疗方法,待考。

【译文】

原文缺如,文义不详。

【原文】

病足【籦:□□□□】□籦=去汤〈湯〉可一寸,足籦【□□□□□□□□□□□□】【□□□□□】操而去之,膏尽□□。

【解析】

原文缺如,文义不详。

【译文】

原文缺如,文义不详。

残片

一、原图版有编号、释文的残片

1. 原图版残片(2)

☑□者☑

☑□者勿灸□☑

☑□而灸其豕☑

☑□乃更傅☑

☑□如前,有后□☑

☑□病即巳。☑

☑□☑

2. 原图版残片(4)

☑其指☑

☑旁一痏,热之,☑

☑挈去先所傅☑

☑此右方不☑

☑出□之以□□☑

☑视其指端及☑

☑痏,热之,皆到☑

☑傅之,即巳。☑

☑药₌挈去先【所傅】☑

☑药及更以☑

☑病即俞。☑

3. 原图版残片(6)

☑等【□□】药,其□☑

☑□热【□□】节从☑

☑皆傅之,以☑

☑□温而以【□】裹☑

☑药,亦更【□】□☑

☑止毋傅药□☑

☑而痈坚未【柔】☑

☑入其☑

☑☑☑☑

4. 原图版残片（10）

☑膏☑

☑并☑

5. 原图版残片（15）

七日☑

積者☑

☑☑

6. 原图版残片（16）

☑☑身☑☑

7. 原图版残片（17）

☑☑☑

☑倉☑

☑食者☑

☑☑一☑

8. 原图版残片（18）

☑☑☑

☑☑见之皆☑

二、原图版没有编号、释文的残片

说明：陈剑先生发现残片被装裱的位置往往反映工人装裱帛书时的原貌，也就是说残片被装裱的位置往往表示其原本相邻的关系。他据此得出"现装裱于同一大幅的，尽量先在本幅内寻找拼缀线索；其次是相邻的几幅"的结论（《简帛古书拼缀杂谈》，复旦大学出土文献与古文字研究中心演讲，二〇一〇年六月二十八日）。我们拼合的《五十二病方》残片绝大多数属于陈剑先生所说的情况。为了尽可能保留拼合的线索，我们按照残片原本被装裱的位置列举残片。

（一）原本被装裱在目录页的残片

9. ☑以☑

（二）原本被装裱在 1—19 行的一页、226/213—246/233 行的一页的残片

10. ☑一梃其中☑ (原图版 38 页)

☑☑☑☑

11. ☑傅☑☑

☑不烧者美茅□☑ _(原图版 38 页)

（三）原本被装裱在 20—39 行的一页的残片

12. ☑□☑

☑止□☑

☑□☑ _(原图版 39 页四列六行)

13. ☑新☑ _(原图版 40 页一列七行)

14. ☑□□☑ _(原图版 40 页三列十行)

（四）原本被装裱在 60—78 行的一页的残片

15. ☑之粬☑ _(原图版 40 页四列十行)

16. ☑后☑ _(原图版 40 页四列十行)

（五）原本被装裱在 79—99 行的一页的残片

17. ☑ ☑

☑□之以☑ _(原图版 40 页四列二行)

18. ☑☑

☑□☑

（六）原本被装裱在 138—153 行（原图版 138—149 行）的一页的残片

19. ☑麋如【数】☑ _(原图版 39 页三列十行)

20. ☑□☑

☑□☑

☑□☑

☑□☑ _(原图版 40 页三列三行)

21. ☑取☑

☑中☑ _(原图版 40 页三列九行)

22. ☑裹☑

☑□□☑

23. ☑□☑

☑ ☑

☑沥□☑

☑□□☑

24. ☑之☑

☑以饮之☑

☑□以☑

（七）原本被装裱在 292/278—312/303 行的一页的残片

25. ☑乌【豪】☑

☑☑☑ (原图版二八〇、二八一行)

26. ☑☑埶☑☑

☑虚而☑ (原图版 39 页一列八行)

27. ☑ ☑ (原图版 39 页二列九行)

28. ☑淳☑

☑☑☑ (原图版 39 页四列七行)

29. ☑☑☑

☑灌☑ (原图版 40 页一列八行)

30. ☑☑☑

☑☑☑ (原图版 40 页三列十三行)

31. ☑☑☑☑

☑☑☑ (原图版 40 页四列十三行)

32. ☑醯半升☑☑

☑傅☑ (原图版二八〇、二八一行)

（八）原本被装裱在 333/323—354/344 行的一页的残片

33. ☑☑☑ (原图版 40 页四列六行？)

（九）原本被装裱在 355/345—373/363 行的一页的残片

34. ☑☑☑

☑如前☑ (原图版 39 页三列七行)

35. ☑☑贲☑ (原图版 39 页四列四行)

36. ☑之☑ (原图版 40 页一列九行)

（十）原本被装裱在 374/364—394/384 行的一页的残片

37. ☑之☑

☑☑☑ (原图版三七四—三七六行)

38. ☑加☑ (原图版 39 页一列四行)

（十一）原本被装裱在 395/385—415/405 行的一页的残片

39. ☑☑引☑☑

☑之☑☑ (原图版 39 页一列六行)

40. ☑彊☑☑ (原图版 40 页四列一行)

41. ☑☑☑

□□☑ (原图版 40 页四列五行)

42. □□☑

（十二）原本被装裱在 436/426—455/445 行的一页的残片

43. □三□ (原图版 438 行)

44. □汤消 (原图版 426 行)

（十三）原本被装裱在 456/446—472/462 行的一页的残片

45. □□升☑

□□☑ (原图版 40 页一列六行)

46. □□中☑

☑□

三、其他

（一）原本没有被装裱在《五十二病方》中，但原图版收录的残片

47. ☑一把入□☑

☑

□□血□□☑ (原图版 38 页)

48. □大【□】□☑

☑大空炊□

☑乃炊□□ (原图版 38 页)

49. ☑入不颈☑ (原图版 38 页)

50. □□□□

□□傅☑

□□□☑ (原图版 39 页一列一行)

51. □□□☑

□□日□☑

☑其痈☑

□□□□

□□□☑ (原图版 39 页一列二行)

52. □□□☑

☑不□☑

□□□☑ (原图版 39 页一列九行)

53. ☑三□☑

☑病巳（已）□☑

□以□□ (原图版 39 页二列一行)

54. □□□□

□□之□□

□□□ (原图版 39 页二列七行)

55. 病□□

燔□□

以□ (原图版 39 页三列一行)

56. □□傅□

□更傅□

□□□□ (原图版 39 页四列一行)

57. □□□

□尽□□

□□ (原图版 39 页四列八行)

58. □　　□

□□□ (原图版 39 页四列一〇行)

59. □□□□ (原图版 39 页一列四行)

60. □□□□ (原图版 40 页一列五行)

61. □□□□□ (原图版 40 页二列三行)

62. □□□□ (原图版 40 页二列四行)

63. □□□

□□□ (原图版 40 页二列五行)

64. □□□ (原图版 40 页二列六行)

65. □□□ (原图版 40 页二列八行)

66. □□□□ (原图版 40 页二列十行)

67. □□□□

□□□ (原图版 40 页三列一行)

68. □□□

□□□ (原图版 40 页三列四行)

69. □□□□

□□□ (原图版 40 页三列六行)

70. □□□ (原图版 40 页三列七行)

71. □□□ (原图版 40 页三列八行)

72. ▢▢▢▢ <small>(原图版 40 页四列四行)</small>

73. ▢▢▢ <small>(原图版 40 页四列七行)</small>

74. ▢▢▢ <small>(原图版 40 页四列十一行)</small>

（二）原图版没有收录，但有可能属于《五十二病方》的残片

75. ▢▢▢▢

▢▢▢

▢因▢

76. ▢斗▢

▢▢▢▢

▢▢▢▢

▢▢▢

77. ▢▢▢▢

▢相▢

▢▢▢

78. ▢▢之▢

▢▢=▢▢

79. ▢易菖▢

80. ▢十▢

▢九▢▢

▢可▢▢

参考文献

［1］马王堆汉墓帛书整理小组.马王堆汉墓帛书［M］.北京：文物出版社，1985.

［2］周一谋,萧佐桃.马王堆医书考注［M］.天津：天津科学技术出版社，1988.

［3］魏启鹏,胡翔骅.马王堆汉墓医书校释［M］.成都：成都出版社,1992.

［4］马继兴.马王堆古医书考释［M］.长沙：湖南科学技术出版社,1992.

［5］裘锡圭.长沙马王堆汉墓简帛集成（陆）［M］.北京：中华书局,2014.

［6］周德生,何清湖.《五十二病方》释义［M］.太原：山西科学技术出版社,2012.

［7］张雷.马王堆汉墓帛书五十二病方集注［M］.北京：中医古籍出版社，
    2017.

［8］严建民.五十二病方注补译［M］.北京：中医古籍出版社，2005.

［9］葛晓舒,魏一苇,周曦,等.马王堆医书中的地域文化特色［J］.中医药
    导报，2022,28(2):219-222.

［10］岳海燕.马王堆帛书医药文献注释拾零［J］.太原学院学报(社会科学
    版),2021,22(5):103-108.

［11］郑健飞.马王堆帛书《五十二病方》《养生方》校读拾遗［J］.中国文字
    研究,2021(1):97-103.

［12］张如青.马王堆《五十二病方》与老官山《六十病方》"沸"字考辨——
    兼论古代一种特殊煎药法［J］.中医药文化,2019,14(5):64-72.

［13］张雷.《五十二病方》"谷汁"考［J］.中国中医基础医学杂志,2015,21
    (12):1487-1489.

［14］庞境怡,张如青.《五十二病方》之"干骚(瘙)"探讨［J］.国医论坛,
    2015,30(2):59-61.

［15］徐阳子,汤玲玲,朱敏,等.《五十二病方》中的中医美容学内容研究
    ［J］.中医药临床杂志,2014,26(7):735-737.

［16］周晓玲,朱玲.《五十二病方》与《雷公炮炙论》中的水制法比较研究
    ［J］.中国医学创新,2013,10(28):155-157.

［17］刘玉环.马王堆帛书药名补释五则［J］.昆明学院学报,2011,33(2):
    113-114.

［18］张丽君.《五十二病方》物量词举隅［J］.古汉语研究,1998(1):73-76.

［19］刘钊.马王堆帛书《五十二病方》中一个久被误释的药名［J］.古籍整
    理研究学刊,1997(3):68.

［20］张显成.马王堆医书药名试考［J］.湖南中医学院学报,1996(4):61-64.

［21］周一谋.论马王堆帛书对痔瘘病的诊治［J］.湖南中医学院学报,1995
    (2):64-67.

［22］陶惠宁.马王堆医书的骨伤科成就［J］.中国中医骨伤科杂志,1991,7
    (1):49-52.

［23］刘吉善.论马王堆医书中的生殖医学［J］.湖南中医学院学报,1990(1):
    50-53.

［24］尚志钧.《五十二病方》药物"蒿、青蒿、白蒿"考释［J］.中药材,1988
    (6):42.

［25］裘锡圭.马王堆医书释读琐议［J］.湖南中医学院学报,1987(4):42-44.

［26］柯晨.马王堆汉墓帛书《五十二病方》"人病 × 不痫"释义［J］.东方

收藏,2023（10）：63-65.

[27] 周德生,颜思阳,周达宇,等.《五十二病方》方剂与病类及病症相对应
    的思维特征解析[J].湖南中医药大学学报,2024,44（1）：148-152.

[28] 周德生,卢圣花,周达宇,等.《五十二病方》的临床思维探讨[J].湖南
    中医药大学学报,2023,43（7）：1245-1252.

[29] 闫鹏轩,张雷.《五十二病方》"股痈鼠复"病释义及灸治部位研究[J].
    中医药导报,2023,29（6）：216-218,224.

[30] 马继兴.马王堆古医书中有关采药、制药和藏药的记述[J].中医杂志,
    1981（7）：61-63.

[31] 马继兴.马王堆古医书中有关药物制剂的文献考察[J].中国药学杂
    志,1979（9）：423-425.

[32] 孙启明.《五十二病方》仆累考[J].中成药研究,1983（5）：30.

去谷食气

  《去谷食气》是我国现存最早的气功学专著,是记载辟谷食气法的帛书,所以被定名为《去谷食气》。此书论述去谷食气,有理论,有方法,有用于治病的经验,内容较为丰富。其从两部分来论述:一部分是讲述"去谷"的方法,即不吃谷物,食用石韦,并提出了服用石韦的具体方法;另一部分是讲述"食气"的方法,即通过呼吸有益于人体的气以获得延年益寿,并具体描述出适合呼吸之六气,即朝霞、输阳、正阳、铣光、输阴、沆瀣,以及不可食之五气,即浊阳、汤风、霜雾、冷风、凌阴。

【原文】

  去谷[1]者食石韦[2],朔日[3]食质[4],日驾一节[5],旬五而【止[6];旬】六[7]始铣[8],日□[9]【一】节,至晦[10]而复质[11],与月进復[12]。

【注释】

  [1]去谷:同却谷,也叫做辟谷,是不吃粮食的意思。[2]石韦:一种利小便的药。[3]朔日:指阴历每月初一。[4]质:《易·系辞下》注:"体也。"食质,吃有形体的东西,这里指服用石韦。[5]日驾一节:驾同"加",义为增加、添加。指每日增加一个单位。[6]旬五而止:一旬为十日,旬五为十五日。[7]旬六:旬六为十六日。[8]铣:"铣"读为"匡"。"铣"字从金,光声。匡与光上古音均阳部韵。故"铣"假为"匡"。"匡"字义为亏缺或损坏。[9]日□:此句当为日捐一节,"□"补为"捐",意为每日减少一个单位。[10]晦注:晦,《说文》:"月尽也。"阴历每月的最后一天(二十九日或三十日)叫晦。[11]至晦而复质:全句意为待到月晦无光之时,又重新开始生光,逐渐恢复光明。[12]与月进復:"復"同"退",进退,义为增减。全句意为根据月亮盈亏的规律确定食质的增减。

【解析】

  去谷在古代一直被视为祛除疾病、延年益寿之法。先秦的养生家曾设想不吃五谷就可以长生不老,他们寻找各种代用品,有些主张服用药物,有些则主张除喝一些水,其他什么都不吃,全仗呼吸空气来维持生命。前一类是却谷,后一类叫做食气。《去谷食气》中去谷是与食气并存的,且以食气为主,却谷为辅。去谷指不食五谷,但不是绝对禁食,而是服用一些五谷的替代物,本节提出以石韦代替五谷来进行"却谷",每日的服食量也从初一开始逐渐增加到十五达到极值并开始逐渐减少,与月相盈缺同步。孙思邈在《千金翼方》中扩大了却谷替代物的选用范围,提到《神农本草经》中列入上品"主养命以应天"的茯苓、松柏脂、松柏实、云母和酒膏散等可服食。为何选择石韦,可能是因其可以去旧疾,通泄肠胃,去其积滞。同时现代研究表明,石韦含有果糖、蔗糖、葡萄糖及有机酸等物质。

【译文】

不吃谷物者,多食用石韦。每月初一这天吃石韦,以后每天增加一个单位的石韦数量,到了十五日就不再增加。自十六日开始减少。以后每天再减少一个单位的石韦数量,到了月末可以恢复到月初时服石韦的数量。就这样按照月亮的圆缺来增减每天服用的石韦数量。

【原文】

为首重[1]、足[2]轻膞[3]轸[4],则昫炊之[5],视利止[6]。

【注释】

[1]首重:指头部昏沉。[2]足:泛指下肢。[3]膞:通"体",即身体,泛指四肢。[4]轸:通"疹",瘾疹。[5]昫炊:昫,"呴"之形讹。"炊"通"吹"。呴指呼出暖气,吹指吹出冷气。是"嘘、呵、呼、呬、吹、嘻"六种不同吐气法之一。呴吹都是用口出气与用鼻子吸气的方法配合进行养生锻炼。故又称为吹呴呼吸。[6]视利止:意为直到痊愈为止。

【解析】

从现代医学角度来说,长期辟谷之人,多会出现低血糖、低蛋白血症、营养不良等情况。此文指出,若出现头部沉重,足底轻飘或皮肤出现瘾疹的症状时,可采用呼气的方法来解决。《祛病延年六字法》指出六字吐气法,即:嘘、呵、呼、呬、吹、嘻,可通过六字诀吐出相应的脏腑浊气,结合文书记载,此呴、吹为呼法,此句作呴、吹法排出体内浊气以达病愈。

【译文】

如果辟谷者出现头部沉重,足底轻飘,及皮肤出现皮疹等症状时,就可以采用"呴吹"方式练习呼吸,即在张口时缓缓地呼出暖气,合口时吹出冷气。用此法直到痊愈为止。

【原文】

食[1]谷者食质而【□[2]】,食气者[3]为昫炊,则以始卧与始兴[4]。

【注释】

[1]食:"食"字义为"吃"。又可为接受、吞没之义。[2]囗:据各学者研究,此"囗"疑为"已"字。其意为截止。[3]食气者:以吸濡空气中的精华之气为主。[4]始卧与始兴:"始"字意为开始、最初。"始卧"指夜卧临睡之前。"兴"即"起"。本句可理解为晚上刚睡和早晨刚起身。

【解析】

此部分讲明食气者当作呼吸法。练习呼吸之人,早晨练习可以吸收天地之精气,将卧之时可以吐出一身之浊气。在中国古代哲学体系"气"论的渗透之下,中国古代医家对气在养生中的作用格外重视,气是宇宙万物的本原,气与生死密切相关,并因此形成了以调整呼吸养生的方式,即"食气"。先秦传世文献可见不少关于呼吸养生的提法,但对于呼吸养生的具体操作却语焉不详。马王堆出土文献《却谷食气》介绍了先秦时期两种"食气"的方法,一种是响吹呼吸法,另一种是六气呼吸法,且详细地说明了具体的操作步骤和注意事项,对于梳理我国古代养生学的理论基础,并为进一步发掘实践价值提供了珍贵的原始资料。

【译文】

凡不吃谷物的人服食石韦,根据月亮的圆缺情况服用石韦的数量就够了。食气的人则需要练习响吹之法,应在每天晚上将卧和早晨刚起身时为宜。

【原文】

凡昫中息[1]而炊。年廿【者朝[2]廿暮二,二日之】莫[3]二百;年卅者朝卅莫卅,三日之莫三百,以此数谇[4]之。

【注释】

[1]息:指吸的意思。[2]朝:早晨。[3]莫:莫,同"暮",义为日落。[4]谇:谇同"推",义为推算,求得。

【解析】

响吹呼吸养生的历史非常悠久,文献记载也十分丰富。《道德经》第二十九章云:"故物或行或随,或歔(响)或吹,或强或羸,或挫或隳。"又如《庄子·刻意》载:"吹响呼吸,吐故纳新,熊经鸟伸,为寿而已;此导引之士,养形之人,彭祖寿考者之所好也。"响和吹都是指呼气。但二者的排气方法不同。"响"是张开口腔,缓慢呼出暖气的方法,如《庄子·天运》所载"相响以湿,相濡以沫";而"吹"是将口腔闭拢,用力而急促从口缝中吹出冷气的方法,如《庄子·逍遥游》述"野马也,尘埃也,生物之以息相吹也"。响吹呼吸的练功要求是：在每次呼气时，先将胸中之气，用呴法呼出。当呼到一半时，即将口闭上，再改用吹法把胸中余气排出。至于每次吸气，则听其自然。张家山汉简《引书》呼吸吐纳的方法除了"呴""吹"以外，增加了"呼"。梁代陶弘景进一步增加了三种，共有吹、呼、唏、呵、嘘、呬六种，后世导引在呼吸吐纳方法上趋于完善，从而形成较完整的导引吐纳体系，并一直沿用至今。

【译文】

凡练呼吸，年龄在二十岁的人早晨做二十遍，晚上做二十遍，每二日晚上须做二百遍；三十岁的人早晚各做三十遍，每三日晚上做三百遍。其他年龄的人按此标准类推。

【原文】

春食[1]一去[2]浊阳[3]，和[4]以【銚】光[5]、朝暇[6]，【昏清】[7]可。

【注释】

[1]春食：春天进行呼吸练功养生的方法（或要求）。下文的"夏食""秋食"及"冬食"之义均仿此。[2]一去：一，副词，专、皆、尽。去，远离、避开。一去，一概避去，尽量除去或避开。[3]浊阳：天气晦暗不明，尘埃四塞，浓雾蔽日，天空中对人体不利的气候现象。[4]和：和，读荷声，是相应和相合的意思。[5]銚光："銚"假为"匡"，"匡光"即缺光，在中午前后应有烈日之时，反而被天空中面积很大，状如盖形的云层将日光遮掩起的天气。[6]朝暇：同"朝霞"，朝指清晨，霞是在日出或日落前后云层上出现的彩色光象。朝霞就是在清晨天刚亮时，太阳将要从地平面升起以前东方天空出现赤黄色之时。古人也将这个时间称为"平旦"，或"平旦之气"。[7]昏清：昏，黄昏，可泛指晚间；清，清晨，可泛指白天。本句意为早晚均可。

【解析】

马王堆出土帛书《去谷食气》还介绍了另一种六气呼吸法的食气养生方法。天人合一是食气养生的理论准则，自然环境中空气质量的优劣直接影响练功时人体的生理功能，进而会对身体健康产生有益或有害的作用。因此食气也必须顺应一年中不同气候的变化、一昼夜间不同时间的变化。根据空气质量的时间变化，《去谷食气》提及了适宜人所服食的可食之气与有害人体的不可食之气。一昼夜间，自然环境中有益于人体呼吸练功的时间有4~6次，古人分别命名为朝霞、输阳、正阳（即端阳）、銚光、输阴（即沦阴）、行暨（即沉瀣）。该呼吸法又特别指出了不宜于呼吸练功的五种天气环境，称为"五不食"，分别是：浊阳、汤风、霜雾、清（冷）风、凌阴。

春天属少阴为阴中之阳,浊阳为混浊之气,对人体不利,一日之中铫光为阳中之阴,朝霞为阴中之阳,于铫光、朝霞之时练功,阴阳之气对立制约,有助于呼气吐纳,阴阳调和,身体健康。

【译文】

春天"食气"的具体练功方法是:应在清晨太阳将要从地平线升起,天空出现红黄色的"朝霞"之时或者午后太阳被密云所遮掩的"铫光"之时进行有节奏的深呼吸,禁止在浓雾笼罩、尘埃四塞的"浊阳"天气时练功。

【原文】

夏食一去汤风[1],和以朝暇、行暨[2],昏【清可[3]。

【注释】

[1]汤风:即酷热的风。[2]行暨:即沆瀣。"沆瀣"一词的含义有以下几种,其一,指在夜半时北方天空的大气而言;其二,单指夜半而言;其三,指日没后的露水。[3]昏【清可:"清可"二字原缺,意同前。

【解析】

夏天为阳中之阳,为一年之中阳气最旺的季节,阳气太旺会灼伤阴液,朝霞为阴中之阳,沆瀣为阴中之阴,为避免阳气亢盛,故于阴中之阳及阴中之阴的时候练功,使阴阳平衡,相互制约。

【译文】

夏天"食气"的具体练功方法是:选用清晨太阳将要从地平线升起,天空出现红黄色的"朝霞"之时或夜半(夜间12点)的"行暨"之时进行有节奏的深呼吸,禁止在酷暑热风的"汤风"天气时练功。

【原文】

秋食一去□□】[1]、霜=雾[2],和以输阳[3]、铫[4],昏清可。

【注释】

[1]秋食一去□□】、霜雾:此处残缺二字,据后文可补作"秋食一去清风】霜雾"。[2]霜雾:霜与雾均系地面上的水气因受温度等因素的影响而产生的一种天气现象。前者系凝集在地面或物体表面的白色结晶,后者则系由散布在空间的悬浮小水滴或冰晶组成,并每多阻碍人的视线。古人多以霜降有收敛,伤杀生物的作用。[3]输阳:输为改变,更改。由阴(夜)向阳(昼)转变之时。而下文的"输阴"一词,即指由阳(昼)向阴(夜)转变之时。[4]铫:"铫"通"匡",此后应缺"光"字,当为"铫光"。

【解析】

秋天为阳中之阴,阳气始渐,阴气始升,清风为阴中之阴,易伤人体阳气,输阳为阴中之阳,铣光为阳中之阴,阴中有阳,阳中有阴,古人认为霜雾时视线不清,容易发生意外伤害,且伤害人体健康,故应在输阳、铣光时候练功,阴中求阳,阳中求阴,避免阴阳失调及意外伤害。

【译文】

秋天"食气"的具体练功方法是:选用太阳刚升起后不久,离地面约二根竹竿高(约相当于午前7、8点)的"输阳"之时或午后太阳被密云所遮掩(或日西至黄昏)的"铣光"之时进行有节奏的深呼吸,禁止在出现霜雾的天气或风沙侵袭、冷风瑟缩的"清风"天气时练功。早晚均可练习。

【原文】

冬食一去凌阴[1],【和以端】阳[2]、铣光、输阳、输阴[3],【昏清可】[4]。

【注释】

[1]凌阴:指冬季大地冰冻的夜间而言。[2]【和以端】阳:端应为"正",因避秦始皇嬴政的名讳而改为端,端阳(正阳)即中午12点整,太阳位于天空正中之时。[3]输阳、输阴:"输"字义为改变,更改。"阳"字义为太阳。"输阳"指由阴(夜)向阳(昼)转变之时,"输阴"指由阳(昼)向阴(夜)转变之时。[4]【昏清可】:原文中缺失,今依本书文例补,意同前。

【解析】

冬天为阴中之阴,为一年之中阴气最盛的时节,为避免阴气太盛,应在正阳(阳中之阳)、匡光(阳中之阴)、输阳(夜向昼转变之时)、输阴(昼向夜转变之时)呼吸练功,凌阴为一日之中阴中之阴,应避免。

【译文】

冬天从事呼吸练功的要求:应在太阳刚升起后不久,离地面约二根竹竿高(约相当于午前7、8点)的"输阳"之时、中午太阳位于天空正中(12点)的"端阳"之时、午后太阳被密云所遮掩(或日西至黄昏)的"铣光"之时或傍晚太阳已经降落地平面之后,天空出现红黄色的"输阴"之时进行有节奏的深呼吸,禁止在严寒森冷夜间的"凌阴"天气时练功。早晚均可练习。

【原文】

【□□】□[1]【□□□□】四塞[2],清风折首者也[3]。

【注释】

[1]【□□】□:原缺,据原文补为"五不食"三字。五种禁止呼吸练功的

气候。[2]【□□□□】四塞：这里缺一字可能是"寒"，即天地天寒地冻之气充满四方。[3]清风折首者也：清风即寒风、凉风。折首即斫头的刑罚。这里是用折首来形容寒冷的西北大风，使人萧瑟缩首之状。

【解析】

马王堆汉墓出土的简帛医书中，与《去谷食气》相同，《十问》中也强调了"食气"的禁忌，因四时不同而避免服食有害之气，即"春避浊阳，夏避汤风，秋避霜雾，冬避凌阴"。

《金匮要略》记载："清邪居上，浊邪居下。"清风首先伤害人的上部。秋天为阳中之阴，冬天为阴中之阴，寒属阴，故秋冬之季节应避免在寒气过盛时候练功，避免损伤人体阳气。

【译文】

本文记载五种禁止呼吸练功的气候。寒风充斥四方使人萧瑟缩首时禁止练功。

【原文】

霜雾者，【□□□□□也】[1]。

【注释】

[1]霜雾者："者"后原缺七字，文义不详。

【解析】

据上下文记载，此句可认为是：严霜浓雾时节视线不清，容易出现意外伤害，且可与现代雾霾之气相对应，影响人体健康，故避免呼吸练功。

【译文】

秋天的严霜浓雾弥漫四方，使人难见于明亮的阳光时禁止练功。

【原文】

·浊阳者，黑四塞[1]，天之乳气[2]也，及[3]日出而霁也。

【注释】

[1]黑四塞：四塞，即充塞。黑四塞应系指白昼被异常风云所笼罩，掩蔽日光，而天色呈现一片黑暗之象。[2]乳气：同"乱气"，形近而讹。意为不正之气。[3]及：和。

【解析】

浊阳及日出而雾均为反常气候，不利于人体健康，故应避免呼吸练功。

【译文】

春天浑浊阴暗之气充满四方，或者在日出的时候出现大雾。这是天气反常的表现,故此时禁止练功。

【原文】

【汤风者】[1],□风[2]也,热而中人者也[3]。

【注释】

[1]【汤风者】:汤风者,此三字原缺。今据本书文义补。[2]□风:"□"字原缺,疑为"暑"字或"热"字。[3]热而中人者也:"中"字义为伤,或击。热风容易伤人。

【解析】

热为疾病外因六淫之一。故"热而中人"即热中,或中热(有热而伤人之义)。夏天为阳中之阳,为一年之中阳气最盛季节,热为阳,夏天应避免在热风下练功,避免阳气过盛,阴阳失调,损伤健康。

【译文】

夏天的热风,容易使人中暑伤害人体健康,故此时禁止练功。

【原文】

日【□[1]凌阴】[2]者,入骨【□□也[3]】。

【注释】

[1]日【□:"日"后缺一字,不详。[2]凌阴】者:"凌阴"二字原缺,今据本书文义补。[3]入骨【□□也:"骨"后原缺三字,今据本书文义补最后一"也"字。

【解析】

冬天为阴中之阴,为一年中阴气最盛的季节,寒属阴,故冬天应避免冰冻寒冷时候练功,避免阴气太胜,损伤人体健康。

【译文】

冬天大地冰冻的夜间,寒气刺骨时禁止练功。

【原文】

此五】者不可食也[1]。

【注释】

[1]此五】者不可食也:此处可补为"此五者不可食也"。

【解析】

根据阴阳互根、阴阳相生相克、阴阳对立制约、阴阳消长平衡、阴阳相互转化理论,清风、霜雾、浊阳、汤风、凌阳这五种气候会导致阴阳失调,不利于人体健康,故应避免在此气候呼吸练功。

【译文】

以上这五种气候都是禁止呼吸练功的。

【原文】

朝暇者,□【□□□□□□□□□□□也[1]。□□】者[2],日出二干[3],春为浊【□□□□】□[4]云如盖[5],蔽【□□□□】者[6]【也。□□】者,苑【□□□[7]□□□[8]】夏昏清风[9]也。

【注释】

[1]朝暇者,□【□□□□□□□□□□□也:结合上下文所说六气,此句断读作"朝霞者,×××××也。××者,××××也。"根据本条文例,在第二"者"字前二字应为本书中的六气名称之一。属于"正阳"或"输阴"二气中的一种。[2]□□】者:据其下有"日出二竿"之文,正值输阳之时,故"□□"补为"输阳"。[3]口出二干:据上下文所记载六气,此句断读作"日出二竿,春为浊××。銚光者,云如盖,蔽××××者也。""日出二竿"指太阳刚升起后不久。[4]【□□□□】□:据其下有"云如盖,蔽□□□□者也",故此句应补为銚光。[5]云如盖:"盖"字义为遮盖,或物体上的盖子。[6]蔽【□□□□】者:"蔽"字义为障、隐。"蔽"字后有四字缺文,应指如盖状的大片云层将太阳遮盖起来,而使天色阴暗不彰。[7]□□者,苑【□□□:"者"字前二字缺文应为本书中六气名称之一,属于"输阴"或"正阳"二气中的一种。"苑"字后有缺文三字,所指不详。[8]□□□:本条原文中的"沆瀣(行暨)"(即"夏食……和以……沆瀣"),既非春、秋、冬三季所宜食之气,而独属夏季所宜食者。同时,沆瀣又系夏季夜半之时来自北方之气,也即面临酷暑之际由北方吹来的清凉微风。这种气候的特征也正好和本书下面所说的"□□者,夏昏清风也"之文义相符。故本帛书在此处所缺的"□□",正是"沆瀣(行暨)"二字。[9]夏昏清风:"昏"字义为夜间。此句意为夏季夜间的凉风。

【解析】

此段缺失过多,历代专家对此段原文意见不一,但总体表达出的意思为:此段讲述的是几种适合练习呼吸的气候。马继兴认为此为六种;而李零及长沙马王堆医书研究组认为此为四种适合呼吸的气候。因前文描述的是六种适宜呼吸的最佳天气(即六气),此段可理解成对六气的特征描述。

【译文】

从事养生练功时的六种适用于呼吸的气候。即:第一种为朝霞。其特征是(原文缺失,文义不详)。第二种为□□。其特征是(原文缺失,文义不详,根据六气推测出此应缺一气)。第三种为输阳。其特征是早上太阳刚升起来不久,距离地面约有两根竹竿高的时间。(此下为"春为浊 □□",原文缺失,文义不详)第四种为铫(匡)光。其特征是在午间前后的烈日被天空中面积很大,有如盖子状的云层遮盖起来的天气。第五种为□□。其特征是(原文缺失,文义不详,根据六气推测出此应缺一气)。第六种为沆瀣。其特征是在夏天晚上有清凉微风的时候。

【原文】

凡食【□□□□□□□□□□□□□□□□□□□□□□】方[1],食气者食员₌[2]者天也,方【者地也[3]。□□□】者北乡[4]【□□□□□□□□】多食。

【注释】

[1]凡食【□□□□□□□□□□□□□□□□□□□□□□□□□】方:此句缺失过多,各专家对其意义不同。帛书整理小组认为:应补为"食谷者食方,食气者食圆,圆者天也,方者地也"。所谓食气者食圆,即是服食天之精气。马继兴认为食谷者食方,此五字原缺。李零认为疑是解释"六气"中的"沆瀣""端阳"二气。前者是"地气",后者是"天气"。此段可补为"凡食端阳、沆瀣,□□□。端阳者,天气也。沆瀣者,地气也。地气者食方,天气者食员(圆),员(圆)者天也,方者地也。食地气者北乡(向),食天气者南向,□□多食"。[2]食气者食员:"员"通""圆","圆"与"员"上古音均匣母,文部韵。同音通假。食气者食圆,"食"字原缺,今补。[3]方【者地也:据马继兴记载,"者地也"此三字原缺。今据上一句对称文补。"也"字后原缺3字。[4]□□□】者北乡:"乡"通"向"。"向"字后原缺八字。

【解析】

此段残缺过多,现有专家并未对其进行详细补缺。唯有帛书小组以及李零对其补缺尚全,但二者补缺之后意义完全不同。马王堆帛书小组认为:食气者当服食天之精气。李零则将此段理解为解释"端阳""沆瀣"二气。

【译文】

因原文残缺过多,译文略。

【原文】

【□□□□□□□□□□□□□□□□□□□□□□□】则和以端阳[1]。夏气□[2]【□□□□□□□□□□□□□□】□多阴,日夜分[3]□

【□□□□□□□□□□□□□□□□□□□□□□□□□□□□□□□□□□□□□□失气】为
青₌附₌[4]即多朝暇[5]。朝日[6]失气[7]为白【附₌】[8]即多铫光。昏失气为
黑₌附₌[9]即多输【□[10]。□□□□□□□】□食毋□☑[11]。

【注释】

[1]端阳：即正阳，"正"改为"端"，系避秦始皇讳的遗迹。[2]夏气□：
"气"后一字补"霞"，据马继兴记载，霞后缺十三字。[3]日夜分：据帛书整理
小组记载，分字下缺三十一字。[4]青附：当指黎明之气，故言"青附即多朝
暇"。[5]朝暇：同"朝霞"，平旦为朝霞。[6]朝日：时段名，是日出之时，也称
旦。[7]失气：疑读为"佚"，与"逸"字通。[8]白附：当指白昼之气，全句谓
朝气逸散而成为白昼之气。[9]黑附：黑附，即天黑以后所附之气，当指夜暮
之气。联系上下文，谓呼吸吐纳要根据昼夜早晚的不同特点来进行。[10]输
【□：应补为"阴"，黑附即多输阴。[11]□□□□□□□食毋□☑：末四
字释为"得食毋食"。

【解析】

此段原文丢失过多，无法推测其意。据历代专家记载，补以沆瀣、朝霞、输
阴。据前六气之说，此文描述出端阳(正阳)、沆瀣、朝霞、铫光、输阴，另有输阳
未见，此段可理解为六气理论的进一步发挥。

【译文】

因原文残缺过多，译文略。

参考文献

[1] 裘锡圭.长沙马王堆汉墓简帛集成(陆)[M].北京:中华书局,2014.
[2] 陈剑.《羞中月》与《七月流火》——说早期纪时语的特殊语序[C]//
第四届古文字与古代史国际学术研讨会——纪念董作宾逝世五十周年
会议论文集(壹).2013.
[3] 李零.中国方术正考[M].北京:中华书局,2006.
[4] 彭浩.马王堆汉墓帛书《却谷食气》篇校读[J].出土文献研究,2005,
11(7):88-93.
[5] 刘乐贤.马王堆天文书考释[M].广州:中山大学出版社,2004.
[6] 张德芳.悬泉汉简中若干"时称"问题的考察[M]//中国文物研究
所.出土文献研究:第6辑.上海:上海古籍出版社,2004.

［7］ 刘仕敬,张晓阳."却谷食气"释译［J］.按摩与导引,1991,10(5): 5-6.

［8］ 马继兴.马王堆古医书考释［M］.长沙:湖南科学技术出版社,1992.

［9］ 魏启鹏,胡翔骅.马王堆汉墓医书校释(贰)［M］.成都:成都出版社,
1992.

［10］周一谋,萧佐桃.马王堆医书考注［M］.天津:天津科学技术出版社,
1988.

［11］马王堆汉墓帛书整理小组.马王堆汉墓帛书(肆)［M］.北京:文物出版
社,1985.

［12］吴志超,沈寿.《却谷食气篇》初探［J］.北京体育大学学报,1981(3):
11-16.

［13］马王堆汉墓帛书整理小组.马王堆汉墓出土医书释文(一)［M］.北京:
文物出版社,1975.

［14］唐兰.《马王堆帛书·却谷食气篇》考［J］.文物,1975(6): 14-15.

导引图

此图原无名,《导引图》一名为原整理者所加(见图 1-1)。现存四十四图,三十一图有题记,足见春秋战国时期,已经将导引列为疾病医疗的一种专门治疗方法。本篇章按照原复原图(见图 1-2)排列格式所作,编号的顺序与图片顺序也完全相同。在每幅后附有【图像说明】及【译注】,图像的说明引自《马王堆汉墓研究》,【译注】内容由历代医家对《导引图》的见解及撰稿人见解构成。

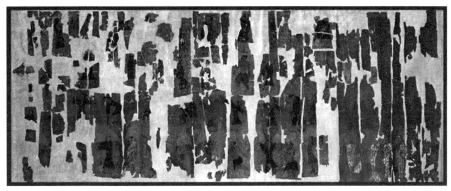

图 1-1　西汉马王堆《导引图》帛画

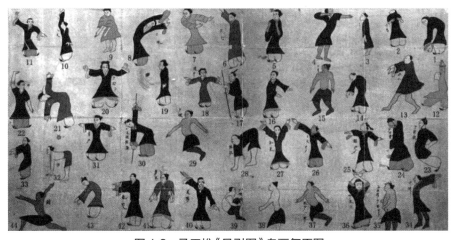

图 1-2　马王堆《导引图》帛画复原图

图一 （缺题）

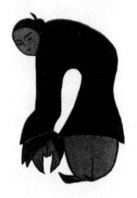

【图像说明】

着蓝色长服,向前弯腰,弓背向下,俯身前倾,如持物状。

【释义】

[1]邱丕相:此动作为双脚并立,吸气,双手做抱拳式放在胸前,俯身弯腰,垂臂,待双手将及地时,转肩颈,还原起身。[2]沈寿:此图俯身弯腰,垂臂转头;待两手指尖将及地时,作抱拳势,犹如双手齐力握物;然后随起立之势,上提至胸腹前,颈项转正;还原重做。其功效以壮腰固肾为主,同时,利颈脊,明眼目。[3]译者按:两脚开立与肩同宽,双上肢自然下垂,颈项转向一侧,俯身弯腰,垂臂转颈两手指尖将及地时,作抱拳势,犹如双手齐力握物,然后随起立之势,上提至胸腹前,颈项转正,还原重复以上动作。以壮腰固肾为主,兼利颈脊,明目聪耳。具有活络气血,强筋壮骨,益精充髓,滑利腰脊和增强腰腹力量等作用。[4]补题:引腰。

图二 □□

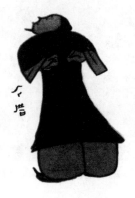

【图像说明】

题名与原图均有残缺之处,此图为仿敬慎山房《导引图》之"理瘀血"复原。着蓝色长服,仰头,两手向后作捶背状。

【释义】

[1]沈寿:敬慎山房《导引图》原文记载道:或曰"理瘀血如何?"曰:"宜立反两手,拳捶背四十九下,扣齿四十九下,能散精肿而血贯通然。"本图为仿敬慎山房《导引图》"理瘀血"图式,动作功效为捶背以理气血。[2]译者按:身体直立,站于地面,保持腹式呼吸,身体放松,仰头,反背两手,两手握拳,用拳头捶背四十九下,配合扣齿四十九下,并吞咽所产生的唾液,以此达到消散瘀血的作用。[3]补题:巽羽。

图三 □□

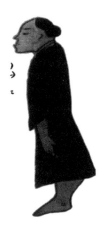

【图像说明】

着蓝色长服,直立,转体向右,上肢两侧下垂。

【释义】

[1]沈寿:此式包括闭气、咽气、吞津,与《抱朴子·别旨》《内功图说》所记方法均略同。《抱朴子·杂应》记有用于聪耳的"龟咽"式名,疑即本式。[2]译者按:并步直立,闭气不息,引颈咽气。双掌揉动练功者腰部和腹部的动作,能够刺激腰部和腹部的穴位。可以缓解腰部和腹部肌肉的疲劳,拉伸关节,提高腰部和腹部的灵活度又因为肾位于腰部两侧。腰肌活利的程度与肾气的盛衰息息相关。[3]补题:引肾疾。

图四 （缺题）

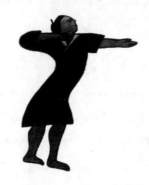

【图像说明】

着蓝色长服，直立，向左转身，头微上仰，两臂平肩做拉弓状。

【释义】

[1]沈寿：本图动作见于《婆罗门按摩法》："如挽五石弓，左右同。"又见于《分行外功》："两手一直伸向前，一曲回向后，如挽五石弓。"原注："除臂腋邪。"而《八段锦》"左右开弓似射雕"及《八段功》。"弯弓射虎势"，均由此发展而来。功效为疏肝、利肺、增臂力。[2]译者按：两臂分别向左右拉开，掌心向上，作扩胸运动，似拉弓状。同时向另外一侧向上提髋部。通过扩展胸肩、昂首抬头、提拉髋部，可以揉按内脏、拉伸肩颈肌肉。可利心肺、补五脏、通经络、行气血、益精血、御风气、延年益寿。挽弓动作配合呼吸吐纳，有利于改善呼吸系统，防治气喘胸闷等疾病，对防治慢性支气管炎和感冒都有一定疗效。[3]补题：挽弓。

图五 （缺题）

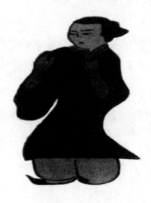

【图像说明】

　着蓝色长服,赤襟,侧立,屈肘向前贴胸上。

【释义】

　[1]沈寿:在《老子按摩法》(《备急千金要方》及明代高濂《遵生八笺》均辑)记有"振手"一式。本图沉肩垂肘,举两手于胸前,掌心朝里,与"内振手"相似。由此可见,此图有以静催动、阴阳相和之意。[2]译者按:直立,下肢绷紧,沉肩垂肘,举两手屈肘向前贴胸前,双侧展肩配合深呼吸,一呼一吸之间用全身气机推动两手震动。可舒畅肺气、宣通排湿。有利于血脉中多余水湿的排泄,开合振手,并且配合呼吸吐纳,有利于改善呼吸系统疾病,提高肺功能。[3]补题:振手。

图六　折阴

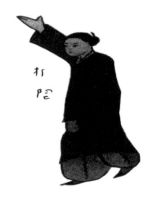

【图像说明】

　着灰色长服,如侧身漫步,右臂前举,左臂下垂。

【释义】

　[1]沈寿:背为阳,腹为阴。折阴,显指折叠腰腹:直立,先迈右足,向上高举右手;再迈左足向前并步,同时随折腰之势,落右手,直臂向地面下插,呈打千势;还原,左右同。[2]李学勤:《引书》:"折阴者,前一足,错手,俯而反钩之。"与图对照,知道图上画的是动作开始尚未俯身的情景。[3]马继兴:折阴一词有使躯体向胸腹方向前屈以活动肢体之义。[4]周一谋:阴是阴脉之病,病势较重,折阴是治疗阴脉病的导引方法。[5]译者按:左足上步右掌上举,重心前移,右脚跟提起,目视前方,左手垂向地面。另一侧动作相同方向相反。中医学认为"肾为先天之本""腰为肾之府";拳家也说"腰为人体第一主宰",都是强调肾、腰的重要性。可以强腰健肾,调节阴阳。引阳入阴,引阴

入阳,有助于调节关节紊乱,拉伸躯干脊柱,保持体形。还可以有效地刺激内
脏,达到由内而外强身健体的功效。

图七 （缺题）

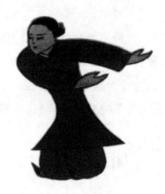

【图像说明】

着赤色长服,赤裤,作恭身前赴状,上肢平行左右摆动。

【释义】

[1]沈寿:此动作为直立,两手并行地向一侧拨去,同时向另一侧转颈。
姿势宛如凫浴。[2]译者按:身体直立,下半身绷紧,上半身放松,达到一动一
静、一阴一阳之效,两手并行向一侧拨,顶髋旋腰同时头向另一侧转颈。通过
反复以腰为核心发力,带动左右摆臂和转体,疏通带脉经络,可有效减少腰部
脂肪,有塑身的功效;另外,核心动作的旋腰摆臂,亦有利于防治肩、腰部运动
不适之症。[3]补题:凫浴。

图八　堂狼

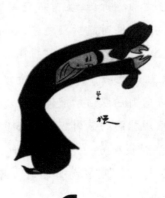

【图像说明】

着蓝色长服,赤袖,赤裤,作侧身起舞状。双臂向左上方舒展,双目注视足下一盘物状。

【释义】

[1]沈寿:睿(壑)狼:原题第一字近似"睿""斋",一说似"堂"。三字均可解:(一)山壑之狼;(二)穿斋或斋墙之狼(见《论语》《抱朴子》等);(三)庭堂之狼,略为牵强,但古人笔记文载有"养狼于堂"的故事,故亦可解。至于释作"螳螂",似不妥。因古人认为许多禽兽是长寿的,而昆虫乃是短命的可怜虫。导引"为寿而已矣",故绝不会去仿效昆虫的。《抱朴子•对俗篇》说得明白:"知龟鹤之遐寿,故效其道引以增年耳"。本式当是"狼顾"的同式异名,或其祖式。故沈寿认为此图题目并非螳螂,因为昆虫为短命之物,古人不会以之为仿,题目应是"狼顾"的同式异名,或其祖式。图示动作为下肢成开立步,以腰为轴,举两臂随腰翻腾旋转之势,恰似狼之回首反顾。[2]译者按:两脚开立与肩同宽,两脚平行站立,先俯身垂臂,随即以腰为轴,随腰旋转动时两手臂经体侧弧线上举,翻转向后回头反顾。本式功法最大的特点在于将身体极大程度地进行拉伸,这样可以有效地刺激脊柱、腰肾、膝盖处的各个穴位,达到固肾、舒缓腰肌的功能,同时,还有助于防治生殖泌尿系统疾病,另外,这样大幅度的拉伸有助于锻炼脊柱的力量和伸展性,改善腰部疾病。

图九 （缺题）

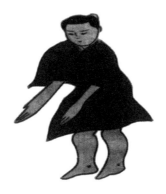

【图像说明】

着赤色单衣,作恭身前赴状。

[1]沈寿:认为此为行气图,与《八段功》"金蟾桩式"巧合。《导引图》共有行气图六式,复原后均为站式,可分为直立式与半蹲式。[2]译者按:呼气慢慢下蹲,两臂抬起掌心向上抬至肚脐同高,同时口发"呵"字音,吸气反掌下落至身体两侧。中医理论认为口吐"呵"字可以下移心火至小肠,从而达到调理心脏功能的作用,捧掌和翻掌动作,可以使肾水上升,降下心火;心火下降时又可温暖肾水,使肾水不寒。达到心肾相交、水火相济的效果。[3]补题:龙吟。

图一〇 □□

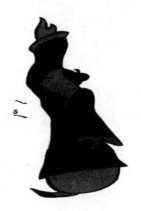

【图像说明】

着蓝色长服;侧立,右臂上举,左臂下垂。

【释义】

[1]唐兰:第二字似腹字的右半,未详。[2]李学勤:《导引图》第一列第十图的相关记载与《引书》"支落"解说相似,"以手□腰,挢一臂与足□而屈",看题记残笔,故李学勤认为残笔可能是"支落"二字。[3]陈斯鹏:认为是"要"。[4]沈寿:提及此图当今导引称此式为"转肩",古谱一般称为"搌肩":直立,一臂以肩为轴,作顺或逆时针方向的直臂旋转。左右同。其上肢动作与《八段功》"风车飞舞势"同。可治"漏肩风"等肩、臂疾患。[5]译者按:直立,一臂以肩为轴,作顺时针或逆时针方向的直臂旋转。左右同。可治"漏肩风"等肩、臂疾患。本式又与八段锦中"调理脾胃须单举"之式相似,故可知本式也有调和脾胃两经的阴阳,增强人体的正气的功效,可以治疗脾胃不和之症。[6]补题:搌肩。

图一一 （缺题）

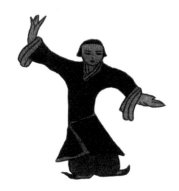

【图像说明】

着蓝色长服,赤裤,直立,右手向外上方斜举,左手向外下方斜伸。

【释义】

[1]沈寿:两手在腹前上下相合,随即两臂皆内旋,一手上举,反手亮掌;另一手扭臂下伸。与太极拳"白鹤亮翅"式略似,唯导引术式皆左右交替。因《导引图》已有鹤势,故借名"燕飞"。[2]译者按:两脚并步站立,两臂侧平举,屈膝半蹲,一臂内旋上举掌心斜向下扭臂下伸,另一手斜上举,成反手亮掌,再一臂内旋、一臂外旋做反向动作,在练习雁飞的过程中能够通过利用身体的左右倾斜调理练习者全身的气血运行,可以起到平复心血、安心静神的功效。从现代医学角度看,"雁飞"可以治疗骨关节疾病、五官科疾病、肠道疾病等。[3]补题:雁飞。

图一二 □

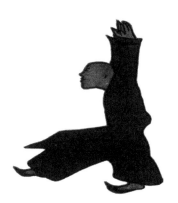

【图像说明】

着赤色长服,束腰。左足向前略抬,双臂上举。

【释义】

[1]沈寿:踢脚伸下肢以踢脚,举上肢以舒胁。有增腿力、利关节、舒胸胁等功效。《后汉书·华佗传》载:"是以古之仙者为导引之事,熊经鸱顾,引挽腰体,动诸关节,以求难老。""鸱视"一名应源于此。该姿势似老鹰注视前方。《赤凤髓·许碏插花满头》载:"治肚膨胀,遍身疼痛。以身立住,用两手托天,脚跟向地,紧撮谷道,运气九口。"[2]译者按:侧身左转提左足,两掌心相对,过胸胁弧形上举,左腿微屈时两手由外后向缓慢落下,右脚绷直缓踢出。两臂伸直,肩头前探,同时右脚勾脚尖,回落,左脚收回并步站。然后半面向右转,右势动同反方向,一左一右做两遍,最后一动开步站。可治疗肚腹膨胀,遍身疼痛。从现代医学角度看,"鸱视"可以治疗胃肠疾病以及慢性疼痛。这种延展的姿态有利于舒缓颈部、背部及上肢肩关节等处,并通畅督脉及膀胱经,有增腿力、利关节、舒胸胁等功效。[3]补题:鸱视。

图一三　痛明

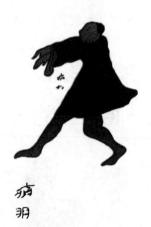

【图像说明】

似有帻,着灰棕色单衣,侧身前赴,两臂前伸,作行步状。

【释义】

[1]唐兰:痛明,当指眼珠疼痛的症状。"明",唐兰认为应释作"肋"。[2]帛简集成者:"明"通"目",家山汉简《引书》关于"引目痛"记载:"引目痛,

左目痛，右手指厣内脉，左手指抚颠而力引之，三而已；右如左。一曰：两手之指厣两目内脉而上循之，至项，十而已。一曰：起卧而危坐，摩两手，令指人，以循两目，十而已。"故此图应为痛明。[3]沈寿：认为引痛肋。原释"痛明"。据原题字形及图像分析，似以"痛肋"为是。肋字从肉旁刀，不从力，但古籍中以刀为力的字例甚多。就其动作来说，可引痛肋，而与痛明关系较远。[4]译者按：右腿伸直前迈，左腿微弯曲，脚尖着地，脚跟不着地，腰腹挺直，双上臂上抬举于胸前，前臂伸直，掌心内扣，作迈步状，将身体重心压于左脚，微微后仰，后缓慢起身，且内收并脚，左右腿交替此动作。聚气关元，强腰膝，通经活络，活利关节，舒活胸肋，达到凝神聚气、活血止痛之效。

图一四　□□

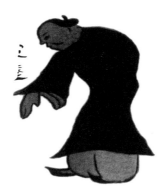

【图像说明】

着蓝色长服，侧立恭身，两臂伸向前下方。

【释义】

[1]沈寿：此式手下伸、背上拱，为拱背直臂插掌之式。锻炼时功力集中作用于背部，而不在腰部，故属背功。[2]译者按：左脚上步，两臂内旋从体侧弧线前伸扣肩、手翻对，接着中心后移至右脚，拱背两臂直臂向下方插掌，右侧动作相同，方向相反。练习时拉伸的力量集中作用于背部，而不在腰部。通过对背部进行牵引，以改善并增强督脉功能。[3]补题：引背。

图一五　引▢隤(颓)

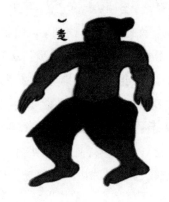

【图像说明】

裸上体,着棕色短裤,赤足,两手下垂,双膝微屈。

【释义】

[1]《马王堆汉墓研究》:今据帛书《五十二病方》中的"颓"字均为"癩"字通假之例,当指癩疝而言。[2]李德瓘,魏大鸿:本图题目的"颓"字可能是"隤"字,指阴中肿痛。从导引图的人形表现来看,确像下身有病痛的样子。原题第二字左旁残去,原释"引颓",借作"颓疝"之"颓"。[3]译者按:端身站立,缓慢平行跨右足,屈膝微蹲,双上肢自然下垂,掌心向下,腋下悬空,闭目,深吸气将气引至关元,全身气机向下,呼气时掌心向上,双腿直立并拢,睁眼,将浊气排出体内,完成身体一个呼吸循环。可以改善心肺功能,纳气平喘,疏肝解郁,行气散结,医治肝胆郁结、肺功能受损之病症。

图一六　(缺题)

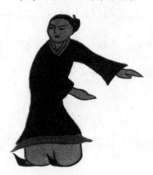

【图像说明】

着蓝色长服,直立,双臂平行左右摆动。

【释义】

[1]沈寿：此图残存不多，据"直立，双臂平行左右摆动"的动作，属于引体类动作之一，以舒展肩臂肌肉为主。与图七"凫浴"动作相似而大有不同，图七"凫浴"动作更大，以锻炼腰部核心力量为主，而此图以舒展肩部肌肉为主，发力点集中于肩臂。[2]译者按：双腿并拢直立，双目直视，保持颈项部不动，腰腹部绷直，双肩带动上臂同向左右摆动，达到仅有腰腹部、肩胛区扭动的效果，此动作犹如甩袖。具有调畅气机，散结祛瘀，活血通络，缓解肩上臂疼痛的作用。可以活动上肢的各处关节，促进血液循环，有效避免关节炎、肩周炎、滑膜炎等疾病的发生，此式也有镇静、安神、稳定情绪的功效。[3]补题：引臂。

图一七 （缺题）

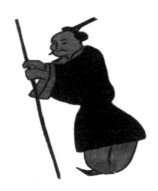

【图像说明】

戴冠，着蓝色长服，侧立，双手持一长棍，头部向前。

【释义】

[1]沈寿：此为器械导引类，今比照图三〇补名。据图看，似为摇橹一类术式，即模拟艄公，以杖支地，前后往复轻摇身躯。若以呼吸为主，配合动作。[2]刘朴：图三〇的"阴阳"已包括经脉，因经脉就是由阴阳的12经脉组成《导引图》，故不可能再对第17式做重复的命名。与《引书》第25式"引心痛"中双手握杖动作相同推断帛画《导引图》17式的式名为"以杖引心痛"。[3]译者按：以杖支地，一呼一吸中前后往复轻摇身躯。配合动作，以呼吸为主。模仿船夫摇船桨的方式，能够促进手腕及腹部做有节律的屈伸运动，不仅能够缓解腕关节紧张，还能够有效刺激中焦脏腑，起到健脾养胃的功能。[4]补题：以杖通经。

图一八 覆中

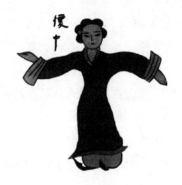

【图像说明】

着棕色长服,直立,双上肢分别向左右外方平伸,右掌上仰,左掌下俯。

【释义】

[1]唐兰:当读为"腹中"。[2]张家山汉简《引书》:有"引腹痛"相关记载:"引腹痛……稍举头及膺而力引腹,极,因徐直之;已,又复之,三而已。因力举尻,极,三而已"。[3]沈寿:《黄帝内经·素问·腹中论》有关于腹中记载,此式当为用祛除腹中胀满一类症状。《云笈七签》卷三十四记有"引腹中气"式,近似《八段锦》"调理脾胃须单举"。而此式复原为:两臂侧平举,随微微摆髋之势,作拗式旋臂动作。也能轻柔而不剧烈地引动腹部,有疏导腹部气血的作用。[4]译者按:两臂平举,一侧掌心向上,一侧掌心向下,腰腹部绷紧,髋部轻摆,两臂拗式旋转。可以让练习者们针对腹部运动,增加肠胃蠕动,起到活腹中之气滞,除腹中胀满,健脾消食养胃的作用。

图一九 （缺题）

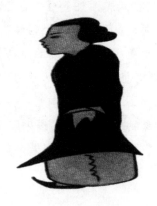

【图像说明】

着蓝色长服,似作屏息状,侧身直立,双臂下垂。

【释义】

[1]沈寿:此为行气图。《抱朴子·释滞》记胎息法甚详,此处借名而已。[2]译者按:并步站立目视前方,下颚微收两臂自然下垂,全身放松,渐渐呼吸两眼轻轻闭合,意念丹田,深吸气慢慢呼气,呼吸时间慢慢延长,呼吸慢慢变得深、长、匀、细。"修道者常伏其气于脐下,守其神于身内,神气相合,而生玄胎",元气是人体内部的先天能量,通过此式可以散郁结,畅气机,调养心神,补肺益气,纳气平喘,可以促进机体气血流通,具有平秘阴阳、排浊泄湿、延年益寿的功效。[3]补题:胎息行气。

图二〇 引聋

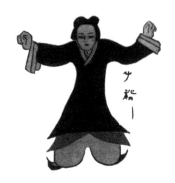

【图像说明】

着蓝色长服,双臂微弯,向两侧上举,两足分开。

【释义】

[1]唐兰:《诸病源候论》卷二十九《耳聋候》引《养生方导引法》说:"坐地,两脚交叉,以两手从曲脚入,低头,叉手项上,治久寒不能自温,耳不闻声"。系坐式,与此图不同。[2]周一谋、萧佐桃:《目病诸候》亦载引聋之法,皆与本图所示术式不同。"引聋"亦见张家山汉简《引书》九五号简,云:"引聋,端坐,聋在左,伸左臂,桥拇指端,伸臂,力引颈与耳;右如左"。也是坐式,与《导引图》不同。根据《复原图》,"引聋"二字下还有一竖笔,但此笔画在原图版、新图版中无法确认,恐怕不是笔画。[3]沈寿:此图以两手心按耳门数下,随即突然把手松开,使耳鼓勃勃有声。如此作数遍,久练有聪耳和防治鼓膜内陷等功效。此为古今民间导引中最常见的耳功之一。[4]译者按:自然站立,两

脚平行约与肩同宽,双手自然垂放身体两侧,自然呼吸。然后左脚向左横跨一大步,两膝弯曲约成 90° 垂直,两足尖尽力向外开成一字型,两手轻握拳,大拇指在内,其余四指在外,以掌心下压耳朵。接着以鼻吸气、闭气,双手握拳按压耳门 3~9 下,使耳鼓勃勃有声,然后张口吐气,同时直腿站立,双手握拳向外极力伸出。一蹲一站为 1 次,每日早晚各做 9 次,或其倍速,循序渐进。如此作数遍。宣发人体阳气,具有益气聪明,通达九窍,久练有聪耳和防治耳膜内陷等功效。"腰为肾之府",可以直接促进肾、耳的功能恢复。

图二一 （缺题）

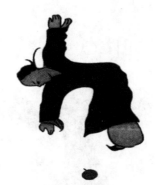

【图像说明】

着棕灰色长服,束腰,侧身折腰,左臂上伸,右臂向下作拾球状。

【释义】

[1]刘朴:据《引书》第 15 式 "肢尻之上痛" 的记载患者仰卧压鞠,利用患者身体的重量和木鞠的滚动来按摩疾患部位,然后做徒手动作。所以推断《导引图》中第 21 式动作者是在该木鞠的治疗动作后所进行的徒手动作。就其徒手动作来看其人是在做上身直角前屈,两手伸展的转腰动作。这样的转腰动作对治疗腰部疾患是有帮助的。因此《导引图》第 21 式的名称可推断为 "引腰痛" 应是治疗肾和腰部劳损所引起的疼痛。[2]沈寿:此式直立,两臂侧平举成一字形,随俯身转腰之势,右手直臂下伸,自右足外侧沿地面向左作滚动苹果状,直至右手向左足外侧尽情伸展;还原,左右同。两臂须始终相应地保持一字形,眼随手转。以锻炼腰腹为主,并有增强前庭器官功能的效用。因状如猿戏,故借名。图中所绘苹果,又属图谱示意绘法,而不属器物导引类。此式与《八段功》 "折腰回转势" 同,民间同式异名者尚多。[3]译者按:此式

可舒经活络,促进局部血液循环,此动作以锻炼腰腹肌肉为主,并有增强前庭器官功能的效用。[4]补题:猿戏。

图二二　烦

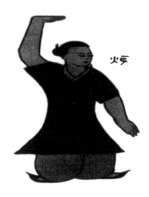

【图像说明】

着蓝色长服,赤裤,直立,右手向上作托物状,左手下垂。

【释义】

[1]《前言》:原图残缺太多,复原图是原整理者参照现存的古代其他导引图中近似的图形予以复原的。[2]唐兰:此图已残缺。《云笈七签》卷三十四引《太清导引养生经》说:"两手叉胸前,左右极引,除皮肤中烦气。"同书卷三十六引葛洪《玄鉴导引法》说:"治皮肤烦,以左右手上振两肩极五息止。"此图两手一上一下。[3]《马王堆汉墓研究》:"烦"是先秦以来医家习用的病症名称之一,有心胸烦闷之意。"烦"字,原图版、新图版都模糊不清,难以辨认,此从《复原图》摹本释。[4]沈寿:"引烦"与我国南方民间的"揪痧筋"和自我按摩疗法"捏背肌"相关,并按此按摩动作将其还原。此图原图残存不多,复原图显系据《易筋经》"摘星换斗势"或《八段锦》单举式补阙。原题"烦",据《内经》,当指烦心或心烦的症状,可由多种疾病引起。导引通过行功,能转移大脑皮层的兴奋点,所以一般都有引烦的作用,只是疗效不同而已。[5]译者按:气沉丹田,右手单举,掌心向上,左手下垂,掌心向后。调和肝脾,疏肝健脾,补脾柔肝,练习者在练习此动作可以转移大脑兴奋点,起到止痛解烦的功效。

图二三 引 膝 痛

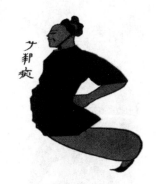

【图像说明】

戴冠,着蓝色长服,侧身挺立,以双拳搓腰眼。

【释义】

[1]《马王堆汉墓研究》:膝痛在《内经》中亦作"膝中痛"或"膝髌肿痛"。本图中所绘的导引图式,画面虽不完整,但仍可辨认出屈膝之状。这种屈膝动作与《养生方导引法》中所记的两种医疗膝痛的术式颇有相似之处。[2]张家山汉简《引书》:"引膝痛,右膝痛,左手据权,内揲右足,千而已……十而已",《引书》中关于引膝痛的记载与《导引图》图片动作不同。[3]译者按:自然站立,目视前方,两掌变拳移至腰眼处,屈膝半蹲以踝关节为轴,成圆周旋转两膝。可以壮腰固肾、活络气血、聪耳明目。此功法通过躯体活动的后仰、前俯、扭转等的方式锻炼腰背肌群、活动颈部关节,此功法充分锻炼到足太阳膀胱经,也可活动膝部关节,治疗膝部疼痛。

图二四 引 胠 责

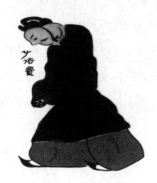

【图像说明】

戴冠,着蓝色长服,赤裤,低首漫步,双手相拱,持一袋状物。

【释义】

[1]沈寿:胠,音区,胁也。古医书常用字,《黄帝内经》中尤多见,有明确的概念。"胠积"就是气积于胁,从而出现两胁胠满作痛的症状。因此,可以说,胠积是肝痹必具的症状之一。[2]唐兰:"责"读为"积",胠积是胁下积聚。《说文》:"胠,腋下也"。《广雅•释亲》:"胠,胁也。"《云笈七签》卷三十四引《王子乔导引法》有一条"除胁下积聚",但是坐式,与此不同。[3]李今庸:将"引胠积"的"胠"字解释为"侧胸部"。"腋下谓之胁","人胁谓之"。胁是通称,"胠"是胁的别名,其位置在腋下侧胸部,不包括腹部,"积"是疾病。"胠积"为气积于胁,从而出现两胁满作痛的症状。"引胠积"就是"胠积引导"。肝居右胁其经脉布于两胁,胆附于肝其脉亦循胁而上络于耳。因此胁痛之证主要责于肝胆的病变。[4]译者按:左足跨前,右手按在右胠肋部位,左手放在右臂上,精神高度集中在右胠肋部位,进行自我按摩。用于治疗胁肋部位胀满疼痛的肝积病。可以使局部血管扩张,增加血液和淋巴液等循环,改善局部组织营养状态,促进新陈代谢及体内病理产生物的消散,调节肌肉机能,增强肌肉弹性,缓解病理紧张并促进有毒代谢产物排出。此式有疏通经络、调和气血、平衡阴阳和活血化瘀的作用。

图二五　鹤　訵□

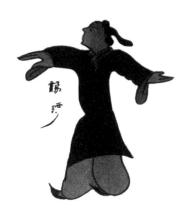

【图像说明】

着蓝色长服,束腰,赤襟,头向侧上方微仰,两臂平展。

【释义】

[1]唐兰：下一字疑当读为"听"。唐人诗中有说到"鹤听"的。[2]沈寿：第二字右下部残缺，从字形分析似为"谭"字。在古导引模拟动物类式名中，也常见有拟人的动词，如"犬恳""仙鹤徘徊"等皆是。因此，鹤谭似可解为"鹤唳"，图像亦恰似鹤之举翅引项而唳。[3]译者按：直立，两臂随左转腰之势，两臂上抬向前后平举，右手掌心向下伸展在前，左手掌心向上伸展在后，眼看右手，随即向右转腰，同时两臂扭转，即在前的右手臂外旋，由掌心向下渐渐变成掌心向上，先屈肘经同侧腰间，再向后直臂伸展；而在后的左手臂内旋，由掌心向上渐渐变成掌心向下，先屈肘经同侧耳旁，再向前直臂伸展。可以活肩肘、壮臂腰、利颈脊、明眼目。结合题名，当是配合发声呼吸法，犹如仿效仙鹤的举翅、转身和宛转而唳。本式有壮肾腰、利颈脊、明眼目等功效。若配合下肢却步，则与太极拳"倒撵猴"式动作酷似，当属巧合。

图二六　虎　扣　引

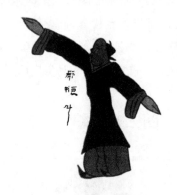

【图像说明】

着蓝色长服，束腰，赤裤，侧身直立，右臂向前斜举，左臂向后斜伸。

【释义】

[1]简帛集成者：此图"虎""引"二字，原释文缺释，此根据新拼合的残片释。拼合此残片，"虎引"的笔画密合；残片上端还有衣服的画，其衣服的颜色、手腕的角度都一致。题记摹本是我们根据拼合结果重新制作的，与《复原图》不同。[2]沈寿：此式与《八段功》"心平气和势"同：两臂侧平举，两手上仰，一臂渐渐上举，另一臂相应倾斜，两臂始终保持一字形，视线随上举一手转移。还原，左右同。[3]译者按：并步站立，两手侧平举掌心向上，右臂

慢慢上举,臂相应下倾,右髋向右顶出,还原后做另一则。"肝主筋,喜疏泄条达",本式可提高人体柔韧性,疏泄肝气,有平气血、宁心神,对防治高血压病有较好的疗效,可以促进自身的良性调整,使肝血充盈,肝气疏泄,强筋健骨,延年益寿。

图二七 龓 登

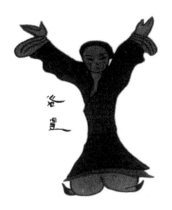

【图像说明】

戴巾帻状,着棕色长服,束腰,直立,双臂向外上方高举。

【释义】

[1]《马王堆汉墓研究》:图像显示两臂外展如飞翔之状。张家山汉简《引书》一七号简有"龙兴",云:"龙兴者,屈前膝,伸后,错两手,据膝而仰。"[2]连劲名指出《导引图》"龙登"与《引书》"龙兴"异辞同义。[3]沈寿:图名"龙登",顾名思义,如龙登天。其动作及功效与现代体操中深呼吸运动相仿。图像中两足虽未颠立,但举臂肘全身可尽情向上伸拔。[4]译者按:自然站立,目视前方,两掌在胸前相对,手心相距约5cm,屈膝半蹲呼气,两臂上举吸气起身提踵,反复练习。可健脾胃,畅气机,止胃痛,行气利水,利胆退黄。根据子午流注之法,此动作走足太阴脾经,行于巳时,可治疗胃脘痛、腹胀、呕吐、嗳气、便溏、黄疸、身重无力、水肿、舌根强痛、下肢内侧肿胀、厥冷之症。当一个人因脾气虚弱、失于健运而出现了腹胀满门、食欲不振、便溏纳呆、神疲乏力等症状,则可以选择龙登一式进行锻炼,按照子午流注理论,巳时(上午9时至11时)为足太阴脾经当值时辰,气血最旺,在这个时间段练习龙登,能最大程度发挥足太阴脾经的功能,起到健脾助运的作用。

图二八 備 欮

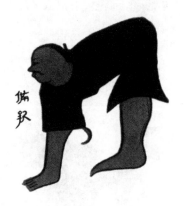

【图像说明】

着蓝色单衣,赤足,屈身,昂首,两手触地。

【释义】

[1]唐兰:字从"人",字书所无,疑当读为"满"。"欮"就是"厥"字。[2]《马王堆汉墓研究》:"俛厥"一称不见《内经》等古医书。仅有厥病的病名。故本图名的"俛"字,似指操练时作屈身俯地姿势而言。[3]廖明春:"欮"为同义复词。欮,即"屈";欮,即俛屈。针对于"備"字,有学者提出了别的看法,认为"備"是"俛"的异体字,参看《文字学概要》。银雀山汉简《尉缭子·兵谈》有"備者不得迎"之文,应读为"俛者不得迎",可以参考。"欮"该读为什么,有待进一步研究。廖名春将马王堆导引图第28图题记"備(俛)欮"的解释总结以下四种:一说此即"懑厥",是先秦时的古病名;二说"備:"当读为"满","欮"就是"厥"字,是一种腹胀满的疾病;三说備(俛)欮即"俛厥","厥"为病名,俛指操练时作屈身俯地姿势而言;四说应释为猫蹶,即一种模仿猫的练功姿势。[4]沈寿:参见1979年第1期《文物》所载拙作《谈西汉帛书〈导引图〉中的"猫蹶"》。沈寿赞同猫蹶之说,其发现图中所绘不但动作如猫曲背拱脊之态,而且手指也近似猫的趾爪。从近古导引考察,《内功图说·分行外功》中有"背功"一条:"两手据床,缩身,曲背,拱脊,向上十三举。"原注:"除心肝邪。"其动作姿势与"猫蹶"完全相同,只是没有"猫蹶"这个模拟动物的形象化式名。[5]周世荣:对猫蹶之说持反对意见,赞同"懑厥"说和"俛厥"说,也可解释为"俯仰"。

图二九 引 项

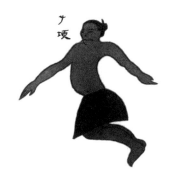

【图像说明】

裸上体,蓝裳,赤足,双臂微张,做展翅飞翔状,两足合并,作蜷屈跳跃状。

【释义】

[1]张家山汉简《引书》有"项痛"相关记载:"项痛不可以顾,引之,俛卧……汗出腠理,极已"。[2]沈寿:此为医治落枕或因受风引起的项部强直等症之式式。在古今导引中,引项的动作不外乎扭颈转项、托颏上举、左右反顾、手项争力等;若采用自我按摩,则有捏肩井、拨天宗、揉颈项、掐落枕穴等。此式据题名结合残图考察,很可能是以左手揉摩项部等简易动作。现复原为"双臂微张,做展翅飞翔状,两足合并,作蹴屈跳跃状",似难医治项部疾患。[3]译者按:此式平静呼吸,颈项自然放松,微含于胸,双臂微张,作大鹏展翅样,双足跳跃,以将上焦邪气从下导出。"内练精、气、神,外练筋、骨、皮",此动作可以调气舒筋、强筋健骨、扶正祛邪,可医治落枕或因受风引起的项部强直等症。

图三〇 以丈通阴阳

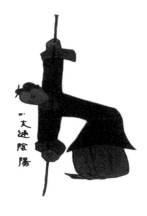

【图像说明】

着蓝色长服,束腰,赤襟,赤裤。两臂分向上下伸开,持长杖做弯腰拄地状。

【释义】

[1]唐兰:"丈"就是"杖"字。导引法中有利用杖来为辅助工具的。这个图是用杖来通阴阳,王冰注《素问·血气形志》就说"按摩者所以开通闭塞,导引阴阳",意思差不多。[2]刘朴:图中人物两手上下尽力伸直握杖用以牵拉和伸展左右两臂的姿态。中国古代也把人的左右臂称之为阴阳二臂,如男左臂是阳而女则是阴。此人动作身体前倾应是用杖拄地以维持身体平衡,然后上臂的手紧握杖下臂尽力下伸,用以伸展两臂和胸部以扩大动作范围而达治疗效果;为练习的动作左右平衡,换另一端和另一臂向下做相同动作。并且提出17图动作为女子所做,第30图动作为男子所做,与其"名称"中的阴阳相呼应。《导引图》第17式中的木杖比该式的站立者身高略高10厘米左右,因此木杖长度约是175厘米左右,直径应是手能握住的2.5厘米左右。[3]沈寿:图30以杖通阴阳,原题第二字按篆文释为"丈",借为扶行之杖。通,疏导;阴阳,气血也。结合图像分析,杖似擎天柱支地通天,借杖之助可俯可仰;此式功效在于疏导气血,贯通任督,壮腰固肾,皆不离"通阴阳"三字,故名。《抱朴子》"天俯地仰"式及《老子按摩法》"负山拔木"式,或与此相类。[4]译者按:并步直立,以杖支地,借杖之助练习俯仰动作,腰部固定绷紧,借杖之力侧身向右侧下腰,膝关节不可弯曲,缓慢恢复后,左侧动作同右侧。本图为"以杖通阴阳",推知所患疾病以阴阳不调为主。

图三一　嗂　弘

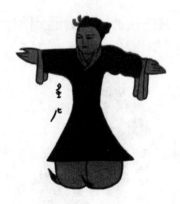

【图像说明】

着蓝色长服,束腰,两臂向外方平展。

【释义】

[1]唐兰:黡,原释文释作"鹝",唐兰认为应是"䍃"。[2]李学勤:弘,原释文释为"北(背)"。《引书》有"摇弘(肱)",云:"前挥两臂,如击状。"《导引图》原误释"鹝北(背)",图像是一穿蓝色长服的人,两臂左右伸出,正是准备击掌的姿态。[3]沈寿:此图"鹝北",原释"鹝背"。北、背虽通义,但此处实为北方之"北"。古谚:"鹝北飞,雁南来"。指鹝、雁习性不同,深秋鹝方从山林来北方平野逐食,而雁却反向南飞过冬。鹝北,鹝向北飞也。传统导引图谱中人物方位及其实际行功方向,都有一定准则。今以此《导引图》为例:正面图,皆面南背北,与行功方向一致。若从正面取图难以显示动作姿势,则可绘成面西背东的侧面图,而其实际行功方向与正面图同。卧引类与步引、坐引类不同,凡卧倒时须头西脚东,全谱属卧引类仅图28、39两式,均如此。以上乃识谱要诀。联系鹝北动作,当是面南向北转腰,成扤腰势,同时随转腰之势徐徐平举两臂,宛如鹝向北飞。由此可证,原残图摹本图2所绘较为切题。此式动作与《八段功》"大鹏展翅势"同。[4]译者按:两脚开立,以腰为轴,向左后方转身,两臂随腰部拧转之势,徐徐呈侧平举,宛如大鹏展翅或鹝向北飞(行动时面向南,背向北)。做此势时需要举臂和拧腰动作齐起齐止,上体在两足不移位的情况下尽量转向背面,犹如把毛巾拧紧一样,两眼视线随左手转移。微顿,还原,接做右式。右式动作与左式相同,但方向相反。做此式时需要把力量集中于腰部,具有壮腰固肾,活络气血,强骨实髓,聪耳补脑,滑利腰脊和增强腰腹力量等功效,同时,也有助于改善肩关节外展角度,并锻炼肩关节的外展肌群。

图三二　信

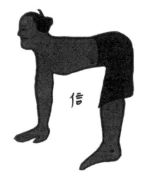

【图像说明】

裸上体,着棕灰色短裤,昂首伸颈,弯腰前赴,双手向下。

【释义】

[1]《马王堆汉墓研究》:"伸"字上当缺"鸟"字,即"鸟伸"之式。从图像上看,俯地弯腰,状若鸟之伸躯。李零(2000:374):信(伸),不能肯定是"鸟伸"。但是,有学者认为若《马王堆汉墓研究》的说法能成立,张家山汉简《引书》一〇一号简"鸡伸以利肩髀"或与此有关。[2]沈寿:此图"鸟伸",原题为一"信"字,此式为"鸟伸"无疑。[3]译者按:两足开立,与肩同宽,平行站立,目视前方,随即两手从体侧向身后回环,再向上、向前划一弧线,最后随弯腰之势直臂向前方地面俯身。通过脊柱大幅度前去后伸,可刺激人体先天之本——足少阴肾经,可达到"滋肾阴、补肾气、壮肾阳、理胞宫"的效果,其次,通过刺激脊柱督脉,可以打通阳经气机,发挥阳经经气的温补之功,又通过牵拉腹部正中任脉,启动阴经气机,可以发挥阴经经气的濡养作用,故通过此动作可以壮腰固肾、明耳目、延缓衰老。

图三三 （缺题）

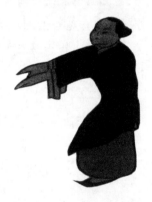

【图像说明】

着蓝色长服,赤裤,束腰,侧立,双臂前伸。

【释义】

[1]沈寿:此图为立式导引行气图,主要活动部位为双臂。与《八段功》"金蟾桩式"(又名"双仰桩式")巧合。[2]译者按:主要是调节呼吸,自然站立,两臂体前缓缓抬至45度,同时提踵吸气,慢慢下落还原呼气,重复练习。尤似猛虎扑食。具有纳气固精、补益肝肾、聪耳明目的功效,对耳鸣、耳聋、阳痿、早泄有一定治疗效果。[3]补题:虎扑。

图三四　卬　　呼

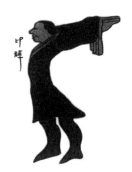

【图像说明】

着灰褐色单衣,束腰,挺胸,双臂向后上方伸举,作深呼吸状。

【释义】

[1]沈寿:原题第一字为"卬",为"昂"之正字,亦"仰"之古字。我国传统导引都主张采用腹式呼吸法,"卬"通"仰","静"为"呼"之古字,故此题应读为"仰呼"。此式为深吸气后,双臂后举,挺胸昂头,呼气而出。[2]马继兴:"仰"字义为举、抬。呼字义有二,其一即呼吸时的呼气,其二即呼喊,大声呼叫,马继兴认为此题的呼为其第二义,即仰面高呼之义。图中第一字为"卬",为"昂"之正字,亦"仰"之古字。我国传统导引都主张采用腹式呼吸法。[3]译者按:直立,两臂由下垂经体前上举过头顶,含胸鼓腹吸气,两臂向后侧方伸展,收腹呼气。可以宣肺理气,调理肺功能,治疗呼吸系统疾病,金生水,通过调理肺脏可以达到固肾纳气的效果,水火既济,又可清心之虚火,达到气血以并、阴阳相倾的效果。

图三五　木矦讙引炅〈炅〉中

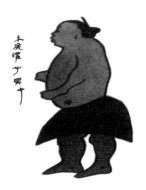

【图像说明】

裸上体,蓝裳,赤足,作转体动作,口部做哮呼状。

【释义】

[1]唐兰:"木侯"应读为"沐猴"。《史记·项羽本纪》:"人言楚人沐猴而冠耳"。集解:"沐猴,猕猴也。"猕猴也叫做母猴或马猴……"讙"是喧叫的意思。这是模仿大马猴喧叫的形状,用以引炅中的病。炅中即热中。"炅"字本应从日从火,此误为从大。帛书常用"炅"代"热"字。《素问·举痛论》五见"炅"字,也都当"热"字用。此图前《去谷食气》厥阴脉"主治其所产病热中",医书常见此病名。[2]《马王堆汉墓研究》:炅中是热性疾病的一种。在本图病名标题前尚有"沐猴讙"三字,是指操练这种导引法的同时,还要发出呼啸之声。[3]沈寿:原题"木侯灌引炅中"系双重式名。原释"沐猴讙引炅中"。在古籍中,猕猴的猕字有写作木、沐、母、马、弥等,皆音转。灌有喧嚣呼噪的意思;又是"唤或字"。后三字初释"引戾中",后改释"引炅中"。查戾、炅二字古医书中均常见。戾,戾气,有时气、疫气等多种解释,多半指"天行时气",但也可作燥气解。炅,即热,暑气也。燥、暑皆属"六淫"邪气,六淫随季节而生,时气初中,站桩行气有一定疗效。而从原题字形辨析,以释"弥猴唤引戾中"为好。[4]译者按:起式两手握拳固(即拇指先向掌心弯曲,再以四指盖住拇指)至于两腹侧,吸气时肘向后提3~4厘米,全身绷紧,拳头握力,呼气时撮口吐气(即嘴成吹口哨状),恢复起式状态。此为古代吐气法,"炅"即热,指暑气也。燥、暑皆属"六淫"邪气,六淫随季节而生,时气初中,站桩行气可宣表热、散内邪,凝神静气,在夏暑之季习之,可散暑邪,强身健体。

图三六　引　温　病

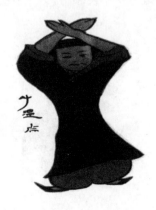

【图像说明】

戴巾帻状,着蓝色长服,赤襟,赤裤,直立,举双手向前,相交于额上。

【释义】

[1]《马王堆汉墓研究》:"温病"在《内经》和《伤寒论》中均有此称,或又称"病温"。但治法主要是用药物。这种用导引治疗温病的方法也是迄今仅见的。[2]沈寿:秦汉时温病所指范围较窄,《伤寒论》说:"太阳病,发热而渴,不恶寒者,为温病。"后世温病名目繁多,然其临床共同特点仍不外乎发病较急,初起多见热象偏盛,一般有口渴、咽干、内热、头痛、烦躁等症状。此式与《八段功》"鸿雁南归势"同。[3]译者按:练习时以深呼吸为主,同时,密切配合柔缓的动作,直立,双臂在腹前交错,徐徐向头顶高举;然后向两侧分手还原。本式属《阴阳十一脉灸经》之四肩脉,相当于十二经脉的手太阳小肠之脉。通过扩胸舒胁以宣通肺气,有疏肝利胆、散热解表、祛火除烦等作用,对预防或辅助医治温病初起有一定的疗效。

图三七 坐 引 八 维

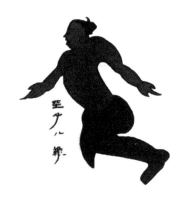

【图像说明】

裸上体,蓝裳,赤足,双膝微曲,双手向前后下方分开。

【释义】

[1]周一谋、萧佐桃:引八维、含沇瀣是把握天地方位,吸食自然精气的导引行气法。《去谷食气》亦有:"夏食一去汤风,和以朝霞、行暨(即沇瀣),昏清可。"此处坐引八维,可能也包括"含沇瀣"的意思。[2]张家山汉简《引书》有"八经之引"记载:"引痒病之始也,意回回然欲步,体浸浸痛。当此之时,急治八经之引,急呼急响,引阴……皆十而已。"彭浩、连劭名、高大伦等认为"坐

引八维"可能就是《引书》所说的"八经之引"。[3]沈寿:坐引,即坐式导引,古人以跪坐为主要坐式。"八维",四方四隅之谓。传统导引凡两臂随转腰之势向四面八方挥动,并始终与人体纵轴保持45度,称为"甩八角",含义与"引八维"略同。《八段功》"手甩八角势"与本式上肢动作相同,但下肢成开立步势。《八段功》另有挥臂拍击身躯的"货郎击鼓势",当也由此衍生。此两式在民间流传极广,唯坐引已属罕见。[4]译者按:平静呼吸,双膝微微弯曲跪于地,把力量集中于腰部,两臂随转腰之势向四面八方挥动,并始终与人体纵轴保持45度。具有壮腰固肾,畅活气血,强骨实髓,聪耳补脑,滑利腰脊和增强腰腹力量等作用。

图三八 (缺题)

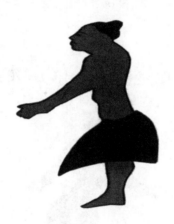

【图像说明】

裸上体,蓝裳,赤足。侧身前视,双臂向前下方伸展。

【释义】

[1]此图为行气图。与《原始易筋经》"三盘落地势"及《八段功》"三盘桩式"的姿势基本相同。[2]译者按:两脚为开立,两掌经体前上举至45度,掌心向上,吸气,转掌心向下按,全身骨节缩紧,脚趾抓地。吸气放松呼气缩骨节,重复练习。可以激发手三阴三阳的经气,引导升阳、行气,具有使周身气血畅通、阴阳相合,内壮脏腑、利肺气、调心神,外强筋骨、练骨节的功效。可以缓解胸闷、胀痛等症状。[3]补题:龙挺。

图三九　引　痹　痛

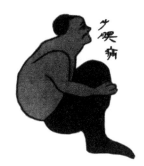

【图像说明】

裸上体,棕灰裳,赤足,屈膝向上,双手抱举。

【释义】

[1]唐兰:原释文释作"脾",此从裘锡圭关于二六四页"脾"字条的意见。唐兰认为脾应读为痹。《云笈七签》卷三十四引《王子乔导引法》说:"踞,两手抱两膝头,以鼻内气,自极,七息。除腰痹背痛。"与此图略相似。[2]沈寿:同意"脾"通"痹",有医治感冒初起、腰酸背重,以及消除腰背等部因受风寒湿引起的痹痛等作用。其动作:团身抱膝深蹲,随即向后翻身滚倒,再借运动惯性向前还原如初。图中人重心已经越出底盘,此乃图谱示意向后滚倒的绘法。[3]译者按:蜷身抱膝深蹲,随即向后滚翻,再借运动惯性向前还原动作。有效的刺激背脊、足太阳膀胱经、督脉,有医治感冒初起、腰酸背重,以及消除腰背等部因受风寒湿引起的痹痛等作用。

图四〇　笈〈爰〉壖

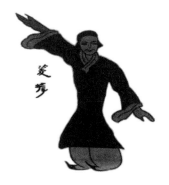

着蓝色长服,束腰,右手向上斜伸,左手向外下斜展,似作啸呼状。

【释义】

[1]唐兰:原释文释作"猨",唐兰释作"爰"。后从马继兴的意见,认为是"爰"之形讹。唐兰认为爰字似有虫旁,应读为"猨呼","猨"即"猿"字。《淮南子》有猨玃,《抱朴子》作猿据,像猿用爪抓物。此图据题当像猿的呼啸。[2]沈寿:原释"猿呼",从原题字形看,后一字似"墟"或"据"字。《抱朴子》记有"猿据"式名,含有猿据山林为王而不离登攀的意思。此式复原图右手似为左手误植,结合题名释义,更增加了这种可能性。原图疑为半侧面图,胸西背东,左手前上高举,右手向后下伸,头项转向左侧,下肢直立。其上肢动作与《易筋经》"倒拽九牛尾势"及《八段功》"猿猴攀缘势"略同:模拟猿类两臂交替向前上方伸展,用爪抓树以攀缘;抓把后随即松开,两手一前一后,一张一弛。唯此图定式均成掌式。[3]译者按:自然站立,两臂侧平举,上体前府交替向前下方伸展,作推拨之状,手掌抓握后伸开。能增强上肢力量特别是指力、握力,对医治慢性掌、指关节炎及掌指骨折等损伤有一定作用。

图四一　熊　　经

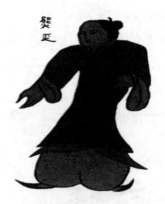

【图像说明】

着棕灰色长服,束腰,半侧身作转体运动状,两臂微屈向前。

【释义】

[1]《马王堆汉墓研究》:这幅图像和五禽戏中的"熊戏"也有很大不

同。[2]张家山汉简《引书》五〇号简:"引背痛,熊经十,前据十,端立,跨足,前后俛,手傅地,十而已。"一〇一号简:"熊经以利腜背。"此外,沈从文系统介绍出土文物中可能与"熊经"有关的图画,可以参考。[3]沈寿:相同图式见于《古本华佗五禽戏》,其兽类对照图绘一棕熊,做人形直立在山间古松下的岩石上,前肢按攀在横生的低枝上,晃身作戏。熊经的"经"字当作"悬"字解,然只是想象中的悬;又可借为痉挛的"痉",表示摇摆颠晃发抖的熊戏。[4]译者按:开步站立,左右脚跟交替起落,以腰为轴,颠晃全身,两臂一伸一屈。两手在胸腹前划连环圆圈。通过伸展肢体,具有宣导气血、健脾胃、助消化、舒经活血等功效,还可以锻炼全身交感神经与副交感神经。

图四二　蝇　恳

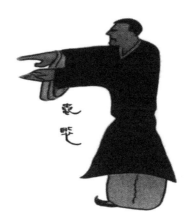

【图像说明】

着蓝色长服,侧立,双手向前平举,做直目屏息状。

【释义】

[1]唐兰:蝇,原释文缺释。恳,原释文径释作"恨"。上字左边似是虫旁,疑亦动物名。恨字疑当读为"垦",象垦地发土的样子。[2]沈寿:"西汉帛画《导引图》解析"认为此图题名为"犬恳",并解释为此式效仿犬之后肢站立,翘首注目恳望,若有求于人。[3]译者按:自然站立,目视前方,左手掌心向上,右手掌心向下,一阴一阳,两手前平举与肩同高,渐渐转腕部旋膀,一扶一仰。可调阴阳,益神机,充髓养脑,调节大脑共济功能。

图四三　（缺题）

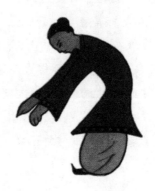

【图像说明】

着棕灰色长服,屈身侧俯,两手向前。

【释义】

[1]沈寿:此图俯身弯腰,以两拳叩击足三里穴。但此图相关文献较少,且原文中并无过多关于叩击足三里穴的描述,究其图像而言,此动作类似于五禽戏——虎戏中关于虎扑之术,引腰前伸,牵拉腰脊,提高脊柱的柔韧性和伸展度,利于脊柱保持正常的生理弧度。[2]译者按:并步站立,身体前俯成弧形,头部上抬,腰部放松,两臂前伸,以两拳叩击足三里穴。起身后仰叩击背部。督脉行于背部正中,任脉行于腹部正中,脊柱的反复伸展,可牵动任、督二脉,起到调和阴阳、疏通经络、活跃气血的作用,配合叩击足三里,可燥化脾湿,生发胃气,辅助医治胃肠等消化系统病患。[3]补题:虎伏。

图四四　鹳

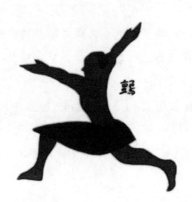

【图像说明】

裸上体,蓝裳,赤足,弓步,作展双臂前扑状。

【释义】

[1]唐兰:此图应是一臂高举,一臂下扬,像鹰鹯侧翼迅疾下飞的形态。[2]沈寿:鹯属鹰类的猛禽,飞行矫健迅速。沈寿补作"鹯势",认为此图按传统习惯,凡一字式名下可补一"势"字,以便成诵。据原残图及全谱的精神格调观察,此式下肢当为直立或半蹲式,而仅用上肢随转腰之势分举两臂,仿效鹯之飞扬。五禽戏中"鸟戏"由此沿袭而来。[3]马继兴:补作"鹯视",比喻鹯飞在高空目光向下,注视所要袭食小鸟类动物的形态。[4]译者按:左脚向左前45度上一大步成弓步左手平举与肩同高掌心向上,右手头后上举掌心向前,塌腰停留片刻后还原,做另一侧,重复练习。此动作守护的是人体的"肺",肺主气,可呼吸,主宣发肃降、通调水道、朝百脉,通过上肢的大开大合的动作,不仅可以对肺经进行牵拉,起到疏通气血的作用,还可以通过胸廓的开合,直接控制肺的潮汐量,促进肺的吐纳功能,缓解胸闷气短等症,同时还具有调达气血,疏通经络,疏肝理气,活动筋骨关节,增加下肢力量等功效。

参考文献

[1] 马王堆汉墓帛书整理小组. 马王堆汉墓帛书(肆)[M]. 北京:文物出版社,1985.

[2] 马王堆汉墓帛书整理小组. 马王堆汉墓帛书·导引图[M]. 北京:文物出版社,1979.

[3] 湖南省博物馆. 马王堆汉墓研究[M]. 长沙:湖南人民出版社,1981.

[4] 魏燕利,梁恩贵编. 中国历代导引图谱[M]. 济南:齐鲁书社,2017.

[5] 陈斯鹏. 张家山汉简《引书》补释[J]. 江汉考古,2004(1):74-77.

[6] 高大伦. 张家山汉简《引书》研究[M]. 成都:巴蜀书社,1995.

[7] 李零. 中国方术考[M]. 北京:中华书局,2019.

[8] 李学勤. 简帛佚籍与学术史[M]. 南昌:江西教育出版社,2001.

[9] 连劭名. 江陵张家山汉简《引书》述略[J]. 文献,1991(2):256-263.

[10] 廖名春. 帛书导引图题记"满欮"考[J]. 古汉语研究,1994(2):60-61.

[11] 马继兴. 马王堆古医书考释[M]. 长沙:湖南科学技术出版社,1992.

[12] 彭浩. 张家山汉简《引书》初探[J]. 文物,1990(10):87-91,106.

[13] 中国社会科学院科研局组织编选. 沈从文集[M]. 北京:中国社会科学

出版社，2007.
[14] 裘锡圭. 古文字论集[M]. 北京：中华书局，1992.
[15] 金文及其他古文字卷[M]//裘锡圭. 裘锡圭学术文集：第3卷. 上海：复旦大学出版社，2012.
[16] 沈寿. 谈西汉帛画《导引图》中的“引胠积”[J]. 文物，1979(3)：72.
[17] 沈寿. 西汉帛画《导引图》解析[J]. 文物，1980(9)：70-76.
[18] 周一谋，萧佐桃. 马王堆医书考注[M]. 天津：天津科学技术出版社，1988.
[19] 裘锡圭. 长沙马王堆汉墓简帛集成(陆)[M]. 北京：中华书局，2014.
[20] 郑署彬. 马王堆汉墓帛画《导引图》[J]. 历史学习，2007(1)：12-13.
[21] 陶朔秀. 中华导引术的中医养生学研究[D]. 上海：上海体育学院，2016.
[22] 周世荣. 马王堆养生气功[M]. 武汉：湖北科学技术出版社，1990.
[23] 于兵. 论《导引图》内涵及与《引书》、导引俑的关联[J]. 求索，2013(8)：52-55.
[24] 裘玲珍. 对马王堆导引图中引腰痛动作的剖析[J]. 湖北体育科技，2008(2)：161-162，135.
[25] 夏林炜. 基于形气神三位一体生命观对《敬慎山房导引图》养生导引法的研究[D]. 南昌：江西中医药大学，2019.
[26] 蒋艳，张显成. 张家山汉简《引书》札记[J]. 简帛，2021(1)：153-161.
[27] 李德骧，魏大鸿. 从马王堆三号汉墓帛画导引图看我国古代体操[J]. 华中师院学报(自然科学版)，1980(1)：129-137.
[28] 刘朴. 对西汉帛画《导引图》和竹简《引书》中的器械治疗导引式的比较研究[J]. 山东体育学院学报，2009，25(5)：21-23.
[29] 沈丙妮，闫炳才. 古代养生体育“行气术”考略[J]. 兰台世界，2013(33)：54-55.
[30] 李今庸. 谈帛画《导引图》中的“胠积”[J]. 文物，1978(2)：88.
[31] 廖名春. 帛书导引图题记“俛欶”考[J]. 古汉语研究，1994(2)：60-61.
[32] 沈寿. 谈西汉帛画《导引图》中的“猫蹶”[J]. 文物，1979(1)：81.
[33] 樊贤进. 马王堆《导引图》部分功法浅析[J]. 安徽中医临床杂志，2002(5)：345-346.

养生方

《养生方》记载了 30 余种疾病或事项,90 余个养生方。前面为正文,最末为目录,目录部分标题可见,全书文字残损较多。内容为男女性治疗或保养、房中术和一般的养生补益方法,并记载了最早的药酒酿方养生方,反映了秦汉时期人们对健康、疾病、药物、性爱等养生方面的认识和实践。

【原文】

目录

【注释】

[1]虽醪勺:指制醪酒法。[2]治:马王堆汉墓帛书整理小组认为本题补写在左右两题之间上方,又与下第二十六题重复,当系后加。[3]污男:"污男"原为"○○污男","○"为错字,故而删除。[4]巠:通"轻"。[5]□:裘锡圭认为首字据残笔疑即"腹"。

【解析】

此目录本在原书最末,今移至本文之前。

本书是一部以养生为主的方书。共分 32 篇。

一、老不起

【原文】

【老不起[1]:□□□□□□□□□】臭可□□【□□□□□□□□□□□□

□□□□□□□】【□□□】□□□□□□和则药乃【□□□】□□□入□☑[2]

【注释】

[1]老不起:"不起"即"阳不起","老不起"指因年老性机能衰退引起的阳痿。[2]☑:本帛书开端缺损,本方是否为第一方不能确定。全书行序均依现存行数计算。

【解析】

原文缺如,文义不详。本条是治疗老年性阳痿的药方。

【译文】

原文缺如,文义不详。

【原文】

【一曰:□□】以瘨棘为浆方[1]:刌[2]瘨棘长寸【□】节者三斗□□以善【□□□□□】之,以蘿坚【稠】节者爨[3],大沸,止火,沸定,复爨之。不欲如此[4],二斗半【□□□□□】□,以故瓦器[5]盛,【□】为刚炊秫米二斗而足之[6]。气孰[7],□旬□寒□即干【□□□□□】沃之[8],居二日而【□】浆。节已,近内[9]而饮此浆一升。浆【□□□□□□□□□□】侍其汁[10],节浆【□】□以沃之,令酸甘□□饮之。•虽【□□□□□□□□□□□□□□】【□□】使人欲起[11]。浆所☑

【注释】

[1]以瘨棘为浆方:瘨棘即天门冬。浆为酒类的一种。以颠棘为浆方,意为用天门冬制浆的方法。[2]刌:截断。[3]以蘿坚【稠】节者爨:蘿,即《说文》之"藋",古书多写作"萑"或"藋",为水草芦苇。稠节,即茎节较密者。"蘿坚稠节者"谓茎节稠密而坚实的芦苇杆。爨,炊也。此处指用火煮制。[4]不欲如此:如果不用这种方法。[5]故瓦器:陈旧的瓦制炊具。[6]刚炊秫米二斗而足之:秫,多指黏高粱,古籍对其他植物之小黏者有时亦称秫。刚炊,指不加水干炒。"足"当读为"捉",即绞渣取汁。[7]气孰:以炒秫米的气味断定秫米已经炒熟。[8]沃之:浇泼在熟秫米上。[9]近内:行房事。[10]侍其汁:"侍"通"偫",储备。偫其汁,将所得汁液储存起来。[11]使人欲起:服用此方药,能使阴茎勃起。

【解析】

颠棘即天门冬,《新修本草》:"味苦、甘,平、大寒,无毒。主诸暴风湿偏痹,强骨髓、杀三虫、去伏尸。保定肺气,去寒热,养肌肤,益气力,利小便,冷而能补。久服轻身益气,延年。不饥。"天门冬归肺、肾经,具有养阴清热,润肺滋肾的功效。中医主张肾藏精,主生长发育与生殖,男子性欲减退、勃起不能,多半为肾精不足、化气少源,不能充养阴器。天门冬滋肾益精,能够治疗肾阴亏虚之证,对于肾精也具有补益作用。秫米,多指高粱米,能补益脾胃。秫米,《本草经集注》:"北人以此作酒煮糖,肥软易消。方药不正用,惟嚼以涂漆疮及酿诸药醪。"此处用于辅佐,稍减天门冬寒性,增加药物吸收。三者相合,起到补脾益肾、固本培元的作用。

【译文】

一说:用天门冬做成浆酒的方法:截取尺寸节段较长的天门冬三斗,用稠密而坚实的芦苇一起烧煮,煮到完全沸腾时停火,等水面沸腾停止后,再次烧煮。如果不用这种方法,则将二斗半天门冬,用陈旧的瓦器盛放,加入干炒过后的秫米二斗,一起绞榨取汁。闻气味判断秫米已熟,冷却静置后反复浇水淋泼,放置两日后就成浆酒了。做好之后,每次行房事之前饮用一升。将剩余的汁液储存起来备用。反复浇泼而成的浆液味道酸甜可口而易饮,能使人性欲激发,阴茎勃起。

【原文】

【一曰:□□□□□】渍乌◻[1]【□】□矣。有□◻

【注释】

[1]乌◻:周一谋、萧佐桃认为"乌"字后疑缺一"豙(喙)"字,本书多处以乌喙作壮阳之用。

【解析】

乌喙即乌头。《神农本草经》:"乌头,味辛,温。主中风,恶风,洗洗,出汗,除寒湿痹,咳逆上气,破积聚,寒热。其汁煎之,名射罔,杀禽兽。一名奚毒,一名即子,一名乌喙。生山谷。"《新修本草》:"味辛、甘、温、大热,有大毒。主中风,恶风,洗洗出汗,除寒湿痹,咳逆上气,破积聚寒热。"乌头性辛、苦,大热,归心、肝、肾、脾经。在一定程度上可以起到温肾壮阳的功效。但乌头有大毒,故需要炮制或久煎后方可使用。

【译文】

一说:被某物浸渍后的乌头可用于促进性欲激发。

二、为醴

【原文】

【为】醴[1]:为醴,取黍米[2]、稻米□【□□□□□□□□□□□□

□□□□□□□□□□□□】稻醴孰,即誨朝厭歠[3]【□□□□□】□更⊠

【注释】

[1]【为】醴:制备醴剂的方法。醴,古代的一种甜酒。[2]黍米:黍,谷物名,即黄米,性黏,古代常用来酿酒,称黍酒。[3]誨朝厭歠:"誨"通"每"。"歠"通"饮"。厭歠,饱饮。

【解析】

醴,指一种甜酒。《说文》:"醴,酒一宿孰也。"古代的醴酒度数较低,可较多地饮用。醴酒性热发散,具有养血滋阴、益气和中、延年益寿的功效,也可温肾壮阳。

【译文】

制作醴酒的方法:制作醴酒,取用黍米、稻米封于瓦器中,待到稻醴充分发酵,用时每天早晨饱饮,性欲激发更盛。

三、【不】起

【原文】

【不】起:为不起者[1],且为善水粥[2]而【□□,以】厭为故[3],□【□□□□□□□□□□□□□□□】然,而□出之,如此三,且起矣。勿【□□】有益二日而用【□□】以寒水浅之[4],【□□□□□□】把,用【□】□】,巳后再歠一,巳后三【□,不】[5]过三歠,□[6]后用【□□】。其歠毋相次【□□□□□】□□歠。若巳此,以寒水浅,毋□【□】必有歠。饮食【□□□】弃水,巳,必以【□□□□□】气钩口仰[7]之,比□,稍以鼻出气,【□□】复气。□老者⊠

【注释】

[1]为不起者:治疗阳痿不起的方法。[2]旦为善水粥:旦,朝也,早晨。善水,洁净甘甜的水。全句谓清晨用上好的水煮粥。[3]【□□,以】厭为故:以饱足为度。一说,"故"通"固",有固护阴气或使阳气坚固的作用。[4]有益二日而用【□□】以寒水浅之:"有"通"又"。浅,原作贱。指用冷水洒洗。[5]三【□,不】:"三"后一字,喻燕姣补为"歠(歠)",可资参考。[6]□:马王堆汉墓帛书整理小组释文为"理",疑读为"挺"。此处指治疗阳痿后的效果。[7]气钩口仰:钩,当为"呴",开口出气。《广雅·释诂一》:"仰,举也。"

【解析】

房事之前需要先食用容易吸收的粥类来补充体能,补益脾胃,让性欲持久；过程中用口交来增强刺激；之后再配合气功吐纳导引之术来调整气息，延长性交时间。《庄子》记述："吹呴呼吸，吐故纳新，熊经鸟伸，为寿而已矣。此导引之事，养形之人，彭祖寿考者之所好也。"所谓吹呴呼吸，吐故纳新，是导引中的调息锻炼。熊经鸟伸则是导引中的调身锻炼，说明当时导引术主要由呼吸运动和仿生运动组成。结合前后文意，性生活时洗净阴器啜、再啜、三啜、又啜，当指口交法增加性器官刺激，所以"挺后用即起"。

【译文】

治疗阳痿不起的方法：阳痿不起的患者，早晨用洁净甘甜的水煮粥来补充体力，以腹饱为度。可用手抚摸拨弄数次使阴茎勃起。如此使用补益之术两日后行房事，事后用冷水清洗阴茎。使用某种药物后，用口舌啜吮阴茎，之后再啜，而后三啜，不超过三次，使阴茎勃起后再用一次。每次啜吮时间不要相近。如果已经行过房事，用清水清洗阴茎，不要再啜吮。吃含水不多的食物，房事完毕后，必须仰头开口出气，稍稍用鼻呼气，以此来调复气息。年老之人也可以这样。

四、·加

【原文】

加[1]：以五月望取莱、蕳[2]，阴干，冶[3]之，有冶白松脂[4]之【□□□□□□□□□□□□□】各半之，善裹以韦[5]，日一饮之。诲饮，三指最[6]入酒中，【□□□□□□□□□□□□】力善行。虽旦莫[7]饮之，可殹。

【注释】

[1]加：犹"益"也。此处为补益身体的意思。[2]莱、蕳：莱，《尔雅·释草》作"厘"，云即蔓华，藜科植物。蕳，《诗·溱洧》传："兰也。"[3]冶：本义是熔炼金属，引申为研末。[4]白松脂：松脂，见《神农本草经》，云"久服轻身不老延年"。《名医别录》谓"炼之令白"。[5]善裹以韦：韦，加工过的皮子。用皮革好好包裹收藏。[6]三指最："最"通"撮"。指以拇指、食指、中指捏取细碎药物。[7]莫：夜晚。

【解析】

《御览》卷九九八引陆玑《诗义疏》："莱，藜也。茎叶皆似王刍。今兖州蒸以为茹，谓之莱。"《本草纲目》载藜："煎汤，洗虫疮、漱齿匿；捣烂，涂诸虫伤，去瘾风。"兰草，今为佩兰，《新修本草》："味辛，平，无毒。主利水道，杀蛊毒，辟不祥。除胸中痰癖。久服益气,轻身,不老,通神明。一名水香。"归脾、胃、肺经,芳香化湿,醒脾去腐,除浊气,能使人神清,更能集中精力。松香,又名松脂,《新修本草》:"味苦、甘,温,无毒。主痈疽、恶疮,头疡、白秃、疥瘙、风气,安五脏,除热,胃中伏热,咽干,消渴,及风痹死肌。练之令白。其赤者主恶风痹,久服轻身,不老,延年。一名松膏,一名松肪。"松脂归肝、脾、肺经,可强筋固肾。此方为散剂,和酒同服,增强药物温阳之功,发散药效。

【译文】

补益方:在五月十五日的时候,采集藜草和兰草,阴干后研末。又取白松脂,一种或多种药物研末,每种各一半,用皮革妥善地包裹收藏起来。服用时可以每天冲服一次。每次服用可取三指撮放在酒里。这种药的效果可使人有气力和增强步行能力。早上和晚上各吃一次也是可以的。

五、筝

【原文】

筝[1]:以五月望取蚩乡靲者入篇□盈[2],篇长五【□□□□□□□□□□□□□】之,置甗[3]中,傅□炊泽上,□孰而出[4],重【□□□□□□□□□□□□□□□】不智[5],即取篇中乐大如黍,☒

【注释】

[1]筝:通"痹",软弱。这里指肢体痿软无力,缓纵不收一类病症,如痿躄、偏枯等。[2]蚩乡靲者入篇□盈:"蚩乡"疑为虫名或药名,"靲"为其修饰语。篇,此处义为竹管。[3]甗:古炊具。甗以青铜或陶制成,上若甑,可以炊物;下若鬲,可以承水,可以任物。[4]傅□炊泽上,□孰而出:裘锡圭认为"傅"下一字有可能是"箕"。待考。炊泽上,在水泽(聚水处)上方煮物。[5]不智:这里指没有效果。

【解析】

原文缺如,文义不详,只知为治疗肢体痿软无力,缓纵不收一类病症的方法。

【译文】

治疗肢体痿软无力,缓纵不收一类病症的方法:在五月十五取蚩乡放满竹管,竹管长五寸,放于瓦甗之中,在水上蒸制,蒸熟后取出。治疗无效时可取竹管中的药如黍米大(原文缺如,文义不详)。

【原文】

【一】曰：以五月□备□[1]，毚黄[2]，即【□□□□□□□□□□□□□□□□□□□□】多为善藏□☑[3]

【注释】

[1]备□：马王堆汉墓帛书整理小组释为"备夌"，即茯苓。[2]毚黄："毚"通"才"。茯苓是生长在松林附近地下的块状菌类植物，外皮呈黄棕色，内部白色。"才黄"二字似指其外皮形态而言。[3]多为善藏□☑：善，《词诠》卷五："表示副词。今言'好好地'。""藏"字义为储藏、保存，善藏，即妥善保管。裘锡圭认为据原图版，"藏"下仍有一字。不过帛片与其上部帛片并不相连，此帛片位置可疑。

【解析】

《新修本草》中记载茯苓："味甘，平，无毒。主胸胁逆气、忧恚、惊邪、恐悸、心下结痛、寒热、烦满、咳逆，止口焦舌干，利小便，止消渴，好唾，大腹淋沥，膈中淡水，水肿淋结，开胸腑，调脏气，伐肾邪，长阴，益气力，保神守中。久服安魂魄、养神、不饥、延年。一名茯菟。其有抱根者，名五劳、七伤、口干，止惊悸，多恚怒，善忘，开心益智，安魂魄，养精神。"茯苓归心、肺、脾、肾经，能补五劳七伤，安胎，暖腰膝，止健忘，对人体颇有补益之功。

【译文】

一说：在五月准备好茯苓，外皮刚变黄色，就制成药剂，能够帮助人体更好地藏精养阴。

【原文】

【一】曰：治中者[1]，段乌【□[2]□□□□□□□□□□□□□□□□□□□□□□】□此醯[3]☑

【注释】

[1]治中者：治，理也，调理的意思。此处"中"疑指阴茎。"治中者"谓调理和加强性机能的方法。[2]段乌【□："乌"后一缺字当是"喙"字，段字义为敲击。[3]醯：醋，古又称苦酒。

【解析】

乌喙即乌头，可温肾壮阳；醯为苦酒，即醋，《新修本草》："味酸，温，无毒。主消痈肿，散水气，杀邪毒。"用醋炮制乌头可削减乌头的毒性；同时醋味酸走肝，使乌头药性专于肝经，从而更好地治疗宗筋疾病。此外，现代研究表明，醋能使乌头中的有效成分更易溶于水，增强药效。

【译文】

一说:治疗阳痿病,将乌头敲碎加入醋中。

六、为醪勺

【原文】

为醪勺[1]:以善[2]酒三斗渍麦□【□□□□□□□□□□□□□□】成醪饮之。男【□□□】以称醴[3]煮薤⊠

【注释】

[1]为醪勺:"勺"通"酌",为酒的代称。醪,酒类的一种,酒汁浓浊或带滓者。[2]善:好。[3]称醴:酒类的一种,犹言美酒。

【解析】

米麦等谷物作为主食,含有人体所需的水谷精微,经脾胃吸收以充养后天之本,后天补养先天,固本培元。另一种说法,此处麦可能为后文中的麦卵,释为雀卵。《新修本草》:"雀卵,味酸,温,无毒。主下气,男子阴痿不起,强之令热,多精有子。"可见雀卵有补精壮阳之效,能治男子阴茎痿软之症。酒可以活血通脉,宣导药势。薤白,《新修本草》:"薤,味辛、苦,温,无毒。主金创创败,轻身,不饥耐老,归骨。菜芝也。除寒热,去水气,温中,散结,利病患。诸疮中风寒水肿以涂之。"薤白归心、肺、胃、大肠经,可通阳散结,行气导滞,与醴酒同煮,更奏温热壮阳、发散宣通之效。

【译文】

制醴酒的方法:用三升好酒浸渍麦谷制成醪酒来饮用。男子壮阳可以用制成的醴酒煮薤白。

七、治

【原文】

【治】[1]:取雄鸡一,产搣[2],□谷[3]之□【□□□□□□□□】,阴干而治,多少如[4]鸡,□令大如【□□□□□□□□】药,□其汁渍脯[5]三日。食脯四寸,六十五[6]。

【注释】

[1]治:从所用方药看,当为精神倦怠、身体羸弱、性机能衰退一类病症。

治,属治阴,即壮阳。[2]产摋:产,生也。摋,《玉篇》:"《庄子》云揃摋,拔除也。"意为将活着的鸡羽毛拔除。[3]谷:通"浴"。浴字义为洗涤。[4]多少如:多少适量。[5]渍脯:浸渍鸡肉脯。[6]六十五:夸耀服药后可以多次交接的壮阳效果。具体数字恐系无稽之谈。

【解析】

《新修本草》:"乌雄鸡肉,微温。主补中,止痛。"雄鸡肉味甘,性温热,入肝、脾、胃经,有壮阳之功,加药汁炮制增强补肾温阳的效果,适用于肾阳亏虚之阳痿、耳聋、小便频急等病症。

【译文】

治阴方:取一只雄鸡,生拔鸡毛,洗干净后杀死,于阴凉处风干,切成块状,取鸡块堆成某物大小,加入某种药汁浸渍鸡肉脯三天。食用鸡肉脯四寸,即可多次交媾。

【原文】

【一】曰:取黄蜂驺[1]廿,置一杯醴中,□到日中饮之,一十。易[2]

【注释】

[1]蜂驺:"驺"通"治",蜂治即蜂子。[2]易:帛书本行及下第44行下方,各书一"易"字。相当于后世所谓简易方、便方。

【解析】

黄蜂驺,一说为黄蜂子,《新修本草》:"蜂子,味甘,平、微寒,无毒。主风头,除蛊毒,补虚羸,伤中。疗心腹痛,大人小儿腹中五虫口吐出者,面目黄。久服令人光泽,好颜色,不老。轻身益气。大黄蜂子,主心腹胀满痛,干主痈肿,嗌痛。"黄蜂子能补益虚损。另一说为黄蜂蜜,《神农本草经》中蜂蜜别名为石蜜、白蜜。《新修本草》:"石蜜,味甘,平,无毒,微温。主心腹邪气,诸惊痫,安五脏诸不足,益气补中,止痛解毒,除众病,和百药。养脾气,除心烦,食饮不下,止肠,肌中疼痛,口疮,明耳目。久服强志,轻身,不饥,不老,延年神仙。一名石饴。"蜂蜜能补中养气,强身健体。

【译文】

一说:取黄蜂子二十只,放到一杯醴酒中,等到中午时饮用,可多次行房事不疲软。此为便方。

【原文】

【一】曰:取黄蜂[1]百,以美酱[2]一杯渍,一日一夜而出,以汁渍疽糗[3]九分升二。诲食,以酒饮三指最。

【注释】

[1] 黄蜂:古人取黄蜂或胡蜂为饮食或入药,多系蜂子、蜂儿,即蝉蛹。[2] 美酱:酱,醢、醯的总称。此处当指醋。[3] 疸糗:"疸"通"饘"。饘的本义是浓稠的粥。唐孔颖达疏:"《说文》云:糗,熬米麦也。郑玄云:糗,捣熬谷也。谓熬米麦使熟,又捣之以为粉也。"饘糗为浓稠的炒米粉捣碎。

【解析】

黄蜂子,《神农本草经》言其:"味甘平,主风头,除蛊毒,补虚羸伤中,久服令人光泽好颜色不老,大黄蜂子主心腹胀满痛,轻身益气。"蜂子性平而偏凉,有祛风清热、补脾养血、化瘀生肌和解毒的作用。因性凉可清热,所以能够治疗痰涎风火而导致的头风。因味甘能补脾养血,使人气血充足。

【译文】

一说:取黄蜂子一百只,用一杯品质极好的食醋浸渍,一天一夜后取出,用汁液与九分之二升稠厚的炒粉混合。每次进食时,用三指撮取,放入酒中冲服。

【原文】

【一】曰:平陵吕乐道[1],赢中虫[2]阴干,冶,欲廿用七最,欲十用三最,酒一杯。

【注释】

[1] 平陵吕乐道:平陵,吕国故地之平陵。吕乐,人名。道,说。[2] 赢中虫:"赢"应作"蠃",形近而误,即蜗牛肉。

【解析】

蠃中虫,应指蜗牛肉。《新修本草》:"蜗牛,味咸,寒。主贼风喎,跌,大肠下脱肛,筋急及惊痫。"本方所用仅蜗牛一药,其药效后世医书中尚未见记其有补虚羸之作用者,仅记其有利水泻火、消肿败毒、去湿清热之功,或取其味咸入肾之功。正如李时珍所说:"蜗牛所主诸病,大抵取其解热消毒之功。"

【译文】

一说:平陵吕乐氏传的药方:取蜗牛肉,阴干研末,想要交媾二十次取七撮,想要交媾十次取三撮用一杯酒送服。

八、麦卵

【原文】

【麦】卵[1]:有恒以旦毁鸡卵[2]入酒中,前饮[3]。明饮二,明饮三;有更饮一,明饮二,明饮三,如此【尽】卌二卵[4],令人强益色美[5]。

【注释】

[1]【麦】卵:本题名麦卵,殆即取其服食冬麦返青至抽穗时鸡雀之卵能令人强壮,益精生子之意。[2]有恒以旦毁鸡卵:恒,常也。毁鸡卵,毁破鸡蛋取内液。古人认为雀卵或鸡卵具有壮阳的作用。[3]前饮:饭前饮服。[4]如此【尽】卌二卵:即饮服二十一天,四十二个鸡蛋。[5]强益色美:身体机能得到振奋,身体更强壮,容颜更美。

【解析】

古人认为雀卵或鸡卵有壮阳的作用。鸡蛋外有一层硬壳,内有气室、卵白及卵黄部分,富含多种营养。《本草纲目》云:"卵白,其气清,其性微寒;卵黄,其气浑,其性温。精不足者,补之以气,故卵白能清气,治伏热,目赤、咽痛诸疾。形不足者,补之以味,故卵黄能补血,治下痢,胎产诸疾。"鸡蛋与酒同服于晨起阳气生发之时,能够补足阳气,助阳升散,振奋人体机能。

【译文】

鸟卵方:坚持每天早晨将鸡蛋打破放入酒中,早饭前饮用。第二天饮用两个,第三天饮用三个。又重新回到一个,再二个,第三天三个,如此三天一重复,一直持续服用四十二个鸡蛋,这样能使人身体更强壮,容颜更美。

【原文】

【一曰】:八月取兔纑[1]实阴干,析取其米[2],冶,以韦裹。到春,以牡鸟卵汁畚[3],完如鼠矢[4],阴干,□入八完叔酱中,以食。

【注释】

[1]菟纑:"纑"通"芦"。《神农本草经》云兔芦为菟丝子别名。后世房中书亦多以此药为壮兴阳道之品。[2]取其米:米字原义为粟种。此处则系指菟丝子的种子。[3]以牡鸟卵汁畚:"畚"应作"弁",形近而误。此处作搅拌调和讲。牡鸟卵即雀卵,因有壮阳作用,故名牡鸟卵。[4]完如鼠矢:"完"通"丸"。即丸药。做成像鼠屎大小的药丸。

【解析】

本方所用菟丝子可补肾养肝,益精髓,坚筋骨,明目精,养血脉,多用于腰膝冷痛,消渴,淋病,遗精,阳痿等病。雀卵古人多用作温补肾阳药,治疗男子阳痿。《本草经疏》云:"雀卵性温,补命门之阳气,则阴自热而强,精自足而有子也。温主通行,性又走下,故主下气也。"叔酱,即黄豆酱,《新修本草》:"酱,味咸、酸,冷利。主除热,止烦满,杀百药热汤及火毒。"黄豆酱酸咸,与药丸混合后,使菟丝子和雀卵补精益气之功专于肝肾;同时黄豆宽中下气、利大肠,能够补益脾胃。

【译文】

一说:在八月份取菟丝子放于阴凉处风干,去皮取其中内实,研末,用皮革包裹。等到来年春天,加入雀卵汁液搅拌均匀,做成鼠屎大小的药丸,放于阴凉处晾干,每次放八颗药丸到豆酱中,一起食用。

【原文】

【一曰:□】春日鸟卵[1]一,令披,投蘖糗[2]中,捖之如大牛戒[3],食多之善。

【注释】

[1]春日鸟卵:指雀卵。[2]蘖糗:蘖,即"糵",酿酒或制酱时引起发酵的物质。糵糗,当是加有糵的熟米(或麦)粉。[3]大牛戒:"戒"通"虳"。牛虳,一种叮咬牛的虮虱,小者如黄豆,大者如蚕豆,这里是说做成蚕豆大的丸药。

【解析】

《新修本草》:"米麦,味甘、苦,寒,无毒。主寒中,除热渴,解烦,消石气。蒸米麦熬磨作之,一名糗也。"发酵之后的糵米粉,易于被人体吸收消化,能够健脾益胃、补中行气;加上雀卵,滋补精血、壮阳固肾。

【译文】

一说:取用春天的雀卵,打破后,将卵液放入炒糵米粉之中,制成大牛虮子大小的丸剂,多食用有利于改善性功能。

【原文】

【一曰:□□□□□□阴干】而冶之,晦【□□□□□□□□□□□□□□□□□】已□□干□者⊠

【解析】

原文缺如,文义不详。

【译文】

一说:将一种或几种药物放于阴凉处风干后,研末,每天服用,可以强身健体。

【原文】

【一】曰:治阴[1],以将[2]渍松【□□□□□□□□□□□□□□□】其中。

【注释】

[1]治阴:指治疗性机能方面的毛病。[2]将:"将"通"酱"。豆酱。

【解析】

原文缺如,文义不详。

【译文】

一说:要治疗性机能方面的疾病,可以将某种或几种药物用豆酱浸渍后来食用。

九、㥄男

【原文】

【㥄】男[1]:□□【□□□□□□□□□□□□□】□□三斗渍梓实[2]一斗五日,以㥄男=强[3]。

【注释】

[1]【㥄】男:㥄,洗。意为男子外用的洗药方,以药水洒洗男子,使其强健有力。[2]□□三斗渍梓实:《神农本草经》下品有梓白皮,梓树叶亦入药。梓实当为梓树果实。裘锡圭认为"□□三斗",首字据残形疑为"以"字。[3]以㥄男=强:以药水洒洗男子,使之强健有力。或曰,男借指男性外生殖器,谓以此药水洒洗男子外阴,可使阴茎勃起,坚劲有力。

【解析】

梓实,应为梓树果实,与梓白皮,梓叶效同。《新修本草》记载:"梓白皮,味苦,寒,无毒。主热,去三虫,疗目中患,华、叶捣敷猪疮,饲猪肥大易养三倍。"梓白皮归胆、胃经。外洗可清热解毒、杀虫止痒,能在一定程度上保持男子外阴的清洁。

【译文】

男子外洗方:用一种或几种药物三斗与梓树果实一斗浸渍五天,用此药水洒洗男子外阴,可使阴茎勃起,坚劲有力。

十、·勺

【原文】

【勺】[1]:曰以五月望取勃蠃[2],渍【□□□□□】布□中,阴干,以□【□】热。易

【注释】

[1]【勺】:勺,读为"灼",即《名医别录》所说"男子阴痿不起,强之令热"之意。用辛温药为丸布裹塞入阴户。[2]勃蠃:本帛书又作"蚨蠃"或"苿选",即《尔雅·释虫》的蚹蠃,郭注:"即蜗牛也。"古书或作"蒲蠃""薄蠃"等。

【解析】

此处一种说法有酒,蜗牛性味咸、寒,与热性之酒合用,起到补肾强阳的功效,外用可疏通局部血脉,使皮肤发热。蜗牛肉可作清热解毒、软坚消肿、平喘理气入药,且可治小儿夜尿、尿频、多流涎水、红白痢疾等疾,更可作产妇、老年人、儿童、体弱者的营养滋补佳品。烧酒指各种透明无色的蒸馏酒,一般又称白酒,以黍或大麦蒸熟,和麴蘖酿瓮中七日,以甑蒸取;其清如水,味极浓烈。酒辛、甘,大热,纯阳有大毒,归心、肝、肺、胃经,中和蜗牛肉的凉性,"酒味皆珍美,怀面满春风",酒可通血脉,御寒气,醒脾温中,行药势。

【译文】

灼方:据说在五月十五取蜗牛肉,浸渍某种药物后包裹于布中,放于阴凉处风干,可使阴户发热。

【原文】

【一曰】:取干桓[1],桂、要茖、蛇床华[2]、□,皆冶之,各等,以蜜若枣脂[3]和丸,大如指端,裹以疏布,入中[4],热细[5]。

【注释】

[1]干桓:"桓"同"姜",橿字之省。[2]要茖、蛇床华:要茖,即蕳茖,《名医别录》云陵茖即《神农本草经》的紫葳。蛇床华,即蛇床子。[3]枣脂:枣脂,"脂"字义为膏。枣脂系用煮熟大枣制成的膏状物。[4]入中:一说以布裹药丸纳入阴中,以刺激女子性要求。[5]热细:微热。

【解析】

《新修本草》载干姜:"味辛,温、大热,无毒。主胸满咳逆上气,温中,止

血,出汗,逐风湿痹,肠澼下痢。"干姜归脾、胃、肾、心、肺经,可温中散寒,回阳通脉,温肺化饮。肉桂,《神农本草经》中别名菌桂,在《新修本草》中修正为牡桂:"味辛,温,无毒。主上气咳逆,结气,喉痹,吐吸,心痛,胁风,胁痛,温筋通脉,止烦出汗,利关节,补中益气,久服通神,轻身、不老。小枝皮肉多,半卷。中必皱起,味辛美。一名肉桂,一名桂枝,一名桂心。"肉桂性味辛、甘、大热,归肾、脾、心、肝经,可补火助阳,散寒止痛,温通经脉,引火归原。紫葳,《新修本草》:"味酸,微寒,无毒。主妇人产乳余疾,崩中,癥瘕,血闭,寒热,羸瘦,养胎。茎叶,味苦,无毒。主痿蹶,益气。"紫葳在今对应为凌霄花,归肝、心包经,活血破瘀,凉血祛风,外用还可治皮肤湿疹。蛇床子,《新修本草》:"味苦、辛、甘、平,无毒。主妇人阴中肿痛,男子阴痿湿痒,除痹气,利关节,癫痫,恶疮。温中下气,令妇人子藏热,男子阴强。久服轻身,好颜色,令人有子。"蛇床子归肾经,可燥湿祛风,杀虫止痒,温肾壮阳。此方中干姜与肉桂为药对,同用可互相佐助温阳之效;凌霄花活血通经,使局部血脉流畅,利于阳气宣发;蛇床子亦能温阳补肾,同时还可杀虫止痒。以上几药同用,共奏温肾壮阳、活血通经之功;再以蜂蜜或枣膏混合,补益精气。

【译文】

一说:取干姜、肉桂、紫葳、蛇床子、某药物各等份,均研末,用蜂蜜或枣膏和成药丸,大小如指尖,用织得稀疏的布包裹,纳入女子阴户,可使女子阴户微微痒热。

【原文】

【一】曰:五月取蜱蠃三斗、桃实[1]二斗,并挠[2],盛以缶[3],沃以美瀸[4]三斗,盖涂,狸灶中[5],令【□□】三寸,杜上[6],令与地平。炊上昼日而火【□】绝[7],四日出,间弃其滓。以汁染布三尺,阴干,辄复染。汁索,善裹布,勿令麤[8]。节用,取大如掌,窜鼻孔[9],小养而热[10];以据[11]臂=大养坚热;勿令获=面=养不可支殹[12]。•为布多小以此衰之[13]。

【注释】

[1]桃实:《名医别录》:"(桃)实味酸,多食令人有热。"参《神农本草经》下品桃核仁。[2]并挠:合并上述二药,挠匀。[3]缶:《说文》:"瓦器,所以盛酒浆。"[4]沃以美瀸:"瀸"之古写。《广韵》:"醋也。"沃以美瀸,即浇上优质醋。[5]狸灶中:"狸"通"埋"。此处当指地灶。[6]杜上:杜,塞也。杜上即塞上。[7]炊上昼日而火【□】绝,四日出,间弃其滓:"炊上"或指的是从灶的上部烧火,一般烧火是从下部加热,这样加速循环,加热速度快,而灶的上

部加热,加热速度慢,这一段描述对药材要进行不间断地加热四日,说明用的是小火,是慢加热。"间"通"滤"。间弃其滓,滤去其渣滓。[8]麤:同"粗"。[9]窜鼻孔:指把药塞入鼻孔,推测两鼻孔不能同时塞上。参《史记·仓公传》"窜其药",乃为塞药阴道之意。[10]小养而热:"小"通"少"。"养"通"痒"。指微微痒热。[11]据:放置。[12]获面养不可支殴:获,读为"污"。即不要让布上的药直接沾到脸上。痒不可支殴,奇痒不能忍受。[13]为布多小以此衰之:衰,等差。全句谓用药布的多少,以既能取效,又可忍受为标准。

【解析】

此条方剂为鼻腔给药,是中医外治法之一。蜗牛肉可补精固肾;桃仁活血养阴,在《神农本草经》中别名桃核仁,《新修本草》:"味苦、甘,平,无毒。主瘀血,血闭瘕邪气,杀小虫。止咳逆上气,消心下坚,除猝暴击血,破症瘕,通月水,止痛。"桃仁归心、肝、大肠经,对于妇人月经病及癥瘕病有着很好的治疗作用;食醋酸收,可收敛气机,保存精力。用布作为载体可减少对鼻黏膜的刺激性,鼻腔给药直通肺脏,中医理论中,肺朝百脉,通过肺能使药性通经贯络,透彻周身,更快更全面地发挥作用。现代研究中也指出,特殊的气味能够激发男女性的性欲,并影响性欲强度。

【译文】

一说:在五月取用蜗牛肉三斗、桃仁二斗,将两药混匀搅拌,用瓦器盛好,放入三斗好醋,埋于地灶之中深入三寸,再塞上出口,使其与地面相平。灶上昼夜不停地生小火,四天之后将瓦器取出,过滤出渣滓丢弃。用滤好的汁液浸染三尺布料,阴凉处风干后再浸染。待汁液用完,将布妥善包裹,不要让它变得粗糙。要用时,取手掌大小,塞入鼻孔,感到微微发痒发热;用来放在手臂上会非常痒和烫热,注意不要污染面部,否则面部会奇痒无比。用布的多少,以能取效又可忍受为准。

十一、益甘

【原文】

【益甘】[1]:煮=霝[2]去滓,以汁肥猨[3],以食女子,令益甘中美[4]。取牛腮燔[5],冶之,□干桓、菌桂皆并【□】,以【□】囊[6]盛之,以醯渍之,入中[7]。

【注释】

[1]益甘:益,助、辅助。此处指合阴阳。甘有快意,欢乐之义。帛书此

方则指男女酣于交合。[2]需:"苓"与"需"同音通假。需即茯苓。[3]以汁肥豯:豯,《说文》:"生三月豚。"这一句意为以茯苓汁烹调乳猪。[4]以食女子,令益甘中美:一说,"益"读为"嗌"。全句谓令女子吃已烹制好的乳猪肉,使其感到口甜心快。一说,以烹制好的乳猪肉塞入女子阴道,激发其性欲,使阴中有快感。结合本题内容,似以后说为宜。[5]牛腮燔:牛腮,即牛角腮。一名角胎,即牛角尖中之坚骨。燔,本义为焚烧,引申为烤炙。[6]囊:口袋。[7]入中:塞入阴道中。是一种直接刺激女子性欲的方法。

【解析】

茯苓,能利水渗湿、健脾、宁心安神。因其质地细腻,较黏,有一定的润滑效果,味甘,故能补阳。乳猪肉含有多种营养,味甘咸,入脾、胃、肾经,含脂多、质润,可补肾养血,滋阴润燥。二者相配伍后,补而不滞,养颜润肤。牛角腮,《神农本草经》:"下闭血,瘀血,疼痛,女人带下血。"干姜、肉桂温肾补阳、辛香刺激,与之合用能激发性欲。食醋酸收、杀菌消毒。

【译文】

激发性欲的方法:煮茯苓后去渣滓,用茯苓汁烹煮乳猪,用烹制好的乳猪肉塞入女子阴道,使其性欲激发,阴户有快感。取牛角腮烤炙,研末,加入干姜、肉桂末混合均匀,用小口袋盛装好,用醋浸渍后,放入阴户。

【原文】

【一曰:□】□[1],以牛若鹿朒殽[2],令女子自采入其戒中[3]。十□。

【注释】

[1]□:马王堆汉墓帛书整理小组释文作"汁",裘锡圭认为释为"汁"可疑。[2]牛若鹿朒殽:若,或也。朒,《广韵》:"朒,食肉。"全句谓以□汁烹调(或混合)牛肉或鹿肉。[3]令女子自采入其戒中:"采"通"探"。戒通界,此疑指玉门。全句使女子自己试着把药物塞入玉门,置于阴道。

【解析】

牛肉,有补益中气、滋养脾胃、强健筋骨、化痰息风、止渴止涎的功能。鹿肉,《新修本草》:"肉,温,补中,强五脏,益气力,生者疗口僻,割薄之。"鹿肉有补虚羸、益气力、强五脏、养血生容的功能。牛肉与鹿肉食用能补中益气、温阳健脾、强筋健骨。此方外用也是取其补阳强身之用。

【译文】

一说:取某药物汁,混合牛肉或鹿肉,让女子自己放入阴户中,能激发性欲。

【原文】

【一曰】：削予木[1]，去其上箁亚者[2]，而卒斩之，以水煮沸，□其[3]☒而清，取汁，去其涿[4]者，复煮其清，令渴[5]，干则☒□下，如食顷，以水洵，支七八日[6]，令□。尝□☒

【注释】

[1]予木：即杼，即栎树。[2]箁亚者：箁，本义为竹子的外皮。此处当指栎树的外皮。"亚"通"恶"。[3]□其：裘锡圭认为据新缀图版，"沸"下一字，可能即"去"字。其下一字马王堆汉墓帛书整理小组释文作"气"，当改释为"其"。[4]涿：通"浊"。[5]渴：通"竭"。[6]支七八日：即药效可维持七八天。

【解析】

栎树，其果实名为橡实，《新修本草》："橡实，味苦，微温，无毒。主下利，浓肠胃，肥健人。其壳为散及煮汁服，亦主利，并堪染用。"栎树木味辛苦涩，性寒无毒，可燥湿杀虫止痒，清热解毒消肿。此处用于外洗，可保持外阴清洁，防止感染及其他疾病。

【译文】

一说：削砍栎树枝干，去掉表面的树皮和枝桠，迅速斩成小段，用水煮沸，去掉渣滓，取出上层清澈的汁液，滤去浑浊的部分，再煮澄清的部分，直到把水份全部蒸发，待其干后，约经过吃顿饭的时间，用水清洗。药效可维持七八天。本方已试用有效。

【原文】

【一曰】：取鸟产不觳者[1]，以一食其四☒【□□□】□賤[2]而阴干₌即☒

【注释】

[1]取鸟产不觳者：觳，本义为将孵化的鸟卵。"鸟产不觳"指不能孵化的鸟卵。[2]【□□□】□賤：賤，即"贱"字，与"则"或作"劓"、"败"或作"敗"同例，在此读为"溅"。

【解析】

此处鸟卵可能为今未受精的麻雀卵，麻雀卵性温味咸，归肾经，可补肾阳、暖命门、补益精血。调冲任，用于精少，阳痿，不孕，月经后期等。常吃麻雀蛋，具有健体、养颜、增强性功能等作用。

【译文】

一说：取用鸟无法孵化的蛋，一次食用四枚，用冷水淋洗后放阴凉处风干,干后即可食用。

十二、戏

【原文】

【戏】[1]:【以】七月七日取守【宫】[2],□以□□□其口,狸灶口下,深□【□□】【□□】水染其汁,以染女子辟[3]。女子与男子戏侮,即被缺[4];□卧,即去。

【注释】

[1]戏:指性行为中的戏嬉、交合。[2]守【宫】:即壁虎,蜥蜴的一种。《名医别录》云为石龙子。因常守伏屋壁宫墙,故有守宫之名。[3]辟:通"臂"。[4]女子与男子戏侮,即被缺:"被"通"破"。女子与男子有猥亵之事,则染在女子臂上的颜色会出现破缺;如果与男子交接,则所染颜色将全部褪去。

【解析】

守宫,即壁虎,《新修本草》中称石龙子:"味咸,寒,有小毒。主五癃邪结气,破石淋,下血,利小便水道。一名蜥蜴,一名山龙子,一名守宫,一名石蜴。"据说,"守宫砂"的使用方法,就是用雌性变色龙,其体内含有非常高的雌激素,捕获捣碎后和朱砂混合在一起,制作而成。然后将这种材料点在刚出生的女婴胳膊上,一般情况下是不会掉色的,一旦遇到雄性激素后就会互相抵消或中和掉,所以才会导致"守宫砂"变淡或消失。这样一看,仿佛"守宫砂"的原理是很有依据的,但究竟是不是这么一回事,还有待考证。

【译文】

房事:在七月七日抓取壁虎,捣碎后用朱砂喂食,埋在灶下,待取出之后,用某种药水浸染其中的汁液,用来点染女子手臂。女子如果和男子行猥亵事,点染之处就会破损;如果行房事,则所染颜色全部褪去。

【原文】

取守宫置新甀中,而置丹甀[1]中,令守宫食之[2]。须死,即冶,涂画女子臂若身。节与【男子】戏,即不明[3];☑

【注释】

[1]丹甀:丹,朱砂。"甀"通"瓮",是一种口大腹小的陶器,盛水或酒用。[2]令守宫食之:使守宫吞食丹砂。传说守宫食丹砂后,身体会变成红

色。[3]不明：所染颜色减退，不鲜明。

【解析】

此条治方记录的是守宫砂的制作方法。古代用朱砂喂养壁虎后杀死阴干，研末，用水点涂于女子手臂，称"守宫砂"，以此来试贞。若女子有不贞之事，则守宫砂会脱落消失。朱砂，又名丹砂，《新修本草》："味甘，微寒，无毒。主身体五脏百病，养精神，安魂魄，益气，明目，通血脉，止烦满，消渴，益精神，悦泽人面，杀精魅邪恶鬼，除中恶、腹痛、毒气、疥瘘、诸疮。久服通神明不老，轻身神仙。"方中朱砂与壁虎配伍，有寒凉消火、宁心安神的作用。

【译文】

取壁虎放置在瓮中，放入朱砂，让壁虎吞食朱砂。等到壁虎死后，研末，涂画于女子手臂或身体上。一旦与男子交合，颜色即刻减退。

十三、去毛

【原文】

【去毛】：欲去毛，新乳始沐[1]，即先沐下[2]，乃沐，其汕毛[3]去矣。

【注释】

[1]欲去毛，新乳始沐：去毛，去除体毛。此处"去毛"疑指去除女子阴部、腋下及口唇周围之毛。乳，生育也。新乳，指妇女刚刚生过小孩。沐，帛书整理小组疑"沐"为剃除毛发之意。一说，沐，洒洗也。可能是使用某种药水进行清洗。[2]下：指下半身，下肢。[3]汕毛：汕，疑读为"毨"。《尚书·尧典》正义释毨毛为附肉细毛。

【解析】

《医心方》卷二十八引《玉房秘诀》："御女需取……其阴及腋下不欲令有毛，毛当令细滑也。"通过美体去毛，增强性感。

【译文】

剃除毛发：想要剃除毛发，应在妇女刚生过小孩之后用药水清洗下半身，再清洗全身，附肉细毛则可除去了。

【原文】

【一曰】：煎[1]白罂丘引[2]，穀智蛛网及苦瓠[3]，而醉戴[4]，即以汁傅之。

【注释】

[1]煎：《说文·火部》："熬也。"[2]白罂丘引："罂"通"婴"，《说文》："颈

饰也。""丘"通"蚯"。"引"通"蚓"。白婴丘引,即《神农本草经》白颈蚯蚓。[3]鬻智蛛罔及苦瓠:"智"通"蜘"。"罔"通"网"。苦瓠,即苦葫芦,本方取其利水消肿、治痈肿恶疮之功效。[4]醉戜:"醉"通"淬"。"戜"通"铁"。指将铁烧红迅即投入药汁中。

【解析】

白颈蚯蚓,《新修本草》:"味咸,寒、大寒,无毒。主蛇瘕,去三虫,伏尸,鬼疰,蛊毒,杀长虫,仍自化作水,疗伤寒伏热,狂谬,大腹,黄疸。"蜘蛛所结之网为蜘蛛网,《新修本草》:"蜘蛛,微寒。主大人小儿溃。七月七日取其网,疗喜忘。"苦瓠,《新修本草》:"苦瓠,味苦,寒,有毒。主大水,面目四肢浮肿,下水,令人吐。"三种物质皆为寒凉之品,寒性主收引,应有收缩皮肤毛孔之效,使毛发脱落。

【译文】

一说:煎煮白颈蚯蚓,混合蜘蛛网和苦瓠,用煎好的水淬在烧红的铁条上,用淬过铁的水敷涂在有毛的地方。

【原文】

【一】曰:以五月拔[1],而以称醴[2]傅之。

【注释】

[1]拔:拔去腋下、阴部及口唇周围的体毛。[2]称醴:即美酒、醇酒。称,美也。

【解析】

此条记录的是拔除腋下、阴部及口唇周围体毛的时节。拔除后用醴酒外敷,滋养活血,预防感染。拔除阴毛后,用醴酒外敷,可以预防皮肤感染;并利用醴酒的滋养、活血、黏附作用,达到美体美白、润泽阴部、增强性感的疗效。

【译文】

一说:在五月份拔除体毛,然后用醴酒外敷。

十四、病最种

【原文】

【病最】穜[1]:冶柳付[2],与志膏相挐和[3],以傅穜者。已,即裹以布。

【注释】

[1]【病最】穜:最,即"膿",读为"脧",或作"峻",《说文》:"脧,赤子阴

也。"尰,即"肿"。朘尰指阴茎肿大。[2]柳付:"付"通"柎"。字义为花萼。柳柎或即《神农本草经》的柳实,亦即柳絮。《名医别录》称为柳子。[3]与志膏相羍和:志膏,释为脂膏。"志"通"脂"。脂膏,帛书医书中多指以猪油为主的动物性油。"羍"通"渾"。渾字义为掺和。渾和,是将药物(粉末)和油脂类物质掺和之义。

【解析】

柳柎,即柳絮,别名柳华,《新修本草》:"味苦,寒,无毒。主风水,黄疸,面热黑,痂疥,恶疮,金创。"柳絮能清热解毒、消肿疗疮,对于过度摩擦或充血导致的阴茎肿大具有消肿效果。

【译文】

治疗阴茎水肿的方法:将柳絮研末,与猪油脂膏掺和,外敷于肿大的阴茎上。敷好之后,用布包裹。

十五、便近内

【原文】

【便近】内[1]:为便近内方:用瘨棘根刉之[2],长寸者二参[3],善洗之[4];有取全黑雄鸡,合翼成□【□□】三鸡之心垆旬[5],以水二升洎故铁鬵[6],并煮之。以蓷坚稠节者爨之[7],令大沸一,即【□□】□去其宰,以其清煮黑鷖犬卒岁[8]以上者之心肺肝□,以蓷坚稠节【□□□□□】□□□□□□□物□□以□【□】□□□□以餔食二[9]之,多少次[10]⊘

【注释】

[1]【便近】内:便,便利。近,喜好。内,房事。便近内,顺利地进行房事的方法。[2]用瘨棘根刉之:"瘨"通"颠"。颠棘为天门冬别名。《广雅·释言》:"刉,切也。"[3]参:一说为古代容量单位,为三分之一斗。一说参通升。[4]善洗之:认真洗净之。[5]垆旬:释为脑胸。[6]洎故铁鬵:洎,将水注入容器中。鬵,大的釜(锅)。灌入旧的铁釜。[7]以蓷坚稠节者爨之:蓷,即《说文》之萑,古书多写作"萑"或"萑"。萑坚稠节者即坚实致密的苇草。爨,烧火作饭。[8]黑鷖犬卒岁:黑鷖犬,即黑色牡犬。卒,终了之义。卒岁,年满一周岁。[9]餔食:"餔"通"晡"。"食"通"时"。晡时即古代十二时辰中的申时,即午后三时至五时。[10]多少次:"次"通"恣"。恣字义为任意,随意。"多少恣"即用量不拘。

【解析】

黑雄鸡,《新修本草》:"心,主五邪……肝及左翅毛,主起阴……白鸡距及脑主产难,烧灰酒服之。脑,主小儿惊痫。"因痫病多由肝风内动所导致,由此可见黑雄鸡多入肝经,能补益肝脏;黑公狗内脏则能补肾助阳;铁锅熬煮能补铁生血;天冬加入平衡寒热,使此方能阴阳双补,所以可随意用量。

【译文】

顺利进行房事的方法:为了能顺利进行房事的药方:截取节段长三分之二斗的天冬,认真清洗干净;再取全黑的雄鸡,合拢翅膀摘下三只鸡的心、脑、胸,放入旧铁锅中,加二升水,进行煎煮。用茎节稠密的芦苇来生火烧煮,令水完全沸腾一遍,即刻停火,去掉渣滓,用煮好的水烹煮满一周岁的黑色牡狗的心肝肺,用茎节稠密的芦苇烧煮,做好后,在申时食用,食用量多少随意。

【原文】

一曰:近【内】□□□□□□□□□□□□□□□□□□□□□□取乌豙[1]大者四【□□□□□□□□□□□□□□□□】□,取车践[2],产䰞之[3],大把二,气□【□□□□□□□□□□□】车戋□【□□】者,以布橐若盛[4]。为欲用之,即食□之[5]。

【注释】

[1]取乌豙:乌豙即乌头。裘锡圭认为从其残笔并结合文义,首字缺文当即"取"字。[2]车践:"践"通"前"。《神农本草经》有车前子。[3]产䰞之:产,生。"䰞"应作"蒸",形讹而误。产蒸之,即取鲜车前蒸熟。[4]以布橐若盛:布橐,一种布口袋。马王堆汉墓帛书整理小组认为"若"字下有脱文。[5]为欲用之,即食□之:行房之前服用此方。

【解析】

车前子,《新修本草》:"味甘、咸,寒,无毒。主气癃,止痛,利水道小便,除湿痹。男子伤中,女子淋沥,不欲食,养肺,强阴,益精,令人有子,明目疗赤痛。久服轻身耐老。"归肝、肾、肺、小肠经,在此方中能起到利水养阴、疏肝益肾的作用。和温阳补肾的乌头同用,缓和乌头温热之性,起到助性之效。

【译文】

一说:想要房事顺利,需要取大乌头四个,再取两大把新鲜的车前草一起蒸熟,闻气味判断已经蒸熟,用布袋装好。想要交媾时,就食用它。

【原文】

【一曰】:治中者[1],以汾困始汾以出者[2],取,【勿】令见日,阴干之。须其干,□以䔿□^[3]五、门冬^[4]二、伏灵^[5]一,即并捣,渍以水,令虁阉^[6],□而沘取汁^[7],以渍【汾】困,亦【令虁】阉,即出而干之。令尽其干,即冶,参指最,以□半杯饮之。

【注释】

[1]治中者:"中",中医古籍多指人身之"中气",即中焦脾胃之气。本条名治中,似有治疗中气不足之义。[2]以汾困始汾以出者:汾困,"困"读为"菌",是一种菌类。疑即香蕈。始汾以出,即汾地所产者。[3]䔿□:马继兴释为草薢。薢字原缺,今补。[4]门冬:即天冬。[5]伏灵:即茯苓。[6]令虁阉:"阉"通"掩",覆盖之意。[7]沘取汁:沘,读为"排",《说文》:"挤也。"挤出其汁。

【解析】

汾菌疑即香蕈。《本草纲目·菜部·香蕈》引宋人陈仁玉《菌谱》曰:"寒极雪收,春气欲动,土松芽活,此菌候也。其质外褐色,肌理玉洁,芬香韵味,一发釜鬲,闻于百步。"香蕈归经于胃、肝,具有补中益气、强健脾胃之功用,《本草求新》称之"专入胃",《本草再新》称之"入肝经"。《本经逢原》称其"大益胃气",《日用本草》称其"益气不饥"。草薢、天冬、茯苓等药具有健脾胃、清肺火、渗水湿、解热毒等作用。四药合用,既补先天肾精,又补后天脾胃,使阳气生化有源,从基础上治疗阳痿。

【译文】

一说:治疗中气不足的方法,取汾地所产的汾菌,不要晒到阳光,放于阴凉地风干。必须要等到汾菌风干好,再取用草薢五份、天门冬二份、茯苓一份,放在一起捣烂后,用水浸渍,使水刚刚盖过药物,浸泡一段时间后挤出汁水,用此水浸泡汾菌,也使水刚刚盖过药物,再取出阴干。等到汾菌完全干燥后,就磨成粉末,用三指撮取,放入半杯酒中饮用。

十六、【☒巾】

【原文】

☒巾^[1]:取鸡虁^[2]能卷^[3]者,产搣^[4],尽去毛,遗两翼之末^[5],而系县竿【□□□□】鸡麋逢房一大者^[6],令蜂螫之^[7];厌,有徙之,令以螫死□^[8],即掓去其骨^[9]【□□□】其肌,善冶,【以】布丽之^[10],已,而以邑枣之脂^[11]弁之,而以涂^[12]布巾。即以巾麋足【□□□】四五乃复,【以】二巾为卒^[13]。岁足

者少气,此令人多气。

【注释】

[1] ☐巾:本题介绍以药汁浸渍布巾或涂药于布巾而制成药巾的方法。[2] 毚:通"才"。[3] 卷:帛书整理小组疑"卷"读"䜌",《广雅·释诂二》:"鸣也。"这里指才开始鸣叫的雄子鸡,其补虚壮阳之力甚强。[4] 产撖:生撖即活着剔除羽毛。[5] 遗两翼之末:遗,舍弃也。遗两翼之末,谓去掉鸡两翼的末端。民间有鸡两翼之末招风惹病之说。[6] 而系县竿【☐☐☐☐】鸡靡逢房一大者:系,栓,缚。靡与摩同音通假。摩有二义;其一,为摩擦。其二,为按摩。"逢"通"蜂"。[7] 令蜂螫之:"螫"同"螫",螫刺。这是一种巧取蜂毒入药的方法。[8] 厌,有徙之,令以螫死:厌,满也。徙,去也,移也。全句谓使蜂螫已拔毛的活鸡,一处完后,再把悬竿上的鸡移另处碰摩蜂房,使蜂继续螫之,直到鸡被螫死。[9] 抏去其骨:《广雅·释诂》:"抏,除也。"指剔除。[10] 【以】布丽之:"丽"通"晒",曝晒。[11] 邑枣之脂:"邑"指人聚居的地方,"邑枣"指在人聚居的地方生长的枣,即大枣,与酸枣相区别。邑枣经过嫁接改良,枣大而甜。酸枣是野生的,枣小而酸。"邑枣之脂"是指枣膏。用枣膏拌合药,一方面利用枣的医药价值,另一方面用枣的甜味调和诸药便于嚼咽。[12] 涂:涂抹。[13] 卒:终止,结束,终于。

【解析】

蜂毒性平,味辛、苦,功能祛风湿,止疼痛。蜂螫物后即死,其身体内脏入药,用于此方能补虚益中;雄鸡壮阳补肾。大枣,《新修本草》:"味甘,平,无毒。主心腹邪气,安中养脾,助十二经胃气,通九窍,补少气少津,身中不足,大惊,四肢重,和百药。补中益气,强力,除烦闷,疗心下悬,肠澼。久服轻身长季,一名美枣,一名良枣。"大枣归脾、胃、心经,功能补中益气、养血安神。此方以药巾外用于足底,药性由足底腧穴直通全身,从而补足人体肾阳之虚羸、元气之少弱。

【译文】

制作药巾的方法:取一只才学会打鸣的雄鸡,生拔所有的毛,舍弃掉两翼的末端,将其绑在竿子上,去摩擦大的蜂窝,让蜂来螫鸡。螫完之后,又换一个地方的蜂窝接着螫,直到鸡被螫死。死后,把骨头剔除,保留肌肉,妥善打成泥,放在布上晒,之后用大枣膏混合,涂抹在布巾上。用涂抹好的药巾按摩足部,一条按摩四五遍后更换,用过两条药巾后再停止。年岁较长之人容易气血不足,这样能使人气血旺盛。

【原文】

【一曰】：治巾[1]，取杨思一升、赤蛾一升、蟹罿廿[2]，以美□[3]半斗并渍之，奄[4]【□□□□】其汁，以渍细布一尺。已渍，楊[5]之，干，复渍。汁尽，即取谷、椅桐汁【□□□□□】餘所渍布[6]，干之，即善臧[7]之。节用之，操以循玉筴，马因惊矣[8]。•杨思者，【□□□□□】状如小【□□】而虫戌[9]人。

【注释】

[1]治巾：制作药巾。[2]杨思一升、赤蛾一升、蟹罿廿：杨思，疑即蛅蟴。赤蛾，即蠪，一种大蚂蚁，身上赤色斑驳。赤蚂蚁内含蚁酸，人的皮肤触之即易起泡，疼痒。蟹罿，即蟹蝥。以上三种虫皆有毒，接触不慎则反应剧烈，小则局部充血、灼痛，重则恶心、呕血、腹绞痛、尿血，甚而导致急性肾功能不全和全身循环衰竭而死亡，本方未经现代科学鉴定前不能使用。[3]□：马继兴认为"□"字据本条文义及其他有关各条可知非酒即醋字，姑暂译作"醯"字。[4]奄：通"掩"。掩字义为覆盖。[5]楊：通"旸"，字义为晒干。[6]即取谷、椅桐汁【□□□□□】餘所渍布：穀，《说文》："楮也。"《名医别录》楮实条云："皮间白汁疗癣。"陶弘景《本草经集注》："此即今穀（音构）树也。仙方采捣取汁，和丹用，亦干服。"椅桐，见《诗•定之方中》，《本草经集注》云："白桐，……一名椅桐，人家多植之。""餘"通"涂"。[7]臧：通"藏"。[8]操以循玉筴，马因惊矣：操，《说文•手部》："操，把持也。"循，字义为摩擦循行。"筴"通"策"。玉策指阴茎。马因惊矣，《说文•马部》："惊，马骇也。"此句以马惊喻男子性功能亢进。[9]虫戌：读为"螫"。

【解析】

杨思性平，味辛、微甘，能止痛、解毒通络、利水消肿。红蚂蚁归肝、肾经，味咸、酸，性平，可强身健骨、扶正祛邪、增强人体免疫功能。蟹蝥，《新修本草》："味辛，寒，有毒。主寒热，鬼疰，蛊毒，鼠瘘，疥癣，恶疮，疽蚀，死肌，破石癃，血积，伤人肌，堕胎。一名龙尾。"蟹蝥归肝、胃、肾经，用于此处有刺激性欲、壮阳之功。醋酸收敛气保阳，引药入肝经。楮实，《新修本草》："味甘，寒，无毒。主阴痿水肿，益气，充肌肤，明目。久服不饥，不老轻身。"楮实归膀胱、肝、肾经，能养阴退热，强腰脊。椅桐实为梧桐子，《新修本草》记载桐叶："味苦，寒，无毒。主恶蚀疮着阴。皮主五痔，杀三虫。疗奔豚气病。"梧桐子能顺气和胃、健脾消食，同时它的油脂含量较高，当有一定的润滑作用。

【译文】

一说：制作药巾，取用蛅蟴一升、红蚂蚁一升、蟹蝥两升，用半斗好醋浸渍,汁水刚好覆盖药物,取一尺细布浸渍。浸渍后晒干,晒干后再浸渍。等汁水用完,再取用楮实汁、椅桐实汁涂抹之前浸渍过的细布,干燥之后,妥善储存。每次用时,用手拿布包裹阴茎抚弄摩擦,阴茎即可勃起。蛄蜇,体型小像某物,螫人。

【原文】

【一曰:□□】蛇床泰半参[1]、蘬本二斗半、潘石三指最一、桂尺者五廷【□□□□】□之菩半尺者一扴[2],以三【月】茜瀸洎[3],孰煮,令沸,而以布巾曼[4]其【□□□】汁。且为之[5],以黎巾方寸入中,一入而出之,令肤急毋歂[6],有令男子足⊠

【注释】

[1]泰半参:"泰半"义同大半。古称三分之二为太半,三分之一为少半。[2]蘬本二斗半、潘石三指最一、桂尺者五廷【□□□□】□之菩半尺者一扴:蘬本,药名,不详。或说读为薕,《说文》云系蒿属,即陈藏器《本草拾遗》所载藘蒿。潘石,《杂疗方》帛书《约》条作蕃石,即矾石。"廷"通"梃"。梃字义为枚。"菩"通"倍"。扴,束也。[3]以三【月】茜瀸洎:茜,乃"蒨"字之省,通"皂"。皂荚树为乔木,其药用部分为其果实及棘刺。前者统称为皂荚。后者称为皂角,或皂角刺。本条的"三月皂",应即在三月时采摘的皂角。"瀸"古写作"截",醋。"洎"意为添水或其他液体于炊器之中。[4]曼:"幔"之省,义为覆盖。[5]且为之:即将性交时。[6]令肤急毋歂:"歂"通"垂"。指使阴茎皮肤绷急,阴茎挺直而不垂软。

【解析】

蛇床子归肾经,能温肾壮阳。陈藏器《本草拾遗》所载藘蒿:"辛,温,无毒。破血下气,煮食之。"矾石,《神农本草经》言其:"味酸,寒。主寒热泄痢,白淫,阴蚀,恶疮,目痛,坚骨齿,炼饵服之,轻身,不老增年,一名羽涅。生山谷。"肉桂性温,能温阳益肾,引火归原。多药同用,有壮阳温肾、润养宗筋的作用。

【译文】

一说:取用蛇床子三分之二升、藘蒿二斗半、矾石一撮、一尺长的肉桂五枚、某药物半尺一束,加入三月采摘的皂角和醋,煮熟,等到沸腾后,用布浸渍煮好的汁液。房事之前,用小块布包裹抚摩阴茎,可使阴茎皮肤绷急,阴茎挺直而不痿软。每次用时,用手拿布包裹阴茎抚弄摩擦,阴茎即可勃起。

【原文】

【一曰】:【取】荚荚[1]二,冶之,以水一参沃之,善挑[2],即渍巾中,卒其时[3]而抖之[4],【□□□】干,辄复渍。

【注释】

[1]荚荚:"荚"通"皂"。皂荚为皂荚树的果实。[2]善挑:挑,搅拌。善挑,充分搅拌之义。[3]卒其时:"卒"通"晬"。"晬其时"即"晬时",一昼夜的时间。指一天的某一时辰至次日的同一时辰。[4]抖之:抖,乃"肘"字之形讹。"肘"通"抽",抽字义为取出。《太玄经·玄摛》注:"抽,出也。"

【解析】

皂荚,《新修本草》:"味辛、咸,温,有小毒。主风痹,死肌,邪气,风头泪出,下水,利九窍,杀鬼、精物,疗囊结,妇人胞不落,明目益精。可为沐药,不入汤。"归肺、大肠经,可祛痰开窍,散结消肿。可用于清洁及消毒外阴皮肤。

【译文】

一说:取用皂荚两个,研末,用三分之一升清水浇入,充分搅拌,将布巾反复浸渍其中,等一昼夜就取出,晒干,再浸渍。

【原文】

【一曰】:阴干牡鼠肾[1],冶,取邑鸟卵溃[2],并以涂新布巾。卧,以抿男女[3]。

【注释】

[1]牡鼠肾:公鼠外肾,即鼠阴茎,又名鼠印,古人曾有佩鼠印于臂,令人媚悦合欢的说法。[2]取邑鸟卵溃:溃,义同毁,打破。溃,打破、破溃,这里指破卵取液。"邑"通"杂"。邑鸟卵即杂鸟卵(不限某一种鸟的卵)。[3]抿男女:"抿"通"播"。播字义为抚、摩。男女,常借指男女外生殖器。

【解析】

此方组成为公鼠肾脏、雀卵。公鼠肾脏能补益阳气;雀卵可补精壮阳;二者合用摩擦外阴应能起到激发性欲的作用。

【译文】

一说:阴凉处风干公鼠阴茎,研末,取麻雀卵打破取液,混匀一起涂在新的布巾上。行房时,用来摩擦男女外生殖器。

【原文】

【一曰】:取菉选[1]一斗,二分之[2],以截渍一分而暴[3]之冬日。置灶上,令极沸,即出菉选,【□□□□】余如前,即以渍巾,尽其汁。已,卧而渍巾,以

抿男,令牝[4]亦☐

【注释】

[1]蜻选:即蜅蠃。蜅蠃即蜗牛。[2]二分之:分为两份。[3]暴:日光下晒晾。[4]牝:阴也,此处指女子外阴。

【解析】

蜗牛味咸,性寒,有小毒,功能补肾强筋,《本草拾遗》说蜗牛"补肾兴阳"。醋将蜗牛肉之药效引入宗筋,外用于生殖器可润养性器,助增快感。

【译文】

一说:取用蜗牛肉一斗,分为两份,一半用醋浸渍后冬日曝晒。放于灶上煮沸,沸腾后取出,另一半也像之前那样炮制,煮好的水用来反复浸渍布巾,直到汁水用完。完成后,房事之时,用浸渍过的布巾摩擦男子外生殖器,女子亦如此。

【原文】

【一】曰:蠃[1]四斗,美洛[2]四斗,天牡四分升一[3],桃可大如枣[4],牡蝼首[5]二七,☐黄☐【☐☐☐☐☐】半升,并渍洛中。已,取汁以【☐☐☐】布【☐】☐渍,汁尽而已。节用之,湿【☐☐】操玉笑,则马骜矣。·所胃天牡者,【☐☐☐】食桃李华者殹。【桃可】者,桃实小时毛殹。牡蝼者,颉蠸[6]【☐☐☐☐☐☐】出☐☐者殹。☐【☐】者,状如赣皮[7]。

【注释】

[1]蠃:即蜗牛的别名。[2]美洛:"洛"通"酪"。美酪即品质好的酪。[3]天牡四分升一:天牡,即天社虫。四分升一,四分之一升。[4]桃可大如枣:桃可,据本方系桃李小时毛。桃毛,见《神农本草经》。大如枣,像枣那样大的一团。[5]牡蝼首:牡蝼蛄之头。[6]颉蠸:当为一种瓜虫。蠸为瓜中黄甲小虫,故曰守瓜。[7]赣皮:赣,疑读为"贛",薏苡仁别名。贛皮,薏苡仁的壳。

【解析】

蜗牛肉有补肾温阳之功。奶酪之类能生精血、补虚损,《新修本草》中有记载:"酪,味甘、酸、寒,无毒。主热毒,止渴,解散发利,除胸中虚热,身面上热疮、肌疮。"乳源于血,可润血燥。天牛,可治疟疾寒热之症。桃毛,《新修本草》:"主下血痕,寒热,积聚,无子,带下诸疾,破坚闭,刮取实毛用之。"蝼蛄,《新修本草》:"味咸,寒,无毒。主产难,出肉中刺,溃痈肿,下哽噎,解毒,除恶疮。"诸药物多有活血补血之效,用于外擦阴茎可活血通脉,补益精血。

【译文】

一说：蜗牛四斗，好奶酪四斗，天社虫四分之一升，桃毛用红枣大小一团，牡蝼蛄头十四个，某药半升，一并浸渍在奶酪中。浸渍后，取出汁液用来浸渍布巾，直到汁液用完。用的时候，将布打湿摩擦阴茎，可使阴茎勃起。所谓天牡虫，是一种蛀食桃李树花的昆虫。桃可，是未成熟时的桃子果皮上的绒毛。牡蝼，是颉蠦的一种。某药，形似薏苡仁的壳。

【原文】

【一曰】：燔后梓[1]，张巾其【□□□□□□□□□□】有□□【□□□】，以巾抏[2]牝，马龚☒

【注释】

[1]燔后梓：燔，焚烧，烤炙。后梓，意为厚朴。[2]抏：马王堆汉墓帛书整理小组释文作"玩"。

【解析】

厚朴，《新修本草》："味苦，温、大温，无毒。主中风，伤寒，头痛，寒热，惊悸，气血痹，死肌，去三虫，温中，益气，消痰下气，疗霍乱及腹痛，胀满，胃中冷逆，胸中呕逆不止，泄痢，淋露，除惊胃。一名浓皮，一名赤朴。"归脾、胃、肺、大肠经，有燥湿、行气、消积、消痰平喘等功效。此处用之可行宗筋之气血，加速性兴奋。

【译文】

一说：厚朴烧灰，反复涂抹在布上，使用时，用布巾包裹阴器按摩，可刺激性欲，使阴茎勃起。

十七、轻身益力

【原文】

一曰：欲轻身[1]者，取人所【□□□□□□□□□□□□□□□□□□□□】并合，以为后饭[2]，春秋【□□□□□□□□□□□□□□□□】☒□□□□□茎细刌之，各四斗，与□□□【□□□□□□□□□□□□□□】□□□□强。

【注释】

[1]轻身：身体轻劲有力，神清气爽。[2]后饭：饭后服药。

【解析】

原文缺如，文义不详。

【译文】

一说：想要使身轻劲有力，神清气爽，取用一种或多种药物相混合，在饭后服用，春秋采摘药物之茎将药物细细切割，每种各四斗，与某种药物一起炮制之后，可用来强身健体。

十八、除中益气

【原文】

【除中[1]益气：□】□兹肉肥【□□□】膏者[2]，皆阴干，冶，以三指最一□

【注释】

[1]除中：治中、益中。[2]兹肉肥【□□□】膏者：兹，帛书整理小组疑读为"牸"，《玉篇》："母牛也。"然《说文》："戴角者脂，无角者膏。"如是，牸后不当云膏。一说，兹或为乳猪。

【解析】

牛肉，《新修本草》："肉，味甘，平，无毒。主消渴，止泄，安中益气，养脾胃，自死者不良。"牛肉有补虚羸、强筋骨、益气血、除水湿等作用。对年老体弱，脾胃虚冷者尤宜。

【译文】

补中益气方：选取母牛肥肉，都放在阴凉处风干，研末，每次捏取一撮服用。

【原文】

【一曰：□】饭[1]者，其乐以鸟□[2]、莫石、泽舄、蘆[3]、酸枣☒□等，冶，即以松脂和，以为完，后饭，少多自材☒

【注释】

[1]饭：马王堆汉墓帛书整理小组释文作"节"。[2]其乐以鸟□："乐"通"药"。鸟卵，卵字原缺。[3]泽舄、蘆："舄"通"泻"。"蘆"通"术"。一说"蘆"假为"莪"，即莪术别名，又名蓬莪茂。

【解析】

莫石，原文未释，中药中有没食子一药，又名没石子，可能为此药。没食子微苦、温，入肝、肾经，能补精血、乌须发。泽泻，《新修本草》："味甘、咸，寒，无毒。主风寒湿痹，乳难，消水，养五脏，益气力，肥健。补虚损五劳，除泄精、消渴、淋沥,逐膀胱三焦停水。久服耳目聪明,不饥,延年,轻身,面生光,能行水上。"归肾、膀胱经,可利水渗湿、泄热、化浊降脂等,还能益气补虚,养肾保精。尤,《新修本草》:"味苦、甘,温,无毒。主风寒,湿痹,死肌,痉疸,止汗,除热,消食。主大风在身面,风水,逐皮间风水结肿,除心下急满,及霍乱,吐下不止,利腰脐间血,益津液,暖胃,消谷,嗜食。作煎饵,久服轻身、延年、不饥。"当时还未有苍术、白术之分,若作为养生方长期服用,似以白术更为妥当。白术偏补,归脾、胃经,可补气健脾、温中燥湿等。酸枣仁,《新修本草》:"酸枣,味酸,平,无毒。主心腹寒热,邪结气,四肢酸疼湿痹,烦心不得眠,脐上下痛,血转、久益肝气,坚筋大骨,助阴气,令人肥健。久服安五脏,轻身延年。"鸟卵,补肾壮阳。酸枣仁归肝、胆、心经,能养心补肝、宁心安神。松脂,可强筋固齿。此方组合后五脏俱补,兼行气津,作为养生方长期服用非常适合。

【译文】

一说:与食物同用,药物组成有雀卵、没食子、泽泻、白术、酸枣仁等,用松脂混合,做成丸剂,饭后服食,服多少自行决定。

【原文】

【一曰】:春秋时取宛[1],阴干,冶之;取冬葵种[2],冶,并之参【指最□□□□□□□□□□□□□】益中[3]。

【注释】

[1]宛:宛,读为"菀",紫菀。[2]冬葵种:冬葵子。[3]益中:益,加也,补益也。中,内也。益中,内补身体之意。

【解析】

紫菀,《新修本草》:"味苦、辛,温,无毒。主咳逆上气,胸中寒热结气,去蛊毒、痿蹶,安五脏。疗咳唾脓血,止喘悸,五劳体虚,补不足,小儿惊痫。"紫菀归肺经,能润肺止咳,补益虚损。冬葵子,《新修本草》:"味甘,寒,无毒。主五脏六腑寒热,羸瘦,五癃,利小便,疗妇人乳难内闭,久服坚骨,长室山。"冬葵子归大肠、小肠、膀胱经,可清热利尿、下乳、润肠。紫菀清血分,冬葵子清气分,气血同治,通闭导滞。

【译文】

一说:在春秋季时取用紫菀,在阴凉处风干,研末;取冬葵子,研末,混合在一起用三指捏取,能够补益身体。

【原文】

【一曰】:【戊】厉,方风、□三等,界当三物[1],冶,三指最后饭,已,强矣。

【注释】

[1]【戊】厉、方风、□三等,界当三物:戊厉,即牡蛎。方风即防风。界,疑读为"芥"。

【解析】

牡蛎,《新修本草》:"味咸,平、微寒,无毒。主伤寒,寒热,温疟洒洒,惊恚怒气,除拘缓,鼠瘘,女子带下卫虚热去来不定,烦满,止汗,心痛气结,止渴,除老血,涩大小肠,止大小便,疗泄精,喉痹,咳嗽,心肋下痞热。"牡蛎归肝、胆、肾经,功能潜阳补阴,重镇安神,软坚散结,收敛固涩,制酸止痛。防风,《新修本草》:"味甘、辛,温,无毒。主大风头眩痛,恶风,风邪,目盲无所见,风行周身,骨节疼痹,烦满。胁痛胁风,头面去来,四肢挛急,字乳金疮内痉。久服轻身。"防风归膀胱、肝、脾经,能祛风固表,提升免疫力。《名医别录》:"芥,味辛温无毒,归鼻,主除肾邪气,利九窍,明耳目,安中,久食温中。"一药潜阳,一药固表,一药温中,使人体中气充足、肌表坚实,难受外邪侵袭,百病不侵。

【译文】

一说:牡蛎、防风、某药三等份,芥子与这三种药药量相当,研末,用三指撮取,饭后服用,服用完后可增强体力。

【原文】

【一】曰:取牛肉薄剥之[1],即取草萆[2]寸者,置牛肉中,炊沸,休[3],有炊沸,有休,三而出肉食之。臧汁及草萆,以复煮肉,三而去之[4]。令人环[5]、益强而不伤人。·食肉多少次殿[6]。

【注释】

[1]牛肉薄剥之:"剥"通"劙",切割,剖开。此句意为将牛肉薄薄切片。[2]草萆:"萆"通"薢"。草薢是薯蓣科的一种多年生蔓生攀援植物。后代医方中药用均为其地下的块状茎。[3]炊沸,休:炊,烧火做饭。休,停止。[4]臧汁及草萆,以复煮肉,三而去之:把原汁及草薢存留下来,以后煮牛肉再用,用过三次就不要了。[5]人环:环疑当读为"还",恢复。[6]食肉多少次殿:"次"通"恣"。多少恣也即用量不拘(多少随意)之义。

【解析】

牛肉营养丰富,能补养中气,温阳健脾。草薢,《新修本草》:"味苦、甘,平,无毒。主腰背痛强,骨节风寒湿周痹,恶疮不瘳,热气。伤中恚怒,阴痿失溺,关节老血,老人五缓。"草薢归肾、胃经,可利湿去浊,强骨节,祛风除痹,能使牛肉补而不滞,防止过分滋腻,有补有泻,适合于养生。

【译文】

一说：取牛肉切成薄片，再取草薜一寸，放于牛肉中，煮沸，停火，再煮沸，再停火，反复三遍后将牛肉捞出食用。剩下的汤水和草薜，用来再煮牛肉，使用三次后再丢弃。令人身体恢复、体质增强而又不会伤身。食肉多少自行决定。

【原文】

【一曰】：取白杬本[1]，阴干而冶之，以马酱和，丸[2]，大如指【端，
□□□□□□】空中，张且大。

【注释】

[1]白杬本：杬即"芫"，本草入草部，即芫花。白杬本或指白色芫花之根。[2]以马酱和，丸：指以马酱调和，抟之成丸。

【解析】

芫花根，《神农本草经》："主咳逆上气，喉鸣喘，咽肿短气，鬼疟，疝瘕，痈肿。"芫花根，味苦、辛，性温；有毒。归肺、脾、肾经，泻水逐饮，破结除湿消肿。马肉酱味甘、酸，性寒，归肝、脾经，能益气补血、滋养肝肾、强筋健骨。两药合用，一者泻下逐水，祛湿消肿，一者补中益气，滋补肝肾，再者减少刺激，减轻毒性，从而使阴道清洁、发热、扩大，增加分泌物，从而激发性欲。

【译文】

一说：取白芫花根，在阴凉处风干后研末，和马肉酱混合，做成指尖大小的药丸，使用时塞入阴道之中，起到扩张之效。

【原文】

【一曰】：满冬[1]、莸、房风[2]，各冶之等，并之参指最以为后饭，令人强。

【注释】

[1]满冬：指天冬。[2]房风：指防风。

【解析】

天冬，《神农本草经》言其："味苦平，主诸暴风湿偏痹，强肾髓，杀三虫去伏尸，久服轻身益气延年。"白术燥湿健脾、益气；防风祛风固表；三药共奏扶正固本、强身健体之功。

【译文】

一说：天冬、白术、防风，研末后等份混合，用三指撮取，饭后服用，令人身体强健。

【原文】

【一曰】：取菌桂二，细辛四，荻[1]一，戊厉[2]一，秦椒二，各善冶，皆并，三宿雄鸡血[3]【□】□【□】以□□如湿靡[4]，盛之，饱食饮酒半年者臭[5]之旬。竹缓节者[6]一节，大径三寸布，长【□□】以缯蘽之[7]，因以盖之，以韦【□】雄□坚【□】之，强。

【注释】

[1]荻：青蒿别名。[2]戊厉："戊"通"牡"，即牡蛎。[3]三宿雄鸡血：取雄鸡血后放置三夜即成。[4]以□□如湿靡："如"通"茹"。茹即柴胡别名。"靡"通"摩"。[5]臭：嗅。[6]竹缓节者：缓节，指茎的节间较长。竹缓节者，谓节间距离较长的竹子。[7]以缯蘽之：缯，丝织品，如帛之属。"蘽"应作"装"，形讹。

【解析】

肉桂、细辛、秦椒性温味辛、补阳养肾；牡蛎重镇安神、平肝收敛而固阳；雄鸡血温肾壮阳；柴胡疏肝解郁、升举阳气，《新修本草》："为君，味苦，平、微寒，无毒。主心腹，去肠胃中结气，饮食积聚，寒热邪气，推陈致新。除伤寒心下烦热，诸痰热结实，胸中邪逆，五脏间游气，大肠停积水胀，及湿痹拘挛，亦可作浴汤。久服轻身，明目，益精。"青蒿清虚热，养阴而助阳。后文药物缺如，用竹节盛装，可利用竹子的清热定惊之效消体内邪热。

【译文】

一说：取用肉桂二份，细辛四份，青蒿一份，牡蛎一份，秦椒二份，均充分研末，混合，加入放置三夜的雄鸡血、柴胡，加水研磨，盛好拿出，给嗜酒半年的人嗅闻十天。取节段长的竹子一节、三寸布，将某药物用丝织品包裹，装入竹节，用布封盖，使用后能使筋骨强健。

【原文】

【一曰】：以秋取□蠚[1]、□□首[2]【□□□□】□三【□□】强。

【注释】

[1]□蠚：当即螌蝥。《名医别录》云斑猫"八月取"，与本方相合。[2]□□首：牡蝼首。

【解析】

《神农本草经》载螌蝥："主寒热，鼠瘘，恶疮疽，蚀死肌，破石癃。"螌蝥味辛，寒，有毒，善攻毒逐瘀。《新修本草》载蝼蛄头："味咸，寒，无毒。主产难，出肉中刺，溃痈肿，下哽噎，解毒，除恶疮。"蝼蛄头与螌蝥配伍可削减其毒性，使身体强健。

【译文】

一说：在秋天取用蟹蝥、蝼蛄头等，研末，用三指撮取冲服，能使身体强健。

【原文】

【一曰】：取□□汁置籥中，牡鸟【□□】□□□□置水中，饮之。

【解析】

此处药汁一说为韭菜汁。韭菜，《新修本草》："味辛，微酸，温，无毒。归心，安五脏，除胃中热，利病患，可久食。"其子能温补肝肾，壮阳固精。韭菜又名起阳草、懒人菜、长生韭、扁菜等，自古以来就受到我国人民的喜爱和重视，韭菜不仅质嫩味鲜，营养也很丰富。现代医学研究证明，韭菜除含有较多的纤维素，能增加胃肠蠕动，治疗习惯性便秘、阳痿，预防肠炎。用韭菜根煎汁内服，可治盗汗、自汗。雀卵亦有壮阳功效。二者合用，温肾助阳，助长性欲。

【译文】

一说：取某种汁液放置在竹管中，将雀卵打破混合在汁水中，饮用。

【原文】

【一曰】：以猪膏大如手，令蜂【□□□】□□□二升，莫石二升，乌豪□□，淳曹[1]四斗，善冶□。节弗欲，泡之。【□□】□□□□☑

【注释】

[1]淳曹：醇糟，即酒糟。

【解析】

猪脂膏质润滋补；蜂毒能祛风湿，同时还有一定的杀毒作用。莫石，若为没食子，则可以填补精血。乌头、酒糟皆可温阳，酒糟用谷麦制成，内含水谷精微，还能濡养肌皮。此方外洗，既能润养外生殖器，又可杀菌清洁。

【译文】

一说：取用手掌大小的猪脂膏，令蜂螫，再取某药物、莫石二升，乌头适量，酒糟四斗，细细磨碎混合。不行房事时，用此药外洗性器。

【原文】

【一曰】：□□□□□等，亦以为后饭。

【解析】

原文缺如，文义不详。缺的药物应为补益之品，来达到补养身体，增强体质的功效。

【译文】

一说：把多种药物等份研末服用，也在饭后服用。

【原文】

【一曰：□□□】大牡兔[1]，皮[2]，去肠。取草薁长四寸一把，苿一把[3]，乌豙十□【□□】削皮细析[4]，以大【牡兔】肉入药间，尽之，干，勿令见日百日，冶，裹。以三指最一为后饭百日，支六七岁[5]，□食之可也，次所用。

【注释】

[1]大牡兔：大公兔，兔之头、骨、脑、肉皆入药，此处为兔肉。[2]皮：通"披"，劈开、剖开的意思。此处指剖开兔腹。一说皮为剥皮。[3]取草薁长四寸一把，苿一把：草薁，即草薢。把，《说文·手部》："把，握也。"古本草学中作为估量性药量单位。[4]细析：细切。[5]支六七岁：存放六七年。

【解析】

兔肉，《新修本草》："肉，味辛，平，无毒。主补中益气。兔肉乃大美，亦益人。妊身不可食，令子唇缺。其肉又不可合白鸡肉，食之令人面发黄；合獭肉食之，令人病遁尸。"草薢利水；此处尤多为苍术，有燥湿行气健脾之功；同时用乌头壮阳散寒，达到补益中气、强健体魄的作用。

【译文】

一说：将大公兔，剥皮，去肠子。取用四寸长的草薢一把，苿一把，乌头十枚削皮细切，将公兔肉放入药中，充分混合后风干百天，不要照到阳光。然后制成粉末，用布裹起来。用三指撮取饭后服用百日，坚持六七年，少量食用即可，随意使用。

【原文】

【一】曰：取细辛、干橿、菌桂、乌豙，凡四物，各冶之。细辛四，干橿、菌【桂】、乌豙各二，并之，三指最以为后饭，益气，有令人免泽[1]。

【注释】

[1]免泽："免"通"面"。"面泽"指人之容光焕发。

【解析】

《神农本草经》细辛被列为上品，云"细辛，气味辛、温，无毒。主咳逆上气，头痛脑动，百节拘挛，风湿痹痛，死肌"。干姜、肉桂、乌头温补脾肾，补益阳气。用此四种温阳之品放于饭后服用，稍减对肠胃的刺激，补足人体正气，使机体有余气润泽肌肤。阳气足，散卫气于肌表，亦对皮肤起濡润作用。

【译文】

一说：取细辛、干姜、肉桂、乌头，这四种药物分别研末。细辛四份，干姜、肉桂、乌头各二份，混合在一起，三指撮取饭后服用，能益气，使人面目润泽。

【原文】

【一】曰：取白苻、红苻[1]、伏靁各二两，桓十果[2]，桂三尺，皆各冶之，以美盐二斗和之。即取刑马膗肉十□[3]，善脯之，令薄如手三指，即渍之醯中，反复挑[4]之，即扁之；已扁，□而炀[5]之，□□【□】沸，有复渍炀如前，尽汁而已。炀之□修[6]，即以椎薄段之[7]，令泽，覆炀□【□□】之，令□泽，复炀□□【□□□□□□】以善桼鬃之[8]，干，即善臧之。朝日昼□夕食̲各三寸，皆先□【□□□□□□□□□□□】□[9]。□□□各冶等，以为后饭。

【注释】

[1]白苻、红苻："苻"通"符"。白苻即白石脂，红苻即赤石脂。[2]果：通"颗"。[3]刑马膗肉十□：刑，即以刀割颈，宰杀。膗，《广雅·释器》："肉也。"刑马膗肉，即杀供食用的马的肥肉。十□，"十"字后所缺一字系药用斤、两单位，但"两"的单位太小，疑当作"斤"，今语释暂依此。[4]挑：搅拌。[5]炀："炀"通"炀"。即摊开、晾干(在通风透气的地方)。[6]善脯之……炀之□修："脯"字有二义：其一是晾干的肉。其二是把肉切成肉块，摊平后将肌肉纤维析成薄片状。"修"字也有二义：其一是干肉，义同"脯"字。其二是经过拌有调味品和椎打加工的肉干。本条中所制的肉"脯"，"令薄如手三指"，就是上述脯字的第二义。将这样的肉脯充分吸收药汁而晾干后用椎打方法制成的段修，就是上述修字的第二义。[7]以椎薄段之：用椎子把修捶成薄片。[8]桼鬃之："桼"通"漆"。漆是漆树的液汁。《神农本草经》有干漆和生漆二名。前者是漆液的干燥品，后者是树液的自然汁，一般用来涂抹在器物的表面，具有经久耐腐的作用。"鬃"字又作"髤"。具有涂抹漆液之义。本条是在肉修上涂漆，也具有一定的防腐作用。[9]皆先□【□□□□□□□□□□□】□：裘锡圭认为帛书《五十二病方》"先食""后食"常见，结合文意及字形，此字疑为"食"字。

【解析】

《神农本草经》云五石脂"久服补髓益气，肥健不饥，轻身延年。五石脂各随五色补五藏"。白、红石脂可补益心肺。茯苓利水渗湿、健脾、宁心安神；干姜、肉桂温阳，醋酸收入肝；马肉益气补血、滋养肝肾、强筋健骨。将药性腌制入肉，作为食品饭后食用，是非常好的食疗方法。

【译文】

一说：取用白石脂、赤石脂、茯苓各二两，干姜十颗，肉桂三尺，分别研末，用二斗好醋混合。再杀取供食用的马的肥肉,切成三指厚的肉片,浸渍于醋中,反复搅拌后,滤去醋汁;已滤完,摊开在阴凉处风干,再加入马肉煮沸,再捞出阴干,直到汤汁煮干。将肉片用椎子椎打成肉干,使之摊薄,同时帮助水分蒸发而促进肉干的表面光泽化。经过再晾干,再敲打,光泽化的反复加工过程,用生漆涂到肉上面一层,待其干,妥善储存。早晚各服用三寸薄片,都在饭前服用。几种药物分别研末,等份混合,饭后服用。

十九、用少

【原文】

用少:男子用少而清[1],□【□□□□□□□□□□□□□】□雄二之血和完,大如□枣,以为后饭,【治】一即□☑

【注释】

[1]男子用少而清:当指男子性功能减退,精出清冷稀少。

【解析】

此处或为雄鹿血,《新修本草》:"血,主狂犬伤,鼻衄,折伤,阴痿,补虚,止腰痛。"鹿肉能补中益气、强筋健骨,鹿血也可补虚壮阳。鹿茸也为补阳之药,《新修本草》:"味甘、酸,温,无毒。主漏下恶血,寒热,惊痫,益气,强志,生齿,不老,疗虚劳洒洒如疟,羸瘦,四肢酸疼,腰脊痛,小便利,泄精溺血,破留血在腹,散石淋、痈肿,骨中下气,杀鬼精物,不可近阴,令痿,久服耐老。"雄鹿血归肾、肝经,可补肾壮阳、益精血、强筋骨、调冲任、托疮毒。

【译文】

治精液短少的方法:男子精液短少而清冷,取用两只雄性动物的血搓成大枣大小的药丸,饭后服用,治疗一次即可使精液增多。

【原文】

【□□□□□□□】斗【□□□□□□□□□□□□□□□】□□半斗,牡腊【□□】

【解析】

原文缺如,文义不详。

【译文】

原文缺如,文义不详。

二十、治力

【原文】

　　□□□□□【□□□□□□□□□□□□□□□□□□□□□□□□□□】身若儴若不儴[1]，以□

【注释】

　　[1]身若儴若不儴："儴"通"痒"。指身体上或痒或不痒，即似痒非痒之义。

【解析】

　　原文缺如，文义不详。

【译文】

　　增强体力方：运用一种或几种药物，使身体似痒非痒。

二十一、□

【原文】

　　□：黑发益气，取□【□□□□□□□□□□□□□□□□□□□□□□□□】大复盛以一复₌□【□□□□□□□□□□□□□□□□□□□】食，火毋绝，卅日□冶，以【□□】裹，【□□□□□□□□□□□□□□□□□□□】八月为乐。

【解析】

　　原文缺如，文义不详。

【译文】

　　黑发益气方：浓黑头发，补益中气，取一种或几种药物如某物大小，用某器物盛放食用，蒸制的火不停，三十天就可以取下研末，用某物包裹，在八月份用药。

二十二、□

【原文】

　　□：为醴，用石膏一斤少半，稾本[1]、牛厀[2]【各】一把置鬵【□□□□□

□□□□□□□□□】□置糵米二斗上,□其汁淳[3],反复簪□□中泰【□□□□
□□□□□□□□】□

【注释】

[1]稾本:藁本,《神农本草经》云有"长肌肤,悦颜色"等功效。[2]牛
郄:郄,马王堆汉墓帛书整理小组释文作"膝"。[3]淳:或训为沃。

【解析】

本方为酒剂。石膏,《新修本草》:"味辛、甘,微寒、大寒,无毒。主中风寒
热,心下逆气惊喘,口干舌焦,不能息,腹中坚痛,除邪鬼,产乳,金疮。除时气、
头痛、身热、三焦大热、皮肤热、肠胃中膈热,解肌发汗,止消渴、烦逆、腹胀、暴
气喘息、咽热,亦可作浴汤。"石膏归肺、胃经,生用清热泻火,除烦止渴;煅用
收湿、生肌、敛疮、止血。此处石膏应为生用,寒凉能解酒之热毒温燥。藁本散
风除湿,牛膝活血通络,而酒则二者兼顾。合用后,能益气温阳、驱寒散风、强
肝肾、健筋骨。

【译文】

制酒的方法:制作甜酒,使用小半斤石膏,藁本、牛膝各一把,放在大锅中
煮熟,再加入二斗酿酒之糵米,用汁水反复浇淋。下文缺如,文义不详。

二十三、□

【原文】

□:益力,敬除腹心匈中恶气[1];取槐荚中实[2],置□【□□□□□□□□
□□□□□□】五实,僟甚,少之;不僟,益之。令身若僟若不僟。【□□□□
□□□□□□□□□□□】□谷名有泰室、少室[3],其中有石,名曰骈石[4],取小者
【□□□□□□□□□□□□】□病益寿。

【注释】

[1]敬除腹心匈中恶气:"敬"通"清"。"匈"同"胸"。恶气,泛指病邪之
气。[2]槐荚中实:《神农本草经》作槐实。[3]谷名有泰室、少室:谷,两山之
间的夹道或流水。泰室、少室,均山名。泰室为五岳之一,即今河南嵩山。泰
室、少室均在登封县北。东为泰室山,西为少室山,相距七十里。[4]骈石:
骈,通"觯",骈石即觯石。觯,字亦作"纇",本义指"丝织物的青白色",故可
引指"光润之美色"。故上引方的"骈石"即"美石"。

【解析】

槐实,《新修本草》:"味苦、酸、咸,寒,无毒。主五内邪气热,止涎唾,补绝伤,疗五痔,火疮,妇人乳瘕,子之,捣取汁,铜器盛之,日煎,令可作丸,大如鼠矢,内窍中,三易乃愈。又堕胎,久服明目,益气,头不白,延年。"归肝、大肠经,能清热泻火,凉血止血。骈石即麦饭石。麦饭石是一种天然的中药石,具有利尿、健胃、保肝的功能,能吸附多种人体内的毒素并帮助排出,与槐实一起用于此处确实能除胸中滞气,将恶气排出体外。

【译文】

增强体力,去除心腹胸中恶气的方法:取用槐实五枚,放置好,如若很痒,则少用;如若不痒,则多用。让身体有似痒非痒的感觉。在名为泰室、少室的山谷中有一种石头,名叫骈石,取用块头小的骈石。使用此方可去除疾病,延长寿命。

二十四、☑

【原文】

☑:取刑马脱[1]脯之。段[2]乌豪一斗,以淳酒渍之,□去其宰[3],□□【□□□□□□□】與、蕱冬[4]各【□】□,菖蒴、牛䣝各五折,□荚、桔梗、厚箁[5]二尺,乌豪十果,并冶,以淳酒四斗渍之,毋去其宰,以□脯,尽之,即冶,□以韦橐裹。食以二〈三〉指最为后饭。服之六末[6]强,益寿。

【注释】

[1]脱:《尔雅·释器》李巡注:"肉去其骨曰脱。"本句意为将杀供食用的马肉去骨,制成肉脯。[2]段:字义为敲击。一说,"段"字可假为"煅"或"锻"。[3]□去其滓:裘锡圭认为"去"前缺文疑即"浚"字。[4]蕱冬:天冬。[5]厚箁:厚箁为药名,不详,疑为厚朴。[6]六末:身体远端的末梢部位。本条记以六末系指左右手足及前阴、后阴而言。

【解析】

马肉可补中益气、滋阴壮阳;乌头、牛膝温阳补肾;天冬补气养阴;桔梗、厚朴理气;菖蒴、皂荚利水祛湿。结合之后,补而不滞,温而不燥,适合长期服用健身,延年益寿。

【译文】

益寿方:取马肉去骨,制成肉脯。取乌头一斗,用浓酒浸渍,之后去除渣滓。将某药、天冬各等量,萆薢、牛膝各五小把,皂荚、桔梗、厚朴各二尺,乌头十颗,均研末,用四斗浓酒浸渍,不去渣滓,用此药酒反复浸渍马肉脯,风干,用皮革包裹装盛。服用时用手指撮取饭后服用。服用后可补益四肢及前后二阴,筋骨强健,延年益寿。

【原文】

☑:冶云母、销松脂[1]等,并以麦麴捖[2]之,勿□手,令大如酸枣,□吞一垸。日益一垸,至十日₌后日捐一垸[3],至十日₌【□□□□□】益损□,□之多日,令人寿不老。

【注释】

[1]云母、销松脂:云母,见《神农本草经》,云能"除邪气,安五藏,益子精,明目,久服轻身延年"。"销"通"消"。消字义为溶解,溶化。[2]麦麴捖:"捖"通"丸"。麦麴是麦麸与麦麵夹杂未分的。[3]日捐一垸:捐,齐,在此意为减去。

【解析】

云母,《新修本草》:"味甘,平,无毒。主身皮死肌、中风寒热,如在车船上,除邪气,安五脏,益子精,明目,下气,坚肌,续绝,补中,疗五劳七伤,虚损少气,止痢。久服轻身,延年,悦泽不老,耐寒暑,志高神仙。"云母能除风邪、实五脏,使人体轻目明,从而延年益寿。松脂,能祛风燥湿、拔毒生肌,能起到去旧生新的作用。麦麸也属水谷,加入可补足后天中气,固本培元。

【译文】

益寿方:将云母、松脂等份溶化混合,并用麦麴搓成丸剂,不要用手接触,令药丸大小如酸枣,每次服用一丸。每过一天加一丸,第十天后每天减一丸,如此再过十天又增加。如此服用一段时间,可使人长寿不老。

二十五、醪利中

【原文】

【醪利中】[1]:取黍、【节】之茎[2],少多等[3],而【□□□□□□□□□□□□】□其清汁四斗半,【□□】【□】之间为之若【□□□□□□□□□□□□】□以酿[4]之。取美乌豪八果,□取黍、节之【□□□□□□□□□□□□□】酿下,善封其婴[5]□,令□【□□□□□□□□□□□□□□□】□之孰,而以平□□【□□□□□

□□□□□□□□□□□□□□□□□□□□□□□□】□。

【注释】

[1]醪利中:用药酒补中益气。从所用方药来看,殆着重为壮阳补阴,保健长寿。[2]桼、【节】之茎:"桼"通"漆",疑即漆茎,据《名医别录》为泽漆别名。节,帛书整理小组疑为"地节"之简称。一说青黏为黄精。《三国志·魏书·方技传》注:"青黏者,一名地节,一名黄芝,主理五脏,益精气。"据《名医别录》地节即葳蕤,亦名玉竹。《神农本草经》名女萎,"主中风暴热不能动摇,跌筋结肉,诸不足,久服去面黑皯,好颜色,润泽,轻身不老"。黄精、玉竹外形及功用有相似之处,有时容易混淆。[3]少多等:等份。[4]酿:造酒。[5]罂:"罂"通"罃",古代盛酒浆的一种瓦器。

【解析】

泽漆,《新修本草》:"味苦、辛,微寒,无毒。主皮肤热,大腹水气,四肢面目浮肿,丈夫阴气不足。利大小肠,明目,轻身。一名漆茎,大戟苗也。"泽漆能利水散结。玉竹,《新修本草》:"味甘,平,无毒。主中风暴热,不能动摇,跌筋结肉,诸不足。心腹结气,虚热,湿毒,腰痛,茎中寒,及目痛烂泪出。久服去面黑,好颜色,润泽,轻身,不老。"玉竹归肺、胃经,能养阴润燥,生津止渴。乌头性热,能温经壮阳,与其他两药合用减轻温热之性,既温阳又补阴,既生津又利水,有补有泻。

【译文】

补中之酒:取用泽漆、玉竹的茎,等份熬制,去其滓,留取四斗半清汁。再取某药物进行酿酒。取用品质好的乌头八颗,和泽漆、玉竹的酿酒,一起放入瓦器妥善密封,等待成醪酒,下文缺如,文义不详。

【原文】

【一曰】:【□□□□□□□□□□□□□□□□□□□□□□□□□□】□【□□】

【解析】

原文缺如,文义不详。

【译文】

原文缺如,文义不详。

【原文】

☐□九斗[1],先【□□□□□□□□□□□□□□□□□□□□□□□□□□】者二升其中十日,冶,饮【□□□□□□□□□】从器出【□□□

□□□□□□□】中,服之百日,令肠中毋病。

【注释】

[1]▨□九斗:马王堆汉墓帛书整理小组释文作"【一曰】:□九斗"。

【解析】

原文缺如,文义不详。

【译文】

一说:取某药物九斗,先在瓦器中用某种酒二升,泡制十天,之后研末冲服,连续百天,可以使胃肠少生疾病。

【原文】

【一曰】:为醪,细斩柰、节[1]各一斗,以水五【□□□□】浚[2],以汁煮茈【威[3]□□□□□□□□】,有浚鞠〓[4]、麦鞠各一斗,【□□】□,卒其时[5],即浚□【□□】糵黍稻【□□】□各一斗,并炊,以鞠汁修之,如恒饭[6]。取【乌】豪三果,干畺[7]五,美桂【□】,凡三物,甫【□□】投[8]之。先置□婴中,即酿黍其上,□汁均沃之,有以美酒十斗沃之,勿挠,【□□】□涂之。十□□孰矣,即发,勿酾[9],稍□【□】清汁尽,有以十斗酒沃之,如此三而【□□】。以餔食饮一音[10]。已饮,身膗[11]养者,靡之。服之百日,令目【明耳】葱[12],【六】末[13]皆强,【□□】病及偏枯[14]。

【注释】

[1]柰、节:柰即泽漆。节当即地节(玉竹)之略。[2]浚:把液体的物质取出。[3]茈威:紫葳。[4]鞠:米曲,用麦做成的酒母。此即药酒酿制过程所用的发酵物。[5]卒其时:一昼夜。[6]以鞠汁修之,如恒饭:潃,原作修。潃字有二义。其一,是陈旧而发酸腐气味的米泔。其二,是淘米汁。此处是指第一义,即令饭食发酵。恒,常。全句谓以鞠汁浇黍稻并拌匀,像平时做饭洗米一样。意在促进发酵过程。[7]干畺:姜,原作畺。[8]投:相合。[9]勿酾:酾,音筛。勿酾,即不要滤酒。[10]餔食饮一音:"餔"通"晡"。"食"与"时"为同源字。晡时即申时。[11]膗:体。[12]葱:聪。[13]末:四末,四肢也。或六末,谓四肢及前后二阴。[14]偏枯:此句殆指本方除补中外,还可用于中风、痿躄等偏枯一类病症。

【解析】

本方剂型为酒剂。泽漆利水,玉竹养阴生津,紫葳活血通经,乌头、干姜、肉桂温热壮阳,米曲制成酒剂能温阳散寒。饮用此方,能补充人体阳气,阳气充足则有助生长化育、调畅全身气机,继而温煦、充实四肢及前后二阴。

【译文】

一说：要制作醪酒，取泽漆、玉竹各一斗，细细切碎，放入五斗水中浸渍后取出药物，用汁水来煮紫葳后，再用此汁水浸渍米曲、麦曲各一斗。将黍米或稻米曲蒸熟，放一昼夜，再用之前制好的汁水加入麦麴、黍稻曲各一斗，再一起炊熟，以鞠汁浇黍稻并拌匀，像平时做饭洗米一样。取用乌头三颗、干姜五份，品质好的肉桂适量，三种药均捣碎后混合。先将发酵的饭放入陶器，就是酿的黍米上面，让它们的汁水充分浇灌，再用十斗好酒浇淋，不要搅拌，再将某物涂在上面。十天就可以发酵好，不要滤酒，等待清澈的汁液完全流出。再加入十斗酒浇淋，重复三次就制成了。在申时饮用一杯，饮用后，身体出现瘙痒的，予以按摩。服用百天后，使人耳聪目明，四肢及前后二阴都变得强健，不会得病和半身不遂。

二十六、治

【原文】

【治】：取蠃[1]四斗，以湆瀸[2]渍二日，去蠃，以其汁渍□肉动[3]者若犬脯[4]【□□】，复渍汁，【□□】食脯一寸胜一人，十寸胜十人[5]。

【注释】

[1]蠃：蜗牛。[2]湆瀸："湆"通"酢"。"瀸"古异写作"瀸"。[3]动：通"撞"，捣击，此处指椎打。[4]若犬脯：狗肉制成的干肉。[5]食脯一寸胜一人，十寸胜十人：此极言食脯的壮阳效果。胜，任也，与"御女"之"御"，义同。

【解析】

蜗牛，《玉楸药解》言其："利水泄火，消肿败毒，去湿清热。"狗肉入药，味甘、咸、酸，性温，具有补中益气、温肾助阳之功。《本草纲目》载，狗肉能滋补血气，专走脾肾二经而瞬时暖胃祛寒，补肾壮阳，服之能使气血溢沛，百脉沸腾。本方用醋引蜗牛、狗肉壮阳助性之药效入宗筋，从而起到充实宗筋、延长房事的作用。

【译文】

壮阳：取蜗牛肉四斗，用醋浸渍两日，去掉蜗牛肉，用汁水反复浸渍捶打过的犬肉干。服用这种肉干一寸，房事可御一人，服用十寸可御十人。

二十七、折角

【原文】

【折角】[1]:燔蝒[2],冶。裹其灰以抿手[3],可以翕壶[4]折角,益力。

【注释】

[1]【折角】:原文有缺损,方意似是粉碎燔蝒,裹其灰以饲牛,可医牛之折角之疾,并有补益筋力的作用。据此,"折角"当是介绍强壮筋骨之方。[2]蝒:疑为虫类药物,或指臭虫之类,所指不详。[3]裹其灰以抿手:此处指烤炙研磨后的炭末。[4]翕壶:马王堆汉墓帛书整理小组释为"翕□",下一字不全。古书常见"翕赫""翕艳""盛貌",疑与此有关。

【解析】

臭虫能补益筋力、壮阳助性,烧灰之后能去除原有的难闻气味,保留助性之功。

【译文】

折角方:将蝒烤炙后,研末,将这种炭末喂牛,具有让牛体力大增,在搏斗时有折角的效果,并可增强气力。

二十八、走

【原文】

【走】[1]:非廉、方葵[2]、石韦、桔梗、茈威各一小束,乌豪三果[3],【□□□□□□□】□□大□【□】后箸[4]五寸,白螣蛇若苍梗蛇[5]长三四寸,若【□□□□□□□】,各蛊[6],并以【□】若枣脂完,大如羊矢,五十里一食。阴困出雒[7]【□□□□□□□】。・七百[8]。

【注释】

[1]走:行走。本条是旅行时增加足力的药方。[2]非廉、方葵:非廉,即蜚蠊,俗称蟑螂、油虫。见《神农本草经》中品。方葵,《神农本草经》称防葵,有坚骨髓、益气轻身的作用。[3]果:颗,《说文・页部》:"颗,小头也。"[4]后箸:即厚朴。[5]白螣蛇若苍梗蛇:螣,古书中传说的一种能飞的蛇。白螣蛇或苍梗蛇,今属何种蛇类不详。[6]蛊:通"冶",意为捣碎。[7]阴困出雒:困,疑读为"菌"。阴菌出产在雒地。雒,通"洛",地名。今名洛水,源

出陕西洛南县。[8]七百：可能是记述方药效果的标识。按方服药可行走七百里。

【解析】

蟅蟲，《新修本草》："味咸，寒，有毒。主血瘀，癥坚，寒热，破积聚，喉咽闭，内寒无子，通利血脉。生晋阳川泽及人家屋间，立秋采。"蟅蟲可活血化瘀，破积消癥。防葵，《新修本草》："味辛、甘、苦，寒，无毒。主疝瘕肠泄，膀胱热结，溺不下，咳逆，温疟，癫痫，惊邪狂走，疗五脏虚气，小腹支满，胪胀，口干，除肾邪，强志。久服坚骨髓，益气轻身。中火者不可服，令人恍惚见鬼。"防葵能强志坚骨，益气轻身。石韦，《新修本草》："味苦、甘，平，无毒。主劳热邪气，五癃闭不通，利小便水道。止烦，下气，通膀胱满，补益精气。"石韦可行水利尿，补精除烦。桔梗宣肺祛痰以通络；紫葳活血，厚朴行气以通经脉。白臘蛇或苍梗蛇似指乌头、白花蛇，效温阳宣通。雒地的阴菌可能为《新修本草》中的黄芝："味甘，平。主心腹五邪，益脾气，安神，忠信和乐。久食轻身不老，延年神仙。"黄芝可补中气以强腿力。多药合用，补泻兼施，从气血精多方面补足身体，增强腿力。

【译文】

增强足力方：蟅蟲、防葵、石韦、桔梗、紫葳各一小束，乌头三颗，某药物、厚朴五寸，长三四寸的白臘蛇或苍梗蛇，分别捣碎，并用枣膏搓成羊粪大小的药丸，行走五十里服用一丸。阴菌出产在雒地。服用后可日行七百里。

【原文】

【一曰】：乌喙五，龙悲[1]三，石韦、方风、伏兔[2]各□，阴干，□□【□】□【□□□】□去其羍【□□】盅五物，入酒中一日一夜，浚去其肘[3]，以汁渍饕[4]饭，如食【顷，□□】干₌有复【□□】干，索汁而成[5]。

【注释】

[1]龙悲：释为龙慨，疑即龙葵。[2]伏兔："伏"通"茯"，"兔"通"菟"，茯苓的别名。[3]肘："肘"为"财"之形讹，"财"通"滓"。[4]饕：帛书整理小组认为"饕"通"滫"。一说读为涤。[5]索汁而成：汁干或汁尽即成。索，尽也。

【解析】

乌头、龙葵、石韦、防风、茯苓有散风寒、舒经络、止痛、利尿、补虚等作用。本方将诸药泡于酒中再浸入米饭，使补益体力、行水理气之效蕴于食物之中，在行走或旅行途中能方便快速去除浊气，补充体力。

【译文】

一说：乌头五份，龙葵三份，石韦、防风、茯苓各等份，在阴凉处风干，将这五种药物研末，泡入酒中一天一夜，滤去渣滓，以其药汁泡饭，约吃一顿饭的时间，再将其阴干，干后再泡，泡后再干，直到汁尽，药即制成。

【原文】

【一曰】：乌豙二，北南陈阳□骨一，蛊，并以细新白布裹三。•马膏[1]【□□□□】栖肥鸡□【□□】□，复鬻瓦莔[2]长如中指，置【□□□□】汁，出莔，以囊盛，【□□□□】日弃狸【□□】肕。节行，顺扴东行水[3]一杯，置【□□□□□□□□□□□】入二以出之，勿令见日，饮之。

【注释】

[1]马膏：膏，油脂。马膏即马油。[2]鬻瓦莔：鬻，从鬲者声，"者"通"煮"。"莔"通"苔"。瓦苔，据《嘉祐本草》系屋游别名。屋游见《名医别录》，陶弘景《本草经集注》云："此瓦屋上青苔衣，剥取，煮服之。"[3]东行水：《名医别录》旧注作"流水"。

【解析】

马骨，《新修本草》中有马头骨："头骨，主喜眠，令人不睡。"瓦莔，一说为瓦苔，一种生在屋上的小草，能够利水；一说瓦和莔不为同一词，瓦作动词，莔为蘼芜，即治蘼芜。蘼芜，《新修本草》："味辛，温，无毒。主咳逆，定惊气，辟邪恶，除蛊毒鬼疰，去三虫。久服通神。主身中老风，头中久风，风眩。"二者除恶提神，再加乌头壮阳，马油、肥鸡益力，使人在将要行走之时精力充沛，加强行走耐力。

【译文】

一说：乌头两份，北南陈阳的马骨一份，制成粉末，用新的细白布裹三层。再加马油、肥鸡，放入长如中指的瓦苔煮制，滤出汤汁，取出瓦莔，包裹好，某日把药渣埋于土中。外出行走之前，顺带取出东流水一杯，放入某处两次取出，在日出前饮用。

【原文】

【一曰】：□□犬三卒【□□□□□□□□□□□□□□□□□□□□□□】乌豙一半，冶之，【□□□□□□□□□□□□□□□□□□□□□】为⊘。

【解析】

人体每日的活动，都需要自身阳气的温煦和鼓动。狗肉、乌头，都是温热壮阳之品,两药配伍服用后有温补肾阳的作用,加强体内阳气运转,使人白日精力更充足。

【译文】

一说:取用狗肉、乌头,制成粉末,下文缺如。

【原文】

【一曰】:走者,取女【□□□□□□□□□□□□□□□□□□□□□□□□□□□】□服一斗,取☑。

【一曰:□□□□□□□□□□□□□□□□□□□□□□□】晦渍[1],昼干之,尽【□□】寸行百里。

【注释】

[1]晦渍:晦,《左传》昭公元年注:"夜也。"

【解析】

女贞子,《新修本草》言其:"味苦、甘、平,无毒。主补中,安五脏,养精神,除百疾,久服肥健,轻身不老。"女贞子归肝、肾经,能滋补肝肾,明目乌发。中医理论中,肝主筋、肾主骨,肝肾足才能筋骨坚强,腿力持久。下方药物缺如,方法是将药性附于衣物外穿。人体活动后卫气外发,腠理渐开,药性从肌表腠理持续入体,在行走的同时补充体力,使人能坚持行走的时间更长。

【译文】

一说:要加强足力,可取用女贞子,或加上其他药物,每次服用一斗。一说:有一种或几种药物,夜晚用来浸泡衣物,白天晾干穿上,能日行百里。

【原文】

【一曰】:行宿[1],自謣[2]:"大山之阳,天【□□□,□】□先【□】,城郭不完,□以金关。"即禹步[3]三,曰以产荆[4]长二寸周昼〈画〉中。

【注释】

[1]行宿:宿,《说文》:"止也。"行宿指旅途停留。或曰旅行夜宿也。[2]謣:呼。[3]禹步:巫祝术士施术时的一种步法。[4]曰以产荆:"曰"字无义。产荆,即生荆。

【解析】

此治方为结合禹步、祝由辞、画符三法。"禹步"之"步",《说文》:"步,行也。"其最原始的含义应当是十分简单的,属于运动的性质。学者认为,"禹步"就是大禹的特有步子,这是"禹步"的最原始的含义。之后"禹步"发展为"一系列繁细动作"的步法,且具有无意识的动作导引的性质。祝由是中医朴素的精神疗法,是一种以语言信号为基本治疗媒介的传统暗示治疗。

【译文】

一说:旅途停留时,自己呼喊祝由辞,随后用禹步法走三步,用两寸长的生荆画一个大圆。

【原文】

【一曰】:东乡[1]讄:"敢告东君明星[2],日来敢[3]到画所者,席彼裂瓦[4],何人?"有即周【画】中。

【注释】

[1]乡:向。[2]东君明星:巫术中的天神名。[3]敢:《仪礼·士虞礼》郑注:"敢,冒昧之词。"贾公彦疏:"凡言'敢'者,皆是以卑触尊,不自明之义。"[4]席彼裂瓦:此句意为有敢侵入所画圆周中者,将被席卷、被裂碎。古代方术家用语中,瓦有破裂之意,见《鸡肋篇》卷上:"瓦言其破。"

【解析】

画符,是早期道教基本秘术之一,亦为道家世代相传之术,其特征与书法世家的"世不替业"颇为相似。

【译文】

一说:自己向东边呼喊祝由辞,画一个大圆。

【原文】

【一曰】:走疾欲善先者,取女子未尝男子者布[1],县枲[2],怀[3]之,见旋风以投之。风止,即【□□】带之。

【注释】

[1]女子未尝男子者布:处女月经布。[2]县枲:枲,本义为麻,此处当读"枱"。指用麻绳系住。[3]怀:怀,怀抱,怀藏。

【解析】

明代李时珍《本草纲目》论"月水"条:"女子,阴类也,以血为主,其血上应太阴,下应海潮,月有盈亏,潮有朝夕,月事一月一行,与之相符,故为其不洁,能损阳生病也。煎膏治病,出痘持戒,修炼性命者皆避忌之,以此也。"此条中用女子月经布为恶液、污秽之物,作辟邪之用,应属于祝由术。

【译文】

一说:要想行步迅速敏捷,可以用麻绳栓住童女月经布,放在怀里。如果见到迎面刮来的是旋风,就扔进去,等风停止后再拾起来佩戴着它。

二十九、疾行

【原文】

疾行:取牛车枲暴[1]带之,欲疾=约之[2]。

【一曰】:行欲毋足痛者,南乡禹步三,曰:"何水不越,何道不枯[3],气我□□末。"即取突墨[4]【□】【□】□□□内[5]履中。

【注释】

[1]枲暴:指缠绕在车辕上的绳索。[2]约之:《说文》:"约,缠束也。"约之,可能为缠束裤腿的意思。[3]枯:裘锡圭疑"枯"或可读为"进(或作赿)",与上文"何水不越"之"越"训为越过、渡过义相合。[4]突墨:即灶突墨,常用名属百草霜。[5]内:纳。

【解析】

研究表明,在小腿部位缠上布条或绳索可以阻止血液快速下流,有效减轻腿部的酸痛,利于长距离徒步行进,同时也能防止行走时腿部被划伤或叮咬。后一方提到禹步和祝由祷告的结合,其中还提到了百草霜。百草霜,即锅底灰,为杂草燃烧后附于灶突或烟囱的烟灰,辛、温、无毒,入肝、肺、胃经,能止血下气、泻心降火。放于鞋中能吸附足汗,增大摩擦力,使行走更省力、更平稳。

【译文】

快步行走的方法:行走时可佩戴着牛车车轴上的麻绳。要想走得快,可以在裤腿紧紧地捆缚。一方:步行时要想让足部不痛,可面向南方,行禹步三次,并念祝由词。然后把百草霜放进鞋里。

三十、☐

【原文】

☐:□□【□□】天下□【□□□□□□□□□□】宗,有气则产[1],无气则死,是□□【□□□□】。怒而不大者,据不至也[2];大【而不坚者】,筋不至也;坚而不热者,气不至也。据不至【而用】则腄[3],筋不至而用则避[4],气不至而用则惰[5],是以圣人必参致之。汤游于摇台[6],陈【□□】于南宫[7],问男女之齐至相当[8]、毋伤于身者若可?合曰:益产者食也,损产【者色】也[9],是以圣人必有法厕[10]:一曰巃〈麋〉觿,二爱据,三曰蝉傅,四曰蟾者,五曰鱼察,六曰青□,【七曰兔敄】[11]。一曰云石,二曰拈瓠,三曰耀昏,四【曰】伏□,五曰赤剟。【·一曰】高之,二曰下之,三曰左之,四曰右之,【五曰】深之,六曰浅之,七曰兔敄。·一曰疢,二曰瘤[12]。一曰【□□,二】曰震撞[13]。一曰致味,二曰致气,【三曰劳】实,四曰侍节[14]。

【注释】

[1]产:生。[2]怒而不大者,据不至也:"据"通"肤"。阴茎勃起而不大,属肌表未有血气充盈;[3]【而用】则腄:用,性交。"腄"通"垂",下垂,衰萎也。下文避、惰意义略同垂。[4]避:避,回避。[5]惰:衰败。[6]汤游于摇台:汤,即成汤之略。为商代开国之君。"摇"通"瑶"。[7]陈【□□】于南宫:陈□,似为人名。南宫,古有数说。如有以为秦、汉宫名者,有作为汉以后官署尚书省之别称者。有以为汉代所置地名(今河北省界)者,但此处则指南方宫殿而言。[8]男女之齐至相当:男女交接的最适当的方法。齐,和也。至,最也。[9]合曰:益产者食也,损产【者色】也:"合"通"答"。产,生也,生命、生机。[10]厕:通"则",法则、方法。主要指以下介绍的性交术式。[11]一曰夔〈麋〉觓,二爱据,三曰蝉傅,四曰蟾者,五曰鱼察,六曰青□,【七曰兔敄】:"爱"通"猿"。"据"通"踞"。"伏""傅"同源。"者"通"蜍"。"青"与"蜻"上古音均清母,耕部韵,同音通假。"敄"通"鹜"。裘锡圭认为"夔〈麋〉觓",马王堆汉墓帛书整理小组释文作"麋□"。《合阴阳》之"楉",马王堆汉墓帛书整理小组疑读为"觓",意思是触。"察",马王堆汉墓帛书整理小组释文作"喋"。"青"字下一字应为"灵"或"令"。[12]一曰疢,二曰瘤:"疢"应作"吷",形近而讹。"瘤"通"咕"。[13]一曰【□□,二】曰震撞:震撞,即振动。[14]侍节:"侍"通"待"。"节"通"盈"。

【解析】

神话传说中神仙所居之地曰瑶台,商汤圣人知行完备,为了达到止于至善的目标,犹垂询男女法则,可见其重要性。《汉书》艺文志曰:"房中者,性情之极,至道之际。……而有节,则和平寿考;及迷者弗顾,以生疾而殒性命。"这段文字与《天下至道谈》有重复的内容。房中术是人的情性的极点,男女最高之道的会合;因此圣王制定室外的礼乐而禁止房中放纵的情欲,并为此节制修饰。分开阐述,男女黄赤之道法则如下:①关于前戏要求。参考《天下至道谈》记载:"怒而不大者,肌不至也;大而不坚者,筋不至也;坚而不热者,气不至也。肌不至而用则腄,气不至而用则避,三者皆至,此谓三诣。"前戏要求男人达到三至,即充分勃起为肝气至,阴茎发热为心气至,坚硬持久为肾气至。

反之，为三不至。三不至则没有性欲、勃起硬度不够、阳痿。女性最好达到五至，即脸红润为心气至，目含情为肝气至，微出汗为肺气至，紧依偎为脾气至，阴液溢为肾气至。古人认为，心主血，其华在面，如眉宇含笑，面颊泛红，是心气为情欲激发的表现；肝藏血，其华在目，如眼睛明润，脉脉含情，秋波频送，是肝气为情欲激发的表现；肺开窍于鼻，如低头不语，鼻腔涕出，是肺气为情欲激发的表现；脾主肌肉，如身躯移动，相依相偎，是脾气为情欲激动的表现；肾主液，开窍于二阴，如玉门微启，润液津津，是肾气为情欲激动的表现。女子只有在五脏之气全被情欲所激发，其面颊、眉眼、鼻腔、身体的动作、外阴均有明显变化，这时才是男女交合的最好时机。②关于男女体位。"一曰虦〈麋〉觬，二爰据，三曰蝉傅，四曰蟾者，五曰鱼察，六曰青□，【七曰兔㹠(骛)】。一曰云石，二曰拈瓠，三曰耀昏，四【曰】伏□，五曰赤趔"，参考《天下至道谈》记载："一曰虎流，二曰蝉附，思外，三曰尺蠖，四曰困□，五曰蝗磔，息内，六曰猨踞，思外，七曰詹诸，八曰兔骛，九曰蜻蛉，思外，十曰鱼喝，此谓十势。"《合阴阳》记载："十节：一曰虎游，二曰蝉附，三曰尺蠖，四曰困角，五曰蝗磔，六曰爰踞，七曰詹诸，八曰兔骛，九曰蜻蛉，十曰鱼喝。"③关于交合动作。"一曰高之，二曰下之，三曰左之，四曰右之，五曰深之，六曰浅之，七曰兔骛。一曰吹，二曰齿。一曰□□，二曰震动"，参考《天下至道谈》记载："一曰高之，二曰下之，三曰左之，四曰右之，五曰深之，六曰浅之，七曰疾之，八曰徐之，此谓八道。"指调节交合动作、控制交合节奏的方式，包括上下、左右、快慢、深浅。房中家认为，应根据不同的养生目的及女子的反应，对交合动作进行相应调节和控制，才能收到和谐美满的效果。"五音：一曰喉息，二曰喘息，三曰累哀，四曰吹，五曰啮。"五音指女子在交合时发出的五种声息，也作五声。通过辨析五音，可知女子的性感受。女子发出急促的呼吸声，是迫切要求交合的表现。喘息而粗，乃性欲高亢。发出哼哼唧唧的声息，乃交合时阴痒而生快感。口中呵呵连声，乃交感中美乐难忍。女子咬牙摩擦颤动不已，是要求再持续交合。《合阴阳》记载："吹者，盐甘甚也，啮者，身振动，欲人之久也。""八动：一曰接手，二曰伸肘，三曰平踊，四曰直踵，五曰交股，六曰振动，七曰侧钩，八曰上钩。"房中家认为，女子交手抱人，是想双方腹部更为贴切；伸直肘臂，是希望皮肤上的摩擦和接触；蹬直脚跟，是因为插入的深度不够；侧弯身体，是想玉户两旁接受刺激；向上弯腰收腹，是想阴道深处得到刺激；两腿交加，是表示插入过深；腰腹微微涌动，是希望在浅层接触；身体抖动，是希望交合能继续进行下去。④关于交合时机。"一曰定沫，二曰致气，三曰劳实，四曰时节"。应当是说对男女有益的性交方法。参考《天下至道谈》记载:"八益:一曰治气,二曰致沫,三曰知时,四曰畜气,五曰和沫,六曰窃积气,七曰待赢,八曰定倾。"

【译文】

房中之道,是人性情和大道的极点,气力充足则房事持久,气虚体乏则房事短少。阴茎勃起却不膨大,是肌表不荣;阴茎膨大却不勃起,是宗筋亏虚;阴茎坚挺却不发热,是阳气不足。若肌表不荣,则会阴茎下垂,宗筋亏虚则会回避房事,阳气不足则会房事怠惰,这三样是圣人所必须要充足的。商汤在瑶台游历,陈某游于南宫,询问男女交接的最适当的、不会对身体造成损伤的方法是什么?回答是:对身体有益的做法是服用食品药品等来补养,过度沉迷、不恰当的房事交合会损害身体,圣人有相应的交合方法指导:关于体位,一为鹿角式,二为猿据式,三为蝉伏式,四为蟾蜍式,五为鱼嘬式,六为蜻蛉式,七为兔骛式。一为云石式,二为拈瓠式,三为耀昏式,四为伏□式,五为赤鼈式。关于交合动作,一为高,二为下,三为左,四为右,五为深,六为浅,七为兔骛。关于声音,一为吹,二为啮。关于交合动作,一为□□,二为撞动。关于交合时机,一为致味,二为致气,三为劳实,四为时节。

三十一、语

【原文】

•语:□见三月吉日在□,禹乃□□入于谜房[1],其状变,色甚雄以美,乃若台壮[2]。群河见之[3],【□□】【□□□】□□□□【□□□□□□□□】河月之□治扣而见□,凡彼莫不溉菁有英[4]。今人【□□】【□□□□□□□□□□□□□□□□□□□】□我须麇溉化[5],血气不足,我无所乐,【□□】【□□□□□□□□□□□□□□□□□□□□】□【□】欲毋言,王有□色,□【□□□】【□□□□□□□□□□□□□□□□□□□□】□昏有吾[6]。南河【□□□□】如枣【□□□□□□□□□□□□□□□□□□□□□□□□□□□□□□□□】其□【□□□□□□□□□□□□□□□□□□□□□□□□□□□□】□女子之乐【□□□□□□□□□□□□□□□□□□□□□□□□□□□□□】不能已。西河【□□□□□□□□□□□□□】俞曰:【□□□□□□□□□□□□□□□□】□坚病而起而不已,恐过而不吾。少河【□】合麇睞【□□□□□

□□□□□□□□□□□□】其□□而问之，以渴请故。少河进合[7]曰：女子之乐有【□□□□□□□□□□□□】幼疾，暴进暴退，良气不节[8]。禹曰：善戋言乎[9]！【□□□□□□□□□□□□□】我欲合气，男女蕃兹[10]，为之若何？少河曰：凡合气之道，必【□□□□□□□□□】必至□思，气不□□。禹曰：善戋言乎！今我血气外揖【□□□□□□□□□□□】曰：君何不鬻茅艾[11]，取其湛[12]，以实五赏石膏白□[13]【□□□□□□□□□□□□□□□□】，端夜茨就[14]，白虽赏，登左下右，亦毋暴央。

【注释】

[1]譙房："譙"通"璇"。璇房是以美玉砌成的房子，此处代指宫娥美女的住所。[2]乃若台壮：若，如也。台，疑读为"始"。全句可能是描述禹的外貌的变化，"乃若始壮"与后文"须眉既花"相对。一说是描述性兴奋时的男性外生殖器的形态。[3]群河见之："河"通"娥"，字义为美。此处群娥指禹之后宫众美女。[4]凡彼莫不溉蒿有英：蒿，借为"饮"，气蒸出貌。此句殆形容群娥求欲情切，气氛炽扬。[5]须麋溉化："麋"通"眉"。"化"通"华"。即须眉均白之义。[6]吾：悟。[7]合：疑读为"答"。[8]暴进暴退、良气不节：性交动作急暴，精气不能得到调节。[9]善戋言乎：戋，"哉"之省文。[10]我欲合气，男女蕃兹：合气，交接。蕃兹，即蕃滋。男女蕃滋谓生儿育女，指男女双方身体健盛。[11]鬻茅艾："鬻"为"羹"之古写。茅，《神农本草经》名茅根。陶弘景注："此即今白茅。"艾，《名医别录》名艾叶。[12]湛：读为"湆"，汁。[13]白□：白字下一字疑为"煅"字。[14]端夜茨就："端夜"言"中夜"。茨，覆盖。就，疑读为"酻"。孙怡让《周礼正义》："《释文》云，酻，本又作凉"。此句大意殆为上文所述之茅、艾、石膏等药物所配制的药物饮料，应在夜时覆盖之。

【解析】

本段文字以禹和南河、西河、河月、少河、少俞等群河神仙在天庭璇房的对话形式，阐述了老年男女合气养生之道。文字脱失很多，难以详细解释，但还是可以看出以下观点：①养生之道是可以请教开悟的；②养生者能保持容貌俊美，身体强壮；③养生者须眉既白，血气衰减，也可以行男女之乐；④养生者男女蕃滋，后代荣昌；⑤养生药物有茅根、艾叶、石膏等日常之品，端夜觉寝时也要坚持登左下右导引之；⑥养生要持之以恒，循序渐进；⑦养生毋暴进暴退，毋暴成，否则，良气不节，损伤身体。

【译文】

传说：每到三月的吉日，禹就会进入宫娥美女的住所，进入后容貌发生变化,变得非常雄伟美丽,像年轻时一样强壮。众宫娥看见之后非常欣喜,都迫不及待期盼临幸。现在的人等到胡须眉毛都变白的时候,身体的气血已经不足了,自身已经无法像年轻时一样行房中乐事。但养生得当的人,即使到了须眉皆白的年龄也能行男女之乐。南河、西河、少河、少俞等群河神仙同禹交流养生之术。疑是少河说:"行房事阴茎勃起后不能痿软,恐怕已经过度耗伤了自己而不知。"少河闭上眼睛,其他人继续问道想要知道缘故。少河于是回答说:"与女子行乐要注意不要鲁莽行事,房事时猛退猛进,动作急暴,精气便不能得到调节。"禹说:"很有道理啊!我想要交合阴阳之时,需要男女双方身体健盛,这是为何?"少河说:"凡是交合阴阳时,必定要双方气力充足,才能气源不断。若是不足,交合过程则会不顺利。"禹说:"很有道理啊!如今我血气外泄,身体偏虚,该如何是好呢?"少河说:"您何不取用茅根、艾叶熬汤,取其汁液,再加入煅石膏,在夜时覆盖之,白天打开使用,每天睡前和起床后坚持登左下右的导引功法,同时注意不要动作太快以免伤到身体。"

三十二、食引

【原文】

食引[1]:【利】益气,食饮恒移音撞之,卧有引之[2],故曰:饮【食】之,有教谋之[3]。右引而曲左足。

【注释】

[1]食引:配合饮食进行的导引。[2]卧有引之:配合睡眠进行的导引锻炼。[3]教谋之:"谋"通"诲",教谋即教诲。

【解析】

饮食、觉寝、导引都要求顺其自然;并且,多种养生方法结合应用于日常生活之中。食阴以为动强,吸气以为精明,那么其寿可长。参考《十问》天师之食神气之道记载:"食阴拟阳,稽于神明。食阴之道,虚而五藏,广而三咎,若弗能出朴。食之贵静而神风,距而两峙,参筑而毋遂,神风乃生,五声乃对。"耇老接阴食神气之道记载:"其事壹虚壹实,治之有节一曰垂肢,直脊,挠尻;二曰疏股,动阴,缩州,三曰合睫毋听,吸气以充□;四曰含其五味,饮夫泉英;五曰□精皆上,吸其大明。至五而止,精神日怡。"师癸治神气之道记载:"觉寝而引阴,此谓练筋;既伸又屈,此谓练骨。动用必当,精故泉出。行此道也,何世不忽。"

【译文】

配合饮食进行的导引：利中益气，饮食勿静坐，要走动，睡眠配合导引之术，所以说：饮食之后，传授导引之术，做右引而弯曲左脚的导引功法。

卷末图

【竿】光[1]

【□】鼠[2] □□

麦齿　谷【实】

赤朱　【琴】弦

付□

【注释】

[1]【竿】光：周一谋、萧佐桃认为以下八个名词附在帛书卷末图上，原来可能有十二个名词。卷末图在帛书正文与目录相交部位的下部，原图残缺严重，文字说明既模糊而又残缺不全，可能是描绘女子外阴部位的示意图。图中附注的名词大多可在《医心方》卷二十八《房内》的“临御第五”及“九法第十二”中找到，其意义似分别指外阴及阴道内的一定结构和部位。[2]【□】鼠：裘锡圭认为“鼠”前一字，整理者补作“臭”。

【解析】

此附有一残图。原无标题。今暂称为“女子外阴各部名称图”。兹先将其释文根据由左至右、由上至下的原则与顺序录在上面。

【译文】

女子外阴部位图。

参考文献

[1] 魏一苇,何清湖,刘禹希.马王堆养生理论研究的现状与展望[J].湖南中医药大学学报,2014,34(9):62-65.

[2] 马王堆汉墓帛书整理小组.马王堆汉墓帛书[M].北京:文物出版社,1985.

[3] 周一谋,萧佐桃.马王堆医书考注[M].天津:天津科学技术出版社,1988.

［4］ 魏启鹏,胡翔骅.马王堆汉墓医书校释［M］.成都:成都出版社,1992.

［5］ 马继兴.马王堆古医书考释［M］.长沙:湖南科学技术出版社,1992.

［6］ 裘锡圭.长沙马王堆汉墓简帛集成(陆)［M］.北京:中华书局,2014.

［7］ 周一谋.简论马王堆医书中的通假字［J］.中医药文化,1992(3):2-5.

［8］ 王群,熊益亮,赵希睿,等.先秦两汉简帛医书的生育医方探析［J］.世界中医药,2018,13(8):2048-2051.

［9］ 岳海燕.马王堆帛书医药文献注释拾零［J］.太原学院学报(社会科学版),2021,22(5):103-108.

［10］刘玉环.马王堆帛书药名补释五则［J］.昆明学院学报,2011,33(2):113-114.

房内记

《房内记》是介绍男女性功能保养、强身健体、延年益寿等房中养生的方剂学著作。其中记载了男女房事养生的方法,与后世《玉房秘诀》《医心方》等内容接近,文中"禹藏埋胞图法"似误抄自《胎产书》。《房内记》反映了秦汉时期人们对性保健和自然变化规律的积极探索。

一、除中益气

【原文】

【·】□□□□□□□□□□□□□□□□□□□□□□鸟卵[1],□以汩□□□□□□□□□□□□□□□□□□□之便。

【注释】

[1]鸟卵:《名医别录》称"雀卵",入禽部中品,云:味酸,温,无毒。主下气,男子阴痿不起,强之,令热,多精,有子。

【解析】

麻雀蛋味甘、咸,性温,具有滋补精血、壮阳固肾之效。适用于精血不足、四肢不温、怕冷等症。肾阳虚所致的阳痿,精血不足所致的闭经、头晕、面色不佳者均可服用,常吃麻雀蛋,具有健体、养颜、增强性功能等作用。现代药理学认为,麻雀蛋含有丰富优质蛋白质、卵磷脂、脑磷脂与人体所需的多种维生素、铁、磷、钙等。

【译文】

吃麻雀蛋,以达到某种疗效。(原文缺如,文义不详)

【原文】

【·】□□益气[1]:取白松脂、杜虞[2]、□石脂[3]等冶[4],并合三指大最[5],再直☒

【注释】

[1]□□益气:增强体力。[2]杜虞:杜若,又名杜蘅。[3]□石脂:《神农本草经》有五色石脂,谓青、赤、黄、白、黑石脂,各随五色补五脏。此处不知为

何色。[4]等冶：等，等分。冶，研末。[5]三指大最：三指最用拇、食、中三指指腹撮取药末，三指大撮在撮取药量时略多于三指撮，均属一种估量性的药物计量法。

【解析】

益气主要是针对内伤劳倦或病久虚羸、气短懒言、面色苍白、神疲无力、肌肉消瘦等症的疗法。《神农本草经》木部上品："松脂味苦温，主治痈疽恶疮，头疡白秃，疥瘙风气，安五脏，除热。久服轻身延年。"载杜若："味辛微温，主胸胁下逆气，温中风，入脑户，头肿痛，多涕泪出，久服益精明目，轻身。一名杜衡。"载五石脂："味甘平，主黄疸泄利肠澼脓血，阴蚀下血，赤白邪气痈肿疽痔，恶疮头疡疥搔，久服补骨髓益气肥健不饥，轻身延年，五石脂各随五色补五脏。"诸药共奏益精气、充五脏、壮阳道、延年寿之效。

【译文】

（补中）益气：取白松脂、杜衡、石脂等份研末，取药时略多于三指撮，再放入某药物，服用。（原文缺如，文义不详）

二、内加及约

【原文】

• 内加及约[1]：取空垒[2]二斗，父且[3]，段之[4]，□□成汁，若美醯[5]二斗渍之。□□□□去其莘[6]。取桃毛[7]二升，入□中挠[8]。取善布二尺，渍□中，阴乾，□□□□□□□布。即用₌布抿揗中身及前[9]，举而去之[10]。

【注释】

[1]内加及约：内加乃用于男子以激发性欲，使阳具勃起的方法。约是用于激发女子情欲，促进阴户收敛方法的代称。[2]空垒：蓬虆之误。《神农本草经》载蓬虆："安五脏，益精气，长阴令坚，强志，倍力有子，久服轻身不老。一名覆盆。"[3]父且：㕮咀，本义为用口将物嚼碎，后世改为捣碎、切细，为制散剂之法。[4]段之：椎捣使之碎细。[5]美醯：品质好的醋。[6]莘：渣滓。[7]桃毛：桃果实表面上的细毛。[8]挠：搅拌。[9]用布抿揗中身及前：抿，揗，摩擦、抚慰。此句意为用药布摩擦腹部及前阴部。[10]举而去之：在出现兴奋反应后即可停止拭摩而将药布拿走。

【解析】

《神农本草经》谓蓬虆能"安五脏，益精气，长阴令坚，强志，倍力有子，久服轻身不老。一名覆盆。"《名医别录》谓"一名阴药"。《神农本草经》云桃毛:"主下血瘕,寒热积聚,无子。"醋味酸苦微温,入肝经,醋制可以改变药物的理化性质,降低其毒性或副作用,增强药物疗效。诸药共奏滋养肝肾、补益强壮之效。

【译文】

激发男女性欲,促进阳具勃起、阴户收敛之法:取蓬藟二斗,捣碎磨细后,去使之成汁,再加品质好的醋浸渍,去掉药汁中的渣滓。取桃毛二升,放入药汁中搅拌。取二尺好布,放入其中浸渍,放日光晒不到的地方阴干。在性交时可以用药布摩擦腹部及前阴部,出现性反应后拿走。

【原文】

·欲止之[1],取黍米泔若流水以洄之[2]。

【注释】

[1]欲止之:或指阳强不倒时而使之痿软的处理方法。[2]黍米泔若流水以洄之:洄,洗。用淘米水淋洗阴器。

【解析】

此方用寒凉直折炎上之火,以收挺纵之茎。阳强不倒又称阴茎异常勃起症,此乃性欲亢进之症,多数患者疼痛异常,阳强易举,甚至白天也阳举持久不痿,有时阳具彻夜勃起不倒。阳强多由于情志不舒,肝郁化火,火灼宗筋,致使筋体拘急;或湿热闭阻宗筋脉道,脉络郁阻,而致茎体强硬不衰;或因房事过度,精液久泄,耗损真阴,阴虚阳亢,而致茎体脉络瘀阻而坚硬不倒。阴器乃肝脉所络,为宗筋所聚而成;肾主精,而司生殖,阴茎为肾之所系。阳强病理表现有虚实之分。虚证多见肾虚;实证常见肝病。阳强总的治法是滋阴清热、潜阳软坚、清肝泻火、滋阴软坚为主。

【译文】

男子阳强不倒时欲使之痿软,可用淘米水像流水般淋洗阴器。

【原文】

·内加:取春鸟卵[1]入桑枝中,烝之,伏黍中食之。卵壹决[2],勿多=食=☐

【注释】

[1]春鸟卵:疑指春季的雀卵。[2]卵壹决:决,必也。每次服用量限于一卵。

【解析】

麻雀蛋味甘、咸,性温,具有滋补精血、壮阳固肾功效。适用于精血不足、四肢不温、怕冷等症。桑枝味苦性平,具有祛风通络、滋肾水、通利关节之效。《本草图经》记载:"桑枝不冷不热,可以常服,疗遍体风痒干燥,脚气风气,四肢拘挛,上气,眼晕,肺气嗽,消食,利小便,兼疗口干。"黍米能益气补中,滋补肾阴,增强体力。但黍米黏性大而难以消化,切忌过量食用,尤其老弱病人和胃肠功能欠佳者更要少食。诸药共奏益气补中、补充体力、滋补肾阴、壮阳固肾之效。

【译文】

使男子的阳具勃起之法:将春天的麻雀蛋放在桑枝熬成的药汁中,蒸熟,然后埋在黍米饭中服用。依此法服用一个即可,不要多吃。

【原文】

•内加:取桂[1]、姜[2]、椒[3]、蕉荚[4]等,皆冶,并合以穀汁[5]丸之,以榆□[6]抟[7]之,大如釦□□□藏筒中,勿令歇[8]。即取入中身空[9]中,举,去之。

【注释】

[1]桂:肉桂。[2]姜:干姜。[3]椒:此处暂释作蜀椒。[4]蕉荚:皂荚。[5]穀汁:楮实汁。[6]榆□:"榆"字下的缺文极有可能为"皮"字。[7]抟:聚结,将碎细之物捏聚成形。[8]勿令歇:使药物之气不外泄。[9]中身空:脐孔。

【解析】

肉桂补火助阳,引火归源,散寒止痛,干姜温中散寒,回阳通脉,蜀椒具有温中止痛,三药辛温之性甚强,合用暖体壮阳。皂荚辛香温通,开窍通闭。《药性通考》载:"楮实子,阴痿能强,水肿可退,充肌肤,助腰膝,益气力,补虚劳,悦颜色,壮筋骨,明目。"楮皮汁效与之相似。《神农本草经》载榆皮:"味甘平,主大小便不通,利水道,除邪气,久服轻身不饥。今名榆白皮。"诸药共奏补益阳气、强壮体魄、激发性欲之效。

【译文】

使男子的阳具勃起之法:取肉桂、干姜、蜀椒等份,均研碎,混匀后用楮实汁制成丸剂。用榆皮汁将其聚结在一起,像某金属容器一样大,藏于竹筒中,使药物之气不外泄。在性交时将药丸放入脐孔中,阳具勃起后,拿走。

【原文】

•内加:取穀汁一斗,渍善白布二尺,阴干,尽汁,善臧。即用二布揾中身[1],举,去之。

【注释】

[1]用布揾中身:揾,擦,揩拭。用布揾中身,即指用药布揉擦、按摩腹部

及前阴。

【解析】

《玉揪药解》云楮实子："味甘,气平,入足少阴肾、足太阳膀胱、足厥阴肝经。起痿助阳,利水消肿。"楮实子温暖肝肾,补益虚劳,壮筋骨,强腰膝,治阳事痿弱效。按摩可促进阳具血液循环,疏通经络,用药布摩拭阳具可起到滋润、增加性欲、刺激阳具勃起的作用。

【译文】

使男子的阳具勃起之法:用楮实煎煮取汁一斗,用二尺好布反复渍湿,在日光晒不到的地方晾干。在性交时将药布揉擦、按摩腹部及前阴,待到阳具勃起后方可去之。

【原文】

• 内加:取犬肝,置入蜂房旁,令蜂□□螫[1]之,阅十余房[2]。冶陵楮[3]一升,渍美醯一参[4]中,五宿,去陵楮。因取禹熏[5]、□□各三指大最一,与肝并入醯中,再□□□□莘,以善絮一□□□□□尽醯,善臧筒中,勿令歇。用之,以缠中身,举,【去】之。

【注释】

[1]螫:蟄。[2]阅十余房:经历十余房蜂螫之,集十余房蜂之毒。[3]陵楮:马王堆汉墓帛书整理小组认为当即陵藁,又称陵泽,据《名医别录》系甘遂别名。[4]参:三分之一升。[5]禹熏:禹孙,即泽泻。

【解析】

《医心方》卷二八引《洞玄子》"长阴方"有"以和正月白犬肝汁,涂阴上三度,平旦新汲水洗却,即长三寸,极验",与该方犬肝药用相合。蜂毒具有祛风除湿、消肿止痛之效。现代药理作用表明,蜂毒具有神经阻断、收缩血管、抗凝血、增强机体的应激能力等作用。甘遂苦寒,攻水破血,缓解挛急,治小便不通、水肿、疝气偏肿、麻木疼痛等症。泽泻甘、淡、寒,归肾、膀胱经,利水渗湿,泄热,化浊降脂,用于小便不利、水肿胀满、泄泻尿少等症。二者都擅长行水,醋制可增强其疗效,它们在本方中配合使用可消除阳具水肿。该药方起到缓解挛急、消除阳具水肿、滋润、增加性欲、刺激阳具勃起的功效。

【译文】

使男子的阳具勃起之法:将犬肝放到蜂房旁令蜂螫之,经历十余房蜂螫之,集十余房蜂之毒。将甘遂研末浸泡在品质好的醋中五个昼夜,去渣取汁。再将泽泻末、某药物各取三指大撮加入醋中,再去渣取汁,将棉絮反复用醋浸渍,藏于竹筒中,使药物之气不外泄。在性交时将药布揉擦、按摩腹部及前阴,待到阳具勃起后方可去之。

【原文】

•约:取蕃石[1]、蕉荚、禹熏三物等,□□□一物,皆冶,并合。为=小囊,入前中[2],如食间[3],去之。

【注释】

[1]蕃石:矾石。[2]为小囊,入前中:囊,口袋。前中,于女子当指阴户。[3]食间:义同食顷。指吃一顿饭的时间。

【解析】

禹熏即泽泻,《本草纲目》云:"时珍曰:去水曰泻,如泽水之泻也。禹能治水,故曰禹孙。"《神农本草经》记载泽泻时云:"味甘,寒,无毒。治风寒湿痹,乳难,消水,养五脏,益气力,肥健。久服耳目聪明,不饥,延年,轻身,面生光,能行水上。"《名医别录》云:"泽泻:味咸,无毒。主补虚损、五劳,除五脏痞满,起阴气,止泻精、消渴、淋漓,逐膀胱三焦停水。……味甘,无毒。主治风痹、消渴,益肾气,强阴,补不足,除邪湿。久服面生光,令人无子。"上述记载中的"止泄精""强阴"等功效,足以证明泽泻用于激发男、女性欲的方剂中的合理性。矾石收敛紧缩阴道,皂荚清洁柔滑阴道,原文缺如的某药也应当是具有刺激性的温补药物。该药起到益肾强阴、紧缩柔滑之效。

【译文】

使女子的阴户收敛的方法:取矾石、皂荚、泽泻等份,加入某药物,将诸药研碎,混匀。在性交时装入小口袋,放入阴户,约一顿饭的时间即可起效,取出。

【原文】

•约:取桂、干姜各一,蕃石二,蕉荚三,皆冶,合。以疏缯[1]裹之,大如指,入前中,智[2]而出之。

【注释】

[1]疏缯:织得比较稀疏的丝织品。[2]智:智,即知,觉也。指女性用药后的感觉。

【解析】

肉桂温补肝肾阳气,干姜温补脾胃阳气,激发性欲。将白矾加热溶化并煅至全部泡松呈白色蜂窝状后取出,放凉即得枯矾。枯矾富含矿物质和微量元素,粉质白细爽滑,收敛紧缩阴道,并且收敛湿毒,解毒杀虫,治疗子宫脱垂、阴道炎症、阴痒白带、宫颈糜烂、阴蚀恶疮。皂荚辛香温通,开窍通闭,治疗小便淋闭、胎衣不下及产后肠脱;杀虫散结,治疗炎症恶疮;并且能刺激阴道黏膜黏液分泌。该药方起到温养紧缩,祛除垢腻,清洁阴道,激发性欲之效。

【译文】

使女子的阴户收敛的方法:取肉桂、干姜各一份,矾石二份,皂荚三份,均研末,混合。用织得比较稀疏的丝织品包裹成指甲大小,纳入阴户中,有感觉便取出。

【原文】

·约:取巴叔[1]三,蛇床二,桂、姜各一,蕉荚四,皆冶,并合。以蜜若枣膏[2]和,丸之,大如䵶[3],入前中。及为₌小囊裹以嗛前[4],智而出之。

【注释】

[1]巴叔:叔,即菽,义为豆,巴叔应即巴豆。[2]枣膏:今俗称枣泥,系将大枣蒸煮后捣烂呈糊状者,用作丸药的赋形剂。[3]䵶:薏苡仁。[4]及为₌小囊裹以嗛前:嗛,衔。指在性交时将药囊衔于阴户内。

【解析】

巴豆辛热,有毒,入胃、大肠经,能通关窍,逐痰行水,杀虫,蚀疮排脓。蛇床子气香,辛苦温,有刺激性,能温肾壮阳、燥湿、祛风、杀虫,用于阳痿、宫冷、寒湿带下、湿痹腰痛;外治外阴湿疹、妇人阴痒、滴虫性阴道炎。然《本草经集注》:蛇床子"恶牡丹、巴豆、贝母"。本方却配伍巴豆,相反相激,以加强其刺激作用。另外,蛇床子能延长动物的动情期,增强性欲,还具有抗真菌和抗滴虫作用。肉桂温补肝肾阳气,干姜温补脾胃阳气,皂荚清洁柔滑。蜂蜜气芳香,味极甜,甘平,归肺、脾、大肠经,具补中、润燥、止痛、解毒之功,外用生肌敛疮。诸药共奏温养紧缩、祛除垢腻、清洁阴道、激发性欲之效。

【译文】

使女子的阴户收敛的方法:取巴豆三份,蛇床子二份,肉桂、干姜各一份,皂荚四份,均研末,加蜂蜜或枣膏调和成丸,如薏苡仁大小,纳入阴户。在性交时,将药放入小口袋,衔于阴户内,有感觉便可取出。

【原文】

·【约】:取犬骨燔,与蕃石各二,桂、强[1]各一,蕉荚三,皆冶,并合。以枣【膏】□□□前,智而出之。

【注释】

[1]强:姜,干姜。

【解析】

犬头骨性温，味辛咸，无毒，健脾和络，活血生肌。大枣膏调和为赋形成分，乃取其温润补虚之性，对阴户有滋润营养作用。矾石富含矿物质和微量元素，粉质白细爽滑，收敛紧缩阴道。肉桂温补肝肾阳气，干姜温补脾胃阳气，激发性欲。皂荚辛香温通，善祛除垢腻，清洁阴道，有助于药物充分渗透，并能充分发挥柔滑作用。该药方起到滋润柔滑、温养紧缩、除垢清洁、激发性欲之效。

【译文】

使女子的阴户收敛的方法：取犬头骨烧灰，与矾石各二份，肉桂、干姜各一份，皂荚三份，均研末，混合在一起。用枣膏和成丸，纳入阴户，有感觉便取出。

【原文】

·约：取蕃石、桃毛各一，巴叔一，三物皆冶，合。以枣膏和，丸【之，大】如薏，入□□□□如孰食顷[1]，即□□□□□□□□库中[2]。

【注释】

[1]如孰食顷："孰"通"熟"。"孰食顷"或作"食顷"，指炊熟一顿饭的时间。[2]即□□□□□□□□库中：疑为将药丸包裹以置阴户中。

【解析】

矾石酸涩，寒，有毒，生用解毒，蚀恶肉，生好肉，治疗子宫脱垂、白带、出血，修复阴颈糜烂。桃毛养阴，刺激阴道，增强性欲。巴豆刺激阴道壁，《名医别录》称其"疗女子月闭，烂胎，金疮脓血不利，丈夫阴颓，杀斑蝥毒"。大枣调和诸药。该药方起到紧缩修复、刺激增欲之效。

【译文】

使女子的阴户收敛的方法：取矾石、桃毛各一份，巴豆一份，三物均研末，混合在一起。用枣膏和成丸，如薏苡仁大小，放入某处约一顿饭的时间，在性交时放入阴户中。

三、痒

【原文】

·□痒[1]：羊头□□□□□□□□暴干，令遶[2]，以｛【以】｝[3]蜜和之，大如□□□□□指端☒

【注释】

［1］痒：瘙痒感。［2］避：凝。［3］以｛【以】｝：下一"以"字系衍文。

【解析】

《食疗本草》称羊头"平。主缓中，汗出虚劳，安心止惊。宿有冷病患勿多食。主热风眩，疫疾，小儿痫，兼补胃虚损及丈夫五劳骨热。热病后宜食羊头肉。"羊肉性温，为补虚温寒之品，羊头肉却在热病时宜食。自然界的食物，常常自身有性味相反的现象，如橘子肉性热，多吃容易上火，作为青皮、陈皮原料的橘子皮，却只是温性的。羊肉与羊头肉，也是其中一例。女子阴户瘙痒，系体内有热，可用羊头肉解之。

【译文】

治疗女子阴户瘙痒的方法：将羊头肉晒干后，使其凝结，加以蜂蜜和成蜜丸，如指尖大小，纳入阴道。

四、女子乐

【原文】

【·】□□□□□□□□□□□□□□□中，女子乐，欲之[1]。

【注释】

［1］女子乐，欲之：乐指女子性欲已被激动。欲之，欲得交媾也。

【解析】

阴户用药可以滋阴润滑保湿，去除局部不适感，治疗阴冷，刺激女子性欲，提高性交质量。

【译文】

将一种或多种药物纳入阴户，使女子性欲高涨，欲得交媾。

【原文】

【·】▯

【·】▯之。

【解析】

原文缺如，文义不详。

【译文】

原文缺如，文义不详。

【原文】

【·】☒皆等,并合,阴☒最,入前【中,女】子甚乐,欲之。

【解析】

原文缺如,文义不详。

【译文】

一种或几种药物均等份,混合均匀,取三指大撮,放入阴户,女子性欲高涨,欲得交媾。

【原文】

【·】☒半,皆冶,并合,大如□,置善粥[1]☒☒

【注释】

[1]善粥:美粥。

【解析】

性欲冷淡者配以适当的食疗法,对改善性功能,提高性欲有较好的效果。如羊肉、韭菜、虾肉、鸽子、仔鸡、黑豆、蜂蜜等食物类,附子、肉桂、淫羊藿、枸杞子、人参、当归、紫河车等药物类,都可以放在粥中食用。药粥则是滋补佳品,治疗阴冷的药粥如海参粳米粥、鲜蚝肉绿豆粥等。

【译文】

一种或几种药物均等份,混合均匀,成某物大小,放入美粥内食用。

【原文】

【·】☒美醯汁,食,先来□□所,不过三食☒

【解析】

醋具有促进消化、增进食欲、改善睡眠、增强药效的作用,可起到强身和防治疾病的作用,选择口味较好,每天早中晚服 10ml 为佳。配合药物补益正气,激发性欲,涩精止带。

【译文】

取某些药物加入品质好的醋中,清晨饭前服用,不超过三次。

【原文】

【·】☒三寸,燔冶□□□□,如【食】顷☒

【解析】

原文缺如的药,结合全书很可能是月经布。

【译文】

月经布取三寸,烧后存灰服用,约一餐饭的时间起效。

【原文】

□□□□而颣□□□□□□□□□□□□□□□□酒一杯中饮之□□□□
已,取其□家而□□□□□□□□□三日□□□□□□杯中饮之□□□□。
节其污者不能三指小最亦可[1]。已试[2]。

【注释】

[1]三指小最亦可:如果药量还不满三指小撮,也可以使用。[2]已试:
已,即已。该方已经经过尝试和检验。

【解析】

房中前戏要求能激起春情,提高性欲。男人达到"三至",女性最好达到
"五至"。本方治疗"污者不能",污本义为停积不流的水,此指玉茎怒而不大、
大而不坚或坚而不热,或者女子春情未起,没有达到脸红润、微出汗、阴液溢
的程度,咽喉以及阴道感到干燥。女子只有在五脏之气全被情欲所激发,其面
颊、眉眼、鼻腔、身体的动作、外阴均有明显变化,这时才是男女交合的良机。

【译文】

将一种或几种药物,放入一杯酒中服用,取某药物放家中三日后放酒中亦
可服用。如果到男女交合之时,女子性欲未完全激发,药量还不满三指小撮也
可起效。该方已经经过尝试和检验。

五、禹臧狸包图法

【原文】

【·】禹臧狸胞图法[1]:狸胞,避小时、大时所在[2],以产月,视数多[3]者狸
包□。

【注释】

[1]禹臧狸胞图法:狸,埋。禹藏埋胞图法,是古代的一种迷信,在妇女生
育后,将小儿的胞衣埋藏于一定方位,以为可使小儿健康长寿。古代这种迷
信方术托名于禹,故名禹藏。[2]避小时、大时所在:避"小时所在"的方位,
也即避新生儿在降生之时的月建所在。如生于一月者,其月建为寅,其方位为
东北。故东北即其"小时所在",故不可在东北的方向埋胞。而在"禹藏"图
的一月方框内,其东北的寅方位处记以"死"字。避"大时所在"的方位,大时
是指每月均按照东、南、西、北四方的顺序,由一月在卯位开始,依次是二月在
午位,三月在酉位,四月在子位,五月仍在卯,六月仍在午,七月仍在酉,八月仍

在子,九月仍在卯,十月仍在午,十一月仍在酉,十二月仍在子。以上这些月份的相应方位在禹藏图中也都记以"死字"。[3]数多:图中数字大所代表的方位。图中所见,排列的数字自二十至一百二十,大小不等。数的大小是表示吉凶寿夭的符号。数多者吉而多寿,数小者凶而易夭。

【解析】

《医心方》的卷二十三中《藏胞衣断理法第十五》言:"《产经》云:凡欲藏胞衣,必先以清水好洗子胞,令清洁。以新瓦瓮其盖亦新,毕乃以真绛增裹胞讫,取子贡钱五枚,置瓮底中罗烈,令文上向。乃已取所裹胞盛纳瓮中以盖覆之,周密泥封,勿令入诸虫畜禽兽得食之,毕,按随月图以阳人使理之,掘深三尺二寸,坚筑之,不欲令复发故耳。能顺从此法者,令儿长生,鲜洁美好,方高心善,圣智富贵也。且以欲令儿有父才者,以新笔一柄着胞上藏之,大吉。此黄帝百二十占中秘文也。且藏胞之人当得令名佳士者,则令儿辨慧多智,有令名美才,终始无病,富贵长寿矣。"禹藏埋胞图法是一种类似于巫术的做法。古人相信将小孩的胞衣埋在不同的方位,会对小孩产生不同的影响。胞衣曾与刚出生的婴儿有过非常紧密的接触,因此在当时被人们认为即使脱离了刚出生的婴儿之后,也与他的健康、智力等各个方面有着紧密的联系。

【译文】

禹藏埋胞图法:埋胞衣,要避小时、大时所在的方位,根据生产的月份代表的方位,找到数大的方位埋下胞衣,能使小儿长寿。

【原文】

字者已[1],即以流水及井水清者,孰洵乾其包[2],孰捉[3],令毋汁,以故瓦甗毋津者盛[4],善密盖以瓦瓯,令虫勿能入,狸清地[5]阳处久见日所。使婴儿良心智[6],好色[7],少病。

【注释】

[1]字者已:字,生产。已,即已,已经。指孕妇已生下胎儿。[2]孰洵乾其包:孰,充分、尽量。洵,洗涤。乾,即瀚,《说文·水部》:"瀚,濯衣垢也。"充分洗涤胎盘。[3]捉:握紧,用力掐住。[4]以故瓦甗毋津者盛:甗,用于烹饪的厨具。津,意为水汽、湿气。指用干净的旧瓦甗盛胞衣。[5]清地:僻静的地方。[6]良心智:心智聪慧。[7]好色:容颜美好。

【解析】

《外台秘要》卷三十五《小儿藏衣法》也有相关记载:"若藏衣不谨,为猪狗所食者令儿癫狂;虫蚁食者,令儿患恶疮;犬鸟食之,令儿兵死;近社庙傍者,令儿见鬼;近深水池,令儿溺死;近故灶旁,令儿惊惕;近井旁者,令儿病聋盲;弃道路街巷者,令儿绝嗣无子;当门户者,令儿声不出,耳聋;着水流下者,令儿青盲;弃于火里者,令儿生疠疮;着林木头者,令儿自绞死。如此之忌,皆须慎之。"可见古人对待胞衣的埋放十分重视。

【译文】

孕妇产下胎儿后,立即用流动的水或干净的井水,要充分洗净胎盘,充分榨挤去胎盘中的汁液,使之充分干燥,用干净的旧瓦甑盛胞衣,用陶制的小盆盖好密封,不要让虫进入。胞衣埋在僻静的地方,可以常年照射到阳光的向阳处。此法可使婴儿心智聪慧,容颜美好,少生疾病。

六、益内利中

【原文】

• 益内利中[1]:取醇酒半杯,温之勿热。毁鸡卵,注汁酒中,挠,饮之。恒以旦未食时饮之[2]。始饮=一卵,明日饮二卵,【明日】饮三卵;其明日复饮二卵,明日饮一卵。恒到三卵而却=到一卵复益[3]。

【注释】

[1]益内利中:内补养生之法。[2]恒以旦未食时饮之:饮,饮服。饮服时间宜在清晨未进食之前。[3]恒到三卵而却=到一卵复益:却,意为退、减。一般饮到三卵而止,不再加数,递减到每次饮一卵时复又递增。

【解析】

鸡蛋味甘,性平,可补肺养血,滋阴润燥。烧酒乃纯阳之物也,味苦、甘、辛,性温,有毒,入心、肝、肺、胃经,可通血脉,御寒气,醒脾温中,行药势。与鸡蛋同用,阴阳双补,助性和中。鸡蛋富含人体肌肉增加必需的氨基酸和能促进记忆力的复合维生素。沃德说:"鸡蛋里几乎含有肌肉增加需要的所有营养。"鸡蛋打入温酒中服用,具有温胃健脾、祛风散寒、滋阴补肾的养生作用。

【译文】

内补养生之法:取好酒半杯,温酒但不要过热。打碎鸡蛋到酒里,搅拌后服下。坚持晨起空腹服用。第一天一个鸡蛋,第二天两个鸡蛋,第三天三个鸡蛋,第四天两个鸡蛋,第五天一个鸡蛋。一直服用到三个鸡蛋停止,不再加数,递减到每次服用一个时复又递增。

【原文】

·恒以八月、二月朔日[1]始服,饮一□□止,服之二时[2],使人面不焦[3],口唇不干,利中益内。

【注释】

[1]朔日:阴历每月初一称为朔日。[2]二时:两季。[3]面不焦:面容不苍老。

【解析】

《月令七十二候集解》云:"二月中,分者半也,此当九十日之半,故谓之分。秋同义。"《春秋繁露·阴阳出入》云:"春分者,阴阳相半也,故昼夜均而寒暑平。"《春秋繁露》云:"秋分者,阴阳相半也,故昼夜均而寒暑平。"二月、八月,正值春分、秋分,阴阳平衡,适合养生。

【译文】

坚持从八月或二月初一开始服用,服用一段时间后停止,坚持服用两季,能使面容不苍老,口唇不干燥,补益中气,内调养生。

【原文】

·恒服☑

【解析】

原文缺如,文义不详。

【译文】

坚持服用一种或多种药物。

【原文】

【·】□□□加醴[1]:取稻□□□孰汋小多□□升煮□□下灶其上□□□□□□□□□□□以为五升。以五物与薜□根[2]装甂中,取下蘽汁[3]汋□□□□□□□□□其味尽而已。即煮其汁,壹费而成醴。即稍饮之[4],以辺身☑米内蘽[5]中,多精汁[6],便身[7]☑

【注释】

[1]加醴:壮阳酒。[2]薜□根:薜□根,疑即薜荔根,又名木莲。[3]蘽汁:薏苡根之汁,或薏苡仁之粥汁。[4]稍饮之:将所成之醴少少饮之,分次渐进。[5]内蘽:内,纳。蘽,兼。[6]多精汁:饮酒后能使肾精充盈。[7]便身:身体灵便。

【解析】

本方药酒补中暖身,补肾充精,壮阳助性,轻身延年,即补酒也。汉时甜酒或称甘醴。《礼记》杂记:"醴者,稻醴也。"酒用谷芽酿造,即所谓的药法酿酒。酒为百药之长,适当饮用药酒,可通络祛风,舒筋活血,驱寒暖身,消积健脾,安神镇静,具有一定的治病保健的功效。但是,饮酒必须节制。五种药名原文缺如,可能有细辛、桂花、菊花、麴蘖、人参。不少封建帝王还将桂花酒作为礼品赏赐给大臣;《西京杂记》记载:"菊花舒时,并采茎叶,杂黍米酿之,至来年九月九日始熟,就饮焉,故谓之菊花酒。"《尚书·说命》:"若作酒醴,尔惟麴蘖。"孔颖达疏:"酒醴须麴蘖以成。"麴蘖,发霉发芽的谷粒,即酒曲。人参称为百草之王,有"补五脏、安精神、定魂魄、止惊悸、除邪气、明目开心益智"的功效,"久服轻身延年";薜荔根酸苦平,无毒,能壮阳固精,益中补虚,通经活络,清热消肿。

【译文】

壮阳酒:取稻谷、五种药物(具体不详)充分洗涤,少量多次加入几升蒸煮,最后存留五升。将五味药熬成的汁与薜荔根共同装入瓦甀中,再加蘡薁根之汁充分浸泡,等其药味尽入。用时加热药汁,第一遍沸腾时酒成。适量饮用,吸收药力,能使肾精充盈,轻身延年。

残片释文

1. ·一曰☒

2. ·巳☒

3. ☒中☒

4. ☒鱼齿☒石=脂等冶☒

5. ☒石各(?)☒

6. ☒斗以汇☒☒

7. └

8. ☒酱汁☒

9. ☒三指☒

10. ☒大最☒

11. ☒饭中☒

12. ☒日智☒

13. ☒伏饭中☒五日☒

14. ☒五日☒

15. (模糊不清)

16. ☑二☑之矢☑

17. ☑入前☑

18. ☑阳精☑

19. ☑唯毋敢作☑

20. ☑成云产☑

21. ☑十日☑

22. (模糊不清)

23. ☑齐☑

24. ☑二☑

25. ☑服☑冶☑

26. ☑血汁☑

27. ☑恒☑

28. ☑皆汜☑

29. (模糊不清)

30. ☑兔☑

31. (模糊不清)

32. (模糊不清)

33. (模糊不清)

34. ☑斗☑

35. (模糊不清)

36. (模糊不清)

37. (模糊不清)

参考文献

[1] 马王堆汉墓帛书整理小组. 马王堆汉墓帛书[M]. 北京: 文物出版社, 1985.

[2] 周一谋, 萧佐桃. 马王堆医书考注[M]. 天津: 天津科学技术出版社, 1988.

[3] 魏启鹏, 胡翔骅. 马王堆汉墓医书校释[M]. 成都: 成都出版社, 1992.

[4] 马继兴. 马王堆古医书考释[M]. 长沙: 湖南科学技术出版社, 1992.

[5] 裘锡圭. 长沙马王堆汉墓简帛集成(陆)[M]. 北京: 中华书局, 2014.

[6] 潘远根. 马王堆医书《杂疗方》考辨[J]. 湖南中医学院学报, 1989(3): 154-155.

疗射工毒方

《疗射工毒方》主要分为预防和治疗蜮毒伤方两部分。书中提到南楚地区气候温暖潮湿，多蜮虫蛇蜂之毒，中毒者多死伤，人们通过咒语、仪式等祝由术配合外敷内服药草或佩戴饰物等方法来防治，体现了古人对生存哲学的积极探索。

【原文】

【·】□曰□□□□来到蜮[1]□□□□□間[2]□□□名曰女罗[3]，委□旗＝从□□□□□床之柧柜□□□□□□□□中饮□床柧[4]，羿使子毋敢中[5]□□□□□徒，令蜮毋射。

【注释】

[1]蜮：古代相传系一种能射人为害的动物。[2]間：大杯。[3]女罗：女罗，见《楚辞·九歌》《诗·頍弁》作女萝。菟丝与松萝皆称女萝。《神农本草经》以女萝为松萝之别名，与菟丝为两物，究为以上何物，尚待考证。[4]柧柜、床柧：有棱角的横木，用于设置阻挡通行的障碍，"床"的某一部位。[5]羿使子毋敢中：后羿善射，故此处咒语说后羿使蜮勿射。

【解析】

祝由辞分为祝愿辞、陈述祛邪方法的祝辞以及诅咒威慑辞三类。该句为祝由辞中的威慑辞，可达到震慑和驱除鬼魔之效。蜮，古代相传为一种能射伤人的动物。《诗·小雅·何人斯》："为鬼为蜮。"毛亨传："蜮，短狐也。"《说文》："蜮，短狐也，似鳖三足，以气射害人。"《抱朴子内篇·登涉》："短狐，一名蜮台名射工，一名射影，其实水虫也。状如鸣蜩，大似三合杯，有翼能飞，无目而利耳，口中有横物如弓弩，闻人声，以气为矢，则因水而射人。中人身者即发疮，中影者亦病而不即发疮，不晓治之者杀人。其病似大伤寒，不十日皆死。"可见，蜮是一种水族，是一种状似秋蝉，大小如同三合杯，有翅膀能飞，口中有如同弓弩的横物，可以射人的毒虫。菟丝子是《神农本草经》草部上品药，云："味辛，平。主续绝伤，补不足，益气力，肥健。"松萝是《神农本草经》木部中品药。《神农本草经》载松萝："一名女萝。"又云："味苦，平。主瞋怒邪气，止虚汗头风，女子阴寒肿痛。"菟丝子和松萝功能上都与益气祛邪等有关，本条所记的女萝究为以上何物,尚待进一步考证。后羿,相传为古之善射者,此处用后羿威慑蜮,使之不敢靠近。

【译文】

本条缺文较多,但此咒语提到"蜮"虫射人致病及药物名"女萝",并希望"后羿使蜮勿射"等。(意译)

【原文】

·【令】蜮毋射:即到水,撮米[1]投之。

【注释】

[1]撮米:用手指取米。

【解析】

向有蜮虫的水中投入一撮米,目的是为了转移目标,保护自己。蜮生活在南方水中,听到有人在岸上或水上经过,就口含沙粒射人或射人的影子,被射中的就要生疮,被射中影子的也会生病,据《玄中记》所载,"去人二三步即射,人中,十人六七人死"。据《竹书纪年》记载:"周惠王二年,王子颓乱,王出居郑,郑人入王府多取玉,玉化为蜮射人。"《周礼》记载:壶涿氏的主要工作就是"掌除水虫,以炮土之鼓驱之,以焚石投之"。此方以粟米投之,蜮虫抢食粟米,则安静不伤人了。

【译文】

让蜮虫无法射伤人:向有蜮虫的水中,投入一撮米。

【原文】

【·】一曰:每朝䚺[1]𧄔[2]二三果及服食之。

【注释】

[1]䚺:䚺,即啜。此文中"啜"字与"服食"并提,疑用为"噙含"义。[2]𧄔:疑为"蒜"字。

【解析】

《名医别录》记载:"蒜,味辛,温,无毒(或作'有小毒')。归脾肾。主治霍乱,腹中不安,消谷,理胃,温中,除邪痹毒气。"传世古书和医书中预防、治疗蜮等毒虫射人经常用到蒜。盖蜮生南方,蒜乃云梦之荤菜,且具杀毒之功,故或可用于防蜮避毒。

【译文】

一说:每天早上噙含二三枚蒜后服下。

【原文】

【·】一曰：每朝嚼阑实[1]三及葵陵䬸[2]。

【注释】

[1]阑实：疑即蓝实。[2]陵䬸：即菱芰，菱角，多生南方水中。

【解析】

阑实，疑即蓝实，药名。《神农本草经》有蓝实："味苦寒，主解毒，杀蛊蚑，注鬼，螫毒，久服头不白轻身。又今俗名青黛。"《本草纲目》称菱角能"安中补五脏……鲜者，解伤寒积热，止消渴，解酒毒、射罔毒"。因二者具有杀虫解毒作用，或可用于预防或治疗蜮伤。

【译文】

一说：每天早上嚼含蓝实三枚后服用菱角。

【原文】

【·】一曰：服见[1]，若以緆衣[2]。

【注释】

[1]服见：服，服食。见，疑读为"苋"，指马齿苋或赤苋。[2]若以緆衣："緆"应作"缀"，形讹，结也，饰也。

【解析】

《太平圣惠方》载："马齿苋（不限多少）上捣绞取汁。饮一盏。又烂捣敷疮上。日四五度换之。治射工中人。寒热。或发疮。偏在一处。有异于常。宜服此方。上取赤苋并茎叶。捣绞取汁。一服三合。日四五服良。"《抱朴子内篇·登涉》说："若已为所中者，可以此药涂疮亦愈。哎咀赤苋汁，饮之涂之亦愈。"马齿苋具有清热解毒、凉血止血之效，可解蜮射之毒。

【译文】

一说：服食马齿苋汁，并用马齿苋来缀饰衣物。

【原文】

·一曰：衣赤緹衣及黑涅衣[1]，屯以马鬐[2]，若以□及□补夜[3]。

【注释】

[1]赤緹衣及黑涅衣：緹，《说文》作"綈"，系经纬粗细不同的缯衣，缯指粗疏的丝织品。涅，矾石。黑涅衣是使用矾石染黑的衣服。[2]屯以马鬐：屯，即纯，《仪礼·既夕》注："饰衣曰纯，谓领与袂。"鬐，即鬣，《说文》："强曲毛也，可以箸起衣。"[3]夜：即"腋"，腋窝。

【解析】

清·龚自珍《捕蛾第一》："又用方诸取月中水洗眼，著纯墨衣，则人反见蛾，可趋入蛾羣；趋入蛾羣，则蛾眩督。"文中提到着黑色的衣服可以看见蛾，且进入蛾群后，蛾会眼睛昏花，视物不明。《日华子本草》："烧灰止血，并敷恶疮。"《滇南本草》："烧灰敷疮毒、痈疽、疔疮。"马毛可治疗蛾毒，内服外敷皆可。

【译文】

一说：着染成赤色的粗疏的缯衣或用矾石染黑的衣服，用马毛装饰，将其补插在衣服的腋窝处。

【原文】

·一曰：以田昜豕邋[1]屯衣，令蛾及虫蛇｛蛇｝[2]弗敢射。

【注释】

[1]田昜豕邋：田昜豕，疑指荒田或谷田中捕获的野猪。邋，疑为鬣字，指动物之鬣毛。[2]虫蛇｛蛇｝：虫蛇，即蝮虺，一种蝮蛇。第二个蛇字是衍文。

【解析】

猪鬣主要指猪脊背部长而硬的鬣毛。猪鬣具有根条均匀、刚韧富有弹性、油性大、不易变形、耐潮湿、不受冷热影响等特点。古人认为田猪的鬣毛能辟邪驱虫，勇猛除恶。

【译文】

一说：用田野里的野猪的鬣毛装饰衣物，蛾虫及各种蝮虺都不敢接近射伤人。

【原文】

·即不幸为蛾虫蛇蜂射者，祝，钛之三[1]，以其射者名=之，曰："某！女弟兄五人，某索智其名[2]，而处水者为鲛，而处土者为蚑[3]，树木者为蜂、蜇斯[4]，蜇而之荆[5]南者为蛾。而晋[6]□未□，壐[7]奴为宗孙。某贼！壐不使某之病已且复□□□□□□□□□□□□□"

【注释】

[1]钛之三：钛，即"唾"。三，指代多次。[2]某索智其名：某，指射人之蛾名。某索知其名，谓祝者尽知五种蛾之名。索，尽也。[3]而处水者为鲛，而处土者为蚑：陶弘景著《本草经集注》记录："蛭，今复有数种，此用马蜞得啮人，腹中有血者，仍干为佳，山蛭及诸小者皆不用。"鲛，即马蜞，为水蛭古名。蚑，即山蛭。[4]蜇斯：蜇斯，即蛄蜥，一种螫人的毛虫。[5]荆：周代楚国的国

名。[6]晋:通"箭"。[7]壐:尔,你。

【解析】

祝由祛病通过喷吐"气"的力量,语言作为"机"的作用,药物力量"平"的转移等三方面来发挥作用。唾液能够辟邪,人的阳气最为鬼之所惧,阳气通道为嘴、鼻,所以人之阳气最重在于唾液。

【译文】

此条为若不幸被蚑虫、蝮虿(蝮蛇之一种)、毒蜂所伤,则以射伤人之虫名大声说祝由辞,并反复唾口水。(意译)

【原文】

【•】□□□□□□□□□□□□□□□□□□□□□根一参[1]入中,孰浚[2],饮。

【注释】

[1]一参:三分之一斗。[2]浚:榨取,此处意为滤出其汁。

【解析】

原文缺如,文义不详。

【译文】

取一种或几种药物根三分之一斗,放入水中,榨取后滤出其汁,服用。

【原文】

□干=冶□

【解析】

原文缺如,文义不详。

【译文】

取一种或几种药物,晒干研末。

【原文】

【•】一曰:取□□□□□□□□□□鮦鱼[1],夕毋食,旦而食之,以厌为故[2],毋歠[3]汁。

【注释】

[1]鮦鱼:或为鳢鱼,即鳝鱼。[2]以厌为故:以食够为限度。[3]歠:即"歠",饮服。

【解析】

鮦鱼或为鳢鱼,即鳝鱼。《本草纲目》载其"性味甘温无毒,入肝、脾、肾等三经,可补虚损、强筋骨、祛风湿",《名医别录》亦将其列为鱼中上品。鳝鱼有清热解毒、凉血止痛、祛风消肿、润肠止血、健脾的功效，或可解蝲毒。

【译文】

一说：取一种或几种药物和鳝鱼一起煮汤，晚上不服食，早上食用，以食够为限度，不喝汤汁。

【原文】

• 一曰：刑鳖[1]，饮其血，蒸其肉而食之。

【注释】

[1]鳖：鳖，甲鱼。

【解析】

《名医别录》云鳖肉"味甘，主伤中益气，补不足"。《本草拾遗》云鳖肉"主热气湿痹，腹中激热。五味煮食之。当微泄。"鳖全身可入药，具有极高的药用价值。鳖肉味鲜美，营养丰富，有清热养阴、平肝息风、软坚散结的效果。

【译文】

一说：杀一只鳖，喝它的血，将鳖肉蒸熟后食用。

【原文】

• 一曰：取灶黄土[1]，渍以醯，蒸，以熨[2]【之】。

【注释】

[1]灶黄土：伏龙肝。[2]熨：用温热物贴附身体患处的一种外治法。

【解析】

伏龙肝指灶里正对锅底的黄土，亦名灶心土，为经多年用柴草熏烧而结成的灶心土。其具有温中止血、止呕止泻之功效。其具土之质，得火之性，化柔为刚，气温而和，性燥而平，味兼辛苦，本甘而敛，以藏为用者也。《雷公炮炙论》记载其炮制方法："细研，以滑石水飞过两遍，令干用。"伏龙肝外用能消痈肿毒气，治诸疮，醋制可增强疗效。

【译文】

一说：取伏龙肝，用食醋浸渍，蒸热，外敷患处。

【原文】

• 一曰：取阑叶[1]，产寿[2]，烝，熨之。

【注释】

[1]阑叶：兰草叶。[2]产寿：产，生。寿，捣。此处意为将生药捣碎。

【解析】

《神农本草经》称兰草"味辛，性平。主利水道，杀蛊毒，辟不祥。久服，益气轻身,不老,通神明"。该方取其清热解毒、消痈散结之效。

【译文】

一说:取兰草叶,捣碎,蒸热,外敷患处。

【原文】

·一曰:取丘引之矢[1],炁,以尉之。

【注释】

[1]丘引之矢:蚯蚓矢,陶弘景《本草经集注》蚯蚓条云:"蚯蚓,其矢呼为蚓蝼。"

【解析】

《本草纲目》载蚯蚓矢"甘、酸,寒,无毒""赤白久热痢,取一升炒烟尽,沃汁半升,滤净饮之。小儿阴囊忽虚热肿痛,以生甘草汁入轻粉末调涂之。以盐研傅疮,去热毒,及蛇犬伤。傅狂犬伤,出犬毛,神效"。《千金翼方》载:"耳出水,成疮,蚯蚓粪为末傅之,并吹之。"此方取蚯蚓矢燥湿止痒、消肿止痛、解毒敛疮之效,蒸热熨患处加快活血、止痒、止痛、消肿、透皮效果。

【译文】

一说:取蚯蚓矢,蒸热,外敷患处。

残片释文

1. ☑到蛓肍☑
2. ☑祝曰:沃☑羿使子母射☑
3. ☑敢射☑☑☑
4. ☑以☑

参考文献

[1] 马王堆汉墓帛书整理小组.马王堆汉墓帛书[M].北京:文物出版社,1985.

[2] 周一谋,萧佐桃.马王堆医书考注[M].天津:天津科学技术出版社,1988.

[3] 魏启鹏,胡翔骅.马王堆汉墓医书校释[M].成都:成都出版社,1992.

[4] 马继兴.马王堆古医书考释[M].长沙:湖南科学技术出版社,1992.

[5] 裘锡圭.长沙马王堆汉墓简帛集成(陆)[M].北京:中华书局,2014.

胎产书

　　《胎产书》主要以"禹问幼频"的问答形式,讲述了汉代以前人们对孕育新生命和孕期保健的认知水平。其核心内容包括十月养胎和孕育求子两大部分,涉及孕前及孕期保健、逐月养胎、胎教、种子求子、初生婴儿保健、藏胞图、人字图及埋胞法等内容。《胎产书》体现了早期的胎教和优生学思想,虽有些见解尚不成熟,但在妇产科方面具有极高的学术价值。作为现存最早的有关胎产知识的方技类著作,《胎产书》为研究古代妇产科学以及医学史提供了珍贵资料,也为现代医学和社会文化研究提供了重要参考。

一、禹问幼频

【原文】

　　•禹问幼频[1]曰:我欲填人[2]产子,何如而有?幼频合[3]曰:月朔已去汁□[4],三日中从之[5],有子。其一日南,其二日女殹[6]。故人之产殹,入于冥₌[7],出于冥₌,乃始为人。一月名曰留刑[8],食饮必精,酸羹必孰[9],毋食辛星,是谓财贞[10]。二月始膏,毋食辛臊,居处必静,男子勿劳,百节皆病[11],是胃始臧[12]。三月始脂[13],果隋•宵效[14],当是之时,未有定义[15],见物而化[16],是故君公大人,毋使朱儒,不疃木侯[17],不食葱姜,不食兔羹[18];若欲产男,置弧矢,【射】雄雉,乘牡马,疃牡虎;欲产女,佩蚕耳[19],呻朱子[20],是胃内象成子。【四月】而水受之[21],乃始成血,其食稻麦,蟮鱼[22]□□,清血而明目。五月而火受之,乃始成气,晏起□沐,厚衣居堂,朝吸天光,避寒央,【其食稻】麦,其羹牛羊,和以茱臾,毋食□,养气。六月而金受之,乃始成筋,劳□□□,【出】游【于野,数】疃走犬马,必食蛰鸟殹,未□□□,是胃变奏□筋,□□□□。七【月而】木受【之,乃始成骨】,居燥处,毋使身安,□□□□□□□养□□□□,【饮食】辟寒,□□□□□□□□□美齿。•八月而土受【之,乃始成肤革】,【和】心[23]静志□□□□,【是】胃密【腠理。九月而石[24]授之,乃始成】豪毛,□□□□□□□□□□□□□□□□□□□□□司之十月。气陈

□□，以为□[25]。

【注释】

[1]禹问幼频：禹，幼频，字上原加朱点，和禹藏图的"禹"字一样，是表示人名的标记。"幼频"字面上有多子的意思，当系虚构的人物。[2]埴人：即殖人，即生育子女。[3]合：即答。[4]月朔已去汁□：月朔，即月经。月朔已去汁□，指月经干净之后。[5]三日中从之：指月经干净后三日内行交媾事。[6]其一日南，其二日女殹："南"通"男"。"殹"通"也"。指经净后一日交者孕男，二日孕女。[7]冥=：隐约幽暗，莫可言状。此谓房事皆在夜晚进行，交媾成孕的情况难于把握。[8]留刑：同墓竹简《十问》作"溜刑"。刑是铸造器物用的陶范。这里是以金属的凝铸比喻胚胎始结。[9]食饮必精，酸羹必孰：饮，服食。孰，即熟，煮熟。指孕妇服食的食物必定精良，多食用煮熟的酸性食物。[10]财贞：财，疑读为"哉"，意思是初。贞，定。财贞，犹言初定。[11]男子勿劳，百节皆病：欲生男孩时，则孕妇不宜过劳，否则必将成为导致关节生病的原因。[12]是胃始臧：胃，谓。臧，即藏，蓄也。胎元始藏蓄于胞宫。[13]二月始膏、三月始脂：膏、脂，均为人体组织，常以膏脂并称。析言之，则二者有别，《礼记·内则》疏："凝者为脂，释者为膏。"[14]果隋·宵效：果隋同果蓏、果蔬、果堕，与栝楼形似。宵，读为"肖"。此句意为，那圆而下垂的胚胎已经维妙维肖地出现。[15]定义：义，即仪，意为尺度、法度。定义即定型之义。[16]见物而化：胎儿将随孕妇所遇人物之不同而发生变化。[17]不瞩木侯：瞩，即观。木侯，即沐猴。[18]不食葱姜，不食兔羹：古代相传食姜则使小儿多指，食兔则豁唇，即上文所谓见物而化。这些说法都是无稽的，并无科学根据。[19]蚕耳：蚕，即簪。耳，即珥。[20]呻朱子："呻"通"绅"。绅字义为约束。朱，即珠，珍珠。此处谓佩戴珠子。古人认为孕妇佩珠子可以使胎化为女。[21]水受之：受，后作"授"，禀赋。[22]鳝鱼：鳝鱼。[23]【和】心：和心意为使心境平和。[24]石：泛指金属以外的矿物质。[25]以为□："为"字下原缺，字数不详。

【解析】

以上是《诸病源候论·妊娠候》的一部分及《备急千金要方》所载北齐徐之才逐月养胎方的祖本。该文蕴含了孕期饮食、药物、精神、起居、胎教等丰富的优生学思想，成为后世中医胎教、胎养的源头。这表明在两三千年前我国古人就已认识到孕妇身体状况及孕期的发育与出生后个体未来健康状态密切相关。该文强调孕妇在饮食方面的禁忌,不食葱姜和兔肉。张仲景《金匮要略·禽兽鱼虫禁忌并治第二十四》:"妇人妊娠不可食兔肉、山羊肉及鳖、鸡、鸭,令子无声音。"《金匮要略·果实菜谷禁忌并治第二十五》:"妊娠食姜,令子余指。"张华《博物志》:"妊娠者不可啖兔肉,又不可见兔,令儿唇缺;又不可啖生姜,令儿多指。"现在看来都是类似的迷信观念。该文强调孕妇外在行为方面的注意事项,孕妇要注意自己的视听言行和交往接触,远侏儒沐猴,见君公大人,促使胎儿向高尚、健康的方向发展,为现存医学文献中较早关于"胎教"的记载;强调孕妇应经常接触生机勃勃的美好事物,因为这种生机傲然的美好事物能给孕妇带来良性刺激,使之胸襟开阔,心情舒畅,积极向上,充满乐观主义的情绪,这样自然有利于胎儿的生长发育。古人自然相信在妇女月经结束后的代表男性的阳数日交合,则可以生男;而在代表女性的阴数日交合,就会生女。帛书《胎产书》及后世医书所载有关妇女经后择单双日交合叫决定所孕胎儿性别为男或女的观念,实际上这是信仰原理下的产物。现代遗传学研究表明,生男生女在于男性所提供的精子的性染色体结构,而任何其他条件均不可能对其产生影响。四月至八月将水与血、火与气、金与筋、木与骨、土与肤革相配,说明当时还没有形成规范的五行与五脏、五体的配属形式,但已运用五行思想,将"水、火、金、木、土、石"等物质元素与胎体及其成因相比附,是对世界万物,包括人体的形成变化所进行的探索和解释,即所谓人的阴阳五行之气以成形。

【译文】

禹问幼频说:"我想知道生育子女,过程是怎样的呢?"幼频回答说:"在月经干净后三天之内交媾就可以生育子女。经净后一日交者孕男,二日孕女。人的孕育过程都是在阴暗幽冥的环境中完成的,从阴暗的交媾环境中开始,从母体幽冥的腹中出来,才初成人形。在妊娠一个月时称为留刑,此时孕妇的饮食一定要精良,多吃些煮熟的酸性食物,不要吃辛辣和带有腥气的食品,这时胚胎开始稳定。两个月时称为始膏,此时孕妇不要吃辛辣和带有臊气的食品,居住的地方一定要安静,如果想生男孩就不能过分操劳,否则容易四肢骨节生病,这时孕妇的饮食作劳开始收敛。三个月时称为始脂,胎儿的形状已发育到栝楼一般大小,这个时期还未定形,按孕妇所见之物而变化,因此,在王室贵戚家族里不让身材矮小的人伺候孕妇,不让孕妇看到沐猴,不让吃葱姜和兔羹;如果要想生男孩,就为孕妇置备弓箭,让其射雄鸡、骑雄马、观看雄虎;如果想生女孩,就要让孕妇头上佩戴簪子和耳环,衣饰上佩戴珍珠,这个时期孕妇接受外界的现象可以影响胎儿的成长。四个月时,胎儿开始吸收水精,形成血脉,孕妇饮食主要为稻米、麦子、鳝鱼和某食物,以达到清血明目的功效。五个月时,胎儿开始吸收火精,形成元气,孕妇当晚起沐浴,要穿着厚衣服坐在室内,早晨晒太阳,避免受寒气侵击,饮食以稻米、麦子为主,以牛羊肉和以茱萸进行熬汤,但不要吃某物,以调养元气。六个月时,胎儿开始吸收金精,形成经筋,适当活动但不要过度疲倦,到郊外游玩,多看奔跑的狗和马,一定要吃凶猛的鸟肉,这个时候变化形成腠理经筋。七个月时,胎儿开始吸收木精,形成骨骼,要让孕妇住在干燥的屋子,不要总是静坐不运动,饮食禁食生冷,这样可以让胎儿骨骼坚实,牙齿坚固。八个月时,胎儿开始吸收木精,形成肌肤,孕妇要心境平和,这叫做紧密腠理。九个月时,胎儿开始吸收石精,形成毛发,此时应静待十月。后原文缺如,文义不详。

二、治字者

【原文】

• 凡治字者[1],以清【水】翰[2]包□。

【注释】

[1]治字者:治,理也。字,生产,分娩。指处理生子之后的若干事项。[2]翰:应作"澣",形讹,字义为洗涤。

【解析】

此文为妇人产后的料理,洗净胞衣以防感染。古代医学不发达,孕妇难产以及婴儿夭折的概率非常高,为了确保母子的安全,自然便会形成许多祈求婴儿健康出生并茁壮成长的习俗。胞衣等物曾在胎儿与母体进行物质交换过程中起着决定性的作用,早期先民从原始的逻辑思维出发,认为婴儿与脐带、胞衣等物之间保留着某种神秘的互感。弗雷泽在《金枝》一书中征引了世界各地有关藏胞的习俗资料后分析说:"脐带和胞衣也普遍被认为在割断与人身的联系后,仍保留了它与人身之间的交感联系。人们确信这种交感联系是非常密切的,以致这个人一生的祸福安危都和他的脐带或胞衣有关:如果他的脐带或胞衣保存得好、处理得当,那他就将一生幸运;反之,如它们被丢失或损坏,他的一生将因之而多灾多难。"这些均是古人相信胞衣与婴儿之间是存在着神秘交感观念的反映。基于此早期先民对产后胞衣的处理便是产育习俗中至关重要的事情。

【译文】

在临产时一般处理方法:用洁净的水洗净胎盘。

【原文】

•一曰:必孰洰榦包[1],有以酒榦[2]□□□□□□□□小甔[3]□□□□□□□□□以瓦瓯[4],毋令虫蛾[5]能入而赴□□□□□□【久见】日所[6],使婴儿毋疕骚[7],曼理[8],寿□。

【注释】

[1]必孰洰榦包:"孰"通"熟",字义为充分。洰,洗涤。指仔细洗涤胞衣。[2]有以酒榦:"有"通"又"。以清水洗后复以酒洗之。[3]甔:《玉篇•瓦部》:"甔,瓦器。今作鬲。"[4]瓦瓯:陶土制成的小盆。[5]蛾:通"蚁",蚂蚁。[6]日所:日光照射处。[7]疕骚:泛指小儿疮疡。[8]曼理:曼,美也。理,皮肤之纹理。曼理,指皮肤细腻柔润。

【解析】

古人在处理胞衣时,先用清水洗涤胞衣,然后再用清酒加以洗涤,这样做的目的,一方面可使经处理后的胞衣得以长期保存而不发生腐变;另一方面也可减弱虫蚁等物对胞衣的侵蚀,这比之仅用清水洗涤胞衣的方法要严谨而科学的多。在《医心方》的卷二十三中《藏胞衣断理法第十五》言:"《产经》云:凡欲藏胞胎者……必得高燥向阳之地,能者寿长智高,富贵无极也。其高燥地者,远近自在无苦。"之所以要选择这样的地点来埋胞,是因为在古人看来,高燥向阳的地方阳气充足,埋胞于此,可以让胞衣接受到更多的阳气,然后通过交感的作用,使婴儿也得到更多的阳气,从而使婴儿容颜美好,少病长寿。这种信仰是古人从阴阳学说出发,根据同类相感的巫术法则而产生的错误联想。

【译文】

一说:必须充分用清水洗净胞衣,复以酒洗之,装入小甔,用陶土制成的小盆盖住,不要让虫蚁进入,放在可以常年晒到阳光的地方,此法可使婴儿不生疮疡,肤色细腻,长寿。

【原文】

•一曰:狸胞席下[1],不疕骚。内中□□□□以建日[2]饮。

【注释】

[1]狸胞席下:"狸"通"埋"。席,供坐之草垫。疑指将胞衣用坐席或林席裹埋于地下。[2]建日:古代术数家以建除一辰定日之吉凶。建日,古人北斗星斗柄所指方位称为建,斗柄旋转所指的十二辰,称为十二建。《淮南子•

天文训》："寅为建，卯为除，辰为满，已为平，主生；午为定，未为执，主陷；申为破，主衡；酉为危，主杓；戌为成，主少德；亥为收，主大德；子为开，主太岁；丑为闭，主太阴。"这里即以寅日为建，主生。故宜埋胞去婴儿病。

【解析】

古人认为埋胞衣的方位、时间、方式等都将影响小儿的吉凶、寿夭及愚智，因而十分重视埋胞方位的选择，连盛胞衣的器皿，清洗处理的方法及埋胞的方式也很讲究。这种带有迷信色彩的做法不仅盛行于西汉以前，而且影响远及于后世，此种方法有可能对产妇生产起过某种心理安慰作用，但总的来说是应当加以批判和扬弃的。这种选择床席之下作为埋胞地点的习俗，在我国浙江、广东、台湾一些地区旧时也曾广为流传。如：浙江金华地区，在婴儿出生后，产妇将胎衣装于泥钵藏于床下，谓之寿钵；广东、台湾等地的妇女在分娩后，将其胎衣藏在一个大瓦壶中，于午夜后悄悄埋在床底下或其他不易为人撞见的地方，要埋得深，以防婴儿噎乳和夜间不安；江浙沿海一带的渔民经常出海，一出海便有生死难卜之忧，所以，他们是将孩子的脐带胞衣用草木灰一起盛装在瓶中，埋于床下直到人死后才将胞瓶取出，放入棺木中带走，取意是将孩子永远留在家里，留在岸上。虽然他们在选择床席之下作为埋胞地点的目的上各不相同，方法上也略有差异，但在埋胞的习俗原理上是相一致的，即相信胎胞与婴儿之间存在着神秘的交感作用。

【译文】

一说：将胞衣用坐席或林席裹埋于地下，可以让婴儿不生疮疡。把某药物放在里面，在建日之时饮下。

【原文】

•字而多男毋女者而欲女，后□□□□包狸阴垣下。多女毋男，亦反[1]【包】狸阳垣[2]下。一曰：以甗衣约包[3]，狸之。

【注释】

[1]反：取，原讹作"反"。"取"字义为取用。[2]阴垣、阳垣：阴垣，背日的墙垣。阳垣，受日光暴晒的墙垣。[3]以甗衣约包：甗为古代炊具中的蒸锅，其中间为穿孔之箅，甗衣即盖在孔箅上的麻布。约，包束也。以甗衣约包，指用盖垫于甗底的布裹束胞衣。

【解析】

此条或为迷信的说法。《周易•说卦》："乾为男，为阳；坤为阴，为女。"男子为阳，女为阴，故若想生男，只需将胞衣埋于向阳的墙垣下，使胞衣接受更多的阳气即可;生女,则将胞衣埋于背阴的墙垣之下,使胞衣接受更多的阴气即可。这是阴阳学说在埋藏胎胞信仰中的应用,若从广义上讲,它仍属于对交感原理中的相似律法则的运用。

【译文】

生产男孩过多,未生过女孩的孕妇想生女孩,可将最后一胎临产时的胞衣埋在背日的墙垣下。生女孩过多没有男孩者,则可以把最后一胎临产时的胞衣埋在向阳的墙垣下。一说:盖垫于甂底的布裹束胞衣,埋在地下。

三、怀子者

【原文】

•怀子者,为烹白牡狗首[1],令独食之,其子美皙,有易出。•欲令子劲者,□时食母马肉。

【注释】

[1]白牡狗首:白色雄狗之首。

【解析】

所以要用白色的雄狗头作为令子白皙易出的灵物,原因或在于:"白"者,取其色白质美,故服食之能使胎儿皮肤白皙美好;"牡"者,取其雄阳之性也;"首"者,乃诸阳之会,而阳主于动,故服食该物既可以使胎儿皮肤美皙,又利于胎儿分娩时易出。《千金翼方》载马肉:"味辛苦,冷,主除热,下气长筋,强腰脊,壮健强志,轻身不饥。"服食马肉可使胎儿强健。

【译文】

身怀有孕的妇女,给她烹煮白色雄狗的头,让她只吃这种药,可以让胎儿皮肤白皙,也使孕妇分娩更加容易。如果要想让孩子强健有力,可以在分娩前让产妇吃母马肉。

【原文】

【•】怀子未出三月者,呑[1]爵瓮[2]二,其子男殹。一曰:取鸟瓮[3]中虫青背者三,产呑[4]之,必产男,万全。

【注释】

[1]呑:通"吞"。[2]爵瓮:"爵"通"雀"。爵瓮,即《神农本草经》雀瓮,《名医别录》云:"生树枝间,蛄蟖房也。"蛄蟖,为一种背毛能螫人的毛虫,雀瓮为其蛹壳。[3]鸟:裘锡圭认为该字与上文"雀瓮"的"雀"字写法完全不同,

应是"鸟"字。"鸟""雀"音义皆近,"鸟瓮"即"雀瓮"。[4]产呻:生吞。

【解析】

雀瓮为昆虫类药物。《神农本草经》载雀瓮:"味甘平。主小儿惊痫,寒热,结气,蛊毒。鬼注。一名躁舍。"但无生子方面的记载,故此方有待进一步验证。

【译文】

孕妇孕期不满三个月时,吞两只雀瓮,可以生男婴。一说:找背部呈青色的三只雀瓮,让孕妇分娩时生吞下去,一定可生男婴,此方万无一失。

【原文】

•一曰:以方苴时[1],取蒿、牡[2]、卑稍[3]三,冶,饮之,必产男。已试。一□曰:遗弱[4]半升,□随坚而少汁[5]。

【注释】

[1]以方苴时:苴,即咀。方咀,《管子•水地》云胎儿"三月如咀",指怀孕三月,胎儿开始生与五味相适应的五脏。[2]牡:"杜"通"牡",杜若,即杜衡。[3]卑稍:"蜱"通"卑"。"稍"通"蛸"。蜱蛸即桑螵蛸之别名。[4]弱:通"溺",溺即人尿。[5]□随坚而少汁:坚,坚固、刚强。汁,指胎盘中的残存血水。裘锡圭认为帛书整理小组未释出"随"字,从残留笔画看可以释出。"随"字前一字残缺漫漶,看不出何字,但怀疑为"骨"字。

【解析】

《神农本草经》载杜衡:"味辛微温,主胸胁下逆气,温中风,入脑户,头肿痛,多涕泪出,久服益精明目,轻身。一名杜衡。"《神农本草经》载青蒿:"味苦,寒,无毒。治疥瘙痂痒,恶疮,杀虱,留热在骨节间,明目。生川泽。"但二者均无生子相关记载。《神农本草经》载蜱蛸:"味咸平,主伤中,疝瘕阴痿,益精生子,女子血闭,腰痛,通五淋,利小便水道。今名桑螵蛸。"而人尿则具有滋阴降火、止血消瘀之效。《日华子本草》云其主治"难产,胎衣不下。"《房内记》中胎儿分娩后要埋胞,而埋胞时要挤去胎盘中的血水液汁,称之为"令毋汁"。"毋汁"和"少汁"都是易于胎盘储藏之义。在妇女受孕未满三个月时,孕妇通过吞服不同的食物以决定胎儿的性别。然这并没有科学依据,仅仅代表当时人们的一种愿望。

【译文】

一说:怀孕未满三月,将青蒿、杜衡、蜱蛸三物,研末,冲服,必生男婴。已经试验过有效。一说:服用人尿半升,可以使胎儿骨髓坚实并且胞衣中残留血水减少。

【原文】

【·】一曰：取逢房中子[1]、狗阴[2]，干而冶之，以饮怀=子=产男。

·【一曰】：□鲜鲤鱼粥令食之。

【注释】

[1]逢房中子：即蜂房中子，《神农本草经》之蜂子，即蜂之卵蛹也。
[2]狗阴：《神农本草经》作牡狗阴茎。

【解析】

鲤鱼，最早的记载出现在《神农本草经》中，其味甘、性平、无毒。《雷公炮制药性解》认为其入脾、肺、肝三经，《本草再新》认为其入肝、肺、肾三经。《本草纲目》中对鲤鱼的描述更为详尽："鲤鱼乃阴中之阳。"指出其主要功效在于利小便，能够消肿胀，治疗黄疸、脚气、喘嗽和湿热之病。鲤鱼在不同的烹饪方式下，其药性也会发生变化，如作鲊(腌制鲤鱼)则性温，烧制则能发散风寒、平肺通乳、解肠胃及肿毒之邪，对于消化不良、水肿、产后乳汁减少等，都有一定作用。

【译文】

一说：取蜂之卵蛹、雄狗阴茎，晒干后研末，给孕妇吃，可以生男孩。一说：煮鲜鲤鱼粥给产妇食用。

【原文】

【·】□□□□□□孰□干，冶之，殳[1]酒中，□□□怀子者产□□□三月不可以□。

【注释】

[1]殳：投。

【解析】

原文缺如，文义不详。

【译文】

某药物充分晒干后，研末，放在酒里，给孕妇服用，可以产下男孩，三个月内不可行某事。

【原文】

【·】□□□□□□□□干带，故□□□□□□□□□□□□产男。

【解析】

原文缺如,文义不详。

【译文】

某药物充分晒干后,这样孕妇服用可以产下男孩。

【原文】

•一曰:取乌【雄鸡煮】,【令】男子独食肉潐[1]汁,女子席茪[2]☐。

【注释】

[1]潐:歠,字义为喝。[2]茪:莞,字义为蒲席。

【解析】

此条与下一条男女通过食用雄雌乌鸡来决定胎儿的性别,具有迷信色彩。

【译文】

一说:取雄乌鸡肉煮熟,让男子独自吃肉喝汤,女子坐在鸡羽制成的席垫上。

【原文】

•欲产女,【取】乌雌鸡煮,令女子独食肉潐汁,席☐。

【解析】

《神农本草经》云:"黑雌鸡主风寒湿痹,安胎。"《食疗本草》曰:"乌雌鸡治反胃,腹痛,瘘折骨疼,乳痈,安胎。"该方是"欲产女"的巫方,并无科学依据。

【译文】

想要产下女孩,取雌乌鸡肉煮熟,让女子独自吃肉喝汤,男子坐在鸡羽制成的席垫上。

【原文】

•求子之道曰:求九宗之草[1],而夫妻共以为酒,饮之。

【注释】

[1]九宗之草:马王堆汉墓帛书整理小组认为疑即《尔雅·释草》轨鬷。一说九宗为山名,在今湖北孝感。

【解析】

本条为无子而求子之法,也就是治疗不孕症。但"九宗之草"不知为何草,无从详考,但可看出,当时的人们就已意识到不孕不育不仅仅是女方的原因,也有男方的原因,故以疗无子之药令男女双方共饮,这种认识是比较先进的,也是很可贵的。为了满足古人对求育子嗣热忱的需要,许多繁殖力旺盛的植物常被古人赋予神秘的功能,将其作为宜子的灵物。因此,从其名称上看,用于求子的"九宗之草"当是指"一种分蘖多、象征宗族繁衍茂盛的药草"。或者正因此种植物具有分蘖多、繁殖力旺盛的性能,是以古人给它取名为"九宗之草",并从相似律法则出发,将其看做可以致孕的灵药。此文虽未准确指出"九宗之草"到底为何物,但从巫术的理论,解释了古人的这种原始思维是从错误的相似律出发而形成的一种巫术信仰。

【译文】

求生男孩的方法说:采摘九宗之草,夫妻共同制酒饮用。

四、字者且垂字

【原文】

•字者且垂字[1],先取市土濡请者[2],□之方三四尺,高三四寸。子既产,置土上,勿庸[3]举,令婴儿棨上,其身尽得土,乃浴之,为劲有力。

【注释】

[1]垂字:垂有接近、快要之义。垂字,指即将临产。[2]先取市土濡请者:市土,《本草拾遗》有市门土:"无毒。主妇人易产,取土临月带之。"濡,润泽,湿润。濡,润而软也。"请"通"清",字义为清洁,干净。全句谓取草木茂盛处之湿润而洁净的泥土。[3]庸:《说文•用部》:"庸,用也。"

【解析】

这是一种为沾土使婴儿健壮的方法,从生长着茂盛草木的地方取来泥土铺成泥床,将刚出生的婴儿放在泥床上,让他浑身沾满泥土,再把他清洗干净,这样就能使婴儿生长发育强劲有力。本帛书认为,泥土能使万物生长,婴儿周身沾满泥土,得泥土之气就能茁壮成长。现代优生学则认为,婴儿产后必须保持全身清洁,以防病毒侵入肌体。这种处理婴儿之法,只能使婴儿增加感染受病的机会,与现代优生学的观点背道而驰,此法是不可取。

【译文】

孕妇将要临产时,预先取用草木茂盛处湿润洁净的泥土,堆积成约三四尺见方,高三四寸的土堆。在婴儿出生后,就将其放在土堆上,不用包裹起来,让新生儿身上沾满泥土,再给他洗浴干净,这样可以让他强健有力气。

【原文】

•字者已,即燔其蓐[1],置水中,□□婴儿,不疕骚。•及取婴儿所已浴者水半杯饮母＝亦毋余病。

【注释】

[1]蓐:指产妇分娩时所卧之席,将之烧毁渍水浴洗婴儿,可免生疮疡。

【解析】

此条记载了保持产后母子健康之法,具体方法是以产褥焚烧成灰后,投入水中以供初生儿洗浴,可使其不患病。然后产妇饮服初生儿浴后的水,则可使产妇预防疾病。前者或许不失为一种保健及预防疾病的措施,然以所浴之水令其母饮之,恐有害无益。初生儿以蓐灰渍水洗浴,可以起到预防疾病的作用,现今许多地方还常用枫球、艾叶煎水或猪胆汁兑水洗浴婴儿,就是源于这种方法,可见此法对婴儿的健康成长是有益处的,值得我们今天借鉴。

【译文】

产妇分娩完后,立刻把她所卧之席烧成灰,把灰放在水里来洗浴婴儿,此法可以让婴儿不生疮疡。然后拿洗浴婴儿所用过的水半杯给其母亲喝,母亲也可不落下病症。

【原文】

·女子鲜[1]子者产,令它人抱其□,以去溪谷[2]濯其包[3],以新布裹之,为三约以敛之[4],入□中,令其母自操[5],入溪谷□□□之三,置去,归勿顾[6];即令它人善狸之。

【注释】

[1]鲜:少。[2]溪谷:山间的河沟道。[3]濯其包:洗涤胞衣。[4]三约以敛之:敛,《尔雅·释诂》:"敛,聚也。"此句意为包束三周以裹紧胞衣。[5]令其母自操:操,拿着。谓让产妇自携已束裹之胞衣。[6]归勿顾:弃胞后返回时,不能再回头看胞衣。

【解析】

胞衣与婴儿之间的交感关系是建立在胞衣曾与婴儿一体,以及胞衣为胎儿生命之源等观念之上。而对胞衣的特殊处理可以影响到产妇以后的生育能力这一点上,其效力恐怕主要在于处理胞衣时所进行的一系列象征性意识活动中。该文要求产妇在亲手丢掉胞衣后,不能回头看,在此仪式中,胞衣被作为转嫁产妇"鲜子"病症的媒介物。人们相信,通过产妇亲手丢胞的仪式,产妇"鲜子"的晦气和不祥都会随着胞衣一起被置之脑后,不再与其发生关联,并从此获得与他人一样旺盛的繁殖力。此种对胞衣的处理习俗,从其原理上讲,显然仍未摆脱顺势巫术和接触巫术的窠臼。

【译文】

生育男孩少的产妇分娩后,可以让别人把胞衣拿去山间的河沟道洗净,再用新布包裹,并用带子包束三周以裹胞衣,放到瓦器里,然后让产妇自己拿着,到山间的河沟道来回走三次后,扔到那里,不再回头看胞衣;最后再让别人把胞衣好好地掩埋起来。

残片释文

1. □殹□反□
2. □阳垣□

附图

原说明:本图在帛书右上部,原系彩绘,图有标题仅余末字残笔。同类的图见《睡虎地秦墓竹简》中的《日书》甲种,标题为"人字",说明为:"人字,其日在首,富难胜殹(也),夹颈者贵,在奎者富,在掖者爱,在手者巧盗,在足下者贱,在外者奔亡。"是依胎儿产日预卜命运的迷信方法。简上相当本图右方人形的注为春夏所用,相当左方人形的注为秋冬所用(见附图一)。

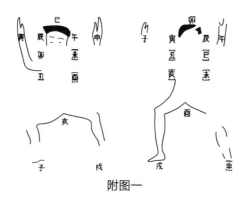

附图一

原说明:本图在帛书左上部,名《禹藏(藏)》,图上"南方"系标明方位,以上为南,与同墓古地图同(见附图二)。图的意义见帛书《杂疗方》中的《禹藏埋胞图法》。禹字原加有朱点。

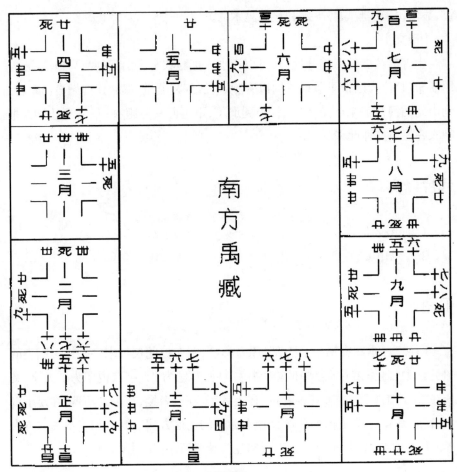

附图二

参考文献

[1] 马王堆汉墓帛书整理小组.马王堆汉墓帛书[M].北京:文物出版社,1985.

[2] 周一谋,萧佐桃.马王堆医书考注[M].天津:天津科学技术出版社,1988.

[3] 魏启鹏,胡翔骅.马王堆汉墓医书校释[M].成都:成都出版社,1992.

[4] 马继兴.马王堆古医书考释[M].长沙:湖南科学技术出版社,1992.

[5] 裘锡圭.长沙马王堆汉墓简帛集成(陆)[M].北京:中华书局,2014.

[6] 戴子凌,雷霆,赵群菊,等.马王堆医书方剂用方特色及其价值研究[J].中医药学报,2019,47(6):13-17.

十问

《十问》，顾名思义，指提出了十个问题。全书假托黄帝、尧舜禹等和诸医家、术士的互相回答，讨论了关于房室养生保健等问题。内容以养阳为主，包括服食、行气、导引、按摩等方法。通篇共分为十个部分，均以相互问答形式编写而成，整理者据其体例以"十问"作为篇名。

【原文】

• 黄帝问于天师[1]曰："万勿[2]何得而行？草木何得而长？日月何得而明？"天师曰："墅[3]察天[4]【地】之请[5]，阴阳为正，万勿失之而不氃[6]，得之而赢。食阴[7]模[8]阳，稽[9]于神明。食阴之道，虚而五臧[10]，广而三咎[11]，若弗能出。榿[12]食之贵，静而神风[13]，距而两栉[14]，参筑而毋遂[15]，神风乃生，五声[16]乃对。翕[17]毋过五，致之口，枚[18]之心，四辅所贵[19]，玄尊[20]乃至。饮毋过五，口必甘眛[21]，至之五臧，刑[22]乃极[23]退。撙[24]而肌肤，及夫臥[25]末，毛脉乃遂[26]，阴水[27]乃至，浅坡阳沸[28]，坚塞不死[29]，饮食宾膡[30]，此胃[31]复奇之方，通于神明。"天师之食神气之道。

【注释】

[1]黄帝问于天师："黄帝"，相传是中国古代氏族社会时期的君主，姓姬，号轩辕氏、有熊氏，为三皇之一；有制定文字、创始医药、蚕桑、舟车等传说。"天师"，古籍中凡依托黄帝与岐伯问答，多尊称岐伯为天师。[2]勿：通"物"。[3]墅：通"尔"。[4]察天：《据十问》简26"君必察天之情"，在"天"下补"地"字。[5]请：通"情"。[6]氃：通"继"。[7]食阴：马继兴认为"食阴"即服食地气之义。……"食阴"之法主要是通过饮食某些营养类食品，进行呼吸养生法的练功活动，以及保蓄精气的房事措施等三条途径。周一谋、肖佐桃认为"食阴"即服食滋阴之品；或指与女子交媾，言其能得房中补益。魏启鹏、胡翔骅认为"食阴"指服食阴气，亦即"夜气"，使自己的阴精不衰，保持化生的能力。李零提出：食阴指通过性交，采女子之气还补己身。[8]模：同"凝"。今按："凝"常训为固，整理者认为"凝阳"犹固阴，可备一说。[9]稽：同"稽"。马继兴认为"稽"字义为符合，达到。"稽于神明"指按照食阴拟阳的方法去做，就能符合自然界的客观规律。[10]臧：同"藏"。[11]三咎：马

继兴认为三谷之义欠详。或疑"谷"假为"道"。道字义为道路。三道,乃指身体内部的上、中、下三条道路而言,与三焦一词同义而字异。或以"谷"字径释为"焦"。但谷与焦上古音异,不能通假(谷为群母,幽部。焦为精母,宵部)。周一谋、肖佐桃认为三谷疑即三焦。魏启鹏、胡翔骅认为"谷"读为"窍"。此处三窍为口、鼻共三窍。[12]偓:马继兴认为"偓"通"谷"。字义为人体内之谷气,也即正气。范常喜认为"偓"当读作"握",意为掌握,控制。"贵"当为崇尚、重视之意。"食",此处指的当是"食阴"整句意思是说"把握食阴之道最重要的是……"这样断读与简文的押韵。周一谋、肖佐桃认为"偓"疑当为"幄",帷幄。若弗能出偓,犹言所食之其气全保持在体内。[13]风:马继兴认为字义为充实、丰满。《大戴礼记·曾子天圆》:神,阴之精气曰神。风,牝牡相诱谓之风。魏启鹏、胡翔骅认为风,指牝牡相诱,阴阳交合。一说,神风指男女阴阳交合时所生发之精气流转。[14]距而两持:马继兴认为"距"读为"拒",闭也。持读为持,字义为守或坚持不放松。周一谋、肖佐桃认为:距,拒也。持,当作峙或持。谓男方精气旺盛,则交媾之时方能与女方抗衡、对峙而能持久。[15]参筑而毋遂:"参"同"三"。马继兴认为"参"读为"三"。筑,字义为持、刺。遂,字义为完成、到达。周一谋、肖佐桃认为参,三也,筑,刺也。《医心方》卷二十八有"上筑金沟"之说,"金沟"乃阴道口,上筑即上刺之意。[16]五声:即竹简《天下至道谈》及《合阴阳》的五音,即喉息、喘息、累哀、吹及齰。[17]翕:通"吸"。[18]枚:通"收"。[19]贵:同"归",义为收藏、终止。[20]玄尊:周一谋、肖佐桃、魏启鹏、胡翔骅、马继兴等均谓玄尊即明水,此处借指口中津液。[21]眛:通"味"。[22]刑:通"形"。[23]极:通"亟",意为急也。[24]摶:裘锡圭认为从图版看似为从"手"从"簟"之字,疑即"摶"之异体。马继兴认为摶,读为"搏",字义为集聚。周一谋、肖佐桃认为薄,同"薄",迫也。言精气迫行而外充于皮肤。[25]狀:同"发"。[26]毛脉乃遂:马继兴认为毛脉指皮毛与血脉。周一谋、肖佐桃认为毛脉指皮毛与百脉。此处的毛脉当指微细之脉。遂,顺也,意即周身微细之脉都很通畅。[27]阴水:马继兴认为是指女性外阴部的分泌液。周一谋、肖佐桃认为是指精液或阴液。魏启鹏、胡翔骅认为阴水当为食阴后形成的阴精、水精,其化生阳气,与元阳之火互根,养生之宝,不可或缺。亦即后文第六问所称防止漏泄的"阴精",参看后文第十问云"□□近水,精气凌健久长。"[28]浅坡阳沸:"浅"同"溅",字义为水液的迸射。"坡"同"彼"。"沸"同"勃",此处当是指阴茎勃起。[29]坚塞不死:《吕氏春秋·别类》注:塞,"强也。"马继兴认为:寒(jiàn,健)字义为强直,伸直不屈。死字义为精气的败退或颓废。[30]饮食宾膫:宾,字义为服、从。"膫"同"体(體)","体"与"膫"上古音均脂部韵,体为透母,膫为来母。[31]胃:"胃"通"谓"。

【解析】

本篇("一问")系以黄帝与天师相互问答方式讨论房中养生术的练功要领。关于房室养生,天师认为:一是要遵循自然界的阴阳变化规律;二是在服食阴气时必须以保全人体内的正气为前提;三是服食阴气时,呼吸及饮咽唾液应遵循一定的方法;四是服食阴气应配合饮食营养。

我国古代的"房中术"总结了许多房室养生修炼方法。古人认为,房事与阴阳之道相合,因此,房室养生最重要的是要遵循自然的阴阳之道,这是养生延寿的重要内容,也是健康长寿的基础。同时,古人倡导"欲不可纵",强调要节欲保精,并配合气功、导引和适当服食药饵等。毋容置疑,这些理念在今天仍然具有一定的借鉴意义。

【译文】

黄帝问天师说:世间万物为什么能够运动变化?花草树木为什么能够生长?太阳和月亮为什么能够发光?天师回答说:只要您仔细观察天地万物的运动变化(就可以发现),阴柔之气和阳刚之气的交合感应是天地间的常道。世间万物违背这个规律就不能生存和繁衍,遵循这个规律就能兴旺发达。通过采用食阴拟阳的方法,可以达到阴阳和谐的神明境界。食阴的基本原则是人体五脏六腑里的元精和血气不足,三焦宽广,因而人的正气非常宝贵,应尽量保持在体内,不能轻易泄放出去。食阴时最重要的是安神定志、养精蓄锐,坚持闭精而不泄,方能相互持久对峙。如果进行三个回合的性交合而没有泄放精液,就可以达到神气丰满的目的,女方也会因兴奋发出五种不同寻常的声音。食阴时应进行吸气,但不要超过五次。从口部最大限度地吸气,并将所吸之气收摄于体内,最后收藏到四肢百骸处。通过使用上述吸气之法,即可使口内产生津液。也可将口水咽下,但不要超过五次,这样才会感觉滋味甜美。所饮的口中津液被体内吸收,最后抵达五脏之中,形体就会迅速发生变化。将精气集聚在全身各部的肌肉与皮肤里,一直到毛发末梢,周身毛发及血脉得以生长发育。女性的阴水自然产生,阴液迸射,阴茎勃起,坚固强劲而不萎缩。此外,饮食应适度合宜(符合身体的需要)。这个称作复奇之方,即恢复异常病态(或补偿亏损)的方法,能够使精神畅通,达到神明境界。此乃天师吸食神气以养阴益气之道。

【原文】

• 黄帝问于大成曰:"民何失而顔[1]色鹿〈鹿〉[2]㹂[3],黑而苍?民何得而奏[4]理靡曼[5],鲜白有光?"大成合曰:"君欲练[6]色鲜白,则察观尺=汙=[7]之食方[8],通于阴阳,食苍则苍,食黄则黄。唯君所食,以变五色。君必食阴以为当[9],助以柏实盛良[10],饮走兽泉英[11],可以却老复壮,曼泽有光。桮阴将众[12],鹽[13]以蜚[14]虫,春爵员骀[15],兴坡鸣=雄=[16]有精,诚能服此,玉筴[17]复生。大上執遇[18],壅坡玉窬[19],盛乃从之[20],员骀送之;若不執遇,置之以虆[21]。诚能服此,可以起死。"大成之起死食鸟精之道。

【注释】

[1]顔:同"颜",颜色。[2]鹿:同"鹿"。[3]㹂:同"黎"。《论语·雍也》皇侃疏:"犁音㹂。"可为旁证。[4]奏:通"腠",腠理泛指人体内皮肤、肌肉、脏腑间的组织。[5]靡曼:《淮南子·原道训》:"靡曼之色。"高诱注:"靡曼,美色也。"马继兴认为靡曼之义为形容颜色美好,肌肤细致。[6]练:同"炼",马继兴认为"炼"本义为用火冶制,其引申义作"锻炼"。[7]尺汙:"汙"同"蠖"。尺蠖为尺蠖科昆虫幼虫的统称。虫体细长,依靠屈伸躯体向前行步。[8]方:《礼记·乐记》注:"道也。"马继兴认为方字义为方法,规律。[9]当:通"常"。[10]柏实盛良:"柏实"见《神农本草经》,云:"久服令人悦泽美色,耳目聪明,不饥不老,轻身延年。"马继兴认为柏实为柏树种实,又名柏子仁。"盛"字义为多。"良"字义为好。[11]走兽泉英:"走兽泉英"指牛羊乳。《名医别录》载"羊乳,温,补寒冷虚乏""牛乳,微寒,补虚羸,止渴"。马继兴认为走兽为兽类动物的别称。泉英,本指美好的泉水。此处的走兽泉英,系指牛、羊类家畜所产乳汁的别称。[12]接阴将众:马继兴认为"桮"通"接",字义为交,合。"将"字义为将要,或已经。周一谋、肖佐桃认为"接阴"指与女子交接即交合;"接阴将众"者,言其能多次与女子交合或者与多个女子交合而阳强不衰也。今按:"接"字右上"立"形讹作"亡"。[13]鹽:通"继"。[14]蜚:通"飞"。[15]春爵员骀:"爵"同"爵",通"雀"字。"员"通"圆","骀"同"子"。《五十二病方》《养生方》两帛书称蜂子为蜂骀、黄蜂骀,其"骀"字音义均与"子"相近。陈剑认为"雀骀"指"雀卵"似不见于传世古书,前引马王堆简帛原整理者所谓"骀字音义均与子相近",以及所引朱骏声《说文通训定声》"子"字下"籀文字亦误作息"之说,又恐亦皆难信,……按后世医书所谓"蜂子"或"蜜蜂子""大黄蜂子"等,实指初生之"蜂蛹"而非"蜂卵"。这类用法的"蜂骀"之"骀"字恐不能简单地与"卵"字等同,或

直接用"卵"字替换理解;联系"饮(荙)"字来看,"骀"应该跟"胎"在语源上有关系。蜂自"蜂蛹""蜂子"化出,在古人的认识中"蜂蛹"之近于"胎"。根据《养生方·麦卵》一节所指的禽卵主要包括鸡卵和雀卵在内,可知此处的雀(卵)字也同样是属于上面第一义,即包括鸡、鸭及其他鸟类(卵)而言的。[16]兴坡鸣雄:"坡"通"彼"。"兴"字义为举(举例,举证)。"鸣雄",即雄鸡。[17]玉筴:"筴"通"策",古与"鞭"字同义,均为驱赶马的鞭子。玉策又称为玉鞭,均指阴茎而言。而此称后世仍多沿用之。如称白马(阴)茎为马鞭,称牡狗阴茎为狗鞭之类。[18]大上執遇:"大"通"太"。"太上"一词原义本为至德。此处借譬为身体的最佳状态(或条件)。"執"通"势"。裘锡圭认为简 12、简 13 两"執"字当从易建纯说,读为"势"。马继兴认为势字义为人及动物的睾丸。"遇"字义为会合。"势遇"指交合。周一谋、肖佐桃认为"執"同"势",指男子外生殖器。遇,合也。今按:"執"读为"势"可从,释文据之括注"势"。[19]雍坡玉窦:廱,疑读为"雍",塞。马继兴认为"雍",原作"癰",同音通假。"雍"字义为闭塞。"窦"字义为空、穴。玉窦指阴道。周一谋、肖佐桃认为玉窦,指女子阴道,又称玉户或玉门。[20]盛乃从之:盛,充满。从,随,顺。[21]置之以蘖:蘖,《周礼·筴人》注:"熬麦曰蘖。"《荀子·富国》注:"麦之牙蘖也。"此处所说雀卵"置之以蘖",与《养生方》中《麦卵》"□春日鸟卵一"条相似。马继兴认为"置"字义为措施。"蘖(蘖)"字义为煮熟的麦。

【解析】

本篇("二问")系以黄帝与大成相互问答方式讨论房中养生术在服食阴气时应配合服用的养阴壮阳之类食品。其中特别指出要服用柏实、牛、羊乳,鸡、鸭肉,禽(雀、鸡、鸭等)卵,以及伴以煮麦的鸟卵等物。

传统医学有"药食同源""药食同治"理论。其中,"药食同源"是指中药和食物的来源有相同之处;"药食同治"是指在日常饮食中,通过选用具有调理人体脏腑机能的食物,达到防病治病、强身健体的效果。《养生方》《合阴阳》在探索人的生理功能中性机能最先衰老这个命题时,指出要经常服食滋阴填精的食物,包括动物睾丸、鞭类、雀卵、刚打鸣的公鸡等,这样就可以使衰退的性机能得到恢复。今天,"药食同源""药食同治"理论仍然具有重要现实意义,一是能够指导人们健康饮食,二是可以充分发挥药食两用食材在养生、疾病预防和治疗中的积极效用。

【译文】

黄帝问大成说:人们因为缺乏哪些条件(因素)而导致容颜粗疏暗黄呢?

要怎样才能使肌肤变得美丽、鲜艳、白皙而有光泽呢？大成回答说：如果您想使自己的容颜肤色白润，就需要观察一下尺蠖的特点。尺蠖吃东西的方式，与大自然中的阴柔之气和阳刚之气交合感应的规律相通。尺蠖吃青色的东西，形体就变成青色；吃黄色的东西，形体就变成黄色。也就是说，根据君主（您）所吃东西的颜色，来变化形体的颜色，包括：青色、黄色、黑色、白色和红色等五种基本色彩。君主（您）一定要经常服食阴气，并要多辅助吃一些柏子仁。常吃牛羊乳，可使老年人恢复强壮、重返青春、容颜美丽、皮肤鲜艳有光泽。若要与多名女性或多次进行性交合，就要多吃飞鸟昆虫和春天的鸟蛋，还提倡多吃喜欢鸣叫的公鸡。因为喜欢鸣叫的公鸡有睾丸，睾丸里有精子。如真的能经常服用这些食物，即使已经丧失去性功能，也能够恢复壮阳之功。身体健康的男人，只要与女方的阴道接触，阴茎就能迅速地勃起，塞满女方的阴道，在进行男女性交合时就可以顺其自然，但在性交合之后应服食鸟蛋。如果阴茎不能正常勃起，就服用上述的雀卵及麦麴等物即可。如果经常服食这些东西，就可以恢复壮阳。这就是大成通过服用鸟精治疗阳痿的方法。

【原文】

• 黄帝问于曹熬曰："民何失而死？何得而生？"曹【熬合曰："□□□□□】而取其精。侍[1]坡[2]合气[3]，而微动其刑[4]。能动其刑，以至[5]五声，乃入其精[6]，虚者可使充盈，壮者可使久荣，老者可使长＝生＝之稽[7]，偵[8]用玉＝闭＝[9]，玉闭时辟[10]，神明来积，积必见章[11]，玉闭坚精，必使玉泉毋顷[12]，则百疾弗婴[13]，故能长生。楼阴之道[14]，必心塞葆[15]。刑[16]气相葆，故曰：壹至勿星[17]，耳目葱[18]明；再至勿星，音气[19]高阳[20]；三至勿星，被[21]革有光；四至勿星，脊肤不陽[22]；五至勿星，尻脾能方[23]；六至勿星，百脉通行；七至勿星，冬身失〈无〉央[24]；八至勿星，可以寿长；九至勿星，通于神明。"曹熬之楼阴治神气之道。

【注释】

[1]侍：通"待"。[2]坡：通"彼"。[3]合气：马继兴认为合气指阴阳两性之气。周一谋、肖佐桃认为合气指阴阳二气。阴阳相交合，故曰合气。魏启鹏、胡翔骅认为合气指男女交合，阴阳之气和合。参看《医心方》卷二十八《至理第一》引《玄女经》："天地之间，动须阴阳。阳得阴而化，阴得阳而通。一阴一阳，相须而行。故男感坚强，女动辟张；二气交精，流液相通。"[4]刑：通"形"。指形体，身躯。[5]至：通"致"，招致。[6]乃入其精：马继兴认为指排泄精液。魏启鹏、胡翔骅认为入即纳入。此句指纳入精气，即第一问之

"食阴"。[7]稽:同"稽"。《庄子·逍遥游》释文引司马注:"至也。"马继兴认为稽字义为考虑、打算、计划。又按,"稽"字或为"计"之音假。"计"字之义亦为考虑、打算、规划。[8]侦:通"慎",义为谨慎。[9]玉闭:"玉"字本义为美石。古籍中又多借用比喻为完善或美好之义。"闭"字义为密闭,藏精而不泻。周一谋,肖佐桃认为玉乃生殖器官之雅称,闭即闭精勿泄。魏启鹏、胡翔骅认为玉闭,犹言玉关。玉闭相当于后世医家、道家所说的关元,在脐下三寸,为元阴元阳闭藏出入之所,道家亦以为"男子藏精之阁,女子藏胞之宫"。但帛书此文似专指男子藏精之关锁。[10]辟:通"避",字义为躲避、回避。"玉闭时避",马继兴认为是指应当经常地做到玉闭的要求而避免泄精。魏启鹏、胡翔骅认为玉闭在合适之时开启。[11]章:通"彰",字义为显著、彰明。马继兴认为积必见彰,指精神不断储积,必然具有明显增强的效果。[12]玉泉毋顷:"顷"通"倾"。魏启鹏、胡翔骅、马继兴均谓玉泉指男子精液,倾即倾泄,可从。古人对玉泉一称有多种解释。如有作为泉名、山名或地名者。有作为泉水之代称者,均非此条所指。道家则均指口中唾液。如《备急千金要方》:"玉泉者,口中唾也。"宋·黄休复《茅亭客话》有"服玉泉法",云:"玉泉者,舌下两脉津液是也。"《医心方》卷二十七《导引第五》引《养生要集》:"(道人刘京云)玉泉者,口中唾也。"(又按,据《黄庭内景经》第三十四章:"三十六咽玉池里。"梁丘子注:"口为玉池,亦曰华池。胆为中池。胞为玉泉、华池。"则玉池又有胎胞之别称一说。)但本书此处之玉泉,统揽全文之旨乃指男精而言。"必使玉泉毋倾"仍指藏精无泄。[13]婴:《汉书·贾谊传》注:"加也。"马继兴认为婴字为侵犯。[14]椄阴之道:"椄"通"接"。接阴之道即交接的法则。[15]必心塞葆:马继兴认为"塞"字义为充实。"保"字义为安定、保养。周一谋、肖佐桃认为,塞,《方言》:"安也。"葆,《吕览·尽数》高诱注:"安也。"[16]刑:"刑"通"形"。形指躯体,气指精神。[17]星:"星"同"泻",字义为排出水液。[18]蒽:"蒽"通"聪"。[19]音气:释文作"音(意)气"。马继兴认为"音气"义同音声或声音。《灵枢·终始》:"补阴泻阳,音气益彰,耳目聪明。"裘锡圭认为"音气"指人喉发出的声音,睡虎地秦简《封诊式》"疠"条有"令号,其音气败"之语。今按:当从裘锡圭、马继兴说。"音气"即上引《灵枢·终始》的"音气",《合阴阳》《天下至道谈》的"音声""声音"。[20]阳:通"扬"。[21]被:通"皮"。[22]陽:同"伤"。[23]尻睥能方:"尻"即臀部;"睥"同"髀",即大腿部;方,《广雅·释诂一》:"正也。"[24]冬身失〈无〉央:"冬"通"终";"失"同"无";"央"通"殃"。

【解析】

本篇（"三问"）内容系以黄帝与曹熬相互问答方式讨论房中术之保精法。主要探讨了排泄精液之时机，以及藏精勿泻可以长生之理，并指出了男女在交合过程中通过控制多次冲动所达到的效果。这种方法在《合阴阳》及《天下至道谈》以及《医心方》中均有相类似的记述。

中医学理论认为：精是构成人体和维持生命活动的基本物质。作为生命的物质基础，"精"的盛衰对身体健康有重大影响。因此，古人认为"肾精"宜藏不宜泻，主张依赖肾气的封藏作用，使精藏肾中而不妄泄，以保证肾精发挥各种生理功能。

【译文】

黄帝问曹熬说：一个男人因何会丧失性功能，又有何方法可以恢复性功能呢？曹熬回答说：可以通过与女人进行性交合，采集其体内的阴液来补益元精和血气。待到阴阳二气和合之时，轻柔舒缓地抽动阴茎。通过轻柔舒缓地抽动阴茎，致女子发出五种不同寻常的声音，就可以吸取其阴液补益自身元精和血气了。通过采用这种方法，可使体质虚弱的人增益，让身体强壮的人更能长期地达到健康的目的，使年老的人延长寿命。为了达到长寿的要求，需要慎重地掌握藏精勿泻的方法。经常做到守住精门，避免泄精，这样，精神才能不断得到储积而增强。日积月累，就会有明显的效果，各种疾病均不能侵袭人体，因此就能够达到长寿的目的。同时，男女交合的基本法则是，一定要使精神充实，镇静自若，全体身心都得以保养。在第一次冲动到来之时克制而不要泻精，就会耳聪目明；第二次冲动到来之时克制而不要泻精，就会声音高扬；第三次冲动到来之时克制而不要泻精，皮肤就会滋润而有光泽；第四次冲动到来之时克制而不要泻精，脊背与胸胁部就会愈发坚强；第五次冲动到来之时克制而不要泻精，大腿部和臀部就会非常健壮；第六次冲动到来之时克制而不要泻精，周身血脉会畅行无阻；第七次冲动到来之时克制而不要泻精，就可以一生不患疾病；第八次冲动到来之时克制而不要泻精就可以长生不老；第九次冲动到来之时克制而不要泻精，就可以精力充沛，神志清明。这就是曹熬通过男女性交合补益元精和血气，使自己精神焕发的方法。

【原文】

【·】[1]黄帝问于容成曰："民始蒲淳溜刑[2]，何得而生？溜刑成膲，何失而死？何叟[3]之人也，有恶有好，有夭有寿？欲闻民气赢屈施张[4]之故。"容成合曰："君若欲寿,则顺察天地之道。天气月尽月盈,故能长生。地气岁有寒暑,险易〈易〉相取[5],故地久而不腐。君必察天地之请[6]而行之以身。有征可智[7],间[8]虽圣人,非其所能,唯道者智之。天地之至精,生于无征,长于无刑,成于无膲,得者寿长,失者夭死。故善治气槫精[9]者,以无征为积,精神泉益[10],翕甘潞以为积[11],饮榣泉灵尊以为经[12],去恶好俗[13],神乃溜刑。吸气之道,必致之末[14],精生而不厥[15]。尚[16]下皆精,塞〈寒〉[17]温安生?息必探[18]而久,新气易〈易〉守。宿气为老,新气为寿。善治气者,使宿气夜散,新气朝宜[19],以彻九徼[20],而实六府[21]。食气有禁,春辟浊阳[22],夏辟汤风,秋辟霜澂[23],冬辟淩阴[24],必去四咎,乃探[25]息以为寿。朝息之志[26],亓[27]出也潨[28]合于天,亓入也楼坡闺誧[29],如臧于渊,则陈气日尽,而新气日盈,则刑有云光[30]。以精为充,故能久长。昼息之志,呼吸秘微[31],耳目葱明,阴=埶气[32],中不荟[33]腐,故身无苛央[34]。莫息之志,深息长徐,使耳勿闻,且以安禢[35]。云=柏安刑[36],故能长生。夜半之息也,觉牾毋变侵刑[37],探余去執[38],六府皆发,以长为极。将欲寿[39]神,必以奏[40]理息。治气之精,出死入生,驩欣咪榖[41],以此充刑,此胃槫精。治气有经,务在积精=盈必写[42],精出必补,补写之时,于卧为之。出入以修奏浬[43],钴白内成[44],何病之有?坡生有央[45],必亓阴精扁泄[46],百脉宛[47]废,喜怒不时,不明大道,生气去之。俗人芒生[48],乃持巫医,行年未半,刑必夭貍[49],颂事白杀[50],亦伤悲戈[51]。死生安在,彻士制之[52],实下闭精,气不扁泄。心制死生,孰为之败?慎守勿失,长生累=迣,安乐长=寿=生于蓄积。坡生之多,尚察于天,下播于地,能者必神,故能刑解。明大道者,亓行陵云,上自麋瑶[53],水溜[54]能远,蕠[55]登能高,疾不力倦,□□□□□□□巫成柖□□□死[56]。巫成柖以四时为辅,天地为经,巫成柖兴与阴阳皆生。阴阳不死,巫成柖兴〈与〉相视[57],有道之士亦如此。

【注释】

[1]【•】:简首黑圆点原脱。《汉书•艺文志》有《容成阴道》二十六卷,《抱朴子•遐览》有《容成经》。容成又见于《列仙传》及《后汉书•方术传》。[2]蒲淳溜刑:"蒲"通"敷";"淳"通"醇",平和;《易•系辞下》:"天地氤氲,万物化醇,男女构精";"溜"通"流";"刑"通"形"。溜刑,见帛书《胎产书》。马继兴认为流形的本义为物质形体,或铸造器物的模具,在本书此处及帛书《胎产书》中均用作比喻开始形成人的胚胎。今按:整理者说可从。[3]何臾:"臾"读为"世"。[4]施张:马继兴认为"施"通"弛"。张字本

义为把持弓弦。因而又有强、大之义。弛张即放松与紧张，弛缓与收缩。[5]相取：《周易·系辞下》："远近相取。"注："相取，犹相资也。"[6]请：同"情"。[7]有征可智：征，字义为预兆、证明。《尚书·洪范》："八庶征。"孔颖达疏："征，验也。"同上书《允征》孔安国传："征，证也。"孔颖达疏："征，是验证之义。""智"通"知"。[8]间：通"闲"，《左传》成公十六年注："犹近也。"今按："闲"，原释文作"间"。[9]治气槫精："槫"通"抟"。《管子·内业》："抟气如神。"注："抟，谓结聚也。""槫精"即聚集精气或精液。马继兴认为"治"字义为整理，治理。气，指呼吸。"治气"即调整呼吸。"槫精"即聚集精气或精液。周一谋、肖佐桃认为"治气"，指行呼吸吐纳气功导引之事。"槫精"即凝聚精气。李零认为"治气槫精"即行气和积精，行气讲究深长徐久，吐故纳新，积精讲究精盈必泻，精出必补。[10]益：通"溢"。[11]翕甘潞以为积："翕"通"吸"；"潞"通"露"。甘露，系指纯净质洁的露水。积字义为储存，积聚。[12]饮榣泉灵尊以为经："榣"通"瑶"。马继兴认为瑶泉为传说中瑶池之泉水。灵字义为善。《尚书·吕刑》："苗民弗用灵。"孔颖达疏："灵，善也。"尊为古代盛酒的器皿。《礼记·明堂位》："尊用牺象山罍。"郑玄注："尊，酒器也。"故灵尊即上好的酒器。"瑶泉灵尊"一词在此处疑用以比喻美酒之代称。经字义为经常。周一谋、肖佐桃认为瑶泉，本为瑶池（传说西王母所居之处）之水，此处指上等泉水。灵尊，仙酒，这里指美酒。魏启鹏、胡翔骅认为瑶泉灵尊，当指服气时口中所生津液。李时珍说："人舌下有四窍：两窍通心气，两窍通肾液。心气流入舌下为神水，肾液流入舌下为灵液。道家谓之金浆玉醴。"口中津液又名醴泉。参看《本草纲目》第五十二卷。灵尊，义同玄尊。今按：此从后说。[13]去恶好俗：马继兴认为去恶，指摒除不良。……好俗，即维持良好的习俗。周一谋、肖佐桃认为《说文》："俗，习也。"此句犹言去恶好善，培养好的习惯。魏启鹏、胡翔骅认为"去恶好俗"，即去恶俗。恶好，偏义复词，这里指恶。今按："恶"与"好"正相对，疑"恶好"即"好恶"，指喜恶。[14]末：马继兴认为"末"指四肢。周一谋、肖佐桃认为末指四肢或外阴部位。魏启鹏、胡翔骅认为"末"当指六末，即四肢和前后阴，以及毛发末端。今按：谓"六末"也包括毛发末端，恐不可从。[15]厥：通"缺"，《汉书·王莽传》注："短也。"此处作短缺讲。[16]尚：通"上"。[17]塞〈寒〉温：马继兴认为"寒温"指致病因素。《灵枢·师传》："寒温中适，故气将持，乃不致邪僻也。"[18]探：通"深"。[19]冣：同"最"。《公羊传》隐公元年注：最："聚也。"[20]九徼："徼"通"窍"。九窍，谓阳窍七即两目、两耳、两鼻孔、口，阴窍二即前阴、后阴。[21]六府："府"通"腑"，六府即：胆、胃、大肠、小肠、膀胱、三焦。[22]春辟浊阳："辟"通"避"，字义为回避。春避浊阳——《却谷食气》【原文三】作"春食一去浊阳"。与此同义，可参见该条。[23]潜：通"雾"。[24]冬辟凌阴："凌"同"凌"。马继兴认为冬避凌阴——《却谷食气》【原文三】作"冬食一去凌阴"，与此同义，可参见该条。[25]探：通"深"。[26]志：通"治"，马继兴认为"志"字义为应当遵循的原则。周一谋、肖佐桃、魏启鹏、胡翔骅指出，"志"即标准、准则。[27]元：通"其"。[28]濆：通"务"。[29]樊坡闺䚚："樊"通"揆"；"坡"通"彼"；闺，《荀子·解蔽》注："小门也。""䚚"通"两"，疑是从"㒼"的讹变，与"橚"字或作相同，字应读为"满"。[30]云光：《后汉书·窦宪传》注："称云，言多也。"周一谋、肖佐桃、马继兴均谓"云光"指身体润泽有光，可从。[31]呼吸祕微："祕"通"必"。[32]阴阴挚气："挚"，常见于周代青铜铭文，通"厘"字，此处读为"喜"。喜气见《春秋繁露·王道通三》。马继兴认为"挚"假为"喜"。阴阴，有深藏，深邃之义。喜气即暖和之气。裘锡圭认为35号简"气"上一字，释文释作"挚"，从图版看似为从"子"从"敖"之字。魏启鹏、胡翔骅认为挚气，犹言生生之气。今按"阴阴"或即暗暗、暗自。此与上文"呼吸必微"之"微"相应。秦汉文字"挚"旁与"敖"有相混的情况，如秦印🖼(许雄志：《秦印文字汇编》，河南美术出版社，2001年9月)，上部与"敖"类同；睡虎地秦简《为吏之道》简5"🖼势"，上部讹作"敉"。张家山《奏谳书》简187"势🖼"，上部亦与"敉"类同。疑此字可能即"挚"字。《集韵·之韵》："挚，《方言》：陈楚之间，凡人兽乳而双产，谓之挚孳。或省。""挚"或可读为"理"，理气指调理呼吸。[33]荟：通"溃"。[34]苛央："苛"通"屙"；"央"通"殃"。[35]僼：同"寝"。[36]云柏安刑："云"通"魂"；"柏"通"魄"；"刑"通"形"。魂魄，原衍一"云"字，是误加了重文号。魂魄释为精神。[37]觉铻毋变侵刑："铻"通"寤"；"侵"通"寝"；"刑"通"形"。[38]探余去埶："探"通"深"；"余"通"徐"；"埶"通"势"，《淮南子·修务》注："力也。"这一句意思是呼吸要深而徐缓，不要用力。今按原释文作"埶"，此从裘锡圭说。[39]寿：义为久远。《后汉书·赵岐列传》："先自为寿藏。"[40]奏：通"腠"。[41]骊欣咪毂：咪，疑读为"美"。毂，读为"谷"，《尔雅·释诂》：善也。马继兴认为"咪"读为"美"，字义为良好。"毂"读为"谷"，谷即五谷，粮食的总称。周一谋、肖佐桃认为此处是指轻松愉快地吸收新鲜空气。魏启鹏、胡翔骅认为据《龙龛手鉴·口部》，"咪"同"咩"，羊鸣叫声。毂，哺乳。今按："咪毂"二字待考。[42]写：通"泻"。[43]浬：通"理"。[44]轱白内成：马继兴认为"轱"假为"固"，义为坚固。"白"假为"博"，字义为广、大。内，即浬。这里泛指身体之内的脏腑。"成"字义为良好。[45]坡生有央："坡"通"彼"，为第三人称；"生"字泛指人类；"央"通"殃"，即疾病。[46]必亓阴精屚泄："亓"通"其"，古异写；"屚"同"漏"，字义为渗漏。"泄"字义与"漏"同。[47]宛；通"菀"。[48]芒生：《方言》："灭也。"生，此处疑读为"性"。周一谋、肖佐桃认为，芒，昧也，《庄子·齐物论》："人之生也，固若是芒乎！"魏启鹏、胡翔骅认为《庄子·齐物论》："人之生也，固若是芒乎？其我独芒，而人亦有不芒者乎？"成玄英疏："芒，暗昧也。"今按：当以后说为是。"芒"，昧也，"生"即人生。[49]貍：通"埋"。[50]颂事白杀：颂，疑读为"庸"，用法与"乃"字同。裘锡圭认为"颂"即容貌之"容"的本字。今按：裘说可供参考。又"白"，原释文作"白〈自〉"。[51]亦傷悲弋："傷"通"伤"；"弋"通"哉"。[52]彻士制之：彻，字义为通达。制，义为制定或法度。[53]上自麋瑶："麋"即"麋"，疑读为"群"。瑶，读为"瑶"。《穆天子传》有群玉之山。裘锡圭或疑"麋瑶"二字当读为"瓊瑶"，待考。周一谋、肖佐桃认为麋瑶即群瑶或瓊瑶，乃仙境之称。[54]溜：通"流"。[55]龏：通"龙"。[56]□□□□□□□巫成招□□□死：巫成招，即"务成昭"，传说为舜之师，见《荀子·大略》及其注所引《尸子》，《汉书·艺文志》有《务成子阴道》三十六卷。马继兴认为"务"字上原缺七字，不详。"巫"假为"务(務)"。务成昭为古代传说中的养生家。今按：原释文"□□□□□□□巫成招□□不死"，"死"前一字释为"不"可疑。[57]视：《孟子·万章》注："视，比也"。

【解析】

本篇（"四问"）以黄帝与容成相互问答方式讨论养生长寿的一些具体方法。主要论述治气要顺应自然界的阴阳变化，据天地间朝暮昼夜、春夏秋冬进行呼吸吐纳，导引养气。此外，在治气与搏精的同时，应辅以良好饮食并适时泄精，且泄精之后需补益等。这样，才能达到延年益寿的效果。

古人常常运用吐纳法进行养生。所谓吐纳法，又称"服气法""调气法""治气法"，是指通过呼出肺内陈旧的浊气，吸入空气中新鲜的氧气进行养生的方法。现代医学也认为，人体肺内有大量的肺泡，成人肺泡总数可达 7.5 亿之多，所以它们的面积很大，加起来能达 130 平方米。在这么大的面积上布满了毛细血管网。血液中的血红蛋白携带着机体代谢过程中产生的二氧化碳，在肺泡的毛细血管网进行气体交换，即留下二氧化碳，带上吸入的氧气，再输送到全身各组织细胞。依此可知,古人修炼时通过意念将吸入之气送入五脏六腑、四肢百骸,也不是毫无道理的。

【译文】

黄帝问容成说:人们得天地敷布的阳和之气形成健康的形体。(形成健康的形体后)为什么可以长寿健康? 又因何原因夭折和衰亡呢? 世间的人,有凶恶的也有善良的,有短命的也有长寿的。我想了解人们体质差异为什么有强盛与虚弱,或是松弛与紧张等不同的缘故? 容成回答说:您若想长寿,就需要很好地顺应考察自然界的发展变化规律。在大自然中由于月的不间断盈亏周期变化,因而可以长久不变。由于地气的自然规律,因而具有一年四季的寒暑周期性变化。地势的艰险与平易相互依赖,因而大地可以长久维持生机而不会腐朽。您必须观察天地变化的基本规律,而且要亲自实践,身心力行。自然界有一定的规律(迹象)可以掌握。这种自然规律的道理即使是有渊博知识的圣人,也不是他们的专长,只有精通养生之道的人才能够掌握。自然界中最精美的事物的产生是没有征兆(迹象)的,生长过程中也没有固定形态,长成之后也没有固定形体。能够掌握(或拥有)这种“天地之至精”的人就可以得到长寿,而不能掌握(或违反)的人就要早死夭亡。凡是能够善于调整呼吸和凝聚精气的养生家都是在尚未显示任何迹象时即已开始累积,因而其精神兴旺犹如泉水不断外溢一样。吮吸甘露以蓄养精气,经常饮用上等泉水和美酒,且去恶好善,培养好的习惯,人的神气就可充沛地运行。吸取新鲜空气吸气时应当遵循的法则,是一定要让这些新鲜空气深入而达到四肢末梢部位,使体内的元精和血气源源不断地产生而不至于亏缺。全身各部都布满了精气,必然可以避免由于外因而产生的疾病。进行呼吸吐纳每次都要做到长而持久,吸入肺中的新鲜空气容易被吸收。陈旧的气可使人衰老,新鲜空气可使人长寿。善于行呼吸导引吐故纳新的人,总是趁夜里将身体里的陈废之气排出,在早晨将新鲜空气集中吸入人体,使身体九窍畅通,让吸入的新气充实六府。呼吸吐纳新鲜空气应当有禁忌:春天要回避高温潮湿之气,夏天要回避暑热之气,秋天要回避打霜或下雾之气,冬天要回避凛冽刺骨的严寒之气。在呼吸吐纳之时一定要排除四种有害天气,在排除四咎的条件下进行深呼吸,就可以长寿。在早晨呼吸的原则和要求是:一定要把胸中浊气充分排除净尽,而与天气相合拍(相适应);进行呼吸时要进行最大限度的吸气(也即深度吸气),使之充满胸中并有滋润良好的感觉,好像把东西埋藏在深水池的下面一样。如能按照上述方法持续进行,就可以使体内的陈旧之气逐渐排尽,而吸入体内的新气日益增加,人的身体和容貌就会润泽有光彩。由于精气充足,因而可以延长寿命。白天呼吸的原则和要求是:呼吸一定要细微,这样就会耳聪目明,体内深藏喜气,春暖宜人,精神健壮而不败坏,故而身体健壮,不罹病患。夜晚呼吸的原则(或要求)是:每次呼吸的时间尽量延长而缓慢,尽量让自己的耳朵听不到呼吸的声音,用上面的呼吸方式一直持续到临睡以前。这样,精神坚强可以统辖形体使之安定健壮,因而达到长寿的效果。半夜呼吸的原则(或要求)是:在半夜睡醒时进行呼吸也不要改变在睡眠时的体位,呼吸当深长而徐缓,不要急促用力。吸入之气,深入体内,遍及六腑,坚持以深长为原则。要想达到长久保持神气健壮的效果,必须使呼吸的气深达身体各部组织之中。调整呼吸吐纳的要点,就是呼出陈旧之废气和吸入新鲜之生气。通过以上的导引吐纳治气和精神愉快良好饮食等措施,以此充实身体积蓄元精和血气,就叫做养气聚精。调整呼吸吐纳具有一定的法则。那就是一定要聚积体内的精气或精液。精气充盈到饱和的程度就要泄放;但泄精之后一定要补益。补泻的时间可在晚上卧床时进行。内脏良好,坚固健壮,哪里会生病呢?如果出现了疾病,必定是阴精泄露了,以致全身血脉郁滞不行,情绪喜怒无常。不明白养生之道,就会逐渐丧失生机。世上平常之人生性蒙昧,生病时便依靠巫和医进行治病。年龄刚到七十岁,身体就已经夭折。每天念叨平庸之事而导致自我摧残甚至早丧,也太使人悲伤了。生和死的关键究竟何在,明智的养生家有自己的法则,即充实下焦使阴精闭固体内,不轻易泄放元气。人的精神能够控制生和死,又怎么可能使之失败呢?谨慎守住精门,不轻易泄放元气,就可以延长寿命,长久地活在世上。一个人安定快乐地活在世上,自然可以长寿,而长寿的关键就是积聚元气。掌握养生之术的人,不仅能够上察天象,下通地理,其高超的能力定能达到神明境界,使自己的精神超脱肉体。明白养生之道的人,可以凌空飞翔,超越云际,遨游瑶池。如水流源远、蛟龙升天,行动迅速且身体不觉疲倦。掌握了积聚元气以养颐生命、延长寿命的务成昭,自然能够长生不死。务成昭坚持以四时为辅,以天地为经,因而与天地阴阳皆长生不老。其他有如此修养之道的人同样能达到以上境界。

【原文】

• 尧问于舜曰:"天下孰最贵[1]?"舜曰:"生最贵。"尧曰:"治生奈何?"舜曰:"审[2]夫阴阳。"尧曰:"人有九缴[3]十二节,皆设而居,何故而阴与人具[4]生而先身去?"舜曰:"饮食弗以,谋虑弗使,讳亓名而匿其體,亓使甚多而无宾礼[5]，故兴〈与〉身俱生而先身死。"尧曰："治之奈何？"舜曰："必爱而喜之，教而谋[6]之，饮而食之，使其题頏[7]坚强而缓事之，必盐[8]之而勿予，必乐矣而勿写[9]，材将积，气将褚[10]，行年百岁，贤于往者[11]。"舜之楼[12]阴治气之道。

【注释】

[1]贵：马继兴认为"贵"字义为贵重。《国语·晋语》："贵货而贱土。"韦注："贵，重也。"[2]审：马继兴认为"审"字义为仔细考察。《吕氏春秋·察微》："公怒不察。"高注："审，详也。"《论语·尧曰》："审法度。"皇侃疏："审，犹谛也。"[3]缴：通"窍"。[4]具：通"俱"，字义为同一，同时。[5]宾礼：礼敬。《汉书·晁错传》："宾礼长老，爱恤少孤。"[6]谋：通"诲"。[7]题頏：题，《淮南子·本经》注："头也。"頏，疑即"頯"字，读为"崒"，《广雅·释诂四》："高也。""题頏"应为一词。马继兴认为"题崒"应系男性前阴之专称。周一谋、肖佐桃认为"题頏"，在此当指阴茎，俗称龟头。[8]盐：马继兴认为"盐"假为"衔"，本义为塞入马口中的马勒。其引申义为勒，或含。[9]写：通"泻"。[10]褚：通"畜"，《左传》襄公三十年注："畜也。"马继兴认为"褚"假为"蓄"，字义为积聚。[11]贤于往者：马继兴认为"贤"字义为胜、超过。"往者"指过去。[12]楼：通"接"。

【解析】

《汉书·艺文志》有《尧舜阴道》二十三卷。本篇（"五问"）系以尧与舜相互问答方式讨论房中摄生护阴的生理意义及其保健要求。主要论述男阴早衰于身体其他器官组织的原因，并提出其调治方法是：爱护、滋补和节制房事。

中医认为男性性功能早衰多由肾精不足和气血不足引起，可服用六味地黄丸、八珍汤等中药方剂进行治疗。同时，还要注意从多方面入手进行调理。譬如，在饮食方面，应该要注意多吃锌元素和优质蛋白含量高的食物；此外，规律的性生活有益身体健康，需要节制性生活，因为性生活过频会导致性器官过早"衰老"，敏感性降低，引起性功能衰退。

【译文】

尧问舜说：天下什么最宝贵？舜回答说：生命最宝贵。尧说：应当如何养颐生命？舜回答说：应当仔细考察阴阳（之理）。尧说：人有九窍和十二节，都有固有位置。为何生殖器官和人体的其他器官同时生成，却比其他器官衰老得更快呢？舜说：因为饮食不要用它，思考问题也不用它，因忌讳说到它的名称而将其隐蔽在身体下部。在性交合中过度使用，而不予以爱惜与控制，所以它虽然与身体的其他器官同时生成,却比其他器官衰退得更快。尧说:应该采取何种方法调理呢? 舜说:必须要爱惜和保护它,教育指导用正确的方法保养它,服食补益阴柔之气的药物和食品来滋养和补益它。要使阴茎坚挺强硬,在性交合的过程中抽送就要舒缓轻柔,同时还要节制性交合次数。必须含住而不轻易泄精,即便是在兴奋之际也必须控制不要轻率泄精。这样,体内的元精和血气将积聚和蓄存起来。即使活到一百岁,也比自己以前更强健。这就是舜通过男女之间的性交合来积聚和蓄存元精和血气的基本方法。

【原文】

·王子乔父[1]问彭祖曰:“人气何是为精乎?”彭祖合曰:“人气莫如竣[2]精。竣气宛[3]闭,百脉生疾;竣气不成,不能繁生,故寿尽在竣=之葆爱,兼予成㲎[4],是故道者发明唾[5]手循辟[6],靡[7]腹从阴从阳。必先吐陈,乃翕[8]竣气,与竣通息,与竣饮=食=完竣,如养赤=子=[9]骄悍数起,慎[10]勿□使,则可以久立,可以远行,故能寿长。”

【注释】

[1]乔父:王子巧父,应即王子乔,《列仙传》云王子乔即周太子晋。[2]竣:通“朘”,字义为男子外阴。[3]宛:通“菀”。《素问·四气调神大论》注:“菀,谓蕴积也。”[4]竣之葆爱,兼予成㲎:马继兴认为“葆”通“保”,字义保养、保护;“成”字义为良好;“㲎”通“佐”,字义为协助。[5]唾:通“垂”。[6]辟:通“臂”。[7]靡:通“摩”。[8]翕:通“吸”。[9]赤子:周一谋、肖佐桃认为“赤子”指婴儿,《尚书·康诰》孔颖达疏:“子生赤色,故言赤子。”上句“如养赤子”是比喻,本句赤子则是指男性生殖器。[10]慎:原注“慎字右下作哭,是战国时期楚国贝字写法的遗迹,与下第五写法有别。”

【解析】

本篇(“六问”)系以王子乔与彭祖相互问答方式申述采用护精勿泻等调摄措施,以达到精力充沛,强阴长寿之效果。内容主要包括:保护阴精之意义,保护阴精、锻炼体质的养生练功方法以及强调勿使体内精气泄漏的重要性等。

【译文】

王子乔问彭祖说:人身之气中,最重要的是什么呢? 彭祖回答说:人身之气最重要的莫过于阴精。如果阴精之气受到障碍而闭塞不通,就会导致全身筋络和血脉产生疾病。如果阴精机能不健全(不良,不成熟,不强壮),就不能繁衍生息。因此,一个人寿命长短的关键就取决于阴朘的生理状态。对阴朘的爱护与保养,必须同时予以足够重视。因此,那些懂得如何养颐生命的人首先提出了让人两手下垂并循按其上肢,揉摩其腹部等调合、沟通阴阳的方法。一定要先呼出体内的陈腐之气,再吸入新鲜空气,并下达至胴部,与阴脘相通。对阴茎加强营养,精心爱护,如抚养婴儿一般。如果阴茎多次勃起,也不过于频繁地役使它。这样就可以久交、远行和长寿。

【原文】

• 帝盘庚[1]问于苟老曰:"闻子楼[2]阴以为强,翕天之精,以为寿长,吾将何处[3]而道可行?"苟老合曰:"君必贵夫与身俱生而先身老者,弱者使之强,短者使长,贫者使多暴〈量〉[4]。亓事壹虚壹实,治之有节:一曰垂枝,直脊,桡尻[5];二曰疏股,动阴,繼州[6],三曰合眷[7]毋听,翕气以充腦[8];四曰含亓五味,饮夫泉英[9];五曰群精皆上,翕亓大明。至五而止,精神日抬[10]。"苟老妾阴食神气之道。

【注释】

[1]帝盘庚:《汉书・艺文志》有《汤盘庚阴道》二十卷。马继兴认为帝盘庚,指殷商君主。为成汤九世孙祖丁之子,继兄阳甲即位,始将都城自奄迁于殷(今河南安阳),史称殷商。[2]楼:通"接"。[3]处:决断,处理。[4]量:通"粮"。[5]桡尻:通"挠"。"挠"有二义,一为搅,动;二为屈曲。"尻"有二义,一为臀部,二为髋部,股关节。故"挠尻"可译为挠动臀部或弯曲髋部。从肢体活动的意义来看,应为弯曲髋部。[6]繼州:"繼"通"缩"。州,见《五十二病方》帛书《牡痔》条。[7]眷:通"睫"。[8]腦:读为"脑"。《春秋元命苞》:"人精在脑。"今按:其说可从,释文据之括注"脑"字。[9]泉英:指口中津液。[10]抬:通"怡"。

【解析】

本篇("七问")系以盘庚与苟老相互问答方式论述男女交合的方法和步骤:一是垂直四肢、伸直脊背、弯曲髋部;二是活动前阴,紧缩肛门;三是闭目养神、聚集精气;四是口含津液,意有五味而咽下;五是意收全身阳气,交媾且守住精门以固精。

我国古代关于房中术的内容十分丰富。譬如,竹简《天下至道淡》中论及的"七损八益"《玉房秘诀》提出的男女交合有"七忌"等房中养生术,引导人们领悟阴阳之道,在今天仍然具有启发意义。但与此同时,我们还应该以现代科学发展的眼光对古代的房中术去伪存真,去粗取精,进而达到睦夫妇、和家庭、寿延年的目的。

【译文】

盘庚问苟老说:"听说你通过接阴使身体强壮,通过呼吸新鲜空气达到长寿。我该怎样做才符合养颐生命、延长寿命的基本法则呢?"苟老回答说:"您必须重视那个与身体的其他器官同时生成而首先丧失功能的器官——生殖器官。要使原本虚弱的变得坚挺而且强壮,原本短小的变得又粗又长,原本不足的获得更充足的血气。养生术之要领,是要正确掌握虚实结合的原则,学会节制。一是要下垂上肢,挺直脊背,弯曲髋部;二是要放松大腿,抽动阴茎,紧缩肛门;三是要闭上眼睛,塞上耳朵,不看也不听,呼吸新鲜空气充实脑部;四是要含着自己的津液并吸取女方口中的津液,一起吞咽下去;五是要通过呼吸导引作用将体内各种精华皆往上输送到大脑,使自己神志清明。交合到第五个回合,就要停下来,守住精门不泄放精液,就可以使自己精神焕发,身体健壮。"这就是苟老通过性交合积聚元精和血气,使自己精力充沛,精神焕发的方法。

【原文】

•禹问于师癸[1]曰:"明耳目之智,以治天下,上均湛地[2],下因江水,至会稽[3]之山,处水十年矣。今四枝不用,家大乱,治之奈何?"师癸合曰:"凡治正[4]之纪,必自身始。血气宜行而不行,此胃[5]款[6]央[7],六极[8]之宗也。此气血之续也,筋脉之族[9]也,不可废忘也。于膌也施[10],于味也移,道[11]之以志,动之以事。非味也,无以充亓中而长其节;非志也,无以智[12]其中虚兴〈与〉实;非事也,无以动亓四支而移去其疾。故觉侵[13]而引阴,此胃练筋;餧信有讻[14],此胃练骨。勤用必当,精故泉出。行此道也,何逆不物[15]?"禹于是饮湩[16],酒食五味,以志治气。目明耳葱,被[17]革有光,百脉充盈,阴乃盈生。以安后姚[18],家乃复宁。师癸治神气之道。

【注释】

[1]禹问于师癸:禹即夏禹,或大禹。继承舜为国君,国号称夏。本条下面所说的"治天下"及"处水十年"之说,即系本此而言。师癸,人名,但未见传世古籍中。从出土位置图看,此条原在盘庚问苟老条后,与所讬人物时代次序相反。[2]湛地:"湛",《说文》:"没也。"湛地,被洪水淹没的土地。[3]稽:同"稽"。[4]正:通"政"。[5]胃:通"谓"。[6]款:读为"寴",原注《说文》"塞也。"意思是闭塞,参看王鸣盛《蛾术编》。血气不行,故称之为闭塞之映。今按《说文》训为"塞也"之字作"寴"。[7]央:通"殃"。[8]六极:《尚书•洪范》:"六极,一日凶短折,二日疾,三日忧,四日贫,五日恶,六日弱。"但下第

九二简六极的含义与此不同。《千金要方》卷十九《补肾》："六极，六腑病。"又说："六极者，一曰气极，二曰血极，三曰筋极，四曰骨极，五曰髓极，六曰精极。"马继兴认为本条所说的"六极"含义是指六种疾病而言。周一谋、肖佐桃认为"六极"指六种灾患。今按此处"六极"当从周一谋、肖佐桃、马继兴说。[9]族：原注字在帛书中习见，通假为"侯""市"等之部字，但此处当读为"族"。《广雅·释言》："凑也。"今按"之"后一字当径释为"族"。[10]于腦也施："腦"读为"脑"，"施"读为"弛"，从周一谋、肖佐桃、马继兴说。[11]道：通"导"。[12]智："智"通"知"。[13]侵："侵"通"寝"。[14]餤信有诎："餤"同"既"；"信"通"伸"；"有"通"又"；"诎"通"屈"。[15]何迣不物："迣"通"世"；物，疑读为"忽"，《尔雅·释诂》："尽也。"尽世的意思是终其天年。[16]湩：乳。[17]被：通"皮"。[18]后姚：据简文系禹妻，姚姓。案《尚书·益稷》载禹"娶于涂山"，此处云后姚，与古书不合。今按裘锡圭指出简72当下接简40，并据涂山氏女之名古书称为"后趫"，认为"后姚"可能即"后趫"。说均可从。

【解析】

本篇（"八问"）系以禹与师癸相互问答方式讨论养生健身之法。主要讨论的是血气壅滞为致病之源。养生应注意大脑必须要放松愉快，饮食必须要变换多样，要适当从事体力劳动，多采用练筋与练骨之法。这样就可以达到防治疾病的目的。"通则不痛，痛则不通"，中医理论认为：如果气血不通，就会出现局部或者全身疼痛的情况。临床表现主要为胸胁胀痛、刺痛，腹胀，食欲下降，肢体麻木甚至疼痛，手足逆冷等。治疗应以理气活血、温经通络为主，以扶正祛邪，调节疏通经络，激发元气，改善血液循环，提高机体免疫力。此外，还应注意以下几个方面，一是调摄心神，保持良好的心情，避免不良情绪的影响；二是调理饮食，注意营养丰富，多吃大枣、山楂、乌鸡、桂圆、猪肝等温补气血的食品；三是多做舒缓的运动，锻炼身体，避免久坐、久卧、久视等。

【译文】

大禹问师癸说：我用尽全部聪明才智治理天下，将被洪水湮没的土地予以平整，将泛滥成灾的江水进行疏通。到达会稽山的时候，我治理控制洪水已经有十多年了。现如今我四肢僵硬，行动不便，家庭中又出了大乱子，该怎样治理呢？师癸回答说：凡是治理国家的政治纲领，都必须从自身出发。人体内的气血本来应当畅通无阻，但现在却阻塞不通，这就是叫作血气阻塞的疾病，是六种难以治疗的疾病中最为严重的一种。人体内的气血必须不间断连续运行,筋脉必须坚固(集中)不涣散。这些是决不可以有片刻停止的。大脑必须要放松愉快,饮食必须要变换多样。既要开动人的脑筋,也要参加一定的体力劳动活动筋骨。一个人如果不进饮食就不可能让内脏充实、经脉(关节)增长;不进行思考判断,就不可能了解身体的虚实状况。不从事劳动,就不可能活动其四肢百骸使体力健壮而达到防治疾病的目的。因此,睡觉前要收缩小腹进行向上牵引外阴部的运动,这种方法叫做"炼筋"(即锻炼筋肉);进行伸展和弯曲躯体的活动,这种方法叫做炼骨(即锻炼骨骼)。运动得当,元精和血气就会源源不断。遵循这个养颐生命的基本法则,有哪个时代行不通呢?于是,大禹开始饮服乳汁,并将后宫的皇后姚氏予以安顿,家庭就恢复了往日的安宁。这就是师癸通过调理元精和血气使人精力充沛、精神焕发的方法。

【原文】

• 文执[1]见齐威=王=问道焉,曰:"募[2]人闻子夫=之博于道也,募人巳宗庙之祠,不段[3]其听,欲闻道之要者,二、三言而止。"文执合曰:"臣为道三百编,而卧最为首。"威王曰:"子泽[4]之,卧时食何氏[5]有?"文执合曰:"淳酒毒韭[6]。"威王曰:"子之长韭何邪?"文执合曰:"后稷半鞣[7],草千岁者唯韭,故因而命之。亓受天气也蚤[8],亓受地气也葆,故辟聂慭胠[9]者,食之恒张;目不蔡[10]者,食之恒明;耳不闻者,食之恒葱;春肓[11]食之,苟[12]疾不昌,筋骨益强,此胃[13]百草之王。"威王曰:"善。子之长酒何邪?"文执合曰:"酒者,五谷之精气也,亓人〈入〉中散溜[14],亓人理也彻而周,不胥卧而九[15]理,故以为百药籥[16]。"威王曰:"善。燅[17]有不如子言者,夫春映写人〈入〉{人〈入〉}以韭者[18],何其不与酒而恒与卵[19]邪?"文执合曰:"亦可。夫鸡者,阳兽也,发明声葱,信[20]头羽张者也。复阴肓,与韭俱彻,故道者食之。"威王曰:"善。子之长卧何邪?"文执合曰:"夫卧,非徒生民之事也。举舄雁、鹄、萧相、蚖檀、鱼鳖、耎动之徒[21],胥食而生者也;食者,胥卧而成者也。夫卧,使食癉[22]消,散药[23]以流刑[24]者也。辟[25]卧于食,如火于金。故一昔[26]不卧,百日不复。食不化,必如扡鞠[27],是生甘心密墨[28],桅汤剸惑[29],故道者敬卧。"威王曰:"善。募人恒善莫饮而连于夜,苟毋苟乎?"文执合曰:"毋芳[30]也。辟[31]如鸣〈鸟〉[32]兽,蚤[33]卧蚤起,莫卧莫起,天者受明,地者受晦,道者九其事而止。夫食气濇[34]人〈入〉而黔移[35],夜半而□【□□□□】气,致之六=极=[36],六极坚精,是以内实外平,痤瘘弗处,麤壹[37]不生,此道之至也。"威王曰:"善。"

【注释】

[1]文执:"执"通"挚"。见《吕氏春秋•至忠》《论衡•道虚》,系宋国名医,为齐愍王所杀。[2]夐:字省作"夏",与河北平山中七汲战国墓出土中山王方壶同。今按:类似写法多见于楚简,或以为"顾"字初文,亦可看成是"夐"字省体。[3]段:通"暇"。[4]泽:"泽"通"绎",字义为陈述。《尔雅•释诂》:"绎,陈也。"《仪礼•乡射礼》郑玄注:"绎已之志。"贾公彦疏:"绎,谓陈已之志意也。"[5]氏:"通"是"。[6]毒韭:毒,《说文》:"厚也。"韭,见《名医别录》,云:"味辛微酸,温,无毒,归心,安五藏,除胃中热,利病人,可久食。子主梦泄精溺白。根主养发。"[7]樱半鞣:"樱"通"稷";"半"通"播";"鞣"通"稷"。半鞣,疑独卫播稷。今按:其说可信,释文据之括注"播""稷"。[8]蚤:通"早"。[9]辟㥍㥪肤:"㥍"通"慑"。辟㥍,即㥍辟,《素问•调经论》:"虚者㥍辟,气不足。""㥍"谓"㥍皱","辟"谓"辟叠"。㥪,读为"懐",《方言》:"惮也。""肤"通"怯"。[10]蔡:通"察"。[11]青:三月。[12]苟:通"扃"。[13]胃:通"谓"。[14]溜:通"流"。[15]九:通"究"。[16]繇:通"由"。[17]燃:通"然"。[18]夫春肤写人〈入〉{人〈入〉}以韭者:此句疑应读为"夫春沃泻人入以韭者。"马继兴认为此句系指凡是在春天患有沃泻(水泻的一种)的人让他服用韭菜治疗。肤,当作"饮",《玉篇》:"食也。"这里指饮食。写,通"泻"。此句意即春天因饮食不适而引起腹泻者,当加食辛温之韭以安藏腑。魏启鹏、胡翔骅认为"沃"读为"饮",本作"馀",春饮指春季中的祭祀和宴飨,韭为常用之物。《毛诗•豳风•七月》:"四之日其蚤,献羔祭韭。"写,放置、传食。《礼记•曲礼上》:"器之溉者不写,其余皆写"。郑玄注:"写者,传己器中乃食之也"。此句意为,在春季宴飨中将韭菜放置食器中,传送予人享用。今按,此处当作"夫春沃泻入以韭者"。两"人〈入〉"字分别为简82末字和简83首字,后一"人〈入〉"字当系重抄。"肤写",当从原注读为"沃泻"。沃,浇灌;泻,倾倒;入,投入。[19]卵:马继兴认为"卵"字据此条的下文可知系指鸡卵。但也可能是指"韭卵"而言。所谓韭卵,是在汉代前后的一种商品食物。据桓宽氏的《盐铁论•散不足》一书在追溯食品业的发展时,曾有以下记述。即:"古者,不粥妊,不市食。及其后,则有屠沽、沽酒、市脯、鱼、盐而已。今则熟食很列,殽施成市。作业堕怠,食必趋(趣)时,杨豚、韭卵、狗腻马胰、煎鱼、切肝、羊淹、鸡寒……"这种韭卵的制法,在传世古籍中尚无具体说明,但很可能就是现民间菜肴之一的鸡蛋炒韭菜。[20]信:"信"通"伸"。[21]举

鸒雁、鹄、萧相、蚖檀、鱼鳖、奭动之徒:"鸒"同"凫";"萧"通"鷀":"相"通"鷀";"檀"通"蟺";"鳖"同"鼈";"奭"通"蝡"。[22]癃:通"靡",义为稠粥。[23]药:周一谋、肖佐桃、马继兴认为均如字读,恐不可信。"药"当读为"铄","靡""消""散""铄"皆意近连用,且"铄"正与下文"如火于金"相应。[24]刑:通"形"。[25]辟:通"譬"。[26]昔:通"夕"。[27]扰鞠:扰,读为"纯",《诗•野有死麕》传:"犹包之也。""鞠"通"鞠",指古代的皮球。《史记•卫将军列传》司马贞索隐:"鞠戏以皮为之,中实以毛,蹴蹋为戏也。"帛书《老子》乙本卷前佚书《正乱》云黄帝擒蚩尤,"充其胃以为鞠(鞠)"。马继兴认为"扰"通"纯",字义为捆束,包裹。"鞠"通"鞠",为古代用革制成的皮球。[28]是生甘心密墨:密,《礼记•乐记》注:"密之言闭也。"墨,《荀子•解蔽》注:"谓蔽塞也。"密墨当为闭塞不通之意。马继兴认为"墨"通"默","密默"一词也见于《黄帝内经》一书。其中见于《灵枢•五乱》的记文是:"故气乱于心,则烦心,密嘿,俯首静伏。"此段文字也见于《太素》卷十二"荣卫气行"篇。在《针灸甲乙经》载此文中的"嘿"作"默"字。"密默"的涵义,据杨上善注:"密嘿,烦心,不欲言也。"周一谋、肖佐桃认为"甘心",《诗•伯兮》:"愿言思伯,甘心疾首"。毛亨传:"甘,厌也。"郑玄笺:"我念思伯心不能已,如人心嗜欲所贪口味不能绝也,我忧思以生疾首。"然则"甘心"亦可训为忧思。[29]桅汤劓惑:桅,疑读为"危",《管子•禁藏》注:"谓毁败。"汤,疑读为"伤"。"桅汤"当为毁伤之意。劓,读为"痹"。惑,疑可读为"蹶",《仪礼•士冠礼》等篇"阈"字,古文皆作"蹙",《说文通训定声》云为"槷"之误字,可为旁证。今按,整理者读"劓惑"为"痹蹶"似可从。"蹶"或作"厥","痹厥"见《素问•五藏生成》:"血行而不得反其空,故为痹厥也。"[30]芳:通"妨"。[31]辟:通"譬"。[32]鸣:通"鸟"。[33]蚤:通"早"。[34]谮:通"潜"。[35]黔移:即"默移","黔"受下"移"字影响而抄误。[36]六极:马继兴认为是《庄子》一书中所指的身体内的上、下、前、后、左、右六种方位而言,也即包括全身的每一处组织空隙之义。周一谋、肖佐桃认为此处的"六极"与上文所说的"六极"有所不同,这里当是指六腑或人体的头身及四肢。魏启鹏、胡翔骅认为"六极"即六末。[37]癃壹:"癃"通"痈";"壹"通"噎"。"痈噎"应即痈喉,《释名•释疾病》:"痈喉,气着喉中不通,积成痈也。"

【解析】

本篇("九问")系以文挚与齐威王相互问答方式讨论酒与韭二物以及睡眠对于房中养生的作用。重点论及注意饮食、劳逸、起居可祛病防疾,达到养生的目的。

中医认为酒能达四肢百骸、五脏六腑,具有宣散药力、温通气血、舒经活络的作用。适量饮用,可通利血脉,振奋精神。一些补益药品经过酒浸泡后作用尤为明显,能够调理脏腑,平衡阴阳,调畅气血,益精固精,壮阳回春,养生益寿等。临床上常将其用作强身保健、延缓衰老之滋补佳品。现代研究证实,浅饮的人比滴酒不沾或酗酒者的心血管疾病死亡率低,而且少量低浓度的酒可刺激胃液、胃酸分泌,增加胃部消化能力。韭菜又叫起阳草,性温、味辛,具有补肾温阳、益肝健胃、润肠通便、行气理血等养生功效与作用,被称作"百草之王"。

【译文】

文挚晋见齐威王,齐威王向他询问颐养生命、延长寿命的法则。齐威王说:我听说先生您精通养生的方法。现在我继承了王位,主持国政,没有闲暇时间听你讲解医理,只想了解养生之道的要点,请您用三言两语介绍吧!文挚回答说:我编写了三百篇关于养生的文章,睡眠放在第一篇。齐威王说:请您谈一谈,睡觉之前应该吃些什么东西?文挚回答说:喝美酒,吃新鲜的韭菜。齐威王问:您为什么如此重视韭菜呢?文挚回答说:周族的祖先后稷在播种农作物的时候发现,有一种植物,栽种后长年不绝,这就是韭菜。因为它绵绵不绝,具有永久的生命力,所以叫做韭菜。韭菜在春天或夏天种植,既早早接受来自天空中的阳刚之气,又充分吸收来自大地中的阴柔之气。因此,惊恐心悸病人经常服用韭菜,可强壮精神,增强体质;视力不好的人吃了韭菜,眼睛会变得明亮;听觉迟钝的人吃了韭菜,听觉会变得灵敏。在春季三个月里服用韭菜,可以不使疾病产生,并且有增强筋骨之效用。所以,韭菜被称为百草之王。齐威王说:很好。那您为什么重视酒呢?文挚回答说:酒是由五谷的精气酿成的,酒喝进肚子里之后,就分散到全身各个部位,畅通无阻地进入全身肌肉和体内各个器官,无需等到睡眠就传遍全身各组织,开始发生作用,因此被用作各种药物的引子。齐威王说:很好。但也有些情况不像您说的一样。譬如,在春天让患有沃泻的人服用韭菜治疗,为什么不是用酒,而是常常是用韭菜去炒或者煮鸡蛋呢?文挚回答说:这样也行。鸡原本是具有阳刚之气的家禽。具有鸣啼之声远扬,头部高高伸出,羽翅强劲展开等特点。春季的三个月里,鸡和韭菜都有补益阳刚之气的作用,因此那些注重养生的人就经常吃它。齐威王说:很好。您为什么重视睡眠呢?文挚回答说:睡眠不单是人类的需要,也是一般动物的需要。大凡水鸭、大雁、鹈鹕、蛇、蝉、鱼鳖和所有靠蠕动爬行的动物,都需要依靠饮食方可生存,食物进入身体后必须要依靠睡眠方可产生能量。因为睡眠可以促使食物消化,并且促使精微散布到全身各部。睡眠与食物的关系,如同火与金的关系。因此,人一晚上不睡觉,一百天也恢复不了。因为没有睡好觉,食物就不容易消化,肠胃就会胀得像个皮球一样,很容易产生胸膈胀满,烦心,肢体损伤,心中郁闭等病症。因此,懂得养生之道的人,都非常重视睡觉。齐威王说:很好。我经常喜欢在晚上饮酒,并一直延伸到深夜,这样做不会生病吧?文挚回答说:无妨。比如,飞禽走兽,早睡的早起,晚睡的晚起,就像天空接受太阳和月亮的光明,大地在太阳和月亮落下后承接黑暗,这些都是符合自然规律的。懂得养生之道的人能够遵循自然界法则即可。食物吃进肚子里被肠胃消化后,作为营养物质,被无声无息地运送到身体的各个部位。半夜里,这些营养物质就化作身体的元精和血气,被输送到五脏六腑里。五脏六腑的精气充足,各处均能坚强健壮。这样,身体就会内部充实而外表平静,连痤疮、痔疮和吃东西噎着的现象都不会发生,这就是颐养生命能够达到的最高境界。齐威王说:很好!

【原文】

· 王期见,秦昭王问道焉,曰:"寡人闻客食阴以为动强,翁〈翕〉气以为精明[1]。寡人何处而寿可长?"王期合曰:"必朝日月而吸亓精光[2],食松柏,饮走兽泉英,可以却老复庄[3],曼泽有光。夏青去火,以日爨享[4],则神憙[5]而葱明。楼阴之道,以静为强,平心如水,灵路[6]内臧,款以玉筴[7],心毋秫愊[8],五音[9]进合,孰短孰长,吸其神楈[10],饮夫天将[11],致之五臧,欲其深臧。蠥[12]息以晨,气刑乃刚,襄【□□□,□□】近水[13],精气凌楑[14]久长。神和内得,云柏[15]皇【□】,五臧辖白,玉色重光,寿参日月,为天地英。"昭王曰:"善。"

【注释】

[1]精明:系指精华之物质。《管子·内业》说:"精也者,气之精者也。"《春秋繁露·通国身》:"气之清者为精。"《国语·周语》:"使至于争明。"韦注:"明,精气也。"[2]必朝日月而吸亓精光:马继兴认为"朝"字本义为见,会见比自己地位高的人,如君主、父母、长者等。《礼记·王制》:"耆老皆朝于庠。"郑玄注:"朝,犹会也。"《白虎通·朝聘》:"朝者,见也。"此处系其引申义即面向某一方向。"亓"通"其"。精光,指光线中的精华物质。[3]庄:通"壮"。[4]以日爨享:夏三月去火,以日爨享,当指以阳燧取火。《周礼·司烜氏》:"掌以夫燧取明火于日。"郑玄注:"夫燧,阳遂也。"《淮南子·天文训》:"阳燧见日则燃而为火。"高诱注:"阳燧,金也。取金杯无缘者,熟摩令热,日

中时以当日下,以艾承之,则燃得火也。"[5]恚:同"慧"。[6]灵路:"路"通"露"。灵露,周一谋、肖佐桃认为在此当是指精液或津液;马继兴认为此处的"灵露"应为男精之别称。[7]款以玉筴:马继兴认为"款"字义为叩敲。《史记·太史公自序》""集解引应劭:"款,叩也。"(《广雅·释言》同)。"玉筴"即"玉策",指阴茎。[8]秌愓:马继兴认为"怵"字义为恐惧。《广雅·释诂二》:"怵,惧也。"《说文·心部》:"怵,恐也。""愓"同"荡",字义为动摇,不能平静,或心慌意乱,无所适从。《礼记·乐记》:"天地相荡。"郑玄注:"荡,犹动也。"《论语·阳货》:"其蔽也荡。"《论语集解》:"荡,无所适守也。"[9]音:同"音"。[10]神襦:"襦"同"雾"。马继兴认为"神雾"一词后人也被讹作"神露"。后者系指甘露之别名。梁·孙柔之《瑞应图》云:"甘露者,神露之精也。王者和,风茂则降于草木,食之令人寿。""四问"记有:"吸甘露以为积,饮瑶泉灵尊以为经"之文,恰与此条"吸其神雾,饮夫天浆"相合,故神雾即甘露,而天浆即瑶泉灵尊。周一谋、肖佐桃认为"吸其神襦"为房中气功导引动作,当指行深呼吸而吸引天之精气。神雾,或当为神露。今按,周一谋、肖佐桃、马继兴谓"神雾"即神露、甘露,可供参考,马继兴谓"神雾"后讹作"神露"则不可从。[11]饮夫天将:"将"通"浆"。魏启鹏、胡翔骅认为:天浆,口中所生津液。又名玉浆,《备急千金要方》卷二十七:"先与女戏,饮玉浆。玉浆,口中津也。"今按,其说可从。[12]龗:疑读为"龙",《广雅·释诂三》:"和也。"[13]襄【□□□,□□】近水:襄字后有五字缺文,其义不详。[14]凌楗:周一谋、肖佐桃认为"凌"通"凌",《集韵》:"冰也。"因冰凌坚硬,所以凌健即坚实或刚强之意。魏启鹏、胡翔骅认为"凌"读为"陵",《释名·释山》:"陵,隆也。""楗"通"健"。此句意为精隆盛而健旺。[15]云柏:"云"通"魂";"柏"通"魄"。

【解析】

出土时,本篇与《合阴阳》竹简合卷成一卷,本篇在内,《合阴阳》在外,坚附图三,简号《合阴阳》合排。

本篇("十问")系以王期与秦昭王相互问答方式讨论欲长寿者应当呼吸精气,饮食松、柏、兽乳以及房中接阴之法则。

本篇与前面第"一问"之说颇相似。

【译文】

王期晋见秦昭王,秦昭王向他请教养生之道。秦昭王说:我听说你通过服食阴气或性交来作为养生健身之动力,通过呼吸新鲜空气和呼吸的导引作用来补益身体的精华物质。我应该怎么做才能健康长寿呢?王期回答说:一定要面向太阳或月亮进行吸气以吸入太阳和月亮的精华。要服食松子、柏子仁,常饮牛羊乳,就可以延缓衰老、恢复健壮,容颜美丽、肌肤鲜艳有光泽。夏天的三个月(四月、五月及六月)不要用火蒸煮食物,而是利用太阳的热量来蒸煮食物。(通过服用夏季日光取火作的饮食)就可以使人神志清醒、耳聪目明。男女之间进行性交合的原则和方法,最重要的是保持安静镇定,心静如水,藏精勿泄。用阴茎刺激女方阴部,心里不要恐慌、无所适从,聆听女方发出的五种美妙的声音并巧妙回答对方提出的问题,扬长避短,采取最积极的行动和方法使双方都满意。然后深深呼吸新鲜空气,吞咽女方口中津液,并将吸入之气与吞入之津液运送到五脏六腑,深入藏于体内各处。第二天清晨,像出水的蛟龙一样缓和地呼吸新鲜空气,就能精神焕发、身体强壮。一个人内心充实,心气平和,就会精力旺盛,精神焕发,五脏六腑坚固健壮,容颜焕发光彩,可以与日月同寿,成为天地之精英。秦昭王说:"很好!"

合阴阳

竹简《合阴阳》出土时是与《十问》合捆成一卷的,故原整理者将其简号与《十问》合排。此篇属资料汇编,原无篇题,因简首有"凡将合阴阳之方"语,整理者便以"合阴阳"作为篇名。《合阴阳》记载的内容主要是谈男女交合的原则和方法,对交合之道的全过程进行了详尽的描述,指出女方性兴奋和性高潮主要表现为"五声""十征",并论述了男子性交合方式的"十势"和女子性交合过程中的"八动"。

【原文】

凡将[1]合[2]阴阳[3]之方[4],握手[5],出[6]棺阳[7],揗[8]拊[9]房[10],抵[11]夜[12]旁,上灶纲[13],抵领乡[14],揗拯匡[15],覆[16]周环[17],下缺盆[18],过醴津[19],陵[20]勃海[21],上常山[22],入玄门[23],御[24]交筋[25],上欲[26]精神,乃能久视[27]而与天地牟[28]存。交筋者,玄门中交脉也[29],为[30]得操[31]揗之,使醴皆乐养[32],说[33]泽[34]以好。虽欲勿为[35],作相响[36]相抱[37],以次[38]戏=道=:一曰气上面热[39],徐[40]响;二曰乳坚鼻汗[41],徐抱;三曰舌薄而滑,徐屯[42];四曰下汐[43]股湿,徐操;五曰嗌干咽唾,徐撼[44],此胃五欲之征[45]=备[46]乃上=搣[48]而勿内[49],以致[50]其气=至,深内而上擖[51]之,以抒其热,因复[52]下反之,毋使其气歇[53],而女乃大喝[54]。然后热[55]十动,接十节,杂十修[56]。接[57]刑[58]已没[59],遂[60]气宗门,乃观[61]八动,听五音,察十巳之征。

【注释】

[1]将:指将要,准备。[2]合:指交,会,或匹配。[3]阴阳:指男女;意为男女交合。[4]方:指方法。[5]握手:"握"字意为把持,或曲手指握拳。此句系指以手按摩。[6]出:指开始。[7]棺阳:"棺"同"腕",指手腕的背侧(伸侧)。[8]揗:通"循",循行。[9]拊:同"肘",形近而讹。[10]房:同"旁"。揗拊房,即循肘旁,意为沿着肘旁。[11]抵:到。[12]夜:同"腋"。抵夜(腋)旁:意为循按到腋旁。[13]上灶纲:灶纲指上胸部位,介于颈部和两乳之间。上灶纲,其意为到达上胸部。[14]领乡:指头项部与衣领相接的地方,即颈背部。[15]拯匡:拯同"承",应是双肩的隐语。揗拯匡,意为沿

着肩部。[16]覆:同"复",意为返还。《尔雅·释言》:"复,还也。"[17]周环:即绕脖项一周进行按摩之意。[18]下缺盆:缺盆,指缺盆穴。下缺盆,意为下行到缺盆穴处。[19]过醴津:抚摸乳房。[20]陵:通"凌",越过、经过之意。[21]勃海:应是肚脐的隐语。陵勃海,意为按摩经过肚脐。[22]上常山:推其位置当为横骨(即解剖学上的耻骨)和位于横骨中央部的曲骨,即女性的阴阜。上常山,意为按摩阴阜。[23]入玄门:"玄门"即玉门,指女子外阴。入玄门,意为到达女子会阴。[24]御:进或接。与女子交合亦曰御。[25]交筋:依下文释为"玄门中交脉",则可能指阴蒂。[26]欻:通"合",啜也,与吸相近。[27]久视:是先秦时代养生家为求达到健身长寿目的而用的一种古老的练功方法。[28]牟:通"侔",相同、相等之意。[29]交筋者,玄门中交脉也:此解释"交筋"之意,意为男女交合,是男女生殖器官的接触。[30]为:意为若,如。[31]操:意为从事。[32]养:通"痒"。[33]说,通"悦"。[34]泽:通"怿"。悦和怿均为喜悦之意。[35]虽欲勿为:欲,意为情欲。虽欲勿为,意为虽情欲兴奋,但应有所节制。[36]呴:吹气或呼气。此处意为相互亲吻。[37]抱:搂持。[38]次:通"恣",意为随意、任性、充分。[39]execute:热,形近而讹。[40]徐:缓慢的。[41]乳坚鼻汗:《玉房秘诀》作"乳坚鼻汗,徐徐内之"。[42]徐屯:意为徐徐聚合,附着。[43]汋:通"液"。《天下至道谈》亦作"下液股湿,徐操"。[44]掝:应作"撼",形近而讹,意为摇动。[45]此胃五欲之征:胃,通"谓"。五欲之征,参看竹简《天下至道谈》及《医心方》卷二十八《五征第七》,指女子产生性欲的五种表现。[46]备:具备。[47]上:意为升。[48]揳:冲刺或冲击。[49]内:意为进入。[50]致:招致,到来。[51]撅:通"蹶",意为动摇。[52]复:反复,重复。[53]歇:通"泄",意为泄漏。[54]喝:通"竭",意为枯竭,完、尽。[55]热:意为操作。[56]十动、十节、十修:皆为后文提及到的男女交合的法门。意为配合十动(十个动作),十节(十个法决),十修(十个法式)。[57]接:指会合。[58]刑:通"形",意为形体。[59]没:指尽。[60]遂:意为通达。[61]观:意为观察。

【解析】

此段为开篇引语,讲述男女交合的准备方法。通过适当的抚摸,充分调动女子的兴致,使之身心愉悦。在两性交合时要抓住女性性欲的时机进行,不可过早或延误,不可冲动或迟疑,应充分考虑到女性的情绪和感受。书中详细指出了房事的技巧:进行房事前应该由性敏感度低的部位向性敏感度高的部位刺激女性,由"揞阳"开始,顺着"肘房",抵达"腋旁",上经臂根,抵达"领乡"，再按摩"拯匡""周环"，下至"醴津"，越过"勃海"，到达"常山"，再下摸"玄门"，触摩"交筋"，从而"为得操循之，使体皆乐痒，悦泽以好"，即使女性性欲唤起。待女性性欲唤起后，通过房事技巧使女性达到性高潮，完成整个房事过程。其探讨的问题，究其实质，是探讨如何使房事既能达到享乐的目的，又不损害身体，增进健康长寿。

【译文】

准备男女交合的方法，以手按摩，自手背部开始，沿着肘旁，循按到腋旁，到胸部，继续循按至颈部，沿着肩部，绕脖颈抚摸一周，下行到缺盆穴处，抚摸乳房，经过肚脐，越过阴阜，到达女子会阴，进行交合。导气运行以强壮精神，可以达到长生的要求并且和天地共同永存。男女交合，如能按照以上的顺序进行按摩，可使身心愉悦。虽情欲兴奋，但仍应有所节制。相互亲吻，相互搂抱，充分调情。房事前戏，第一种是慢慢亲吻，满面潮红，第二种是慢慢相抱，乳头变硬，鼻子出汗，第三种是慢慢积聚，舌头湿润，第四种是慢慢把持，下体湿润，第五种是慢慢摇动，咽干，吞口水，这是交合的五种迹象。具备以后就再进一步，撞击但不进入，使精气充溢。当精气充溢时，可向内深入，并向上方摇动，使热气得以散发，又向下方摇动，勿使精气泄漏，使女方疲惫无力。然后配合十动（十个动作）、十节（十个法决）、十修（十个法式）。配合形体，使人体宗气通畅，观察八个动作，五种声音，十个停止的指征。

【原文】

十动[1]：始[2]十，次廿、卅、卌、五十[3]、六十、七十、八十、九十、百，出入而毋决。一动毋决，耳目葱明，再而音彰，三而皮革光，四而脊胁强[4]，五而尻脾方[5]，六而水道行，七而至坚以强，八而奏[6]理光，九而通神明，十而为身常[7]，此胃十动。

十节：一曰虎游[8]，二曰蝉柎[9]，三曰斥蠖[10]，四曰困桷[11]，五曰蝗磔[12]，六曰爰捕[13]，七曰瞻诸[14]，八曰兔骛[15]，九曰青令[16]，十曰鱼嘬[17]。

【注释】

[1]动：指冲动。[2]始：指初，首。[3]十：原释文据意补。[4]脊胁强：在《天下至道谈》作"脊骨强"。[5]方：通"壮"。[6]奏：通"腠"。[7]常：常者，守也，恒也。[8]虎游："游"字意为浮行水上。《列子·黄帝》："能游者可教也。"释文"浮水曰游"。[9]蝉柎："柎"通"伏"。"伏"字意为覆，以面下。[10]斥蠖："斥"通"尺"，同音通假。尺蠖为尺蠖蛾的幼虫。《尔雅·释虫》："蠖，尺蠖。"《说文·虫部》："蠖，尺蠖。屈伸虫也。"尺蠖为软体昆虫，其

行动先屈躯体,后又伸展前进。[**11**]困桷:"困"通"麕"。"桷"通"踣"。《天下至道谈》作"四曰呆呆"麕字。据《说文·鹿部》为麇之繁文,又称之为獐或者麇,哺乳动物。小型鹿类。雌雄都没有角。踣,指向前方倒下。[**12**]蝗碟:"碟"通"躅"。躅,指仆倒。[**13**]爰捕:"爰"通"猿"。"捕"读为"搏",义为抓取。[**14**]瞻诸:"瞻"通"蟾"。"诸"通"蜍"。蟾蜍之名古亦作蟾蜍,为两栖动物,形似蛙。[**15**]兔骛:骛,指快跑。[**16**]青令:即蜻蛉。[**17**]鱼嘬:"嘬",指吮吸,或大口吞食。

【解析】

此段落讲述了"十动""十节"的内容。"十动"为"十动勿泻"所产生的养生效应,每一动而体内精不外溢,对身体部位效应。随着动的次数增多,对身体各个部位产生不同的益处。"十节"为男方模仿十种动物的姿势,运用于房中术,行房中术的导引。

【译文】

房事开始为十次(十下)往复,然后循序为二十次、三十次、四十次、五十次、六十次、七十次、八十次、九十次和一百次,但每次往复都不能泻精,一动后不泻精,能使人耳聪目明;二动后不泻精,能使人声音洪亮;三动后不泻精能使人皮肤光润;四动后不泻精,能使人筋骨强硬;五动后不泻精,能使人臀部和大腿肌肉壮实;六动后不泻精,能使人血脉通畅,小便通利;七动后不泻精,能使人坚挺不衰,强而有力;八动后不泻精,能使人腠理润泽有光,容光焕发;九动后不泻精,可以通晓神明,大脑聪慧;十动后不泻精,就是身体长存,永葆健康,以上称之为十动。

房事的十种仿生动作:一是如老虎游泳,二是如蝉附着于树干,三是如同尺蠖一伸一缩爬行,三是如獐鹿府地用角顶触,五是如同蝗虫仆倒,六是如猿猴取物,七是如蟾蜍匍匐,八是如兔子奔跑,九是如蜻蜓展翅,十是如鲫鱼嘬食。

【原文】

十修[1]:一曰上之[2],二曰下之,三曰左之[3],四曰右之,五曰疾之,六曰徐之[4],七曰希之[5],八曰数之[6],九曰浅之,十曰深之。

• 八动[7]:一曰接手[8],二曰信肘[9],三曰直踵[10],四曰侧句[11],五曰上句,六曰交股[12],七曰平甬[13],八曰振动[14]。夫接手者,欲腹之傅[15]也;信肘者,欲上之攠[16]且距[17]也;直踵[18]者,深不及也;侧句者,旁欲攠也;上句者,欲下攠也;交股者,茭[19]大过[20]也;平[21]甬[22]者,欲浅也;振动者,欲人久持之也。

【·】瘛[23]息[24]者,内急[25]也;憋[26]息,至[27]善也;累潨[28]者,玉英[29]入而养[30]乃始也;疕[31]者,盐[32]甘甚也,啮[33]者,身振动,欲人之久也[34]。

【注释】

[1]十修:"修"字可假为"道",指交合动作的上下、左右、快慢、深浅等十种情况。[2]上之:指向上。[3]左之:指向左。[4]徐之:指缓慢。《素问·三部九候论》:"手徐徐然者病。"王冰注:"徐徐,缓也。"[5]希之:"希"同"稀",指交合动作稀少,即频率很低。[6]数之:"数"字意为多。[7]八动:指交合动作姿势。[8]接手:指两手抱人的动作。[9]信扚:"扚"同"肘"。[10]直踵:意为伸直两腿脚。[11]句:同"钩"[12]交股:《玄女经》作"六曰交其两股"。意为两腿相交。[13]平甬:"甬"通"踊"。[14]八曰振动:"八曰"二字原缺。[15]傅:通"敷"。[16]攠:"摩"字古异写。[17]距:通"拒",抵拒,抵触。[18]踵:即足后跟。[19]英:"夹"为"刾"的省文,"刾"为"刺"的俗写。"刺"字意为探取。[20]大过:意为有余。[21]平:指平和。[22]甬:通"踊",指跳动。[23]瘛:通"制"。[24]息:指呼吸。[25]急:指困难。[26]憋:应作"喘",形近化讹。指急速呼吸。[27]至:指甚,极。[28]潨:通"哀"。[29]玉英:指男阴。[30]养:通"痒",指瘙痒。[31]疕:"吷"字古异写。"吷"字意为吐气。[32]盐:通"衔"。"衔"字本意在马的内勒马的工具。[33]啮:指咬。[34]欲人之久也:指想要长时间保持。

【解析】

此段落描述了十种有关房事活动形式。在交合之中,八种活动中的反应,表现双方生理需求。最后记载了房事中发出的五种声音,代表着各自生理反应,如突然屏住呼吸、喘息声、频发笑声、吐气之声、咬牙之声,代表着迫切、满足、陶醉、深入、持久。

【译文】

男女之间十种交合动作形式:以交合部位,一是向上方冲刺,二是向下冲刺,三是向左冲刺,四是向右冲刺,五乃疾速动作,六乃缓慢动作,七为动作节律稀缓,八为动作节律紧凑,九系动作浅入,十系动作深进。

在交合之中八种反应:一是以手相接两手抱人,二是伸直肘臂,三是伸直腿脚,四是举脚侧弯,五是举脚上弯,六是两腿相交,七是身体平展跃动,八是全身振动。男女交手抱人,是欲使腹部紧贴;伸展肘臂,是要向上摩擦和冲刺;伸直腿脚,是因为交合的深度不够;举脚侧弯,是要向两旁摩擦和冲刺;举脚上弯,是要向下摩擦和冲刺;两腿相交,是因为冲刺太深;展平身体跃动,是想要浅部深入;全身振动,是想要交接能够持久。

交合之时,女性屏住呼吸的声音出现,是因为内心的渴求迫切;喘息声发出,是因为感受十分满意;频频发出笑声,是玉茎刺入后,遍体开始酥痒;吐气之声发出,那是因为男女交合甚为深入;咬牙之声发出,全身振动,是希望交合能够持久。

【原文】

• 昏者,男之精。将旦者,女之精。责吾精以养[1]女精,筋脉皆动,皮肤气血皆作,故能发闭通塞,中府[2]受输[3]而盈。

• 十已之征:一已而清凉出,再已而臭[4]如燔[5]骨,三已而澡[6],四已而膏[7],五已而芗[8],六已而滑,七已而遾[9],八已而脂,九已而胶,十,而缞[10]=已复滑,清凉复出,是胃大=卒=之征,鼻汗唇白,手足皆作[11],尻不傅[12]席,起[13]而去[14],成死[15]为薄[16]。当此之时,中极[17]气张[18],精神入藏,乃生神明。

【注释】

[1]养:调养。[2]中府:泛指体内脏腑而言。[3]输:输送。[4]臭:气味。[5]燔:火烧或火烤。[6]澡:通"燥",干焦。[7]膏:与下文的脂字均指油类而言。由于油类有凝固与稀释之别,故也用以区别膏与脂字。[8]芗:同香,谷类的香气。[9]遾:通"迟",缓慢。[10]缞:原释文作"縰",通"腴",指下腹部肥肉。[11]作:动摇或感动。[12]傅:指附着,或接近。[13]起:取出,拔出。[14]去:离开。[15]死:萎缩。[16]薄:损失。[17]中极:作为人体部位名称,为任脉穴名。[18]张:强大。

【解析】

此段落主要讲述房事十回合后的身体证候感受,体现出适当的房事对身心的益处,以及过度房事对身体的损害。最后总结阴阳交合,使全身精气疏通顺畅,五脏六腑受益。

【译文】

入夜后,男子精气旺盛;清晨,女子精气蓄积。以男子精气滋补女精;前阴部的血脉得以通畅流通,皮肤和气血也得到顺利运行,全部振作起来,才能够开放闭塞的脉络,精气疏通顺畅,五脏六腑均可受其补益。

房事十个回合交合的征候:一已是出现清新凉爽的感觉,二已是闻到烤炙骨头的焦香气味,三已是感到身上干燥,四已是身上感觉滋润,五已是可以

闻一股清香之气,六已则会感到十分滑润,七已则感觉凝滞迟钝,八已则感觉
如同粘上了浓稠的膏油,九已会感觉有粘黏的感觉,十已则身体会产生如肥肉
壅滞之状。出现壅滞状态后又再出现润滑感觉,并且清凉之气又出现,这种情
况下也就是全部终结。房事告成的特征是,鼻冒汗,唇发白,手足皆动,臀部在
垫席上坐不稳,此时男子应赶紧起身离开,如果到阴茎萎缩还不停止交合,就
会对身体造成损害。通过以上要求而结束时,气血汇聚于脐下,使下焦充实,
精气输入内脏得收补益,就会让人进一步身体健硕及神智清明。

参考文献

[1] 裘锡圭.长沙马王堆汉墓简帛集成(陆)[M].北京:中华书局,2014.

[2] 陈剑.《羞中月》与《七月流火》——说早期纪时语的特殊语序[C]//
第四届古文字与古代史国际学术研讨会——纪念董作宾逝世五十周年
会议论文集(壹),2013.

[3] 张德芳.《悬泉汉简中若干"时称"问题的考察》,出土文献研究(第6
辑)[M].上海:上海古籍出版社,2004.

[4] 李零.中国方术正考[M].北京:中华书局,2006.

[5] 刘乐贤.马王堆天文书考释[M].广州:中山大学出版社,2004.

[6] 马继兴.马王堆古医书考释[M].长沙:湖南科学技术出版社,1992.

[7] 魏启鹏,胡翔骅.马王堆汉墓医书校释[M].成都:成都出版社,1992.

[8] 周一谋,萧佐桃.马王堆医书考注[M].天津:天津科学技术出版社,
1988.

[9] 马王堆汉墓帛书整理小组.马王堆汉墓帛书[肆][M].北京:文物出
版社,1985.

杂禁方

　　《杂禁方》为古方技书之一,主要论述了对治夫妻不和、妇姑相斗、婴儿啼哭不已、多恶梦等符禁法,属古代祝由术范畴,具有一定的封建迷信色彩,应当扬弃,但对中国医学的形成与发展具有重要影响,属古方书的一部分,所以宜将其归属于经方家。

【原文】

　　又[1]犬善皋[2]于亶[3]与门,涂井上方[4]五尺。

【注释】

　　[1]又:通"有"。[2]皋:通"噪"。为狗类的叫声。[3]亶:即坛,《淮南子·说林》注:"楚人谓中庭为坛。"坛即中庭。[4]方:义为土地。

【解析】

　　十二生肖中属狗与十二地支第十一位"戌"相对应,"戌"为土,因此,狗五行属土。在古代中国,井不仅是重要的水源,也常常与家庭的福祉和风水相关联。因此,在井上进行特定的仪式,可能被认为可以影响周围的环境和动物的行为。如明代徐善继所著的风水学著作《地理人子须知》提到井的位置、深浅、水质等对家庭风水的影响。

【译文】

　　有狗喜欢在庭院和门口咆叫,可以通过在井上涂抹地上的土五尺这种厌禁方来约束。

【原文】

　　夫妻相恶,涂户□[1]方五尺。

【注释】

　　[1]□:原字缺,有三种解释。一释为"祐",读为"右"。二疑为楣字,与"媚"谐音。三为枢,《说文》:"户枢也。"战国秦汉时指在门户之下承受其转轴的臼形物。《医心方》卷廿六《相爱方第五》:"《灵奇方》云:取黄土酒和,涂帐户下方圆一寸,至老相爱。"可与此方相参看。"户枢"与《灵奇方》的"户"亦近。

【解析】

　　《易传·系辞上》:"一阴一阳之谓道。"乾为阳,坤为阴,阴阳和合产生万事万物。夫妻为一阳一阴,阴阳合和万事休,充满生机;而门轴为圆形,置之环中,取象比类,表示圆融无碍,因而涂土于此可化解一切矛盾、对立。中医认为土居中央,布气四方,具有生化、承载、受纳之功,故有"土载四行""万物土中生""万物土中灭"和"土为万物之母"说,因而一切邪气都可在土中得以化解。且"五"为土之生数,能够生灭万物。

【译文】

夫妻不和睦,互相怨恨,在门轴上涂地上的土五尺,可使夫妻恢复恩爱、和睦。

【原文】

欲微[1]贵人,涂门左右方五尺。

【注释】

[1]微:一读为媚,取悦。二损、亏,作使动用词,有使人微贱之意。

【解析】

门为出入之所,土为厚德之物,以土涂门两侧寓意以土德召感贵人。"媚"字义为取悦于他人(让别人重视自己)。《汉书·佞幸列传》颜师古注:"媚,悦也。"此二句系指要让贵族重视自己,可以把地上的土五尺涂抹在大门口的左右两侧。

【译文】

想要取悦贵人,可用地上的土五尺涂抹门口两侧。

【原文】

多恶薨[1],涂床下方七尺。

【注释】

[1]薨:通"梦"。

【解析】

床为睡眠之所,所以睡眠不安,以土涂于床下。

先秦至秦汉时期巫医结合,而用涂泥之法来趋吉避凶、疗治疾病最为常见。睡虎地出土的秦简甲种《日书》详细记载了巫术用土的方法包括"扬土(尘)""洒土(沙)""喷土(灰)""涂土泥""以土造室""(以)灰末拌食"等诸多方式。梦为心神之乱境,变幻无方。七为变化之数,在《易经》中六爻成卦,七即为转化之数,所以巫医修炼禁术或以七为期,或以七七为期;在佛家修炼亦以七为期;在西方文化中亦以七为变化之数,如七天为一周。心在五行属火,七在《河图》为火之成数,即所谓"地二生火,天七成之"。故转心神之乱为心神之正,需以七之数为引导。

【译文】

常做恶梦,可以把地上的土七尺涂抹于床下。

【原文】

姑[1]妇[2]善所[3],涂户方五尺。

【注释】

[1]姑:婆婆,丈夫的母亲。[2]妇:儿媳妇。[3]所:所假为"斗"。义为争执。

【解析】

《易经》是古代关于"卜筮"之书,传说远古的伏羲创八卦,夏再将其扩充为六十四卦,每卦六爻,六爻主要用神和忌神为主,用神、忌神在不同的爻位代表的信息不同,初爻至三爻为内,四爻至六爻为外。如将一个卦象看作一套住宅,那么初爻为墙基,二爻为房间,三爻为门户,四爻为户外,五爻为道路,六爻为远方。婆媳矛盾为家庭内部矛盾,在《易经》中,爻位为三。门为出入之所,土为厚德之物,以土涂门两侧寓意以土德召感婆媳和睦友好。

【译文】

婆媳关系不好,喜欢争执,可以把地上的土五尺涂抹在门上。

【原文】

婴儿善泣,涂牖[1]上方五尺。

【注释】

[1]牖:通"牖",窗子。

【解析】

婴幼儿爱哭泣时,可以把地上的土五尺,涂抹在窗子上。

以上六条都是以涂土方式来趋吉避凶。先秦至秦汉时期巫医结合,仍存在巫术驱除邪气、治疗疾病的情况,而巫术用土是较为常见的方式。

【译文】

婴儿好哭泣,可用地上的土五尺涂抹窗户。

【原文】

与人讼[1],书其名直[2]履[3]中。

【注释】

[1]讼:诉讼。[2]直:通"置"。[3]履:即鞋。

【解析】

此为祝由术,以鞋的臭恶之气影响对方之气运,也寓意着将对方踩在脚底。

【译文】

和他人纠纷时,可以把写有对方名字的纸放入鞋中。

【原文】

取两雌[1]=尾,燔冶,自饮之,微[2]矣。

【注释】

[1]雌:雌佳。这里可能泛指鸟类而言。[2]微:一为无,指讼事消除。二读为"媚"。

【解析】

雌性柔和,多主张和解。在古代中国,某些动物部位被认为具有特殊的神秘属性或象征意义。某些文化中,鸟类可能象征着自由、精神或天意,而雌性动物有时与生育、和谐和女性力量相关联。因此,雌鸟的尾巴可能被认为具有特殊的魔法或精神力量。

【译文】

取两只雌鸟尾巴,火烤后研末,打官司的当事人用水冲服,就能消除讼。

【原文】

取东西乡[1]犬头[2],燔冶,饮,夫妻相去[3]。

【注释】

[1]乡:通"向",方向。[2]犬头:植物名,类似于中药"狗脊""犬牙"等命名方式。[3]去:离开。

【解析】

参见《五十二病方》原文三十三注,"东西向犬头"可有二说。其一,指从东方,或西方拿回来的狗头。其二,据今人裘锡圭氏意见,系指"取东、西方生长"的一种名为"犬头(狗头)"的植物。"药材中有狗脊、犬牙,命名方法与此相似"。"燔冶,饮,夫妻相去"可有两种读法。如读为"燔冶饮,夫妻相去",可能是说把犬头燔烧弄碎,放在酒或其他液体里喝下去,夫妻就会不和。如果读为"燔冶,饮夫妻相去",可能是说燔冶犬头而饮之,是治夫妻相去的一种方法。"

【译文】

取顺东、西方向生长的犬头,烘烤后研末,让当事人冲服,可以治疗夫妻相去、不睦。

【原文】

取雄[1]=左蚤[2]四,小女子[3]左蚤四,以鍪[4]熬,并冶,傅[5]人,得[6]矣。

【注释】

[1]雄:雄隹。[2]蚤:通"爪"。[3]小女子:未成年女子。[4]鍪:古代的一种锅。[5]傅:附着或随从。[6]得:与上文的"去"字相对应,指得人欢心之意。

【解析】

一种使夫妻和好的禁术。古人对鸟的崇拜可以追溯至远古时期,认为鸟可以与神灵沟通,被赋予了神秘、神圣的象征意义。中国文化中,孔子曾言:"知者乐水,仁者乐山",其中"仁者乐山"指对山中的鸟兽有感悟的仁人。传统文化中也有许多关于鸟的神话和传说,比如神鸟凤凰、鸾鸟等。此外,鸟在宗教仪式和祭祀活动中被广泛使用,例如,埃及人崇拜鹰、秃鹫等鸟类,认为它们象征着神的力量和智慧;印度教则崇拜孔雀,认为它代表着神的爱和美;而在中国古代,有关鸟类的祭祀和仪式也非常普遍。鸟不仅是人类文化的重要组成部分,也是人类对自然的敬畏和感悟的体现。

【译文】

取雄鸟左爪4个,未成年女孩左手指甲4个,放入锅中烘至水干后研末,随身携带,可使夫妻欢好。

【原文】

取其[1]左麋[2]直酒中,饮之,必得之。

【注释】

[1]其:指代男子或女子。[2]麋:通"眉"。

【解析】

使用人体的一部分(如头发、指甲、眉毛等)来进行法术,以影响个人的命运或人际关系,这种做法可能源自古代的巫术或道教仪式。即认为人身体的一部分含有人整全的精神或生命力,如头发制作"替身"时使用,以此代表某个人,进行某种形式的咒语或仪式。中国各地的民间传说和习俗,尤其是一些希望影响他人情感或行为的仪式中,眉毛等人体部位常被用于类似的巫术仪式中。

【译文】

取夫妻一方左侧眉毛放入酒中喝下,必可使夫妻和好。

参考文献

［1］裘锡圭.长沙马王堆汉墓简帛集成(陆)［M］.北京:中华书局,2014.

［2］马王堆汉墓帛书整理小组.马王堆汉墓帛书(肆)［M］.北京:文物出版社,1985.

［3］湖南省博物馆,湖南省文物考古研究所.长沙马王堆二、三号汉墓［M］.北京:文物出版社,2004.

［4］马继兴.马王堆古医书考释［M］.长沙:湖南科学技术出版社,1992.

［5］裘锡圭.《湖南考古辑刊》(第4集)［M］.长沙:岳麓书社,1987.

［6］裘锡圭.裘锡圭学术文集•简牍帛书卷［M］.上海:复旦大学出版社,2012.

［7］裘锡圭.古文字论集［M］.北京:中华书局,1992.

［8］魏启鹏,胡翔骅.马王堆医书校释(贰)［M］.成都:成都出版社,1992.

［9］周一谋,萧佐桃.马王堆医书考注［M］.天津:天津科学技术出版社,1988.

［10］周祖亮,方懿林.简帛医药文献校释［M］.北京:学苑出版社,2014.

［11］葛晓舒,魏一苇,周曦,等.马王堆医书中的地域文化特色［J］.中医药导报,2022,28(2):219-222.

［12］湖南省博物馆.纪念马王堆汉墓发掘四十周年国际学术研讨会论文集［M］.长沙:岳麓书社,2016.

［13］胡娟.汉简帛医书五种字词集释［D］.重庆:西南大学,2016.

天下至道谈

"天下至道谈",顾名思义谈的是天下之至道,也就是论述高深的养生之道,实质上主要讨论了有关性保健的问题,即寓于房室生活中的养生之道。例如"七损八益说"。从现代科学看来,《天下至道谈》中有关性保健的认识既有科学的成分,也有糟粕之处,必须辩证地看待。

【原文】

• 黄神[1]问于左神[2]曰:"阴阳[3]九潋[4]十二节俱产[5]而独先死[6],何也?"左神曰:"力事[7]弗使,哀乐弗以[8],饮食弗右[9],其居[10]甚阴而不见阳,萃[11]而暴[12]用,不寺[13]其庄[14],不刃[15]两热,是故亟伤[16]。讳其名,匿其體,至多暴事[17]而毋礼[18],是故与身俱生而独先死。"

【注释】

[1]黄神:即黄帝。[2]左神:即道教神名。[3]阳:通"与"。[4]潋:通"窍"。[5]产:通"生"。[6]独先死:指阴器早衰,即生殖功能首先丧失。又阴痿曰死。[7]力事:指劳动。[8]以:作为、影响。[9]右:助也。意即进饮食用不着阴器来相助。[10]居:字义为位置、所在。[11]萃:通"猝",字义为急速、突然。[12]暴:字义为乱或粗暴,此处有滥用之意。[13]寺:通"待"。[14]庄:通"壮",强健之义。[15]刃:通"忍"。[16]亟伤:"亟"通"极"。极伤,即受到严重的损伤。[17]暴事,犹言暴用。[18]礼:可以理解为节制或约束的意思。

【解析】

本节提出了人体生殖器官与其他器官、组织同时诞生,但却比人体其他器官、组织更早衰退的原因,主要是由于人体生殖器官过度使用而不予以爱惜和控制,因此其功能比其他器官、组织更早衰退。

【译文】

黄帝向左神问道:"人体生殖器官与九窍、其他组织器官同时产生,而生殖器官最先衰微,这是什么原因呢?"左神回答说:"它既不用参加劳动,又不受喜怒哀乐等情绪影响,也不受饮食限制。它隐蔽在人体下部而不外露,急促频繁地使用它于房事生活,不待它发育成熟就滥用于行房,它忍受不了两性同房热度的消耗,故受到了严重损伤。人们讳言生殖器官之名,也不让它暴露在外,但如果性生活过于急暴频繁而无节制,就会给它造成严重伤害。这就是它与人的身体各器官同时产生,而其功能最先衰萎的原因。"

【原文】

·怒[1]而｛而｝不大[2]者,肌不至也;大而不坚者,筋[3]不至也;坚而不热者,气[4]不至也。肌不至而用则遀[5],气不至而用则避[6],三者皆至,此胃三脂[7]。

【注释】

[1]怒:字义为气的冲动。[2]大:字义为长或巨,此处系其引申义"挺"。[3]筋:筋气,指气血流注于阴部筋脉。[4]气:当指神气,言气血流注于阴部,则阴茎勃起,坚而且热,很有神气。[5]遀:诵"惰"。[6]避:即回转、回避、曲绕之意,此处亦指阳痿而不能行房。[7]脂:至之义。

【解析】

本节记述了房事活动之前男方生殖器官必须肌气、筋气、神气三气通达才能进行行房。原文中应是漏抄了一句"筋不至而用则避"。

【译文】

阴茎勃起而不大,是因为肌肉之气未能流注于阴部肌肤;阴茎勃起虽大但不坚硬,是因为筋气未能流注于阴部筋脉,筋腱尚未通达;阴茎虽坚硬而不温热,是因为阳神之气未能流注于阴茎。肌气未能流注于肌肤,男子行房就会阳痿;筋气未能流注于阴部,行房也会失败;神气不至,行房也不能进行。肌气、筋气和神气三气都通达了,这就叫三至。三气皆至,才是男女行房的适宜时机。

【原文】

·天下至道谈[1]

【注释】

[1]天下至道谈:此部分可能本没有标题。相关简文当读作"天下至道谈(淡)如水,沫淫如春秋气"。

【解析】

单独为一简,可作为本篇的标题;也有学者认为它应是与下文连在一起的,即"天下至道谈(淡)如水",均有道理。

【译文】

世间最高深的房中养生道理。

【原文】

如水沫淫[1]，如春秋气[2]，往者弗见，不得其功[3]；来者弗堵[4]，吾乡[5]其赏[6]。于[7]虖[8]填[9]才[10]，神明之事[11]，在于所闭。审操玉闭[12]，神明将至。凡彼[13]治身[14]，务在积精=赢[15]必舍，精夬[16]必布[17]=舍之时，精夬为=之=合坐[18]，阙[19]尻[20]畁[21]口，各当其时，物[22]往物来，至精[23]将失，吾奚以止之？虖[24]实有常，填用勿忘，勿困勿窭[25]，筋骨浚强[26]，幢[27]以玉泉[28]，食以粉放[29]，微出微入，侍盈[30]是常，三和气至[31]，坚劲以强。将欲治之，必害其言[32]，幢以玉闭，可以壹迁[33]。壹幢[34]耳目蔥明，再幢声言[35]章[36]，三幢皮革光，四幢脊骨强，五幢尻脾方[37]，六幢水道行，七幢致[38]坚以强，八幢志骄[39]以阳[40]，九幢顺彼天蓋[41]，十幢产神明。

【注释】

[1]沫淫："沫"通"昧"。沫淫，犹云暗昧。[2]春秋气：春秋义为一年四季；春秋气系指不寒不热的中和之气。古人以太阴、太阳、中和为三元之气，太阴为冬气，太阳为夏气，中和即春秋之气。[3]功：效益。[4]堵：通"睹"，看见。[5]乡：通"飨"，这里作享讲。[6]赏：意即享受着大自然的赏赐。[7]于：通"呜"。[8]虖：通"呼"。[9]填：通"慎"。[10]才：通"哉"。[11]神明之事：犹言神圣之事或神奇之事，此处的神明之事犹指房事，含有在房事生活中如何保养精神的意思。[12]审操玉闭：审，审慎。操，操守。玉闭，玉乃古代对生殖器官的文雅称呼，如玉茎、玉户之类；闭，即闭精勿泄，意即谨守闭精之道，不滥施泄泻。[13]彼：为指示事物代名词。[14]治身：即养身之义。[15]赢：为赢，形近而讹。字义为有余。[16]夬：通"缺"。[17]布：通"补"。[18]合坐：即并坐。[19]阙：通"飘"，字义即尾闾骨。[20]尻：即臀部。[21]畁：通"鼻"。[22]物：通"忽"，字义为急速。[23]至精："至"字义为来到，"精"指精液或精华。[24]虖："虚"。[25]窭：即穷，字义为完结，或极度。[26]浚强：强健之义。[27]幢：乃踵之形讹，字义为继续。[28]玉泉：此处系指唾液而言。[29]粉放："粉"通"芬"，"放"通"芳"。"芬芳"一词义为香气，此处"芬芳"指新鲜空气。[30]侍盈：可理解为持盈，持，守也；盈，满也。[31]三和气至：所谓三和气，承上文当是指勿困勿穷(勿纵欲)，幢以玉泉(吞服津液)，微出微入(细吐深纳)三者结合。[32]必害其言：害，"审"字之形近而讹。言，同音，形近而讹。[33]壹迁："迁"通"仙"，即古"僊"字。[34]壹幢："幢"通"动"。壹动，即一动，当是指行房第一个回合而不泻精。[35]言：作音，形讹。[36]章：通"彰"。[37]方：通"壮"。[38]致：

"致"通"至"。[39]志骄:"志"通"至"。骄字义为马的健壮之貌。[40]阳:"阳"通"扬"。[41]天盏:盏乃"英"之形近而讹写。"天英"即天地。因天地长存,故以天地比喻事物的经久不朽。

【解析】

本节强调了在房事生活中保存体内精力对于养生具有重要意义,论述了房事活动的重要原则在于藏精勿泄,这样才符合健康长寿之道。

【译文】

房中之道像水一样幽深暗昧,浸润扩延,像不寒不热的中和之气,妙不可言。人们如果不对它过往经验加以总结,就不会受到裨益。未来的情景我们虽然尚不能看到,但我们希望能享受到以往经验的馈赠。要谨慎啊!那神秘的房中之事,关键在于谨守闭精之道,不滥施泄泻。如果能高效地掌握藏精勿泻的方法,就能达到精力充沛的效果。房中养生的要旨,务必在积精上下功夫。精气充满时一定要泄泻,精气不足时一定要补益。而补益与宣泄的时机,则需视精气是否缺损来决定。男女行房时并坐一起,大腿与对方臀部靠近,鼻口相对,时机成熟了方可行房。如果没有节制、没有规律地进退,真精必将耗失,届时又怎能达到养生目的。人的气血虚实是遵循一定规律的,谨记行房要有分寸、有节制。不困扎于房事中,人的筋骨就会坚强。配合咽唾口中津液、吸入新鲜空气、微出微入三种活动,可使体内气机通顺,从而达到体魄健壮刚强的目的。进行房事活动之前,男人一定要注意观察女方五种发声的反映,做到藏精勿泄的要求,就可以得到仙家长生之道了。同房一个回合不泄精就会耳聪目明,同房两个回合不泄精就会声音洪亮,同房三个回合不泄精就会使皮肤润泽光亮,同房四个回合不泄精就会使脊骨坚强,同房五个回合不泄精就使臀部和大腿结实丰满,同房六个回合不泄精就会使尿道通畅,同房七个回合不泄精就会使意志坚强,同房八个回合不泄精就会意志昂扬,同房九个回合不泄精会寿同天地长久,如果同房十个回合还能不泄精,则神养智益,通于天地阴阳。

【原文】

•气有八益,有=七孙[1]。不能用八益、去七孙,则行年[2]卅而阴气[3]自半也,五十而起居衰,六十而耳目不蔥明,七十下枯上洩[4],阴气不用,㵎泣留出[5]。令之复壮有道,去七孙以振[6]其病,用八益以贰其气[7],是故老者复壮={者}[8]不衰。君子[9]居处安乐,饮食次欲,皮奏曼[10]密,气血充赢,身膛轻利。疾使内[11],不能道[12],病出汗楄[13]息,中烦气乱[14];弗能治,产内热；饮药约[15]灸以致其气，服司[16]以辅其外。强用之，不能道，产痤瘇囊[17]；气血充赢，九覈不道，上下不用[18]，产痤雎[19]，故善用八益、去七孙，五病者不作。

【注释】

[1]有二七孙：有二，即又有，第一个"有"通"又"；"孙"通"损"。[2]行年：历年。[3]阴气：在此是指人体机能不断减退的衰暮之气。[4]洸：通"脱"。字义为筋肉消瘦。[5]渌泣留出：渌，疑读为"灌"，形容涕泪不断流出。"留"通"流"。[6]振：拯救。[7]贰其气：贰，字义为增益。此处作增益或补益讲。"贰其气"者，补益其精气也。[8]者：字原脱，据文例补。[9]君子：古代多用以指贤德之士，此处系指善于养生者而言。[10]奏曼："奏"通"腠"，字义为皮肤间的纹理。"曼"字义为肤理细致。[11]疾使内：疾，字义为急速。使，从也。"内"即房内，与房中为同义词。[12]道：通"导"。[13]耑：通"喘"。[14]中烦气乱："中烦"指心烦，"气乱"指气机失调。[15]约：通"灼"。[16]服司："司"通"饵"。"服饵"义同"服食"。[17]痤瘇囊：痤，即痤疮。"瘇"通"肿"。"囊"通"睾"。瘇囊，阴囊肿大。[18]不用：即失去作用。[19]雎："雎"通"疽"。

【解析】

本节强调"去七损"和"用八益"是养生健身的一种重要方法，其精神内核与古代房中养生专家主张合理节欲与保存精力的思想是一致的。并举出了由于房事活动不当导致三类疾病：即因急速粗暴引起气机阻滞，或因体弱勉强导致气机阻滞，或因九窍和上下之间的气机阻滞诱发一些疾病。因此，必须善于运用"八益"，避免"七损"，进行正常合理的房事活动。

【译文】

在房室生活中，有八种做法对人体健康有补益，有七种做法对人体健康有损害。如果不能运用八种补益之法和除去七种损伤之法，那么人到40岁人体的生理机能就会减退一半，到50岁时生活起居能力就明显衰退，到60岁时就耳不聪，目不明，到70岁时人的下肢部开始枯竭，头面部开始消瘦，性功能器官失去作用，并且有流眼泪和鼻涕口水的现象。要想使人恢复健壮也有办法，那就是除去"七损"可以治好疾病；采用"八益"来增补精气，这样就能使老年人恢复健壮，壮年人保持旺盛精力不致衰老。懂得去"七损"、用"八益"的养生家日常生活舒适愉快，饮食随心所欲得到滋养，使皮肤组织细腻平滑，气血旺盛充盈，身体轻便灵活。如果疾速而不控制地进行房事活动，就无法使气机通达,就会使人生病,其症状就是体虚出汗不止,呼吸气喘急促,心烦闷意乱。倘若未能及时治疗,就会产生内热之症,这时就要采用服食药物或用艾火熏灼灸法来使精气疏通,并用服食之法作为辅助外力。如果在精力不足的情况下勉强进行房事,也无法使精气通达,就会使人出现痤疖或阴囊肿胀之类的疾病。如果气血充盈,但九窍不通,上下四肢就会麻木不仁,也会生痤疖和痈疽之类的毛病,所以正确地运用八益、避免七损,上述的出汗喘息、中烦气乱、内热、肿囊、痤疖等五类疾病就不会发生。

【原文】

•八益:一曰治气[1],二曰致沫[2],三曰智时[3],四曰畜气[4],五曰和沫[5],六曰窃气[6],七曰寺赢[7],八曰定顷[8]。

【注释】

[1]治气:导气运行,调治精气,系指操练房中气功导引。[2]致沫:"致"字义为集聚。"沫"通"沫"。"沫"即唾液,也称涎沫、唾沫。致沫,指聚集津液。[3]智时:"智"通"知"。知时,指知道最适宜的行房时机。[4]畜气:"畜"通"蓄"。蓄字义为养,蓄气指要保养元气,或精气。[5]和沫:和,字义为会合。和沫,当指男女双方互相亲吻而吸其津液。[6]窃气:"窃"通"积"。下文作积气。积字义为累积、积聚。"积气"指要不断地累积元气或精气。[7]寺赢:"寺"通"待","赢"通"盈"。下文的"侍盈"也读为"待盈"。[8]定顷:"顷"通"倾"。即使倾倒者能够得到安定。此处当借指为防止阳痿之意。

【解析】

本节列举了"八益"的八种名称,是指在房事生活中,有八种做法于人体有益,其精髓是操练房中气功导引,使气血流畅,津液不竭,男女双方情投意合,配合默契,使房事生活能收补益之功。"八益"之名,《医心方》卷二十八引《玉房秘诀》也有记载。其具体内容为:一益曰固精,二益曰安气,三益曰利脏,四益曰强骨,五益曰调脉,六益曰畜(蓄)血,七益曰益液,八益曰道(导)体。此与本篇多有不同,但可参考。

【译文】

所谓八益:一是调治精气,二是聚集口内津液,三是掌握行房的适宜时机,四是蓄养精气,五是男女双方互相亲吻而互吮津液,六是不断累积元气,七是保持气血盈满,八是防止阳痿。

【原文】

•七孙[1]:一曰闭[2],二曰泄[3],三曰渴[4],四曰勿[5],五曰烦[6],六曰绝[7],七曰费[8]。

【注释】

[1]七孙:"孙"通"损"。《医心方》卷二十八《七损第十七》引《玉房秘诀》"七损"分别为"绝气""溢精""夺脉""气泄""机关厥伤""百闭""血竭",可供参考。[2]闭:义为壅闭不通,此处指精道闭塞。[3]泄:义为泄漏,此处指男精早泄。[4]渴:通"竭",字义为竭尽、终结,此处义即精力枯竭。[5]勿:义为不可、不能,或没有。勿,后文作帯,借以形容阳痿不举。[6]烦:义为烦躁或紊乱,指同房时心慌意乱,烦躁不安。[7]绝:义为截断。依后文所述,是指当女方根本没有性欲时,男方强行同房,因而有损身心健康,如同陷入绝境。[8]费:义为消耗、浪费。此处意谓行房时过于急速图快,徒然耗费精力而已。

【解析】

本节列举了"七损"的七种名称,是指在房事生活中有七种做法于人体有损害,这类损害,都是因为在房事活动中不得其道所致。此处"七损"与《医心方》卷二十八引《玉房秘诀》所载"七损"内容互有异同,可助于理解。其具体内容为:一损谓绝气,二损谓溢精,三损谓夺(脱)脉,四损谓气泄,五损谓机关厥伤,六损谓百闭,七损谓血竭。

【译文】

所谓七损:一是精道闭塞;二是精气早泄;三是精气短竭;四是阳痿不举;五是心烦意乱;六是女方无性欲而强行同房,如同陷入绝境;七是急速图快,徒然耗费精力。

【原文】

•治八益[1]:旦起=坐,直脊,闹尻[2],翕州[3],印[4]下之,曰治气;饮食[5],垂[6]尻,直脊,翕周[7],通气焉,曰致沫↙;先戏两乐[8],交欲为之[9],曰智时。为而耎脊[10],翕周,卬[11]下之,曰蓄气;为而物亟勿数[12],出入和治[13],曰和沫↙;出卧,令人起之,怒择[14]之,曰积气;几已,内脊[15],毋僮,翕气,印下之,静身须[16]之,曰侍赢;已而洏之[17],怒而舍之,曰定顷,此胃八益。

【注释】

[1]治八益:治字义为治理。"治八益"即采用八益的方法。[2]闹尻:"闹"通"挠"。"尻"为臀部。[3]翕州:翕,敛也。州,窍也,此处指肛门。[4]印:通"抑"。[5]饮食:此处当是指吞服舌下津液。[6]垂:即为"垂"。字义为悬垂。[7]周:"周"通"州",肛门之义。[8]先戏两乐:其意

同《医心方》卷二十八《和志第四》引《玉房指要》："凡御女之道，务欲先徐徐嬉戏，使神和气感，良久乃可交接。"[9]交欲为之：交，字义为共同，"为之"或"为"指房事活动而言。[10]臭脊：臭，字义为弱也。"臭脊"，指使脊背部弛缓而放松。[11]呴：通"抑"。[12]物亟勿数："物"通"勿"。亟，字义为急剧；数，字义为快速、促迫。[13]和治：和，字义为和谐、调和。治，字义为合理、有秩序。[14]怒择：怒字义为强健。择通释。[15]内脊：即纳脊，指行房时行深呼吸，纳气运行于脊背。[16]须：须字义为等候、等待。[17]已而洒之：已(己)，指房事结束。"洒"即为"洒"，落也，涤也。意思是说，房事结束之时，宜将余精洒尽，或则加以洗涤。

【解析】

本节对"八益"的具体做法进行了逐一说明。提出了在房事生活中要注意以下几点：平时要操练气功，以便巩固精关，蓄养精气；行房前应互相拥抱亲吻，使感情融洽，精神愉快；要等到双方特别是女方有了性冲动时才能行房，切忌孟浪操作，草率图快；房事生活要适可而止，不可极情纵欲，滥施泄泻，房事结束时应将余精洒尽，并且加以洗涤。这些论述，至今对性卫生和性保健来说，仍有一定的积极意义。

【译文】

修炼八益：男女双方早晨起床后正坐，伸直脊背，放松臀部，收缩肛门，导引体内之气下行，此谓治气；吞咽口中津液，使臀部悬空下垂，伸直脊背，收缩肛门，使呼吸之气通顺，此谓致沫；行房前，男女双方拥抱亲吻，等到彼此情投意合，都产生了强烈性欲时才能同房，此谓知时；行房时放松脊背，提肛敛气，导引内气下行，此谓蓄气；行房时切忌粗暴急躁、草率图快，阴茎抽送出入柔和，力量适中和谐，此谓和沫；同房时精液泄出，人便起身，在阴茎尚能勃起时停止房事，此谓积气；房事接近结束，纳气运行于脊背，不再抽动，吸气，导气下行，身体静静等着，此谓保持精气盈满；房事结束时将余精洒尽，清洗阴部，在阴茎尚能勃起之时抽离，此谓定倾。以上称之为"八益"。

【原文】

·七孙：为之而疾[1]痛，曰内闭；为之出汗，曰外泄；为之不已，曰褐[2]；秦[3]欲之而不能，曰弗[4]；为之喘息中乱[5]，曰烦；弗欲强之，曰绝；为之秦疾，曰费，此谓七孙。故善用八益，去七孙，耳目蒽明，身體轻利，阴气[6]益强，延年益寿，居处乐长。

【注释】

[1]疾：义为剧烈、急迫。[2]楬：通"竭"。[3]秦：通"臻"，至之义。[4]帝：上文作"勿"，故此字当读为"弗"，此处用来形容阳痿不举。[5]中乱："中"字在此处指人的精神，"乱"字义为紊乱。[6]阴气：指性器官。

【解析】

本节对"七损"所产生的症状进行了逐一说明。它告诫人们，要注意节制房事生活，在两性行房时切忌粗暴鲁莽，要注意双方的协调和配合，尤其要反对在女方毫无性欲时强行同房，那样势必损伤女方身心健康，而且对优生也极为不利。这些论述，至今还能给人以有益的启示，在性科学和性保健方面，亦具有相当的价值。

【译文】

所谓七损：同房时男子阴茎或女子阴户疼痛，此谓内闭；同房时大汗淋漓，此谓阳气外泄；行房时没有节制，耗竭精液，此谓竭；想要同房却因阳萎不能进行，此谓费；同房时心慌意乱、呼吸喘促，此谓烦；女方无性欲，男方强行同房，这对双方特别是对女方身心健康非常有害，如同陷入绝境，此谓绝；同房时过于粗暴急速，既不愉悦情志，于身又无补益，徒然浪费精力，此谓费。以上称之为"七损"。因此，善于运用"八益"，避免"七损"的人，就能耳目聪明，身体轻便灵活，生理功能日益增强，必定能够延年益寿，生活幸福美满，安乐如意，长寿无极。

【原文】

•人产而所不学者二，一曰息[1]，二曰食。非此二者，无非学与服[2]。故贰[3]生者食也，孙生者色也，是以圣人合男女必有则也。故

【注释】

[1]息：义为呼吸。[2]服：义为应用或实践。[3]贰：此处作增益讲，盖谓有益于生命健康者，乃饮食也。

【解析】

本节提出了先天具备的生理机能为呼吸和饮食，其他都是后天学习的结果的观点，指出了损生、益生的条件。这些说法都是客观正确的。

【译文】

人生下来以后，有两件事是与生俱来的，其一是呼吸，其二是饮食。除此之外，其他都必须通过学习和实践才能掌握。所以，有益于人体健康的是饮食，而损伤年寿的是贪图色欲。因此，懂得养生之道的人，对待两性生活必定

会遵循养生保健原则和法度。

【原文】

•一曰虎流[1],二曰蝉付[2],思外[3],三曰尺扜[4],四曰困暴[5],五曰黄
柘[6],息内,六曰爱居[7],思外,七曰瞻诸[8],八曰兔务[9],九曰青霝[10],思外,
十曰鱼族[11],此谓十埶[12]。

【注释】

[1]流:通"游"。[2]付:通"附"。[3]思外:"思"通"息",字义为呼
吸,"息外"指吸引外气,与本篇后文的"息内"相对而言。[4]尺扜:"扜"通
"蠖"。尺扜,义即模仿该虫动作之形。[5]困暴:"困"通"麕"。"暴",《合
阴阳》简116作"楠",《养生方》202行作"觙",三字均读为"角",即角触、
角牴。[6]黄柘:"黄"通"蝗"。"柘"在《合阴阳》中作碟,"碟"通"蹶",而
碟与柘又为同源字,故柘假为蹶。"蝗蹶"为蝗虫仆倒之状。[7]爱居:"爱"
通"猿","居"当读为"据"。[8]瞻诸:"瞻"通"蟾","诸"通"蜍"。[9]兔
务:"务"通"骛"。兔务,即野兔奔跑之状。[10]青霝:"青"通"蜻","霝"通
"蛉"。[11]鱼族:《合阴阳》"族"作"喋",族字义为聚集。"鱼族"为鱼类追
逐食饵时聚集之状。[12]埶:同"势"。

【解析】

本节所列的"十势",是指房事活动中男方模仿十种动物的动作来行房中
气功导引。与《合阴阳》的"十节"内容完全相同,是古代仿生学在房中术中
的运用,从中我们也可以看到古代性保健的某些特点。

【译文】

男女同房的姿势有:一是模仿老虎游于水上之形;二是模仿蝉虫俯伏之
状,吸引外气;三是模仿尺蠖屈伸前行;四是模仿獐鹿角触上举;五是模仿蝗
虫仆倒之状,引气于内,静守内气;六是模仿猿猴攀援蹲踞,吸引外气;七是模
仿蟾蜍俯伏或跳跃姿势;八是模仿兔子奔跑之状;九是模仿蜻蛉展翅飞翔之
状,吸引外气;十是模仿鱼类喋取食物之状。这些就是男女同房的十大姿势,
称"十势"。

【原文】

•一曰致气[1],二曰定味[2],三曰治节[3],四曰劳实[4],五曰必时[5],六曰
通才[6],七曰微瞳,八曰侍盈,九曰齐生[7],十曰息刑[8],此谓十修。

【注释】

[1]致气:致,字义为引导、来到。"致气",有导引气的到来之义。[2]定

味:当指口含津液。[3]治节:节或指阴茎,治节即导气运行于阴茎。[4]劳实:"劳"即"劳"。劳实,当为谷实,即阴蒂。[5]必时:必,字义为必须,"必时",有一定要掌握恰当的时机之义。[6]通才:"才"通"哉",作初始讲。此处当是指开始行房。[7]齐生:齐,字义为增益。"齐生",有增益体内生理功能之义。[8]息刑:"刑"通"形"。息形,即停止行房,行深呼吸而静息形体。

【解析】

本节所列的"十修"与本篇"八益"之法有互见者,如"待盈"之法两节都有。又如本节内的"一曰致气"和"八益"的"一曰治气",在概念上也有类似之处。因此"八益"和"十修"之间当有一定渊源关系。另本篇的"十修"与《合阴阳》的"十修"内容完全不同。

【译文】

一是致气(导气),二是含服口中津液,三是导气运行于阴茎,四是抚摩阴蒂,五是一定要掌握适宜的同房时机,六是行房开始,七是抽送动作轻缓细柔,八是等待精气盈满,九是增益体内生理功能,十是停止同房,行深呼吸静息形体。这些叫做"十修"。

【原文】

• 一曰高之[1],二曰下之,三曰左之,四曰右之,五曰罙[2]之,六曰浅之,七曰疾之,八曰徐之,此谓八道。

【注释】

[1]高之:高之,《合阴阳》作"上之"。以下"下之""左之""右之""深之""浅之""疾之""徐之"等,都是对同房动作的方位、深浅、快慢等所作的具体形容。[2]罙:"罙"通"深"。

【解析】

本节所列"八道",是指性生活中的八种同房动作,包括体位、节奏、速度及深度等方面。本篇的"八道"与《合阴阳》中的"十修"的大部分内容相同。

【译文】

同房动作的方位:一是高一点,二是低一点,三是靠阴道左边摩擦,四是靠阴道右边摩擦,五是深刺,六是浅刺,七是抽送动作快一点,八是抽送动作慢一点。这些叫做"八道"。

【原文】

• 十修暨[1]备,十执豫陈,八道杂[2],楼[3]刑以昏。汗不及走,籯[4]气血门,翕因[5]摇[6]前,通辰[7]利筋。乃祭[8]八幢,观气所存,乃智五言,孰后执先。

【注释】

[1]暨:通"既"。[2]八道杂:"杂"后疑脱一字,当为"八道杂列"或"八道杂之"。[3]椄:通"接"。[4]纞:通"遂"。[5]因:通"咽"。[6]榣:与"摇"形近而讹。[7]辰:通"脉"。[8]祭:通"察"。

【解析】

本节总括了房事的全过程。特别提到"翕因榣前"的导引法,这是一种利用某些躯体动作,使注意力转移以达到蓄养精力的目的。

【译文】

在房事活动中,男女已经做完了十修,完成了十势,还进行了八道之事,同房在夜晚进行。男子精液保存于体内尚未排出,体内的气血如门户一样畅行无阻,屏住呼吸,摇动前阴,能使筋脉通畅,筋骨强健。然后观察八动后的反应,根据八动后的征兆气血运行情况,以及女子在同房时发出的五种声音的不同,来决定房事是提前完成还是延缓结束。

【原文】

·八蟑:一曰接手,二曰信紂[1],三曰平甬[2],四曰直蹱[3],五曰交股,六曰振铜[4],七曰廁枸[5],八曰上暴[6]。

【注释】

[1]信紂:"信"通"伸","紂"与"肘"形讹。[2]甬:通"踊"。[3]蹱:与踵形讹。[4]铜:"铜"通"动"。[5]廁枸:"廁"通"侧","枸"通"钩"。[6]上暴:"暴"通"钩"。上暴,谓以脚向上勾之。

【解析】

本节记述了"八动"每一种的名称,是男女性生活中的八种肢体动作。本篇"八动"与《合阴阳》"八动"内容基本一致,但次序不同。

【译文】

八动:一是两手抱人,二是伸直臂肘,三是身体平展跃动,四是伸直腿脚,五是大腿相交,六是全身振动,七是举足从侧面钩人,八是举足向上钩人。

【原文】

·五言〈音〉:一曰候[1]息,二曰喘息,三曰累哀[2],四曰疢[3],五曰齘[4]。审蔡[5]五言〈音〉,以智其心;审祭八蟑,以智其所乐所通。

【注释】

[1]候:通"喉"。[2]累哀:指行房时女子对快感所发出的叹息声。[3]疢:

乃"吷"之形近而讹写。指女子在同房时发出的吐气声。[4]齘:"齘"通
"嗑"。[5]蔡:"蔡"通"察"。

【解析】

本节记述了"五音"每一种的名称,是男女性生活中女子发出的五种声
音。通过辨别不同声音了解对方的心情状态,并通过八种肢体活动反应的特
征来了解对方的愿望与顺利状态。

【译文】

五音:一是张口呼吸,二是粗口喘气,三是女子对快感所发出的叹息声,
四是行房时女子发出的吐气声,五是亲吻或叩齿声。仔细听察五音,以便了解
女子的性兴奋状态。仔细观察八动,以便了解女子同房时的愿望与情绪。

【原文】

•接手者,欲腹之傅[1];信纣[2]者,欲上之麻[3]且据[4]也;廁枸者,旁欲
麻也;交股者,刺大过也;直踵者,奊不及;上暴者,下不级[5]心也;平甬者,欲
浅;振铜者,至善也,此谓八观。

【注释】

[1]傅:通"敷"。[2]纣:"肘"字之形讹。[3]麻:通"摩"。[4]据:通
"距"。[5]级:通"及"。

【解析】

本节记述了在房事活动中八种肢体动作所出现的动作反应和生理
需求。

【译文】

两手抱人,是想要使腹部互相贴靠;伸直臂肘,是想要摩擦身体上部和触
刺阴部使房事持久;举足从侧面钩人,是阴户两旁需要摩擦;大腿相交,是因
为挺刺太深的缘故;伸直腿脚跟,是因为阴茎的深度不够;举足从上面钩人,
是因为阴茎未能达到阴道的穹隆部位;身体平展跃动,是希望浅刺;全身振
动,房事达到了最好的效果。这些就叫做八观(八动)。

【原文】

•气上面热,徐昫[1];乳坚鼻汗,徐葆[2];舌薄而滑,徐傅;下夕[3]股湿,徐
操;益[4]干因唾,徐缄[5],此谓五微〈征〉[6],此谓五欲,微〈征〉备乃上。

【注释】

[1]昫:"呴"字之形讹。[2]葆:通"抱"。[3]夕:通"液"。[4]益:通
"嗌"。[5]缄:通"撼"。[6]微:乃"征"之形近而讹。

【解析】

本节记述了房事活动前期诱导性欲兴起的五种迹象。

【译文】

精气上行面部发热，徐徐呼气外出；女子乳头坚竖而鼻尖出汗，男子当徐徐拥抱对方；舌苔淡薄而舌面滑利，男女双方当互相偎附；女子阴液下流到大腿，男子当徐徐操动；女子不断嗌咽口水，男子当徐徐摇撼。此谓“五征”，亦称“五欲”。当这些征状具备之后，方可行房。

【原文】

•怒而不大者，肤不至也；大而不坚者，筋不至也；坚而不热者，气不至也；三至乃入。壹巳清涼[1]出，再巳而糗[2]如靡骨[3]，三巳而躁[4]，四巳而膏，五巳而乡[5]，六巳而精如黍粱，七巳而苐[6]，八巳而肌[7]，九巳而黎[8]，十巳而瀛[9]=而复滑，朝气乃出[10]。

【注释】

[1]涼：通“凉”。[2]糗：通“臭”，字义为气味。[3]靡骨：“靡”通“糜”，义为烂，故靡骨即烂熟之骨。[4]躁：通“燥”。[5]乡：通“芗”。[6]苐：当为“滯”，滞之义。《合阴阳》作“迟”，这里有胶着持久之意。[7]肌：通“脂”。[8]黎：通“腻”。[9]瀛：通“迄”，字义为完结、结束。[10]朝气乃出：“朝气”指新鲜生发之气，此处形容适度的房事生活能收补益之功。

【解析】

本节记述了房事活动十个阶段的反映特征。

【译文】

阴茎勃起程度不够大，乃因肌气不至；勃起虽大而不坚硬，乃因筋气不至；坚硬而不温热，乃因神气不至。只有三气齐到，方可行房。行房第一个回合，即现清新凉爽快感；行房两个回合，则能获得像闻到煮烂了的骨头那样香味的快感；行房第三个回合，则能闻到焦香气味；行房第四个回合，阴部分泌出油膏状物；行房第五个回合，即可闻到稻麦的清香；行房第六个回合，分泌物致密而黏犹如煮熟的黍米和粱米之状；行房第七个回合，能胶着持久；行房第八个回合，阴部分泌物如膏脂；行房第九个回合，分泌物肥而腻厚；行房十个回合，即达到高潮。高潮过后现润滑情形，补益人的清凉之气产生。

【原文】

•一曰笄光[1]，二曰封纪[2]，三曰调瓠[3]，四曰鼠妇[4]，五曰谷实[5]，六曰麦齿[6]，七曰婴女[7]，八曰反去[8]，九曰何□[9]，十曰赤纖[10]，十一曰赤豉

{九}[11]，十二曰礛石[12]。得之而物择，成死有薄[13]。走里毛[14]，置杯[15]心。脣[16]尽白，汗留至国[17]，已数以百。

【注释】

[1]笄光：即《房内》引文"俞鼠"，指阴道深三寸之处。[2]封纪：当即《医心方》所说的玉门，即阴户，也就是大小阴唇；[3]调瓠：疑即玄圃，指阴阜或阴道前庭。[4]鼠妇：疑即臭鼠，指阴道深六寸之处。[5]谷实：当指阴道深五寸之处。[6]麦齿：当指阴道深二寸之处。[7]婴女：当指阴道深四寸之处。[8]反去："去"通"阹"。阹，依山谷为牛马园也。此处当指阴道内左右穹隆。[9]何□：何字下一字字形诡变，暂读为寓。何寓，疑即《医心方》所说的幽谷之类，当指阴道穹隆。[10]赤缴：疑即《医心方》所说的丹穴，当指阴道口或阴道穹隆。[11]赤豉{九}：九字系衍文。赤豉，疑即《医心方》所说的赤珠，当指阴道穹隆内子宫颈口。[12]礛石：疑即《医心方》卷二十八所说的昆石，当指阴道后穹隆与直肠子宫的陷窝相接处，阴道深七寸。[13]成死有薄：死，字义为阳痿，薄，字义为损害。[14]里毛："里"通"理"。"理毛"，即细小的枝脉。[15]杯：通"腰"。[16]脣：脣乃唇之古异写。[17]国："国"通"腘"。膝后曲脚之中曰腘。

【解析】

本节列举了女阴解剖部位名称12个，有的很可能是同实异名。这表明古人已经发现阴道的不同解剖部位对性生活刺激所作反应的敏感程度是不一样的，这对古代性医学来说堪称是一大贡献。

【译文】

女子阴道可以分成许多部位，各个部位行房时的敏感程度不一。一叫笄光，阴道深三寸之处；二叫封纪，即大小阴唇；三叫调瓠（玄圃），也就是阴阜或阴道前庭；四叫鼠妇即臭鼠，指阴道深六寸之处；五叫谷实，指阴道深五寸之处；六叫麦齿，指阴道深二寸之处；七叫婴女，指阴道深四寸之处；八叫反去，应是指阴道内左右穹隆处；九叫何寓，亦即阴道穹隆；十叫赤缴，即丹穴，指阴道口或阴道穹隆；十一叫赤豉，即赤珠，是指阴道穹隆内子宫颈口；十二叫礛石，即昆石，当是指阴道后穹隆与直肠子宫陷窝相接处。如果在房事完成后阴茎仍不抽走，而是等到出现产生损耗精气的阳痿现象后再抽离，这是对男子身体非常有害的。男子行房时导气运行于皮肤肌理，并直到腰身和内脏，如果房事后出现嘴唇发白、汗流到膝后曲窝部位的现象，表明其抽送次数已超过一百次，必须停止了。

【原文】

·人=有善者,不失女=人[1]有之,善者独能,毋予毋治[2],毋作毋疑[3],必徐以久,必微以持,如已不已,女乃大台[4]。侯[5]息,下咸土阴光阳[6];椯息,气上相薄,自字[7]张;累滚[8]者,尻彼[9]疾而疃封纪;疢者,盐[10]甘甚而养[11]乃始;齝者,身振寒[12],置已而久。是以雄杜[13]属为阳=者外也;雌[14]牝属为阴=者内也。凡牡之属靡[15]表,凡牝之属靡里,此谓阴阳之数,牝牡之里,为之弗得,过在数已。嬲[16]乐之要,务在犀久[17]。句[18]能迟久,女乃大喜,亲之弟兄,爱之父母。凡能此道者,命曰天士[19]。

【注释】

[1]不失女人:失,当为"先"。不失女人,即不能在女子产生性冲动之前进行同房。[2]毋予毋治:予,当为"豫",犹豫。治,读为"怠",倦怠。[3]毋作毋疑:作,兴起。疑,迟疑。[4]台:通"怡",字义为欢悦。[5]侯:通"喉"。[6]土阴光阳:土,疑读为"吐"。土阴光阳,此处是说排出阴气,充实阳气。[7]字:"舒"字义。此处当是指女子因性冲动而阴户自动张开。[8]滚:即哀。[9]彼:疑读为"疲"。[10]盐:通"衔"。[11]养:通"痒"。[12]振寒:应为振动之误。[13]杜:乃"牡"之形近而讹。[14]雌:"雌"之省文。[15]靡:通"摩"。[16]嬲:即"嬲"字,戏弄之意。[17]犀久:"犀"乃"迟"之形近而讹写。迟久,即持久,指同房时能做到忍精不泻,坚持长久。[18]句:通"苟"。[19]天士:系古代称谓掌握天地阴阳术数者的尊称,此处用以指懂得房中术的养生学家。

【解析】

本节指出,善于养生者必须要有正确合理的性生活配合,才能达到目的。其所强调的"必徐以久,必微以持"要求,是建立在古房中家养生学学术思想基础上的。这也是前文所指出的"神明之事在于所闭""凡治彼身,务在积精""十动(毋泻)生神明",以及"八益"之法等内容的具体体现,也是与巩固充实体内精力,健康延年的基本要求相符合的。房中家强调要根据房事生活中女性的五种反应来进行性活动,认为不能从事房事的原因是由于极情纵欲引起的,再一次申明房中养生要注重的"迟""久"的思想,也就是要妥善地保存双方各自体内的精力,以达到延年益寿的目的。

【译文】

善于进行房室养生的人,绝不会在女子产生性冲动之前同房。女子有了性欲后,善于行房的人,就会抓住这个时机进行,既不犹豫,也不仓促行事;既不过于兴奋,也不犹豫不定。房事活动一定要做到缓和而又长时间,微弱而又能坚持,好像要结束而又不马上结束。行房时间持久些,女子才能得到不断的快感。如果女子张口呼吸,男子就摇撼下身,不断吐出阴气,充实阳气;如果女子出现呼吸喘急现象时,就迫气上行,女方阴户自动开张;当女子发出快感叹息声时,男子就迅速摇动臀部,给阴户强烈冲刺;当女子发出呵气的呼吸声时,系由于全身非常舒服酥润的快感所致;如果见有女子用口咬的现象,男子就振动身体,使行房的时间能够持久些。雄性属阳,阳乃外表之意,雌性属阴,阴乃内里之意。雄性在同房时都是在生殖器外表进行摩擦,雌性在同房时都是在生殖器的里面进行摩擦,这就是阴阳交合的规律,男女相配的道理。行房之时阴茎不能勃起,此病乃房事无度造成的。男女行房之前须两情相悦,使双方情绪达到极点,行房之时要做到忍精不泻,坚持长久。假如能够持久,女方就非常高兴,亲你甚过弟兄,爱你甚过父母。凡是能通晓此道之人,即可取名为天士,是真正懂得房中养生之人。

参考文献

[1] 马王堆汉墓帛书整理小组.马王堆汉墓帛书(肆)[M].北京:文物出版社,1985.

[2] 复旦大学出土文献与古文字研究中心.出土文献与古文字研究[M].上海:复旦大学出版社,2008.

[3] Donald Harper(夏德安).*Early Chinese Medical Literature*:*The Mawangdui Medical Manuscripts*[J].Kegan Paul International,1998.

[4] 湖南省博物馆,湖南省文物考古研究所.长沙马王堆二、三号汉墓[M].北京:文物出版社,2004.

[5] 中华书局编辑部.文史(第35辑)[M].北京:中华书局,1992.

[6] 李零.中国方术正考[M].北京:中华书局,2005.

[7] 李学勤.简帛研究(第2辑)[M].北京:法律出版社,1996.

[8] 张显成.简帛语言文字研究(第5辑)[M].成都:巴蜀书社,2010.

[9] 林焘.语言学论丛(第28辑)[M].北京:商务印书馆,2003.

[10] 马继兴.马王堆古医书考释[M].长沙:湖南科学技术出版社,1992.

[11] 裘锡圭.马王堆医书释读琐议[J].湖南中医学院学报,1987(4):42-44.

[12] 裘锡圭.古文字论集[M].北京:中华书局,1992.

[13] 裘锡圭.裘锡圭学术文集[M].上海:复旦大学出版社,2012.

[14] 李学勤,谢桂华.简帛研究(第3辑)[M].南宁:广西教育出版社,1998.

[15] 魏启鹏,胡翔骅.马王堆汉墓医书校释(贰)[M].成都:成都出版社,1992.

[16] 周一谋,萧佐桃.马王堆医书考注[M].天津:天津科学技术出版社,1988.

[17] 裘锡圭.长沙马王堆汉墓简帛集成(陆)[M].北京:中华书局,2014.